内科学新进展

主　编　张　萍　韩金美　杨春苗
匡秀红　孙振刚　王丽云

中国海洋大学出版社
·青岛·

图书在版编目(CIP)数据

内科学新进展 / 张萍等主编. —青岛:中国海洋大学出版社,2017.8

ISBN 978-7-5670-1540-1

Ⅰ.①内… Ⅱ.①张… Ⅲ.①内科学 Ⅳ.①R5

中国版本图书馆 CIP 数据核字(2017)第 202634 号

出版发行 中国海洋大学出版社
社　　址 青岛市香港东路 23 号　　邮政编码 266071
出 版 人 杨立敏
网　　址 http://www.ouc-press.com
电子信箱 2586345806@qq.com
订购电话 0532－82032573(传真)
责任编辑 矫恒鹏　　电　　话 0532－85902349
印　　制 青岛正商印刷有限公司
版　　次 2017 年 8 月第 1 版
印　　次 2017 年 8 月第 1 次印刷
成品尺寸 185 mm×260 mm
印　　张 27.25
字　　数 630 千
印　　数 1～1000
定　　价 79.00 元

《内科学新进展》编委会

主　编: 张　萍　韩金美　杨春苗　匡秀红　孙振刚　王丽云

副主编: 张　芹　袁彩玲　顾文琴　常学兰　陈嵩淞　周　慧　宋向宝　陈云荣　薛安琪　周　鹏　匡晓丽　于春华　刘秀花　张　昱　李　燕

编　委: 纪国华　周　梅　段　勇　薛　伟　丁桂伟　黄俊蕾　逄晓燕　王　婕　王英英　周庆福　曹光岩　姜露露　刘　佳　魏永军　刘春凤　夏宝芳　国书帅　付红娟

《内科学新进展》编委会成员及其工作单位

张　萍　山东省青岛市经济技术开发区第一人民医院
韩金美　山东省胶州市心理康复医院
杨春苗　山东省青岛市解放军401医院崂山分院
匡秀红　山东省青岛市黄岛区第二人民医院
孙振刚　山东省青岛市经济技术开发区第一人民医院
王丽云　山东省青岛市经济技术开发区第一人民医院
张　芹　山东省青岛市城阳区人民医院
袁彩玲　山东省青岛市城阳区人民医院
顾文琴　山东省青岛市中心血站开发区献血服务部
常学兰　山东省青岛市中心血站黄岛献血服务部
陈嵩淞　山东省胶州市心理康复医院
周　慧　山东省青岛市中心血站胶州献血服务部
宋向宝　山东省青岛市中心血站胶州献血服务部
陈云荣　山东省青岛市经济技术开发区第一人民医院
薛安琪　山东省胶州市心理康复医院
周　鹏　山东省泰安市中心医院
匡晓丽　山东省胶州市心理康复医院
于春华　山东省青岛市城阳区人民医院
刘秀花　山东省青岛市经济技术开发区长江路街道社区卫生服务中心
张　昱　山东省青岛市经济技术开发区第一人民医院
李　燕　山东省青岛市经济技术开发区第一人民医院
纪国华　山东省青岛市黄岛区灵珠山街道社区卫生服务中心
周　梅　山东省青岛市莱西市人民医院
段　勇　山东省青岛市黄岛区卫生和计划生育局
薛　伟　山东省青岛市经济技术开发区第一人民医院
丁桂伟　山东省青岛市经济技术开发区第一人民医院

黄俊蕾　山东省青岛市城阳区第二人民医院
逄晓燕　山东省青岛市中心血站黄岛献血服务部
王　婕　山东省青岛市中心血站开发区献血服务部
王英英　山东省青岛市黄岛区第二人民医院
周庆福　山东省青岛市经济技术开发区第一人民医院
曹光岩　山东大学齐鲁医院(青岛院区)
姜露露　山东省青岛市黄岛区灵珠山街道社区卫生服务中心
刘　佳　山东省青岛市经济技术开发区第一人民医院
魏永军　山东省青岛市黄岛区灵珠山街道社区卫生服务中心
刘春凤　山东省青岛市经济技术开发区第一人民医院
夏宝芳　山东省青岛市经济技术开发区第一人民医院
国书帅　山东省青岛市经济技术开发区第一人民医院
付红娟　山东省青岛市经济技术开发区第一人民医院

目 录

第一篇 精神疾病

第二篇 消化系统疾病

第三篇 呼吸系统疾病

第四篇 泌尿系统疾病

第五篇　循环系统疾病

第六篇　血液系统疾病

第七篇　神经系统性疾病

第九篇 传染性疾病

第十篇 理化因素所致疾病

第十一篇 临床输血知识

第一篇

精神疾病

第一章　器质性精神障碍

第一节　阿尔茨海默症

阿尔茨海默病(AD)是一种起病隐匿的进行性发展的神经系统退行性疾病。临床上以记忆障碍、失语、失用、失认、视空间技能损害、执行功能障碍以及人格和行为改变等全面性痴呆表现为特征,病因迄今未明。65 岁以前发病者,称早老性痴呆;65 岁以后发病者称老年性痴呆。

一、病因

该病可能是一组异质性疾病,在多种因素(包括生物和社会心理因素)的作用下才发病。从目前研究来看,该病的可能因素和假说多达 30 余种,如家族史、女性、头部外伤、低教育水平、甲状腺病、母育龄过高或过低、病毒感染等。下列因素与该病发病有关:

1. 家族史。与 AD 有关的遗传学位点,目前已知的至少有以下 4 个:早发型 AD 基因座分别位于 21、14、1 号染色体。相应的可能致病基因为 APP、S182 和 STM-2 基因。迟发型 AD 基因座位于 19 号染色体,可能致病基因为载脂蛋白 E(APOE)基因。

2. 一些躯体疾病。如甲状腺疾病、免疫系统疾病、癫痫等,曾被作为该病的危险因素研究。有甲状腺功能减退史者,患该病的相对危险度高。该病发病前有癫痫发作史较多。不少研究发现抑郁症史,特别是老年期抑郁症史是该病的危险因素。最近的一项病例对照研究认为,除抑郁症外,其他功能性精神障碍如精神分裂症和偏执性精神病也有关。流行病学研究提示痴呆的患病率与饮水中铝的含量有关。可能由于铝或硅等神经毒素在体内的蓄积,加速了衰老过程。

3. 头部外伤。头部外伤指伴有意识障碍的头部外伤,脑外伤作为该病危险因素已有较多报道。临床和流行病学研究提示严重脑外伤可能是某些该病的病因之一。

4. 其他。免疫系统的进行性衰竭、机体解毒功能减弱及慢性病毒感染等,以及丧偶、独居、经济困难、生活颠簸等社会心理因素可成为发病诱因。

二、临床表现

该病起病缓慢或隐匿,病人及家人常说不清何时起病。多见于 70 岁以上(男性平均 73 岁,女性为 75 岁)老人,少数病人在躯体疾病、骨折或精神受到刺激后症状迅速明朗化。女性较男性多(女∶男为 3∶1)。主要表现为认知功能下降、精神症状和行为障碍、日常生活能力的逐渐下降。根据认知能力和身体机能的恶化程度分成三个时期。

第一阶段(1～3 年),为轻度痴呆期。表现为记忆减退,对近事遗忘突出;判断能力下降,病人不能对事件进行分析、思考、判断,难以处理复杂的问题;工作或家务劳动漫不经心,不能独立进行购物、经济事务等,社交困难;尽管仍能做些已熟悉的日常工作,但对新的事物却表现出茫然难解,情感淡漠,偶尔激惹,常有多疑;出现时间定向障碍,对所处的场所和人物能做出定向,对所处地理位置定向困难,复杂结构的视空间能力差;言语词汇少,命名困难。

第二阶段(2～10 年),为中度痴呆期。表现为远近记忆严重受损,简单结构的视空间能力下降,时间、地点定向障碍;在处理问题、辨别事物的相似点和差异点方面有严重损害;不能独立进行室外活动,在穿衣、个人卫生以及保持个人仪表方面需要帮助;计算不能;出现各种神经症状,可见失语、失用和失认;情感由淡漠变为急躁不安,常走动不停,可见尿失禁。

第三阶段(8～12 年)为重度痴呆期。患者已经完全依赖照护者,严重记忆力丧失,仅存片段的记忆;日常生活不能自理,大小便失禁,呈现缄默、肢体僵直,查体可见锥体束征阳性,有强握、摸索和吸吮等原始反射。最终昏迷,一般死于感染等并发症。

三、检查

(一)神经心理学测验

1. 简易精神量表(MMSE):内容简练,测定时间短,易被老人接受,是目前临床上测查本病智能损害程度最常见的量表。

2. 日常生活能力评估:如日常生活能力评估(ADL)量表可用于评定患者日常生活功能损害程度。该量表内容有两部分:一是躯体生活自理能力量表,即测定病人照顾自己生活的能力(如穿衣、脱衣、梳头和刷牙等);二是工具使用能力量表,即测定病人使用日常生活工具的能力(如打电话、乘公共汽车、自己做饭等)。后者更易受疾病早期认知功能下降的影响。

3. 行为和精神症状(BPSD)的评估:包括阿尔茨海默病行为病理评定量表(BEHAVE-AD)、神经精神症状问卷(NPI)和 Cohen-Mansfield 激越问卷(CMAI)等,常需要根据知情者提供的信息基线评测,不仅发现症状的有无,还能够评价症状频率、严重程度、对照料者造成的负担,重复评估还能监测治疗效果。

4. Cornell 痴呆抑郁量表(CSDD):侧重评价痴呆的激越和抑郁表现,15 项老年抑郁量表可用于 AD 抑郁症状评价。而 CSDD 灵敏度和特异性更高,但与痴呆的严重程度无关。

(二)血液学检查

主要用于发现存在的伴随疾病或并发症、发现潜在的危险因素、排除其他病因所致痴呆。包括血常规、血糖、血电解质包括血钙、肾功能和肝功能、维生素 B_{12}、叶酸水平、甲状腺素等指标。对于高危人群或提示有临床症状的人群应进行梅毒、人体免疫缺陷病毒、伯氏疏螺旋体血清学检查。

(三)神经影像学检查

1. 结构影像学:用于排除其他潜在疾病和发现 AD 的特异性影像学表现。头 CT(薄层扫描)和 MRI(冠状位)检查,可显示脑皮质萎缩明显,特别是海马及内侧颞叶,支持 AD 的临床诊断。与 CT 相比,MRI 对检测皮质下血管改变(例如关键部位梗死)和提示有特殊疾病(如多发性硬化、进行性核上性麻痹、多系统萎缩、皮质基底节变性、朊蛋白病、额颞叶痴呆等)的改变更敏感。功能性神经影像:如正电子扫描(PET)和单光子发射计算机断层扫描(SPECT)可提高痴呆诊断可信度。

(四)脑电图(EEG)

AD 的 EEG 表现为 α 波减少、θ 波增高、平均频率降低的特征。但 14%的患者在疾病早期 EEG 正常。EEG 用于 AD 的鉴别诊断,可提供朊蛋白病的早期证据,或提示可能存在中毒—代谢异常、暂时性癫痫性失忆或其他癫痫疾病。

(五)脑脊液检测

脑脊液细胞计数、蛋白质、葡萄糖和蛋白电泳分析:血管炎、感染或脱髓鞘疾病疑似者应进行检测。快速进展的痴呆患者应行 14-3-3 蛋白检查,有助于朊蛋白病的诊断。

(六)基因检测

可为诊断提供参考。淀粉样蛋白前体蛋白基因(APP)、早老素 1、2 基因(PS1、PS2)突变在家族性早发型 AD 中占 50%。载脂蛋白 APOE4 基因检测可作为散发性 AD 的参考依据。

四、诊断

美国国立神经病语言障碍卒中研究所 AD 及相关疾病协会(NINCDS-ADRDA)规定的诊断标准。

核心诊断标准:

(一)出现早期和显著的情景记忆障碍

包括以下特征:

1. 患者或知情者诉有超过 6 个月的缓慢进行性记忆减退。

2. 测试发现有严重的情景记忆损害的客观证据:主要为回忆受损,通过暗示或再认测试不能显著改善或恢复正常。

3. 在 AD 发病或 AD 进展时,情景记忆损害可与其他认知功能改变独立或相关。

(二)颞中回萎缩

使用视觉评分进行定性评定(参照特定人群的年龄常模),或对感兴趣区进行定量体积测定(参照特定人群的年龄常模),磁共振显示海马、内嗅皮质、杏仁核体积缩小。

(三)异常的脑脊液生物标记

β 淀粉样蛋白 1-42(Aβ1-42)浓度降低,总 Tau 蛋白浓度升高,或磷酸化 Tau 蛋白浓度升高,或此三者的组合。将来发现并经验证的生物标记。

(四)PET功能神经影像的特异性成像

双侧颞、顶叶葡萄糖代谢率减低。其他经验证的配体,包括匹兹堡复合物B或1-{6-[(2-18F-氟乙基)-甲氨基]-2-萘基}-亚乙基丙二氰(18F-FDDNP)。

(五)直系亲属中有明确的AD相关的常染色体显性突变

确诊AD的标准:如果有以下表现,即可确诊AD:既有临床又有组织病理(脑活检或尸检)的证据,与NIA-Reagan要求的AD尸检确诊标准一致。两方面的标准必须同时满足。

五、治疗

(一)对症治疗

目的是控制伴发的精神病理症状。

1. 抗焦虑药。如有焦虑、激越、失眠症状,可考虑用短效苯二氮䓬类药,如阿普唑仑、奥沙西泮(去甲羟安定)、劳拉西泮(罗拉)和三唑仑(海乐神)。剂量应小且不宜长期应用。警惕过度镇静、嗜睡、言语不清、共济失调和步态不稳等副作用。增加白天活动有时比服安眠药更有效。同时应及时处理其他可诱发或加剧病人焦虑和失眠的躯体病,如感染、外伤、尿潴留、便秘等。

2. 抗抑郁药。AD病人中约20%～50%有抑郁症状。抑郁症状较轻且历时短暂者,应先予劝导、心理治疗、社会支持、环境改善即可缓解。必要时可加用抗抑郁药。去甲替林和地昔帕明副作用较轻,也可选用多塞平(多虑平)和马普替林。

3. 抗精神病药。有助控制病人的行为紊乱、激越、攻击性和幻觉与妄想。但应使用小剂量,并及时停药,以防发生毒副反应。可考虑小剂量奋乃静口服。硫利达嗪的体位低血压和锥体外系副作用较氯丙嗪轻,对老年病人常见的焦虑、激越有帮助,是老年人常用的抗精神病药之一,但易引起心电图改变,宜监测ECG。氟哌啶醇对镇静和直立性低血压作用较轻,缺点是容易引起锥体外系反应。

(二)益智药或改善认知功能的药

1. 作用于神经递质的药物。胆碱能系统阻滞能引起记忆、学习的减退,与正常老年的健忘症相似。如果加强中枢胆碱能活动,则可以改善老年人的学习记忆能力。因此,胆碱能系统改变与AD的认知功能损害程度密切相关,即所谓的胆碱能假说。拟胆碱治疗目的是促进和维持残存的胆碱能神经元的功能。这类药主要用于AD的治疗。

2. 脑代谢赋活药物。此类药物的作用较多而复杂,主要是扩张脑血管,增加脑皮质细胞对氧、葡萄糖、氨基酸和磷脂的利用,促进脑细胞的恢复,改善功能脑细胞,从而达到提高记忆力目的。

六、预后

由于发病因素涉及很多方面,绝不能单纯的药物治疗。临床细致科学的护理对患者行为矫正、记忆恢复有着至关重要的作用。对长期卧床者,要注意大小便,定时翻身擦背,防止压疮发生。对兴奋不安患者,应有家属陪护,以免发生意外。注意患者的饮食起居，不能进食或进食困难者给予协助或鼻饲。加强对患者的生活能力及记忆力的训练。

（张萍 韩金美 匡秀红 刘秀花）

第二节 癫痫性精神障碍

癫痫性精神障碍，是指人们通过长期观察发现，癫痫患者容易出现多种类型的精神问题，情感障碍、社会心理适应障碍、人格改变等。癫痫性精神障碍的症状表现各异，可大致分为发作性和非发作性两种。发作性精神障碍表现为感觉、知觉、记忆、思维、精神运动性发作、情绪变化等。非发作性精神障碍则表现为类精神病性障碍、情感障碍、人格改变或痴呆等。调查显示，约25%的癫痫患者有躁狂、抑郁、人格障碍、性欲低下等问题。癫痫发作控制较差的患者，更容易出现精神障碍。

一、病因

癫痫性精神障碍的病因与发病机制尚不能完全明确。癫痫患者大脑的器质性或者结构性病变可以是造成癫痫的病因，也可以是癫痫性精神障碍的病因。另外，癫痫发作时，大脑一定时间缺血缺氧，及某些部位异常放电引起大脑神经元兴奋性增高，均会影响精神行为，导致精神障碍。另外，社会心理因素也有一定的影响，患者可能有病耻感，或感受孤立和无助。

二、临床表现

癫痫性精神障碍可分为发作时的精神障碍、发作前后的精神障碍、发作间歇期精神障碍。

（一）发作时的精神障碍表现

1. 知觉障碍。表现为历时短暂的各种异常感知体验，如看到闪光、听到音乐片段、嗅到难闻的气味、简单到复杂的幻视、视物变形、自身幻视等。

2. 记忆障碍。如对熟悉的环境出现完全陌生的感受（被称为旧事如新感），在新的环境却出现似乎过去早已体验过的感觉（被称为似曾相识感），或某些熟悉的名字，突然不能回忆。

3. 思维障碍。患者感觉自己的思绪突然停止，或出现强迫性思维，大脑思维不受自己意愿支配，大量思维涌现在脑内。部分患者出现被害妄想。

4. 情感障碍。出现情感暴发，发作性惊恐、易怒以及躁动、攻击、破坏等狂暴行为。

5. 自动症。有的患者可突然出现意识障碍，目光呆滞、无目的咀嚼舐唇，解系纽扣、牵拉衣角或哼哼作声，动作笨拙、重复、缺乏目的性。当患者意识状态逐渐恢复时，往往不知刚才发生了什么事。

(二)发作前后精神障碍

部分患者在发作前数分钟或数天前出现焦虑、紧张、易激惹、冲动、抑郁、淡漠等心境恶劣症状,或者一段时间内面红、潮热等自主神经功能紊乱症状,使患者预知癫痫发作即将来临。发作后精神障碍表现为意识模糊、定向力障碍、幻觉、妄想及兴奋等症状,之后患者可能逐渐入睡或意识模糊逐渐减轻。

(三)发作间歇期精神障碍

指发生在两次发作之间,患者通常无意识障碍,持续长达数月、数年或迁延难愈。主要表现有:

1. 分裂症样精神病。指患者出现幻觉妄想等症状,类似精神分裂症所特有的临床症状,如被害妄想、被控制感、思维被别人洞悉感、评论性或命令性幻听等。伴有情感抑郁、恐惧、焦虑等。

2. 人格障碍。常伴随智力减退出现,表现为思维黏滞和情感暴发的特点。患者以自我为中心、好争论、拘泥于琐事、思维转换困难、缺乏创造性、病理性赘述等。情感暴发时冲动好斗,自伤伤人而不能自制。初发年龄越小,对智能影响越大,人格损害也更明显。另外,遗传、抗癫痫药物、不良心理社会因素与文化教育等对人格障碍的形成均有影响。

3. 智力障碍。少数癫痫患者表现智力低下。癫痫发病年龄越早,越容易出现智力衰退。有些患者的癫痫发作被控制后,智力可有一定程度恢复。

三、诊断

如有原发性癫痫的证据,且精神障碍的发生与癫痫相关,并符合脑器质性精神障碍的诊断标准即可诊断,如能确定癫痫发作类型,应按国际标准分类诊断,如是继发性癫痫,应在原发病所致的癫痫精神障碍基础上诊断,如脑外伤所致癫痫性精神障碍,诊断时可参考我国 CCMD-2-R(中国精神疾病诊断标准)的标准。辅助检验:脑电图对癫痫的诊断具有决定性意义,现可行 24 小时脑电图记录监测,对诊断极有帮助,脑地形图的特点是用于癫痫的定位,对癫痫的类型,预后的估计有所帮助。

四、治疗

癫痫性精神障碍的治疗,首先应审查或调整既往癫痫药物的使用情况或种类,剂量是否合理,有无药源性精神障碍的可能,故精神科医生必须熟悉抗癫痫药物,合理选择用药,防止癫痫的发作或减少其发作,特别是要善于处理癫痫持续状态,并给予有效、合理的维持治疗,院外服药者不能擅自停药,要明确抗癫痫药物均不应骤停,有关注意事项,应向患者及家属讲明,对于持续性精神障碍的治疗,可选择不易诱发癫痫发作的抗精神病药物治疗,鼓励与正常人同样接触社会,对于有智能和性格改变的病人,应加强教育和管理,并给予一定的康复措施。

五、预防

1. 应对措施。首先要及时发现,尽快阻止,不要等到造成伤害之后再采取措施。为了避免冲突升级，在劝架时应表面上“偏向”容易出现攻击行为的一方，不要当着两个病人的面讲谁是谁非，待双方情绪稳定下来之后应单独耐心询问病人，从心理上解决问题。

2.询问病史。了解病情应耐心，认真了解病人心理状态，对攻击行为严重的患者可将患者及时送入医院，或暂时由专人看管，约束起来，避免发生攻击行为。

3.及时处理患者的争吵。要鼓励患者讲出自己的不满，以免因不满而引发为冲动行为。

4.建立良好的关系。由于患者在患病期间丧失了自知力，常常不理解周围人的关心，与患者接触交谈要讲究语言艺术，设法满足其合理要求与其建立良好的关系。

5.加强管理。尽力创造舒心的环境，让患者进行文娱活动，在欢乐的气氛中建立起团结信任和睦的关系，定期讲解疾病康复知识使其能主动地配合治疗。在患者活动区内要注意加强对危险物品的保管。

（张芹　常学兰　杨春苗　宋向宝）

第二章　精神分裂症及其他精神病性障碍

第一节　偏执性精神障碍

偏执性精神障碍又称为持久的妄想性障碍，是一组以系统妄想为主要症状，而病因未明的精神障碍，若有幻觉则历时短暂且不突出。在不涉及妄想的情况下，无明显的其他心理方面异常。

一、病因

发病机制不明，通常 30 岁以后起病，可能与遗传、人格特征及社会环境因素等共同作用有关，多数患者病前性格存在缺陷，如主观、固执、敏感、多疑、自尊心强、自我中心、好幻想、易激惹、拒绝接受批评，以及不安全感等。在个性缺陷基础上，社会环境（如恋爱失败、升职受挫等）作用下逐渐起病，将事实曲解而逐渐形成妄想，妄想影响下，患者与周围环境之间的冲突增加，从而进一步强化妄想内容。

二、临床表现

妄想内容及出现时间与患者生活处境密切相关，具有逻辑性、系统性和现实性特点，不经仔细甄别较难判断究竟是妄想还是事实。妄想内容常为被害妄想、嫉妒妄想、疑病妄想和夸大妄想等，在被害妄想影响下，患者常常主动联系专业人士（如律师、信访部门等）寻求救援或解决问题，反复多次上访、举报或诉讼等；嫉妒妄想患者以男性居多，主要怀疑配偶对其不忠，因此患者可能跟踪、监视配偶，不定期检查配偶的衣物（如内衣裤、手提包及手机等），甚至出现暴力和攻击行为；疑病妄想患者是担心自己患有某种疾病，如担心体内长有寄生虫，或认为身体变形了，或认为身体或口腔内有某种异味，因此烦恼不已，反复就诊、检查，但检查结果阴性及医生解释往往不能消除患者的顾虑和担心。抑郁症状较为常见，某些患者的抑郁情绪达到严重程度。一般而言，偏执性精神障碍患者的行为、情感反应与其妄想内容是一致的。

三、诊断

国外常用的诊断标准包括美国的疾病分类和诊断统计手册（DSM-TR）、WHO 的国际疾病分类手册（ICD-10），国内常用的诊断标准为中国精神障碍分类与诊断标准（CCMD-3）。ICD-10 精神与行为障碍分类对妄想性障碍的诊断要点：妄想是最突出的或唯一的临床特征，妄想必须存在至少三个月，必须为病人的个人观念，而非亚文化观念。可间断性地出现抑郁症状甚至完全的抑郁发作，但没有心境障碍时妄想仍持续存在。不应存在脑疾病的证据；没有或偶然才有听幻觉；无精神分裂症病史。

四、治疗

偏执性精神障碍治疗较为困难，应用抗精神病药物缓解患者的妄想等精神病性症状，针对患者的抑郁和焦虑情绪可选择 SSRIs 类抗抑郁药和苯二氮䓬类抗焦虑药。心理治疗对偏执性精神障碍的疗效一般。

（陈嵩淞　于春华　韩金美　周慧）

第二节　急性短暂性精神病性障碍

凡是出现精神异常的症状或体征都可以称为精神障碍。根据病因可分为非器质性精神障碍、器质性精神障碍。根据发病程度可分为重性精神障碍、非重性精神障碍。

精神分裂症、双相情感障碍、持久性妄想性障碍、分裂情感性精神障碍、癫痫所致精神障碍、精神发育迟滞伴发精神障碍才属于重性精神障碍。

如果是突然受到精神刺激，出现短时间精神异常、短时间恢复到正常精神状况都可称为急性短暂性精神障碍。

一、病因

由外部刺激所致急性短暂性精神障碍是最常见于心因性精神障碍，发病因素与个体的社会因素、心理因素、身体因素、道德因素密切相关。

（一）社会因素

随着现代科技的迅速发展，都市人口密集，各种噪声、空气和水源的污染，生活节奏的加快，交通拥挤，竞争激烈，住房困难，待业，下岗，自然灾害，人际关系矛盾增多，所有这一切均易令人焦虑、紧张，成为精神障碍的重要根源。

（二）心理因素

心理因素与精神障碍密切相关，有的外国学者认为正常和异常行为都是意识与无意识欲望驱动或本能矛盾冲突的结果。心理障碍或者心理疾患主要是由于本我欲望要求和超我控制间潜意识矛盾冲突而产生焦虑和情绪防御反应的结果。

（三）道德因素

张口骂人，动手打人，夸张的表演等等也涉及人格问题。

二、临床表现

受到外界突然刺激，每一个正常人或多或少都可能出现急性短暂性精神障碍症状，如抑郁、焦虑、血压增高、心率加快、面红耳赤或恐惧、面色苍白、出凉汗、四肢无力等，甚至出现敌对，但大多数人可以在短时间内平缓自己的心态，也有少数人不能控制自己的情绪，甚至暴力伤人害己，比如交通事故。

1. 反社会人格障碍。是指违反社会法规的一些品行障碍或心智障碍，具有高度的攻击性和无惭愧感。

2. 偏执型人格障碍。这类人表现固执，敏感多疑，过分警觉，心胸狭窄，好嫉妒，自我评价过高，体验到自己过分重要，倾向推诿客观，拒绝接受批评，对挫折和失败过分敏感，受到质疑时易出现争论、诡辩、甚至冲动、攻击、好斗。

3. 分裂型人格障碍。这种人不爱交往，情绪缺乏和冷漠，不仅自己不能体验欢乐，对人亦缺乏温暖，爱好不多；过分敏感而且害羞、胆怯、怪癖，对表扬和批评均反应不良；未丧失认知现实的能力，但常表现孤立行为，趋向内省性隐蔽；活动能力差，缺乏进取心。对人际关系采取不介入的态度；缺乏兴趣；缺乏亲密的知心朋友。

4. 强迫型人格障碍。这类人的特征为懒惰、犹豫不决，好怀疑。他们以高标准要求自己，希望能做的事完美无瑕，事后反复检验，苛求细节。为此，他们表现焦虑、紧张和苦恼。他们的道德感过强，过于自我克制，过分自我关注和责任感过强，平时拘谨，小心翼翼，对自身安全过分谨慎，思想得不到松弛；事先计划好所有动作，而且考虑过于详细；过分迂腐，刻板与固执；这类人虽然可以得到一个稳定的婚姻并在工作上取得成就，仍然甚少挚友。

5. 表演型人格障碍。这类人以人格不成熟和情绪不稳定为特征，他们常以自我表演，过分的做作和夸张的行为引人注意；暗示性和依赖性特别强，自我放任，不为他人考虑，表现高度自我中心；极端情绪化，情感变化多端，易激动；对人情感肤浅，这使他们难以与周围保持长久的社会关系；长久渴望得到理解和评价，感到容易受伤害；幻想性，往往把想象当成现实；不停地追求刺激，不能忍受寂寞，希望生活似演戏一样热闹和不平静；外表行为显示不恰当的挑逗性，打扮得花枝招展卖弄风骚，甚至调情，诱惑人。

6. 冲动型人格障碍。这类人主要特征为情绪不稳定及缺乏冲动控制能力。暴力或威胁性行为的暴发很常见，在其他人加以批评时尤为如此。这种人常因微小的刺激而突然暴发非常强烈的愤怒和冲动，自己完全不能克制，有时可出现暴烈的攻击行为，这种突然出现的情绪和行为变化和平时是不一样的。他们在不发作时是正常的，对发作时的所作所为感到懊悔，但不能防止再发生。这种冲动发作也常因少量饮酒而引起。

三、预防与治疗

1. 尽快脱离刺激源。

2. 可以做深呼吸、活动腰腿四肢有助于调整心理状态。

3. 可以少量服用镇静药物舒缓紧张、焦虑、惊恐状态。

（袁彩玲　杨春苗　匡秀红　纪国华）

第三章 神经症性与分离性障碍

第一节 恐惧症

恐惧症是以恐惧症状为主要临床表现的一种神经症。患者对某些特定的对象或处境产生强烈和不必要的恐惧情绪，而且伴有明显的焦虑及自主神经症状，并主动采取回避的方式来解除这种不安。患者明知恐惧情绪不合理、不必要，但却无法控制，以致影响其正常活动。恐惧的对象可以是单一的或多种的，如动物、广场、闭室、登高或社交活动等。本病以青年期与老年期发病者居多，女性更多见。国外报道一般人口中的患病率为6‰(1983)，我国各地调查患病率的平均值为0.59‰(1982)。但1969年Agras的研究报告的患病率为77‰。

一、病因

(一)遗传因素

双生子研究发现同卵双生子比异卵双生子出现恐怖症同病的现象多一些，提示遗传因素可能与发病有关。但也有对恐怖症的家系研究并未发现双生子同病率增加。因此尚无明确证据表明遗传在该病的发生中起重要作用。

(二)素质因素

患者在病前性格偏向于幼稚、胆小、害羞、依赖性强和高度内向。

(三)心理社会因素

在发病中常起着更为重要的作用。例如某人遇到车祸，就对乘车产生恐惧。可能是在焦虑的背景上恰巧出现了某一情境，或在某一情景中发生急性焦虑而对之发生恐惧，并固定下来成为恐怖对象。对特殊物体的恐怖可能与父母的教育、环境的影响及亲身经历(如被狗咬过而怕狗)等有关。心理动力学派认为恐怖是被压抑的潜意识冲突的象征作用和置换作用的结果。条件反射和学习理论在该症发生中的作用是较有说服力的解释。

二、临床表现

恐惧症的核心症状是恐惧紧张，并因恐惧引起严重焦虑甚至达到惊恐的程度。因恐惧对象的不同可分为以下几种。

(一)社交恐惧症

主要是在社交场合下几乎不可控制地诱发即刻的焦虑发作，并对社交性场景持久地、明显地害怕和回避。具体表现为患者害怕在有人的场合或被人注意的场合出现表情尴尬、发抖、脸红、出汗或行为笨拙、手足无措，怕引起别人的注意。因此回避诱发焦虑的社交场景，不敢在餐馆与别人对坐吃饭，害怕与人近距离相处，尤其回避与别人谈话。

（二）特定的恐惧症

特定的恐惧症是对某一特定物体或高度特定的情境强烈的、不合理的害怕或厌恶。儿童时期多发。典型的特定恐怖是害怕动物（如蜘蛛、蛇）、自然环境（如风暴）、血、注射或高度特定的情境（如高处、密闭空间、飞行）。患者会因此而产生回避行为。

（三）场所恐惧症

不仅害怕开放的空间，而且担心在人群聚集的地方难以很快离去，或无法求援而感到焦虑。场所恐惧性情境的关键特征一是没有即刻可用的出口，因此患者常回避这些情境，或需要家人、亲友陪同。

三、诊断

1. 符合神经症的诊断标准。

2. 以恐惧为主，需符合以下 4 项：① 对某些客体或处境有强烈恐惧，恐惧的程度与实际危险不相称；② 发作时有焦虑和自主神经症状；③ 有反复或持续的回避行为；④ 知道恐惧过分、不合理，或不必要，但无法控制。

3. 对恐惧情景和事物的回避必须是或曾经是突出症状。

4. 排除焦虑症、分裂症、疑病症。

四、治疗

（一）药物治疗

减轻紧张、焦虑或惊恐发作，可选用苯二氮䓬类药物或/和抗抑郁剂，如选择性 5-羟色胺再摄取抑制剂、三环类抗抑郁剂等。

（二）心理治疗

心理治疗是治疗该病的重要方法，常用的有：

1. 行为治疗。包括系统脱敏疗法、暴露疗法等，为治疗特定恐惧症最重要的方法。其原则包括：一是消除恐惧对象与焦虑恐惧反应之间的条件性联系，二是对抗回避反应。

2. 认知行为治疗。认知行为疗法是治疗恐惧症的首选方法。既往的行为治疗方法更强调可观察到的行为动作，长期疗效不甚满意。认知行为治疗在调整患者行为的同时，强调对患者不合理认知的调整，效果更好。

3. 社交技能训练。社交恐惧症的患者常有社交技能缺陷或低估自己的社交技能，因此可以通过一定时间的训练来改善患者的症状。包括：治疗师的示范作用、社交性强化、暴露的作业练习、自我肯定训练等。

（纪国华　逄晓燕　张萍　王丽云）

第二节 广泛性焦虑障碍

广泛性焦虑障碍(GAD)简称广泛焦虑症,是以持续的显著紧张不安,伴有自主神经功能兴奋和过分警觉为特征的一种慢性焦虑障碍,是最常见的一种焦虑障碍。广泛性焦虑障碍患者常具有特征性的外貌,如面肌扭曲、眉头紧锁、姿势紧张,并且坐立不安,甚至有颤抖,皮肤苍白,手心、脚心以及腋窝汗水淋漓。值得注意的是,患者虽容易哭泣,但为广泛焦虑状态的反映,并非提示抑郁。广泛性焦虑障碍很常见,在1年时间内可影响3%~5%的人群,女性两倍于男性,常与应激有关,此障碍通常开始于儿童或青少年期,但也可以在任何年龄开始。

一、病因

(一)遗传

本病的遗传度约为30%。一些研究表明,本病的遗传倾向不如惊恐障碍显著。

(二)心理

DavidBarlow把焦虑与恐惧区别开来,认为广泛焦虑障碍的特征在于对失去控制的感受而不是对威胁的恐惧。Noyes等(1987)报告,约1/3广泛焦虑障碍患者伴有人格障碍,最常见者为依赖型人格障碍。

二、临床表现

广泛性焦虑障碍是以经常或持续的、全面的、无明确对象或固定内容的紧张不安及过度焦虑感为特征。这种焦虑与周围任何特定的情境没有关系,而一般是由过度的担忧引起。典型的表现常常是对现实生活中的某些问题过分担心或烦恼,如担心自己或亲戚患病或发生意外,异常担心经济状况,过分担心工作或社会能力。这种紧张不安、担心或烦恼与现实很不相称,使患者感到难以忍受,但又无法摆脱,常伴有自主神经功能亢进,运动性紧张和过分警惕。一般来说,GAD患者的焦虑症状是多变的,可出现一系列生理和心理症状。

(一)焦虑和烦恼

表现为对未来可能发生的、难以预料的某种危险或不幸事件的经常担心。害怕性期待、易激惹、对噪声敏感、坐立不安、注意力下降、担心。如果患者不能明确意识到他担心的对象或内容,而只是一种提心吊胆、惶恐不安的强烈内心体验者,称为自由浮动性焦虑。但经常担心的也可能是某一、两件非现实的威胁,或生活中可能发生于他自身或亲友的不幸事件。例如,担心子女出门发生车祸等。这类焦虑和烦恼其程度与现实很不相称者,称为担心的等待,是广泛焦虑的核心症状。这类患者常有恐慌的预感,终日心烦意乱,坐卧不宁,忧心忡忡,好像不幸即将降临在自己或亲人的头上。

(二)运动性不安

表现为搓手顿足,来回走动,紧张不安,不能静坐,可见眼睑、面肌或手指震颤,或患者自感战栗。有的患者双眉紧锁,面肌和肢体肌肉紧张、疼痛、或感到肌肉抽动,经常感到疲乏无力等。

(三)躯体的表现

1. 消化系统:口干、吞咽困难有堵塞感、食管内异物感、过度排气、肠蠕动增多或减少,胃部不适,恶心,腹疼,腹泻。

2. 呼吸系统:胸部压迫感、吸气困难、气促和窒息感、过度呼吸。

3. 心血管系统:心悸、心前区不适、心律不齐。

4. 泌尿生殖系统:尿频尿急、勃起障碍、痛经、闭经。

5. 神经系统:震颤、刺痛、耳鸣、眩晕、头痛、肌肉疼痛。

6. 睡眠障碍:失眠、夜惊。

7. 其他症状:抑郁、强迫思维、人格解体。

8. 自主神经功能兴奋:多汗,面部发红或苍白等症状。

三、检查

该病目前尚无特异性实验室检查指标。焦虑状态下的脑血流变化并非是直线样的,而是呈"U"形曲线型变化。多数脑电图研究发现在正常焦虑和神经症性焦虑患者中存在 α 波活动的降低、α 波频率的增加,以及 β 波活动的增加。另外,在焦虑状态中还观察到 δ、θ 和慢 α 形式的慢波活动。

四、诊断

诊断前需要排除躯体疾病如甲状腺疾病、心脏疾病、物质滥用以及其他功能性精神障碍。

根据 ICD(国际疾病分类)-10,诊断 GAD 必须是至少几周内的大部分时间有焦虑症状,通常已持续 6 个月以上,社会功能受损,其焦虑症状包括:

(一)忧虑

如担心未来、感到"紧张不安"、注意力集中困难,经常过分担心,且有紧张不安、易激惹等,往往有持续的无明确对象或无固定内容的恐惧。

(二)运动性不安症状

运动紧张,舌唇震颤、肢体发抖不能放松。

(三)自主神经功能失调症状

如头晕出汗、心率加快、口干、胃不适、尿频尿急之类症状者即可诊断该病。

诊断过程中,注意广泛性焦虑障碍合并抑郁及其他共病问题,除外躯体疾病伴发的焦虑情绪,除外神经衰弱。

五、治疗

(一)药物治疗

由于该病容易复发，各种治疗期一般不宜短于六个月，有的病例需维持用药3～5年才能充分缓解。常用的药物有以下几类。

1. 抗焦虑药。目前临床主要应用苯二氮䓬类药物与丁螺环酮等。惊恐发作宜选用前者；广泛性焦虑症可选用其中一种。两类药物均有抗焦虑作用。

2. 抗抑郁药。抗抑郁药不仅有抗抑郁作用，也有抗焦虑作用，且无依赖性；可作为苯二氮䓬类的替代药物长期使用，其中包括三环类(TCA)、选择性血清素再吸收抑制剂(SSRI)、血清素—去甲肾上腺素重摄取抑制剂(SNRI)、正肾上腺素及特定血清胺抗郁剂(NaSSA)等。三环类对负性情绪和认知症状较苯二氮䓬类为佳，但对躯体症状效果不佳。常用药物为丙米嗪。阿米替林、多塞平是价廉物美的药物，因其产生抗焦虑作用时的剂量较抗抑郁作用时的小，故相应的抗胆碱能不良反应很少引起明显不适。如不良反应较明显或患者有自伤倾向，应使用不良反应较小、即使过量服用也无明显不良反应的新型抗抑郁药物。单胺氧化酶抑制剂(MAOI)现已用于治疗慢性焦虑障碍。可在上述药物治疗不佳时选用。

3. β-受体阻滞剂。通常用于控制严重持续的心悸，而该症状通常对其他抗焦虑药物无效。单用β-受体阻滞剂对广泛性焦虑障碍的作用有限，在使用时必须注意药品说明书中的注意事项及禁忌证。

4. 其他。丙戊酸钠也能有效地治疗惊恐发作。可酌情口服。

(二)心理治疗

可应用解释性心理治疗、放松治疗、行为疗法和催眠疗法等。

1. 心理支持。用人本的理论给予患者无条件积极关注、同情，全神贯注地倾听，建立良好的咨询关系。

2. 认知行为疗法。采用想象或现场诱发焦虑，然后进行放松训练，可减轻紧张和焦虑时的躯体症状。对导致焦虑的认知成分，则运用认知重建，矫正患者的歪曲认知，包括纠正这些症状的出现和对发病时的躯体感觉和情感体验的不合理解释，让患者意识到这类感觉和体验并非对身体健康有严重损害，以减少焦虑、恐惧和回避。

3. 生物反馈疗法。利用生物反馈信息训练患者放松，以减轻焦虑，对治疗广泛焦虑障碍有效。放松训练，如有过度通气则行呼吸控制。指导进行焦虑控制训练。

4. 精神分析治疗。焦虑的症状可能与潜意识的冲突有关，运用精神分析疗法使潜意识的冲突意识化，从而缓解焦虑的症状。

5. 森田疗法。帮助患者理解精神交互作用，减少对身体的过分关注，打破恶性循环。

6. 其他疗法。如催眠疗法、生物反馈疗法、音乐治疗等，均有辅助治疗作用。如果患者出现过度换气，可用纸袋罩住其口和鼻，让患者吸入较多的二氧化碳，以减轻惊恐发作时过度换气引起的碱血症。

(韩金美　张芹　王英英　周庆福)

第三节 强迫障碍

强迫性障碍(obsessive-compulsive disorder)简称强迫症,以反复出现强迫观念(obsession)为基本特征的一类神经症性障碍。强迫观念是以刻板形式反复进入患者意识领域的思想、表象或意向。这些思想、表象或意向对患者来说,是没有现实意义的,不必要的或多余的;患者意识到这些都是他自己的思想,很想摆脱,但又无能为力,因而感到十分苦恼。强迫动作是反复出现的刻板行为或仪式动作,是患者屈从于强迫观念力求减轻内心焦虑的结果。

一、病因

过去大多认为本病源于精神因素和人格缺陷;近 20 年来遗传和生化研究特别是广泛采用药物治疗,效果显著提示本病的发生有其生物学基础。

1. 遗传因素:家系调查表明强迫症患者的一级亲属中焦虑障碍发病危险率明显高于对照组,如果将有强迫症状但未达到诊断标准的人包括在内,则病人组父母的强迫症状危险率(15.6%)明显高于对照组父母(2.9%);双生子研究显示单卵双生子的同病率高于双卵双生子。提示强迫症的发生可能具有一定的遗传倾向。

2. 生化改变:有人认为 5-HT 能系统可能与强迫症发病有关。有 5-HT 再摄取阻滞作用的药物,如选择性 5-HT 再摄取抑制剂(SSRI)类可以对强迫症有效。有学者发现强迫症病人的血清催乳素增高或有皮质醇改变,其在强迫症发生中的作用,尚不明确。

3. 解剖与生理:切断额叶与纹状体的联系纤维对难治性强迫症有效,推测可能与基底核功能失调有关。

4. 心理

(1)弗洛伊德学派的心理动力学理论:强迫症状形成的心理机制包括:固执、退行、孤立、解除反应形成以及对不容许的性和攻击冲动的置换等。这种防御机制是无意识的。因此,不为患者所觉察。

(2)行为主义学派的学习理论:行为主义学派认为首先病人由于某种特殊情景引起焦虑,为了减轻焦虑病人产生回避反应,表现为强迫性仪式动作。某些思维或想象等中性刺激(如语言、文字表象和思想)与初始刺激伴随出现则可进一步形成较高一级条件反射,使焦虑泛化最终导致强迫观念的形成。

二、临床表现

强迫症的特征是患者有持续存在、强加、不想要的思维并对这种思维感到难以控制。强迫性思维通常为污染、伤害自己或他人灾难、亵渎神灵、暴力、性或其他令人痛苦的话题,这些思维是患者自己的,而不是由外界插入的(如精神分裂症的“思维插入”)。这种思维也包括在脑中的想象或情景,这种思维和想象使患者非常痛苦并可导致极度不安。

该病的基本症状是强迫观念(obsession)和强迫行为(compulsion)。90%以上患者既有强迫观念也有强迫行为;但据 Of 等(1995)报告:28%的患者以强迫观念为主,20%的患者以强迫行为为主,50%的患者二者均很突出。病人对强迫症状有一定的自知力,知道这类思维或行为是不合理的或不必要的,试图控制又未能成功。约 5%的患者初起病时就不认为自己的观念和行为不合理,也无治疗要求,称为自知力不良型强迫症。强迫观念指反复进入患者意识领域的思想、表象、情绪或意向,这些对患者本人来说是没有现实意义的,不需要的或多余的。患者也能清醒地意识到这是不对的,并知道这些都是他自己的心理活动,很想摆脱,但又无能为力,因而感到十分苦恼。

(一)强迫思想(obsession althoughts)

一些字句、话语观念或信念,反复进入患者意识领域,干扰了正常思维过程,明知不对又无法控制,无法摆脱,可有以下几种表现形式。

1. 强迫怀疑:患者对自己言行的正确性反复产生怀疑;明知毫无必要但又不能摆脱。于怀疑的同时,常伴有焦虑不安,因而促使患者对自己的行为反复检查,不能终止,十分痛苦。

2. 强迫性穷思竭虑:患者对日常生活中的一些事情或自然现象刨根问底反复思索,明知缺乏现实意义,丝毫没有必要,但又不能自我控制。有时达到欲罢不能以至食不甘味,寝不安眠,无法解脱。有的患者表现为与自己的头脑在欲罢不能地进行无休止的争辩,分不清孰是孰非。

3. 强迫联想:患者见到一句话或一个词,或脑海中出现一个观念脑子里便不由自主地联想起另一个观念或词句。由于对立观念的出现违背患者的主观意愿常使患者感到苦恼。

4. 强迫表象:指在头脑里反复出现生动的视觉体验(表象),常具有令人厌恶的性质,无法摆脱。

5. 强迫回忆:患者对经历过的事件不由自主地在脑海中反复呈现,无法摆脱,感到苦恼。

(二)强迫情绪

表现为对某些事物不必要地担心或厌恶,明知不必要或不合理,自己也无法摆脱。例如担心自己会得罪同事或上司,担心周围的人暗算自己,担心自己会出现不理智的行为,担心自己受到毒物的污染或细菌的侵袭等。若看到医院、太平间或某个人,立即产生强烈的厌恶感或恐惧,明知不合理,却无法克制,于是极力回避,称强迫性恐怖(obsessionalphobia)。

(三)强迫意向

患者反复体验到想要做某种违背自己意愿的动作或行为的强烈内心冲动。患者明知这样做是荒谬的不可能的,努力控制自己不去做,但却无法摆脱这种内心冲动。

(四)强迫行为

指反复出现的、刻板的仪式动作,明知不合理,但又不得不去做。常为缓解强迫观念引起的焦虑不安而采取的顺应行为，但这些行为不能给人以愉快的感觉，以强迫检查和强迫清洗（特别是洗手）最常见。患者常视其能防范某些客观上不大可能的事件，并认为这些事件对患者有害，多继发于强迫怀疑。

1. 强迫检查：是患者为减轻强迫性怀疑引起的焦虑所采取的措施。如出门时反复检查门窗、煤气和水管是否关好及发件时反复检查文件中的内容，看是否写错了字等等。

2. 强迫清洗：患者总嫌手或衣物碰上脏物，为了消除对受到脏物、异味或细菌污染的担心常反复洗手、洗澡或洗衣服，有的患者不仅自己反复清洗，而且要求与他一道生活的人如配偶子女、父母等也必须按照他的要求彻底清洗。

3. 强迫询问：强迫症患者常常不相信自己为了消除疑虑或穷思竭虑给患者带来的焦虑，常反复要求他人不厌其详地给予解释或保证。有的患者可表现为在自己头脑里，自问自答反复进行以增强自信。

4. 强迫性仪式动作：当患者产生很强烈的持续的、不能控制的要进行某些行为的强制冲动或愿望时，常导致焦虑和极度不安，就可通过进行特定的仪式动作来暂时减轻这种不安，这种仪式动作通常与强迫思维有关，例如患者认为“我的手是脏的”由此激发起反复洗手，另一些患者反复想象电煤气可以引起火灾，因此激发起对电源、电器、插座煤气开关的反复检查。大部分常见强迫仪式动作是清洗或检查。其他仪式动作包括出门时，必先向前走两步再向后退一步然后才走出门；否则患者便感到强烈的紧张不安。就座前必先用手指触一下座位才能坐下；这一动作对消除强迫观念或许具有象征意义。强迫性计数，计数台阶，计数窗格或做事有特定的和刻板的次序。这些动作是重复出现的，他人看来是不合理的或荒谬可笑的，本身并无现实意义，但患者完成了仪式动作，只是为了减轻或防止强迫观念引起的紧张不安或避免焦虑的出现。有的患者只在自己头脑里计数或重复某些语句以解除焦虑，这是一种精神性强迫行为（mentalcompulsion）。这种症状并不少见，往往被忽视。

三、诊断

本症主要有两种表现：其一以强迫思想为主要临床症状，包括强迫性观念、强迫回忆、强迫表象、强迫怀疑、强迫性对立观念、强迫性穷思竭虑、强迫性害怕等。其二，以强迫动作为主要临床症状，如强迫洗涤、强迫核对检查、强迫询问、强迫性仪式化动作等。根据 ICD-10，强迫思维或行为（或两者兼有）使患者感到痛苦，生活受到影响，是患者自己的思维或冲动，同时必须至少有一种思维或动作不能被抵抗想或做，这些仪式动作是不愉快的、不情愿地重复强迫思维或仪式动作。且大多数时间存在，症状存在 3 个月以上，至少连续 2 周，可诊断为强迫症。

四、治疗

临床上常常需要药物治疗与心理治疗相结合，可产生较好的效果。

（一）药物治疗

1. 氯米帕明（氯丙咪嗪）：对强迫症状和伴随的抑郁症状都有治疗作用。美国（1991）

一项500例氯米帕明(氯丙咪嗪)与安慰剂对照试验的结果表明,氯米帕明(氯丙咪嗪)日平均剂量为200～250 mg时,患者的强迫症状平均减轻了40%;约60%的患者临床上获得明显或显著好转。氯米帕明(氯丙咪嗪)首次治疗剂量可以从25 mg睡前服开始,以后逐天增加25 mg,1周内剂量达100～150 mg/d,分2～3次服。治疗宜从小剂量开始,待患者对药物的副反应适应之后,再加大剂量。抗胆碱能副反应明显的患者,治疗日剂量可稳定在150～200 mg。对氯米帕明(氯丙咪嗪)的副反应能耐受者治疗量可增加到250～300 mg/d。一般在达到治疗剂量2～3周后开始显效。如果每天服用300 mg达3～4周后仍无效果者,宜改用或合用其他药物。有的患者显效较慢,可在治疗开始后8～12周方才达到最大效果。整个治疗时间不宜短于3～6个月。过早减药或停药常导致复发。部分患者需长期服药才能控制症状。常见副反应有:口干、震颤、镇静、恶心、便秘、排尿困难和男性射精不能。个别患者当药量达250 mg/d以上时可引起全身抽搐发作,此时宜减低剂量或加用抗抽搐药物,以预防抽搐发作。一般说来,氯米帕明(氯丙咪嗪)对以强迫观念为主,血小板5-HT含量显著升高的患者疗效较好;对以强迫行为为主,血小板5-HT含量升高不明显的患者,疗效较差。强迫障碍合并有抽动障碍或难治的患者,可同时合用氟哌啶醇或匹莫齐特(哌迷清)。

2. 选择性5-HT重摄取抑制剂:这类药物包括氟西汀(Fluoxetine)、氟伏沙明(Fluvoxamine)、帕罗西汀(Paroxetine)、舍曲林(Sertraline)。一般说来这类药物的抗胆碱能副反应较小,其治疗日剂量较用于治疗抑郁症时为高;宜晨间给药。

(1)氟西汀:治疗剂量为60～80 mg/d,常从10～20 mg/d开始,1次/天,口服,需要时逐渐增加剂量,2周内可增至60～80 mg/d。

(2)氟伏沙明:治疗剂量为100～300 mg/d,可从50 mg/d开始,1次/天口服。

(3)帕罗西汀:治疗剂量为40～60 mg/d,可从20 mg/d开始,1次/天口服。

(4)舍曲林:治疗剂量为50～150 mg/d,可从50 mg/d开始,1次/天,口服。

(5)其他抗抑郁药:丙米嗪、阿米替林治疗强迫症效果不显著;苯乙肼对少数难治性病例可能有良好效果,治疗剂量每天90 mg;但改用单胺氧化酶抑制剂之前应至少停用其他药物5周,以免引起严重的副反应

(6)苯二氮䓬类:对伴有焦虑或激动不安者可合并使用此类药物。以氯硝西泮(氯硝安定)效果显著,治疗剂量3～4 mg/d,分2～3次服用。

(二)心理治疗

一般采用支持心理治疗与行为疗法与药物合并应用可提高疗效,精神分析只对部分强迫症有效。

1. 支持性心理治疗:对强迫障碍患者进行耐心细致的解释和心理教育,使患者了解其疾病的性质,指导患者把注意从强迫症状转移到日常生活、学习和工作中去,有助于减轻患者的焦虑。

2. 行为疗法:是对强迫症治疗较有效的心理治疗方法,主要采用暴露疗法和反应防止法。暴露疗法的目的在于减轻强迫症状伴随的焦虑症状;而反应预防技术则目的在于让病人面对环境时不做出强迫性反应,减少仪式动作和强迫思维出现的频度。一般说

来，行为疗法对以强迫行为为主的患者效果较以强迫观念为主者为佳。一些研究结果表明：行为疗法与药物疗法合并使用往往可以取得较佳效果。近些年来有采用电话服务系统对远距离患者进行行为治疗的报告，取得了一定成功。

(1)以强迫思维为主要表现的治疗：有些强迫症患者强加的、令人痛苦的强迫思维明显，但没有与此相关的仪式动作或强迫行为。这样的强迫思维例子，有父母害怕会杀自己的孩子、频繁的辱骂人的念头，或害怕得艾滋病。对这些病例的治疗原则需要针对患者的强迫性思维(及相关的仪式动作)，即告知允许"问题存在"，责问"砂锅打破了还有底吗?"可以采取认知治疗中的"思维中断"技术。

(2)以强迫行为为突出表现的治疗：以强迫行为或仪式动作为突出表现的强迫症患者，可选择反应预防暴露治疗，如患者因"我的手是脏的"的想法而频繁洗手，或者因"自己的房子会被烧掉"的想法或想象而反复检查电器或煤气用具。

3. 森田疗法：尤其是对强迫观念有较好疗效，病人对治疗精神领悟越深，远期疗效越好。

4. 精神外科治疗：对极少数慢性强迫症患者药物治疗和心理治疗失败，症状严重而患者又处于极度痛苦之中，在患者和其亲属的要求下，可以考虑手术治疗。手术方式常用的有 4 种：扣带回切除术(cingulectomy)、囊切开术(capsulotomy)、边缘白质切断术(limbicleucotomy)和尾核下神经束切断术(subcaudatetractotomy)，其疗效相近，手术对减轻焦虑和痛苦有效，但不一定会消除强迫症状。

五、预后

通常在青少年发病，约 1/3 的病例首次起病于 10～15 岁者；75％的患者起病于 30 岁前，也有在童年期起病的。男孩患病率约为女孩的 3 倍。大多数病例起病缓慢，无明显诱因，病程迁延，就诊时病程往往已数年之久。54％～61％的病例逐渐发展；24％～33％的病例呈波动病程；11％～14％的病例有完全缓解的间歇期(Black1974)，常有中度及重度社会功能障碍。药物治疗使本病的预后有所改善。一些报告指出：起病年龄早、病程长、强迫行为频繁出现，伴有人格障碍者药物治疗效果不佳。

(周梅　陈云荣　韩金美　常学兰)

第三节　神经衰弱

神经衰弱(neurasthenia)在中国属于神经症的诊断之一。是由于长期处于紧张和压力下，出现精神易兴奋和脑力易疲乏现象，常伴有情绪烦恼、易激惹、睡眠障碍、肌肉紧张性疼痛等；这些症状不能归于脑、躯体疾病及其他精神疾病。症状时轻时重，波动与心理社会因素有关，病程多迁延。近世纪，神经衰弱的概念经历了一系列变迁，随着医生对神经衰弱认识的变化和各种特殊综合征和亚型的分出，在美国和西欧已不作此诊断，

CCMD-3工作组的现场测试证明，在我国神经衰弱的诊断也明显减少。

一、病因

很多患者患病前具有不良的性格特征：自卑、敏感、多疑、缺乏自信心或偏于主观、急躁、好胜心强，因而易于导致对生活事件的弛张调节障碍，使大脑长期处于持续性紧张而发病。

目前大多数学者认为精神因素是造成神经衰弱的主因。凡是能引起持续的紧张心情和长期的内心矛盾的一些因素，使神经活动过程强烈而持久的处于紧张状态，超过神经系统张力的耐受限度，即可发病。如过度疲劳而又得不到休息是兴奋过程过度紧张；对现在状况不满意则是抑制过程过度紧张；经常改变生活环境而又不适应，使中枢神经系统处于过度紧张和疲劳。大脑皮质的神经细胞具有相当高的耐受性，在紧张的脑力劳动之后，虽然产生了疲劳，但稍事休憩或睡眠后就可以恢复，不过，长期强烈紧张状态的神经活动，一旦超越耐受极限，就可能产生神经衰弱。

二、临床表现

神经衰弱的主要临床特点是：患者常感脑力和体力不足，容易疲劳。常见症状有：乏力和容易疲劳。注意力难于集中，记忆不佳，常忘事，不论进行脑力或体力活动，稍久即感疲乏。对刺激过度敏感，如对声、光刺激或细微的躯体不适特别敏感。

三、检查

为了排除可能的器质性病变，需作心电图、脑电图、脑电地形图、经颅多普勒超声、头颅 CT 等检查。

四、诊断

根据中国精神障碍分类和诊断标准第三版（CCMD_-3），其诊断标准如下：

（一）症状标准

1. 符合神经症的诊断标准。

2. 以脑和躯体功能衰弱症状为主，特征是持续和令人苦恼的脑力易疲劳（如感到没有精神，自感脑子迟钝，注意力不集中或不持久，记忆力差，思考效率下降）和体力易疲劳，经过休息或娱乐不能恢复，并至少有下列 2 项：

（1）情感症状，如烦恼、心情紧张、易激惹等，常与现实生活中的各种矛盾有关，感到困难重重，难以对付。可有焦虑或抑郁，但不占主导地位。

（2）兴奋症状，如感到精神易兴奋，如回忆和联想增多，主要是对指向性思维感到费力，而非指向性思维却很活跃，因难以控制而感到痛苦和不快，但无言语运动增多。有时对声光很敏感。

（3）肌肉紧张性疼痛（如紧张性头痛、肢体肌肉酸痛）或头晕。

（4）睡眠障碍，如入睡困难、多梦、醒后感到不解乏，睡眠感丧失，睡眠觉醒节律紊乱。

(5)其他心理生理障碍,如头晕眼花、耳鸣、心慌、胸闷、腹胀、消化不良、尿频、多汗、阳痿、早泄或月经紊乱等。

(二)严重标准

患者因明显感到脑和躯体功能衰弱,影响其社会功能,为此感到痛苦或主动求治。

(三)病程标准

符合症状标准至少已3个月。

(四)排除标准

1.排除以上任何一种神经症亚型;

2.排除分裂症、抑郁症。

五、治疗

此病的治疗原则是在详细检查排除器质性疾病后,应用心理治疗、行为疗法、配合药物及物理治疗,可以获得较好的疗效。抗焦虑、抗抑郁药物可改善患者的焦虑和抑郁,也可使肌肉放松,消除一些躯体不适感。其他治疗包括体育锻炼,旅游疗养,调整不合理的学习、工作方式等也不失为一种摆脱烦恼处境、改善紧张状态、缓解精神压力的一些好方法。支持性和解释性的心理治疗可帮助患者认识疾病的性质和消除继发焦虑。

(杨春苗　刘秀花　顾文琴　薛安琪)

第二篇

消化系统疾病

第四章 胃部疾病

第一节 胃 炎

胃炎是胃黏膜炎症的统称。可分为急性和慢性两类。急性胃炎常见的为单纯性和糜烂性两种。前者表现为上腹不适、疼痛、厌食和恶心、呕吐;后者消化道出血为主要表现,有呕血和黑粪。慢性胃炎通常又可分为浅表性胃炎、萎缩性胃炎和肥厚性胃炎。慢性胃炎病程迁延,大多无明显症状和体征,一般仅见饭后饱胀、泛酸、嗳气、无规律性腹痛等消化不良症状。确诊主要依赖胃镜检查和胃黏膜活组织检查。本病常见于成人,许多病因可刺激胃,如饮食不当,病毒和细菌感染、药物刺激等均可能引发本病。

一、病因

(一)急性胃炎病因

可由化学因素、物理因素、微生物感染或细菌毒素等引起。此外,精神神经功能障碍,应激状态或各种因素所致的机体变态反应均可作为内源性刺激因子,引起胃黏膜的急性炎症损害。

(二)慢性胃炎病因

现已明确 Hp 感染为慢性胃炎的最主要的病因,有人将其称为 Hp 相关性胃炎。但其他物理性、化学性及生物性有害因素长期反复作用于易感人体也可引起本病。病因持续存在或反复发生即可形成慢性病变。在芬兰农村用随机抽样的方法作胃黏膜检查,证实慢性萎缩性胃炎是一种慢性进行性病变,先有浅表性炎症,最后变为不可逆的萎缩性炎症。从临床观察也有证据说明这一问题。青年人多为浅表胃炎,老年人多为萎缩性胃炎;浅表性胃炎与萎缩性胃炎又常同时存在于同一个病人;另外回顾性胃黏膜活组织检查也发现一部分浅表性胃炎数年之后可变为萎缩性胃炎。目前认为慢性胃炎是由多种因素作用造成。

1. 幽门螺杆菌感染。1982 年 Marshall 和 Warren 首先分离出一种微嗜氧,触酶阳性,具有尿素酶活性的革兰阴性螺旋菌,呈弯曲状或 S 字形,一端有 2~6 根带鞘鞭毛。活动性胃炎 95%有此种细菌感染,起初命名为弯曲菌样微生物(CLO),以后又更名为幽门弯曲菌(Pylobacter pylori),1989 年根据其生化和形态学特点再次更名为幽门螺杆菌。我们通过临床研究证实 Hp 在慢性活动性胃炎的检出率达 98%~100%,说明了慢性胃炎,尤其是慢性活动性胃炎与 Hp 的感染关系密切。1985 年 Marshall,1987 年 Morris 二人自己作为志愿者口服 Hp 引起急性胃炎,经抗生素治疗痊愈。1987 年 Lam bert 用乳猪成功地建立 Hp 的胃炎的动物模型,至此 Hp 已基本符合 Koch 提出的关于病原菌的标准。专家指出,慢性胃炎病因医学临床尚未完全阐明,一般认为与周围环境的有害因素及易感体质有关。物理的、化学的、生物性的有害因素长期反复作用于易感人体即可引起本病。慢性胃炎持续反复发生即可形成慢性病变。

2. 长期服用对胃有刺激的药物、食物及进食粗糙食物或吸烟等。这些因素反复作用于胃黏膜,使其充血水肿。

3. 胃黏膜长期淤血缺氧。如充血性心力衰竭或门脉高压症的病人,胃黏膜长期处于淤血、缺氧,引起营养障碍导致胃炎。

4. 急性胃炎如治疗不当,迁延不愈可转变为慢性胃炎。

5. 胃酸缺乏,细菌容易在胃内繁殖,也可造成慢性胃炎。

6. 营养缺乏、内分泌功能障碍、免疫功能异常,可引起慢性胃炎。

7. 消化道弯曲杆菌感染等都可能是慢性胃炎的发病因素。

8. 细菌及其毒素的作用。由于鼻、口腔、咽喉等部位感染病灶的细菌或毒素不断地被吞入胃内;或胃内缺乏胃酸,细菌易在胃内繁殖,长期作用而引起慢性胃炎。

9. 精神因素。过度的精神刺激、忧郁以及其他精神因素反复作用于大脑皮质,造成大脑皮质功能失调,导致胃壁血管的痉挛性收缩,胃黏膜发生炎症或溃疡。

(三)疣状胃炎的病因

肉眼下病变呈特征性疣状隆起,也可呈不整形或长条形,色泽与周围黏膜相似。病变多分布在胃窦,也可分布在胃体和胃底,常沿皱襞嵴呈链状排列,直径为 0.5～1.5 cm,高 0.2～0.5 cm。隆起的顶部为脐状凹陷性糜烂,淡红色或附有黄色薄苔。组织学上分为糜烂期与修复期。糜烂期组织学特征为上皮变性、坏死和脱落、中性粒细胞浸润和少量纤维素渗出,有时可见浅表腺体坏死脱落的同时伴有幽门腺或胃体小皮增生。修复期的主要表现为糜烂周围固有腺、幽门腺或胃小凹上皮增生,有时可见纤维化,再生腺管可出现不同程度的不典型增生。黏膜肌层常明显增厚并隆起,结构紊乱。

二、临床表现

胃炎是胃黏膜炎症的统称。常见病,可分为急性胃炎和慢性胃炎两类。

(一)急性胃炎

急性胃炎常见的为单纯性和糜烂性两种。前者表现为上腹不适、疼痛、厌食和恶心、呕吐;后者消化道出血为主要表现,有呕血和黑粪。慢性胃炎通常又可分为浅表性胃炎、萎缩性胃炎和肥厚性胃炎。慢性胃炎病程迁延,大多无明显症状和体征,一般仅见饭后饱胀、泛酸、嗳气、无规律性腹痛等消化不良症状。

(二)慢性胃炎

1. 慢性浅表性的症状:慢性浅表性胃炎以上腹部疼痛最为常见,部分患者无任何症状,其他还有嗳气、腹胀、恶心、呕吐等。

2. 慢性糜烂性胃炎的症状：该病的症状一般仅见饭后饱胀、泛酸、嗳气、无规律的腹痛等消化不良的症状。慢性胃窦炎：上腹部有撑胀感、隐痛或剧痛，常呈周期性发作，可伴有嗳气、反酸、上腹灼烧感、恶心、呕吐、消瘦等，少数会有出血症状，部分患者无症状表现。

3. 慢性萎缩性胃炎：大多数的萎缩性胃炎患者常有上腹部灼烧、胀痛、钝痛或胀满、痞闷，尤以食后加重，常伴有食欲不振、恶心、嗳气、便秘或腹泻等消化不良的症状，严重的患者会出现消瘦、贫血或上消化道出血的症状。

4. 胆汁反流性胃炎：胆汁反流性胃炎是一种特殊的胃炎，在幽门括约肌的作用下，含胆汁、胰液等十二指肠内容物反流入胃后，会出现腹部饱胀不适，中上腹持续烧灼感，也可表现为胸骨后痛，饭后加剧，可伴有腹胀、嗳气、烧心、反酸、恶心、呕吐、肠鸣、排便不畅、食欲减退以及消瘦等症状。严重者会出现胃出血，表现为呕血或黑粪。

三、诊断

胃镜检查结合直视下活检，是确诊胃炎的主要方法。

1. 慢性胃炎中幽门螺旋杆菌感染的阳性率高达70%～90%，可通过胃镜取胃黏膜组织检查，也可查患者血中幽门螺旋杆菌的抗体，还可以在抗幽门螺旋杆菌治疗前后检查，作为追查指标之一。

浅表性胃炎胃酸正常或偏低，萎缩性胃炎则明显降低，甚至缺乏。萎缩性胃炎可在血液中检测出壁细胞抗体、内因子抗体或胃泌素抗体。此外，X射线钡餐检查对慢性胃炎的诊断帮助不大，但有助于鉴别诊断。

2. 急性胃炎检查

(1)少数病人需行胃、肠X线钡餐。

(2)胃镜，必要时行胃黏膜活检及幽门螺杆菌检查。

(3)必要时行胃液分析，测定基础泌酸量、最大泌酸量及胃液pH值。

四、治疗

(一)急性胃炎

1. 一般治疗：尽量卧床休息，口服葡萄糖—电解质液以补充体液的丢失。如果持续呕吐或明显脱水，则需静脉补充5%～10%葡萄糖盐水及其他相关电解质。鼓励摄入清淡流质或半流质食品，以防止脱水或治疗轻微的脱水。

2. 对症治疗：必要时可注射止吐药。例如，肌肉注射氯丙嗪每日25～100 mg。止泻药：如思密达每次1袋，1日2～3次。

3. 抗菌治疗：抗菌素对本病的治疗作用是有争议的。对于感染性腹泻，可适当选用有针对性的抗菌素，如黄连素0.3 g口服，1日3次或庆大霉素8万U口服，1日3次等。但应防止抗菌素滥用。

(二)慢性胃炎

尚无特效疗法，一般主张无症状者无需进行治疗。若有症状可参考下列方法进行治疗。

1. 避免引起急性胃炎的因素，如戒除烟酒，避免服用对胃有刺激性的食物及药物，如NSAIDs等。

2. 饮食治疗。原则与溃疡病相似，多次少餐，软食为主，避免生冷及刺激性食物，更重要的是根据病人的饮食习惯和多年经验，总结出一套适合自己的食谱。

3. 药物治疗。Hp相关性胃炎需进行根除Hp的治疗。而其他慢性胃炎尚无特效疗法，大多不能使胃炎逆转，因此主要是对症治疗。

五、护理

(一)一般护理

1. 休息。指导病人急性发作时应卧床休息，并可用转移注意力、做深呼吸等方法来减轻。

2. 活动。病情缓解时，进行适当的锻炼，以增强机体抵抗力。嘱病人生活要有规律，避免过度劳累，注意劳逸结合。

3. 饮食。急性发作时可予少渣半流食，恢复期病人指导其食用富含营养、易消化的食物，避免食用辛辣、生冷等刺激性食物及浓茶、咖啡等饮料。嗜酒病人嘱其戒酒。指导病人加强饮食卫生并养成良好的饮食习惯，定时进餐、少量多餐、细嚼慢咽。如胃酸缺乏者可酌情食用酸性食物如山楂、食醋等。

4. 环境。为病人创造良好的休息环境，定时开窗通风，保证病室的温湿度适宜。

(二)心理护理

1. 减轻焦虑。提供安全舒适的环境，减少患者的不良刺激。避免患者与其他有焦虑情绪的患者或亲属接触。指导其散步、听音乐等转移注意力。

2. 心理疏导。首先帮助患者分析这次产生焦虑的原因，了解患者内心的期待和要求；然后共同商讨这些要求是否能够实现，以及错误的应对机制所产生的后果。指导患者采取正确的应对机制。

3. 树立信心。向病人讲解疾病的病因及防治知识，指导病人如何保持合理的生活方式和去除对疾病的不利因素。并可以请有过类似疾病的患者讲解采取正确应对机制所取得的良好效果。

(三)治疗配合

1. 腹痛。评估病人疼痛的部位、性质及程度。嘱病人卧床休息，协助病人采取有利于减轻疼痛的体位。可利用局部热敷、针灸等方法来缓解疼痛。必要时遵医嘱给予药物止痛。

2. 活动无耐力。协助病人进行日常生活活动。指导病人体位改变时动作要慢，以免发生直立性低血压。根据病人病情与病人共同制定每日的活动计划，指导病人逐渐增加活动量。

3. 恶心、呕吐。协助病人采取正确体位，头偏向一侧，防止误吸。安慰病人，消除病人紧张、焦虑的情绪。呕吐后及时为病人清理，更换床单位并协助病人采取舒适体位。

观察呕吐物的性质、量及呕吐次数。必要时遵医嘱给予止吐药物治疗。

（张芹　袁彩玲　韩金美　杨春苗）

第二节　消化性溃疡

消化性溃疡主要指发生在胃和十二指肠的慢性溃疡，亦可发生于食管下段、胃空肠吻合口周围及含有异位胃黏膜的美克尔（MECKEL）憩室。这些溃疡的形成与胃酸和胃蛋白酶的消化作用有关，故称消化性溃疡。近年研究发现溃疡的形成与幽门螺旋杆菌（Hp）的存在有关。本病绝大多数（95%以上）位于胃和十二指肠，故又称胃十二指肠溃疡。深入研究发现，胃溃疡病和十二指肠溃疡病在病因和发病机制方面有明显的区别，并非同一种疾病，但因两者的流行病学、临床表现和药物治疗反应有相似之处，所以习惯上还是把它们归并在一起。本病的总发病率占人口的5%～10%，十二指肠溃疡较胃溃疡多见，以青壮年多发，男多于女，儿童亦可发病，老年患者所占比例亦逐年有所增加。胃溃疡患者的平均年龄高于十二指肠溃疡患者约10年。

一、病因

1.生活因素：溃疡疾病在有些职业（如司机和医生等人）当中似乎更为多见，可能与饮食无规律的，工作过于劳累而诱发本病有关。

2.精神因素：精神紧张或忧虑，多愁善感，脑力劳动过多也是本病诱发因素。可能因迷走神经兴奋，胃酸分泌过多而引起。

3.化学因素：长期饮用酒精或长期服用阿司匹林、皮质类固醇等药物易致此病发生，此外长期吸烟和饮用浓茶似亦有一定关系。

4.遗传因素：胃溃疡也有家族史，尤其患儿童溃疡有家族史的占25%～60%。另外A型血的人比其他血型的人易患此病。

二、临床表现

1.慢性、周期性、节律性中上腹部疼痛，胃溃疡常在剑突下或偏左，进餐后1～2 h发作，持续1～2 h胃排空后缓解；十二指肠溃疡多在剑突下偏右，多于空腹时发生，进食后缓解。发作与季节有关。疼痛性质可呈钝痛、灼痛或饥饿样痛。特殊类型溃疡如幽门管、球后、胃底贲门区、巨大溃疡及多发性溃疡、复合性溃疡或有并发症时，腹痛可不典型，可有剧烈腹痛或夜间痛。

2.常伴有反酸、嗳气、流涎、恶心、呕吐等。

3.全身症状：患者可有失眠等神经官能症的表现，疼痛较剧而影响进食者可有消瘦及贫血。

4.缓解期一般无明显体征。活动期胃溃疡压痛点常在中上腹或偏左；十二指肠溃疡者常在偏右；后壁穿透性溃疡在背部第 11、12 胸椎两旁。

三、诊断

1. 有慢性、节律性、周期性中上腹部疼痛。

2. 可有反酸、嗳气、恶心、呕吐及其他消化不良的症状。

3. 胃镜或上消化道钡餐检查(GI)可发现龛影。

四、治疗

(一)内科治疗

1. 生活。消化性溃疡属于典型的心身疾病范畴，心理—社会因素对发病起着重要作用，因此乐观的情绪、规律的生活、避免过度紧张与劳累，无论在本病的发作期或缓解期均很重要。当溃疡活动期，症状较重时，卧床休息几天乃至 1～2 周。

2. 饮食。在 H_2 受体拮抗剂问世以前，饮食疗法曾经是消化性溃疡的唯一或主要的治疗手段。1901 年，Lenhartz 指出少食多餐对病人有利。其后，Sippy 饮食疗法问世，并一直被在临床上沿用达数十年之久。Sippy 饮食主要由牛奶、鸡蛋、奶油组成，以后还包括了一些“软”的非刺激性食物，其原理在于这些食物能够持久地稀释和中和胃酸。对消化性溃疡患者的饮食持下列观点。

(1)细嚼慢咽，避免急食，咀嚼可增加唾液分泌，后者能稀释和中和胃酸，并可能具有提高黏膜屏障作用。

(2)有规律的定时进食，以维持正常消化活动的节律。

(3)当急性活动期，以少吃多餐为宜，每天进餐 4～5 次即可，但一旦症状得到控制，应鼓励较快恢复到平时的一日 3 餐。

(4)饮食宜注意营养，但无需规定特殊食谱。

(5)餐间避免零食，睡前不宜进食。

(6)在急性活动期，应戒烟酒，并避免咖啡、浓茶、浓肉汤和辣椒、酸醋等刺激性调味品或辛辣的饮料，以及损伤胃黏膜的药物。

(7)饮食不过饱，以防止胃窦部的过度扩张而增加胃泌素的分泌。

3. 镇静。对少数伴有焦虑、紧张、失眠等症状的病人，可短期使用一些镇静药或安定剂。

4. 避免应用致溃疡药物。应劝阻病人停用诱发或引起溃疡病加重或并发出血的有关药物，包括：

(1)水杨酸盐及非类固醇抗炎药(NSAIDs)。

(2)肾上腺皮质激素。

(3)利血平等。如果因风湿病或类风湿病必须用上述药物，应当尽量采用肠溶剂型或小剂量间断应用。同时进行充分的抗酸治疗和加强黏膜保护剂。

(二)药物治疗

治疗消化性溃疡的药物主要包括降低胃酸的药物、根除幽门螺杆菌感染的药物和增强胃黏膜保护作用的药物。

1. 降低胃酸的药物。包括抗酸药和抗分泌药两类。抗酸药与胃内盐酸作用形成盐和水，使胃酸降低。种类繁多，有碳酸氢钠、碳酸钙、氧化镁、氢氧化铝、三硅酸镁等，其治疗作用在于：

(1)结合和中和 H^+，从而减少 H^+ 向胃黏膜的反弥散，同时也可减少进入十二指肠的胃酸。

(2)提高胃液的 pH，降低胃蛋白酶的活性。胃液 pH 值 1.5～2.5 时，胃蛋白酶的活性最强。

抗酸药分可溶性和不溶性两大类，碳酸氢钠属于可溶性，其他属于不溶性。前者止痛效果快，但长期和大量应用时，副作用较大。含钙、铋、铝的制酸剂可致便秘，镁制剂可致腹泻，常将二种或多种制酸药制成复合剂，以抵消其副作用。

抗分泌药物主要有组胺 H_2 受体拮抗剂和质子泵抑制剂两类。①组胺 H_2 受体拮抗剂：组胺 H_2 受体拮抗剂选择性竞争 H_2 受体，从而使壁细胞内 cAMP 产生及胃酸分泌减少，故对治疗消化性溃疡有效。②质子泵抑制剂：胃酸分泌最后一步是壁细胞分泌膜内质子泵驱动细胞 H^+ 与小管内 K^+ 交换，质子泵即 H^+，K^+-ATP 酶。质子泵抑制剂可明显减少任何刺激激发的酸分泌。

2. Hp 感染的治疗。对 Hp 感染的治疗主要是应用具有杀菌作用的药物。清除指药物治疗结束时 Hp 消失，根除指药物治疗结束后至少 4 周无 Hp 复发。临床上要求达到 Hp 根除，消化性溃疡的复发率可大大降低。体外药物敏感试验表明，在中性 pH 条件下，Hp 对青霉素最为敏感，对氨基糖苷类、四环素类、头孢菌素类、氧氟沙星、环西沙星、红霉素、利福平等高度敏感；对大环内酯类、呋喃类、氯霉素等中度敏感；对万古霉素有高度抗药性。但 Hp 对铋盐中度敏感。

3. 加强胃黏膜保护作用的药物。已知胃黏膜保护作用的减弱是溃疡形成的重要因素，近年来的研究认为加强胃黏膜保护作用，促进黏膜的修复是治疗消化性溃疡的重要环节之一。

(1)胶态次枸橼酸铋(GBS)。商品名 De-Nol、德诺、迪乐。CBS 对消化性溃疡的疗效大体与 H_2 受体拮抗剂相似。CBS 在常规剂量下是安全的，口服后主要在胃内发挥作用，仅约 0.2%吸收入血。严重肾功能不全者忌用该药。少数病人服药后出现便秘、恶心、一时性血清转氨酶升高等。

(2)前列腺素 E：是近年来用于治疗消化性溃疡的一类药物。前列腺素具有细胞保护作用，能加强胃肠黏膜的防卫能力，但其抗溃疡作用主要基于其对胃酸分泌的抑制。

(3)硫糖铝：是硫酸化二糖和氢氧化铝的复合物，在酸性胃液中，凝聚成糊状黏稠物，可附着于胃、十二指肠黏膜表面，与溃疡面附着作用尤为显著。

(4)表皮生长因子(EGF)：是一种多肽，由唾液腺、Brunner 腺和胰腺分泌。EGF 不被肠道吸收，能抵抗蛋白酶的消化，在黏膜防御和创伤愈合中起重要作用，EGF 不仅能刺激黏膜细胞增殖，维护黏膜光整，还可增加前列腺素、巯基和生长抑素的释放。胃肠外的 EGF 还能抑制壁细胞的活力和各种刺激引起的酸分泌。

(5)生长抑素:能抑制胃泌素分泌,而抑制胃酸分泌,可协同前列腺素对胃黏膜起保护作用。主要应用于治疗胃十二指肠溃疡并发出血。

4.促进胃动力药物。在消化性溃疡病例中,如有明显的恶心、呕吐和腹胀,实验室检查见有胃潴留、排空迟缓、胆汁反流或胃食管反流等表现,应同时给予促进胃动力药物。如:甲氧氯普胺(Metoclopramide);多潘立酮(Domperidone);西沙必利(Cisapride)。

5.药物治疗的选择

(1)药物的选用原则:组胺 H_2 受体拮抗剂可作为胃、十二指肠溃疡的首选药物。抗酸剂和硫糖铝也可用作第一线药物治疗,但疗效不及 H_2 受体拮抗剂。前列腺素拟似品 Misoprostol 主要预防 NSAIDs 相关性溃疡的发生。奥美拉唑可用作第一线药物,但在更多的情况下,用于其他药物治疗失败的顽固性溃疡。Hp 阳性的病例,应采用双联或三联疗法根除 Hp 感染。

(2)难治性和顽固性溃疡的治疗:经正规内科治疗无明显效果,包括溃疡持久不愈合,或在维持治疗期症状仍复发,或发生并发症者,称难治性溃疡;十二指肠溃疡经 8 周,胃溃疡 12 周治疗而未愈合者,称为顽固性溃疡。这时,可尝试增加 H_2 受体拮抗剂的剂量,或应用奥美拉唑,后者可使 90%的顽固性溃疡愈合。铋剂和抗生素联合治疗清除 Hp 感染,对某些顽固性溃疡也有一定效果。如果药物治疗失败宜考虑手术。

(3)NSAIDs 相关性溃疡的治疗:阿斯匹林和其他 NSAIDs 能抑制黏膜合成前列腺素,消弱细胞保护作用,增加黏膜对损伤的敏感性,导致消化性溃疡,尤其是胃溃疡。相当多的胃溃疡病人,尤其是老年人,有服用 NSAIDs 病史。NSAIDs 性溃疡常无症状(50%),不少病人以出血为首发症状。

(4)溃疡复发的防治。消化性溃疡是一慢性复发性疾病,约 80%的溃疡病治愈后在一年内复发,5 年内复发率达 100%。如何避免复发是个尚未解决的问题。已经认识到吸烟、胃高分泌、长期的病史和以前有过并发症、使用致溃疡药物、幽门螺杆菌感染是导致溃疡复发的重要危险因素,临床上对每一个消化性溃疡病人要仔细分析病史和做有关检查,尽可能地消除或减少上述危险因素。

(5)消化性溃疡的维持治疗。由于消化性溃疡治愈停药后复发率甚高,并发症发生率较高,而且自然病程长达 8~10 年,因此药物维持治疗是个重要的措施。有下列三种方案可供选择。

①正规维持治疗:适用于反复复发、症状持久不缓解、合并存在多种危险因素或伴有并发症者。维持方法:西咪替丁 400 mg,雷尼替丁 150 mg,法莫替丁 20 mg,睡前一次服用,也可口服硫糖铝 1 g,每日 2 次。正规长程维持疗法的理想时间尚难定,多数主张至少维持 1~2 年,对于老年人、预期溃疡复发可产生严重后果者,可终身维持。

②间隙全剂量治疗:在病人出现严重症状复发或内镜证明溃疡复发时,可给予一疗程全剂量治疗,据报告约有 70%以上病人可取得满意效果。这种方法简便易行,易为多数病人所接受。

③按需治疗:本法系在症状复发时,给予短程治疗,症状消失后即停药。对有症状者,应用短程药物治疗,目的在于控制症状,而让溃疡自发愈合。事实上,有相当多的消

化性溃疡病人在症状消失后即自动停药。按需治疗时，虽然溃疡愈合较慢，但总的疗效与全程治疗并无不同。下列情况不适此法：60 岁以上，有溃疡出血或穿孔史，每年复发 2 次以上以及合并其他严重疾病者。

（三）并发症的治疗

1. 大量出血。消化性溃疡病并发大量出血，常可引起周围循环衰竭和失血性贫血，应当进行紧急处理。

（1）输血输液补充血容量、纠正休克和稳定生命体征是重要环节。

（2）同时给予全身药物止血，如生长抑素 25 μg 稀释后静脉滴注，以后每小时注入

250 μg，治疗 24～48 h 有止血作用。组胺 H_2 受体拮抗剂能减少胃酸分泌，有助于止血、溃疡愈合，可选择西咪替丁 0.8 g/d 或法莫替丁 40 mg/d，溶于 500 mL 葡萄糖中，静脉滴注。也可选用质子泵抑制剂奥美拉唑 40 mg/d 加入补液中滴注。

（3）内镜下局部止血，可选用局部喷洒 1‰肾上腺素液、5%孟氏液、凝血酶 500～1 000 U 或立止血 1～2 kU。或者于出血病灶注射 1%乙氧硬化醇、高渗盐水肾上腺素或立止血。或者应用电凝、微波、激光止血，常可获得良好的疗效。

以下情况考虑紧急或近期内外科手术治疗：①中老年患者，原有高血压、动脉硬化，一旦大出血，不易停止；②多次大量出血的消化性溃疡；③持续出血不止，虽经积极治疗措施未见效；④大量出血合并幽门梗阻或穿孔，内科治疗多无效果。

2. 急性穿孔。胃十二指肠溃疡一旦并发急性穿孔，应禁食，放置胃管抽吸胃内容物，防止腹腔继发感染。无腹膜炎发生的小穿孔，可采用非手术疗法。饱食后发生穿孔，常伴有弥漫性腹膜炎，需在 6～12 h 内施行急诊手术。慢性穿孔进展较缓慢，穿孔毗邻脏器，可引起粘连和瘘管形成，必须外科手术。

3. 幽门梗阻。功能性或器质性幽门梗阻的初期，其治疗方法基本相同。包括：

（1）静脉输液，以纠正水、电解质代谢紊乱或代谢性碱中毒。

（2）放置胃管连续抽吸胃内潴留物 72 h 后，于每日晚餐后 4 h 行胃灌洗术，以解除胃潴留和恢复胃张力。

（3）经胃灌洗术后，如胃潴留已少于 200 mL，表示胃排空已接近正常，可给流质饮食。

（4）消瘦和营养状态极差者，宜及早予以全肠外营养疗法。

（5）口服或注射组胺 H_2 受体拮抗剂。

（6）应用促进胃动力药如吗丁啉或西沙必利，但禁用抗胆碱能药物如阿托品、颠茄类，因此类药物能使胃松弛和胃排空减弱而加重胃潴留。

（四）外科治疗

消化性溃疡的大多数，经过内科积极治疗后，症状缓解，溃疡愈合。如能根除 Hp 感染和坚持药物维持治疗，可以防止溃疡复发。外科治疗主要适用于：

1. 急性溃疡穿孔。

2. 穿透性溃疡。

3. 大量或反复出血，内科治疗无效者。

4. 器质性幽门梗阻。

5. 胃溃疡癌变或癌变不能除外者。

6. 顽固性或难治性溃疡，如幽门管溃疡、球后溃疡多属此类。

五、护理

(一)服药指导

嘱患者按医嘱服药，不可漏服。洛赛克、羟氨苄青霉素、替硝唑服药时间为早餐前和晚上入睡前，金奥康为晚上睡前服用。

(二)消毒

1. 患者急性期入院后，将同病种安排在同一病室，嘱患者大小便在固定的容器，经医务人员消毒处理后再排入管道。

2. 病室内的洗手间及便器每日用消毒液消毒处理。

3. 嘱患者饭前便后要洗手，注意个人卫生。

4. 患者吃剩的食物、用过的餐具、呕吐物等都先消毒后处理，以免成为传染源继续播散。

(三)饮食

以前按传统方法，应少食多餐，饮食为牛奶、鸡蛋等少渣饮食，不吃刺激性食物。现在主张在溃疡出血期饮食以流质、易消化的软食为主。在溃疡恢复期，抗酸治疗的同时，不必过分限制饮食，以清淡为主，避免暴饮暴食，并鼓励进食正常或高纤维素饮食。高纤维素饮食中存在一种脂容性保护因子而且含有较多的营养因子，这些具有防止溃疡发生和复发的作用。

(四)健康教育

1. 同患者多交流，帮助他们了解病情，解除思想顾虑，树立根除疾病的信心。

2. 使患者了解药物的不良反应，嘱其坚持服药。禁用致溃疡病药物如阿司匹林等非甾体类药物，防止溃疡出血。

3. 对患者积极进行卫生宣传教育，明确 Hp 的传染性，特别注意家庭内的感染，做好餐具的消毒。家庭成员中有类似溃疡病症状者，要及时来医院检查。

（陈云荣　薛安琪　周鹏　匡晓丽）

第三节　胃　癌

胃癌在我国各种恶性肿瘤中居首位，胃癌发病有明显的地域性差别，在我国的西北与东部沿海地区胃癌发病率比南方地区明显为高。好发年龄在 50 岁以上，男女发病率之比为 2∶1。胃癌的预后与胃癌的病理分期、部位、组织类型、生物学行为以及治疗措施有关。

一、病因

1. 地域环境及饮食生活因素。胃癌发病有明显的地域性差别，在我国的西北与东部沿海地区胃癌发病率比南方地区明显为高。长期食用薰烤、盐腌食品的人群中胃远端癌发病率高，与食品中亚硝酸盐、真菌毒素、多环芳烃化合物等致癌物或前致癌物含量高有关；吸烟者的胃癌发病危险较不吸烟者高 50%。

2. 幽门螺杆菌感染。我国胃癌高发区成人 Hp 感染率在 60%以上。幽门螺杆菌能促使硝酸盐转化成亚硝酸盐及亚硝胺而致癌；Hp 感染引起胃黏膜慢性炎症加上环境致病因素加速黏膜上皮细胞的过度增殖，导致畸变致癌；幽门螺杆菌的毒性产物 CagA，VacA可能具有促癌作用，胃癌病人中抗 CagA 抗体检出率较一般人群明显为高。

3. 癌前病变。胃疾病包括胃息肉、慢性萎缩性胃炎及胃部分切除后的残胃，这些病变都可能伴有不同程度的慢性炎症过程、胃黏膜肠上皮化生或非典型增生，有可能转变为癌。癌前病变系指容易发生癌变的胃黏膜病理组织学改变，是从良性上皮组织转变成癌过程中的交界性病理变化。胃黏膜上皮的异型增生属于癌前病变，根据细胞的异型程度，可分为轻、中、重三度，重度异型增生与分化较好的早期胃癌有时很难区分。

4. 遗传和基因。遗传与分子生物学研究表明，胃癌病人有血缘关系的亲属其胃癌发病率较对照组高 4 倍。胃癌的癌变是一个多因素、多步骤、多阶段发展过程，涉及癌基因、抑癌基因、凋亡相关基因与转移相关基因等的改变，而基因改变的形式也是多种多样的。

二、临床表现

早期胃癌多数病人无明显症状，少数人有恶心、呕吐或是类似溃疡病的上消化道症状。疼痛与体重减轻是进展期胃癌最常见的临床症状。病人常有较为明确的上消化道症状，如上腹不适、进食后饱胀，随着病情进展上腹疼痛加重，食欲下降、乏力。根据肿瘤的部位不同，也有其特殊表现。贲门胃底癌可有胸骨后疼痛和进行性吞咽困难；幽门附近的胃癌有幽门梗阻表现；肿瘤破坏血管后可有呕血、黑便等消化道出血症状。腹部持续疼痛常提示肿瘤扩展超出胃壁，如锁骨上淋巴结肿大、腹水、黄疸、腹部包块、直肠前凹扪及肿块等。晚期胃癌病人常可出现贫血、消瘦、营养不良甚至恶病质等表现。胃癌的扩散和转移有以下途径。

1. 直接浸润。贲门胃底癌易侵及食管下端，胃窦癌可向十二指肠浸润。分化差浸润性生长的胃癌突破浆膜后，易扩散至网膜、结肠、肝、胰腺等邻近器官。

2. 血行转移。发生在晚期，癌细胞进入门静脉或体循环向身体其他部位播散，形成转移灶。常见转移的器官有肝、肺、胰、骨骼等处，以肝转移为多。

3. 腹膜种植转移。当胃癌组织浸润至浆膜外后，肿瘤细胞脱落并种植在腹膜和脏器浆膜上，形成转移结节。直肠前凹的转移癌，直肠指检可以发现。女性病人胃癌可发生卵巢转移性肿瘤。

4. 淋巴转移。是胃癌的主要转移途径，进展期胃癌的淋巴转移率高达70%左右，早期胃癌也可有淋巴转移。胃癌的淋巴结转移率和癌灶的浸润深度呈正相关。胃癌的淋巴结转移通常是循序逐步渐进，但也可发生跳跃式淋巴转移，即第一站无转移而第二站有转移。终末期胃癌可经胸导管向左锁骨上淋巴结转移，或经肝圆韧带转移至脐部

三、诊断

1. X线钡餐检查。数字化X线胃肠造影技术的应用，目前仍为诊断胃癌的常用方法。常采用气钡双重造影，通过黏膜相和充盈相的观察作出诊断。早期胃癌的主要改变为黏膜相异常，进展期胃癌的形态与胃癌大体分型基本一致。

2. 纤维胃镜检查。直接观察胃黏膜病变的部位和范围，并可获取病变组织作病理学检查，是诊断胃癌的最有效方法。采用带超声探头的纤维胃镜，对病变区域进行超声探测成像，有助于了解肿瘤浸润深度以及周围脏器和淋巴结有无侵犯和转移。

3. 腹部超声。在胃癌诊断中，腹部超声主要用于观察胃的邻近脏器（特别是肝、胰）受浸润及淋巴结转移的情况。

4. 螺旋CT与正电子发射成像检查。多排螺旋CT扫描结合三维立体重建和模拟内腔镜技术，是一种新型无创检查手段，有助于胃癌的诊断和术前临床分期。利用胃癌组织对于氟和脱氧-D-葡萄糖（FDG）的亲和性，采用正电子发射成像技术（PET）可以判断淋巴结与远处转移病灶情况，准确性较高。

四、治疗

（一）手术治疗

1. 根治性手术。原则为整块切除包括癌灶和可能受浸润胃壁在内的胃的部分或全部，按临床分期标准整块清除胃周围的淋巴结，重建消化道。

2. 姑息性手术。原发灶无法切除，为了减轻由于梗阻、穿孔、出血等并发症引起的症状而作的手术，如胃空肠吻合术、空肠造口、穿孔修补术等。

（二）化疗

用于根治性手术的术前、术中和术后，延长生存期。晚期胃癌病人采用适量化疗，能减缓肿瘤的发展速度，改善症状，有一定的近期效果。早期胃癌根治术后原则上不必辅助化疗，有下列情况者应行辅助化疗：病理类型恶性程度高；癌灶面积大于5厘米；多发癌灶；年龄低于40岁。进展期胃癌根治术后、姑息手术后、根治术后复发者需要化疗。

常用的胃癌化疗给药途径有口服给药、静脉、腹膜腔给药、动脉插管区域灌注给药等。常用的口服化疗药有替加氟、优福定、氟铁龙等。常用的静脉化疗药有氟尿嘧啶、丝裂霉素、顺铂、阿霉素、依托泊苷、甲酰四氢叶酸钙等。近年来紫杉醇、草酸铂、拓扑酶抑制剂、希罗达等新的化疗药物用于胃癌。

（三）其他治疗

包括放疗、热疗、免疫治疗、中医中药治疗等。胃癌的免疫治疗包括非特异生物反应

调节剂如卡介苗、香菇多糖等;细胞因子如白介素、干扰素、肿瘤坏死因子等;以及过继性免疫治疗如淋巴细胞激活后杀伤细胞(IAK)、肿瘤浸润淋巴细胞(TIL)等的临床应用。抗血管形成基因是研究较多的基因治疗方法,可能在胃癌的治疗中发挥作用。

五、护理

1. 加强病情观察。预防感染及其他并发症的发生,观察病人生命体征的变化,观察腹痛、腹胀及呕血、黑粪的情况,观察化疗前后症状及体征改善情况。晚期胃癌病人抵抗力下降,身体各部分易发生感染,应加强护理与观察,保持口腔、皮肤的清洁。长期卧床病人,要定期翻身、按摩,指导并协助进行肢体活动,以预防压疮及血栓性静脉炎的发生。

2. 休息。保持安静、整洁和舒适的环境,有利于睡眠和休息。早期胃癌病人经过治疗后可从事一些轻工作和锻炼,应注意劳逸结合。中晚期胃癌病人需卧床休息,以减少体力消耗。恶液质病人做好皮肤护理,定时翻身并按摩受压部位。做好生活护理和基础护理,使病人能心情舒畅地休息治疗。若有合并症需禁食或进行胃肠减压者,予以静脉输液以维持营养需要。恶心、呕吐的病人,进行口腔护理。此外,环境的控制、呕吐物的处理及进餐环境的空气流通对促进病人的食欲也是极为重要的。

3. 饮食。饮食应以合乎病人口味,又能达到身体基本热量的需求为主要目标。给予高热量、高蛋白、丰富维生素与易消化的食物,禁食霉变、腌制、熏制食品。宜少量多餐,选择病人喜欢的烹调方式来增加其食欲。化疗病人往往食欲减退,应多鼓励进食。

4. 疼痛的护理。疼痛是晚期胃癌病人的主要痛苦,护理人员应在精神上给予支持,减轻心理压力。可采用转移注意力或松弛疗法,如听音乐、洗澡等,以减轻病人对疼痛的敏感性,增强其对疼痛的耐受力。疼痛剧烈时,可按医嘱予以止痛剂,观察病人反应,防止药物成瘾。如果病人要求止痛剂的次数过于频繁,除了要考虑止痛剂的剂量不足外,也要注意病人的情绪状态,多给他一些倾诉的时间。在治疗性会谈的同时,可给予背部按摩或与医生商量酌情给予安慰剂,以满足病人心理上的需要。

5. 化疗的护理。无论是对术后或未手术的病人,化疗中均应严密观察药物引起的局部及全身反应,如恶心、呕吐、白细胞降低及肝、肾功能异常等,并应及时与医生联系,及早采取处理措施。化疗期间还应保护好血管,避免药液外漏引起的血管及局部皮肤损害。一旦发生静脉炎,立即予以2%利多卡因局部封闭或50%硫酸镁湿敷,局部还可行热敷、理疗等。若有脱发,可让病人戴帽或用假发,以满足其对自我形象的要求。

6. 心理护理。当病人及家属得知疾病诊断后,往往无法很坦然地面对。病人情绪上常表现出否认、悲伤、退缩和愤怒,甚至拒绝接受治疗,而家属也常出现焦虑、无助,有的甚至挑剔医护活动。护理人员应给予病人及家属心理上的支持。根据病人的性格、人生观及心理承受能力来决定是否告知事实真相。耐心做好解释工作,了解病人各方面的要求并予以满足,调动病人的主观能动性,使之能积极配合治疗,对晚期病人,应予以临终关怀,使病人能愉快地度过最后时光。

(张芹　袁彩玲　顾文琴　逄晓燕)

第五章 肠部疾病

第一节 肠结核

肠结核(intestinal tuberculosis)是结核分枝杆菌引起的肠道慢性特异性感染疾病,是最常见的肺外结核病之一。主要由人型结核分枝杆菌引起。少数地区有因饮用未经消毒的带菌牛奶或乳制品而发生牛型结核分枝杆菌肠结核。本病一般见于中青年,女性稍多于男性。

一、病因

1. 胃肠道感染。为肠结核的主要感染方式,患者原有开放性肺结核,因经常吞咽含有结核菌的自身痰液而继发感染;或经常与肺结核患者密切接触,又忽视消毒隔离措施可引起原发性肠结核。结核杆菌被食入后,因其具有含脂外膜,多数不被胃酸杀灭。病菌到达肠道(特别是在回盲部)时,含有结核杆菌的食物已成食糜,有较大机会直接接触肠黏膜,同时因回盲部存在着生理性潴留及逆蠕动,更增加感染机会。加之回盲部有丰富的淋巴组织,对结核的易感性强,因此,回盲部即成为肠结核的好发部位。

2. 血行播散。血行播散也是肠结核的感染途径之一。见于粟粒型结核经血行播散而侵犯肠道。

3. 邻近结核病灶播散。肠结核还可由腹腔内结核病灶直接蔓延而引起,如输卵管结核、结核性腹膜炎、肠系膜淋巴结核等。此种感染系通过淋巴管播散。

结核病和其他许多疾病一样,是人体和细菌(或其他致病因素)相互作用的结果。只有当入侵的结核杆菌数量较多、毒力较强,并有机体免疫功能异常(包括肠道功能紊乱引起的局部抵抗力削弱)时,方能致病。

二、临床表现

1. 腹痛。因病变常累及回盲部,故疼痛最常见于右下腹,触诊时可发现局限性压痛点。疼痛亦可位于脐周,系回盲部病变牵引所致,疼痛一般较轻,呈隐痛或钝痛,亦有表现为间歇性疼痛,常于进餐时或餐后诱发,此为进食引起胃回肠反射或胃结肠反射所致;餐后疼痛系病变的肠曲痉挛或蠕动增强,因而疼痛常伴有便意,便后可使疼痛缓解。增生型肠结核并发肠梗阻时,腹痛主要为绞痛,并有肠梗阻的相应症状。

2. 腹泻与便秘。腹泻是溃疡型肠结核的主要症状之一,这是因肠曲炎症和溃疡的刺激,使肠蠕动加速、排空过快以及继发性吸收不良所致。排便一般每日 2～4 次,多为糊状便，轻者仅含少量黏液，严重者腹泻可每日多达10余次，便中有黏液及脓液，血便较少见。此外，还可间有便秘，粪便呈羊粪状，或腹泻与便秘交替出现。

3. 腹部肿块。主要见于增生型肠结核，肠壁局部增厚形成肿块。当溃疡型肠结核和周围组织粘连，或并有肠系膜淋巴结核等，均可形成肿块而被扪及。腹块常位于右下腹，中等硬度，可有轻压痛，有时表面不平，移动度小。

4. 全身症状。溃疡型肠结核常有结核毒血症，如午后低热、不规则热，弛张热或稽留热，伴有盗汗，可有乏力、消瘦、贫血、营养不良性水肿等症状和体征，并可有肠外结核特别是结核性腹膜炎、肺结核等有关表现；增殖型肠结核多无结核中毒症状，病程较长，全身情况较好。

三、诊断

(一)临床表现

1. 症状有长期发热、盗汗、腹痛、腹泻(或便秘)的青壮年患者。

2. 肺结核或其他肠外结核患者原病灶已好转，但消化道症状和结核毒血症状反见加重者。

3. 右下腹肿块伴压痛，或出现原因不明的不完全性肠梗阻表现者。

4. 胃肠X线检查回盲部有激惹、钡剂充盈缺损或狭窄征象者。

(二)辅助检查

1. 血象与血沉。白细胞总数一般正常，淋巴细胞常偏高，红细胞及血红蛋白常偏低，呈轻、中度贫血，以溃疡型患者为多见。在活动性病变患者中，血沉常增快。

2. 粪便检查。增生型肠结核粪便检查多无明显改变。溃疡型肠结核粪便镜检可见少量脓细胞和红细胞。粪便浓缩找结核菌，只有痰菌阴性时，才有意义。

3. X线检查。X线钡餐造影或钡剂灌肠检查对肠结核诊断具有重要意义。并发肠梗阻的患者只宜进行钡剂灌肠，以免钡餐检查加重梗阻。溃疡型肠结核肠段多有激惹现象，钡剂排空很快，且充盈不佳，病变上下两端肠段钡剂充盈良好，此称为跳跃征象。增生型肠结核等征象。有肠梗阻时，近端肠曲常明显扩张。

4. 纤维结肠镜检。可直接观察全结肠、盲肠及回盲部的病变，并可行活检或取样作细菌培养。

四、治疗

1. 休息与营养。休息与营养可加强患者的抵抗力，是治疗的基础。

2. 抗结核药物。抗结核药物是本病治疗的关键。药物的选择、用法、疗程同肺结核。应严格遵守“早期、规则、联合、适量、全程”的治疗原则。强化期：异烟肼(H)300 mg每日一次、利福平(R)600 mg每日一次、吡嗪酰胺(Z)500 mg每日三次、链霉素(S)750 mg或乙胺丁醇(E)750～1 000 mg每日一次，共2～3月，必要时延长疗程。继续期：异烟肼、利福平，每日一次晨顿服。总疗程1～1.5年。如果疗效欠佳，考虑耐药情况，可应用二线抗结核药物。

3.对症处理和手术治疗。腹痛可用颠茄、阿托品或其他抗胆碱药物。不完全性肠梗阻有时需行胃肠减压,并纠正水、电解质紊乱。有贫血及维生素缺乏症表现者,对症用药。手术治疗主要限于完全性肠梗阻,或部分性肠梗阻经内科治疗未见好转者,急性肠穿孔引起粪瘘经保守治疗未见改善者;大量肠道出血经积极抢救未能止血者。

五、护理

做好预防工作是防治结核病的根本办法。并着重对肠外结核的发现,特别是肺结核的早期诊断与积极的抗结核治疗,尽快使痰菌转阴,以免吞入含菌的痰而造成肠感染。必须强调有关结核病的卫生宣传教育。要教育患者不要吞咽痰液,应保持排便通畅。要加强卫生监督,提倡用公筷进餐,牛奶应经过灭菌消毒。接种卡介苗可增强人体对结核菌的抵抗力,有利于预防结核病的发生。

(杨春苗　匡秀红　顾文琴　常学兰)

第二节　结核性腹膜炎

结核性腹膜炎是由结核杆菌引起的腹膜慢性、弥漫性炎症。本病的感染途径可由腹腔内结核直接蔓延或血行播散而来。前者更为常见,如肠结核、肠系膜淋巴结核、输卵管结核等,均可为本病的直接原发病灶。以中青年多见,女性略多于男性,为(1.2～2.0)∶1,女性多于男性可能是盆腔结核逆行感染所致。

一、病因

结核菌属于放线菌目,分枝杆菌科的分枝杆菌属,为有致病力的耐酸菌,主要分为人、牛、鸟、鼠等型。对人有致病性者主要是人型菌,牛型菌少有感染。人型与牛型结核菌株皆是专性寄生物,分别以人与牛为天然宿主。两者对人、猴和豚鼠有同等强度的致病力。结核菌对药物的耐药性可由菌群中先天耐药菌发展而形成,也可由于单独使用一种抗结核药而较快产生对该药的耐药性,即获得耐药菌。耐药菌可造成治疗上的困难,影响疗效。

二、临床表现

1.全身表现。发热与盗汗最为常见,热型以低热和中等热居多,部分患者呈弛张热。渗出型、干酪型病例或合并有严重的腹外结核的患者可呈稽留热,盗汗严重,重者有贫血、消瘦、水肿、口角炎及维生素A缺乏症等营养不良的表现。在育龄妇女中,停经不育者较常见。

2.腹痛。多数患者可出现不同程度的腹痛,多为持续性隐痛或钝痛,疼痛多位于脐周、下腹,有时在全腹部。当患者出现急腹症时,应考虑腹腔结核病灶溃破后引起的急性腹膜炎,结核性腹膜炎少有穿孔。

3. 腹胀与腹水。多数患者有腹胀感,可由结核病中毒症状或腹膜炎伴有的肠功能紊乱引起。患者可出现腹水,以小量、中等量为多见。腹水量较多时可出现移动性浊音。

4. 腹壁柔韧感。柔韧感是粘连型结核性腹膜炎的临床特征。绝大多数患者均有不同程度的压痛,一般较轻微,少数压痛明显并有反跳痛,后者多见于干酪型。

5. 腹部包块。粘连型及干酪型患者的腹部常可触及包块,多位于中下腹部。包块大小不一,边缘不齐,有时呈横形块状物或有结节感,多有轻微触痛。

6. 其他。部分患者可出现腹泻,粘连型患者便秘较为常见,有时腹泻与便秘交替出现。肝肿大可由营养不良所致脂肪肝或肝结核引起。如并发肠梗阻,可见蠕动波,肠鸣音亢进。

三、诊断

(一)辅助检查

1. 血象和血沉。部分患者有不同程度的贫血,腹腔结核病灶急性扩散者、干酪型及继发感染者的白细胞计数可增高,血沉即红细胞沉降率多数增快。血沉也可作为病变活动的简易指标。

2. 结核菌素试验。结核菌素试验呈强阳性者对诊断本病有帮助,但粟粒型结核或重症病人反而可呈阴性。

3. 腹水检查。近年主张对感染性腹水的判断应增加实验诊断指标,腹水葡萄糖 3.4 mmol/L,pH 值 7.35 时,指示细菌感染,特别是腹水腺苷脱氨酶活性增高时,提示结核性腹膜炎。本病腹水动物接种阳性率可达 50%以上。

4. 胃肠 X 线检查。钡餐检查如发现肠粘连、肠结核、肠瘘、肠腔外肿块等现象,对本病诊断有辅助价值。腹部平片有时可见到钙化影,多系肠系膜淋巴结钙化。

5. 腹腔镜检查。有腹膜广泛粘连者禁忌检查。适用于有游离腹水的患者,腹腔镜可窥见腹膜、网膜、内脏表面有散在或集聚的灰白色结节,活组织检查可确诊。

(二)临床表现

1. 原因不明的发热,持续两周以上,伴有盗汗,经一般抗生素治疗无效。

2. 有结核密切接触史或本人有其他肠外结核者。

3. 腹壁柔韧感,有腹水或可触及包块者。

4. 血沉增速,腹水为渗出液者。

5. X 线胃肠钡餐检查发现肠粘连等征象者。

四、治疗

1. 一般处理与进行性肺结核相同。合理的生活制度和充足的营养很重要。应予以营养价高、各种维生素充足及少渣的饮食。抗结核药物对单纯的结核性腹膜炎疗效明显，但在合并其他严重的结核病型时则疗效受后者的影响。不治病例多死于肠梗阻、肠出血、肠穿孔、重症肺结核或结核性脑膜炎。如果发生肠穿孔或肠梗阻应施行外科手术。

2. 对于渗出型腹膜炎，加用皮质激素治疗可促进腹水吸收及减少粘连发生，效果良好。

3. 对于中毒症状严重或并发营养不良、贫血及恶液质的病例，多次小量输血可收到良好效果。

五、护理

1. 给予舒适体位，抬高床头，半卧、患侧卧位。
2. 给予高蛋白、高热量、高维生素、清淡易消化的饮食，少量多餐。
3. 必要时给予吸氧，保持鼻导管的通畅。
4. 鼓励病人积极排痰，保持呼吸道通畅。
5. 病情允许的情况下，鼓励病人下床活动，增加肺活量。
6. 协助医生抽胸水，做好抽水后的护理。
7. 遵医嘱给予抗结核和消炎治疗。
8. 高热病人按高热护理常规。

（于春华　刘秀花　张萍　王丽云）

第三节　溃疡性结肠炎

溃疡性结肠炎是一种病因尚不十分清楚的结肠和直肠慢性非特异性炎症性疾病，病变局限于大肠黏膜及黏膜下层。病变多位于乙状结肠和直肠，也可延伸至降结肠，甚至整个结肠。病程漫长，常反复发作。本病见于任何年龄，但20～30岁最多见。

一、病因

溃疡性结肠炎的病因至今仍不明。基因因素可能具有一定地位。心理因素在疾病恶化中具有重要地位，原来存在的病态精神如抑郁或社会距离在结肠切除术后明显改善。有人认为溃疡性结肠炎是一种自身免疫性疾病。目前认为炎性肠病的发病是外源物质引起宿主反应、基因和免疫影响三者相互作用的结果。根据这一见解，溃疡性结肠炎与克隆病是一个疾病过程的不同表现。

二、临床表现

疡性结肠炎的最初表现可有许多形式。血性腹泻是最常见的早期症状。其他症状依次有腹痛、便血、体重减轻、里急后重、呕吐等。偶尔主要表现为关节炎，虹膜睫状体炎，肝功能障碍和皮肤病变。发热则相对是一个不常见的征象，在大多数病人中本病表现为慢性、低恶性，在少数病人(约占15%)中呈急性、灾难性暴发的过程。这些病人表现为频繁血性粪便，可多达30次/天，和高热、腹痛。

体征与病期和临床表现直接相关，病人往往有体重减轻和面色苍白，在疾病活动期腹部检查时结肠部位常有触痛。可能有急腹症征象伴发热和肠鸣音减少，在急性发作或暴发型病例尤为明显。中毒性巨结肠时可有腹胀、发热和急腹症征象。由于频繁腹泻，肛周皮肤可有擦伤、剥脱。还可发生肛周炎症如肛裂或肛瘘，虽然后者在Crohn病中更为常见。直肠指检感疼痛。皮肤、黏膜、舌、关节和眼部的检查极为重要。

三、诊断

(一)症状

除少数患者起病急骤外，一般起病缓慢，病情轻重不一。症状以腹泻为主，排出含有血、脓和黏液的粪便，常伴有阵发性结肠痉挛性疼痛，并里急后重，排便后可获缓解。

1. 轻型患者症状较轻微，每日腹泻不足5次。重型每日腹泻在5次以上，为水泻或血便，腹痛较重，有发热症状，体温可超过38.5℃，脉率大于90次/分。

2. 暴发型较少见。起病急骤，病情发展迅速，腹泻量大，经常便血。体温升高可达40℃，严重者出现全身中毒症状。疾病日久不愈，可出现消瘦、贫血、营养障碍、衰弱等。部分患者有肠道外表现，如结节性红斑、虹膜炎、慢性活动性肝炎及小胆管周围炎等。

(二)辅助检查

1. 诊断上主要依靠纤维结肠镜检，因为90%～95%患者直肠和乙状结肠受累，因此事实上通过纤维乙状结肠镜检已能明确诊断。镜检中可看到充血、水肿的黏膜，脆而易出血。在进展性病例中可看到溃疡，周围有隆起的肉芽组织和水肿的黏膜，貌似息肉样，或可称为假息肉形成。在慢性进展性病例中直肠和乙状结肠腔可明显缩小，为明确病变范围，还是应用纤维结肠镜作全结肠检查，同时作多处活组织检查以便与克隆结肠炎鉴别。

2. 气钡灌肠双重对比造影也是一项有助诊断的检查，特别有助于确定病变范围和严重程度。在钡灌造影中可见到结肠袋形消失，肠壁不规则，假息肉形成以及肠腔变细、僵直。虽然钡剂灌肠检查是有价值的，但检查时应谨慎，避免肠道清洁准备，因为它可使结肠炎恶化。无腹泻的病例检查前给3天流质饮食即可。有腹部征象的病例忌作钡剂灌肠检查，而应作腹部X线平片观察有无中毒性巨结肠、结肠扩张以及膈下游离气体征象。

四、治疗

(一)内科治疗

1. 卧床休息和全身支持治疗。包括液体和电解质平衡，尤其是钾的补充，低血钾者应予纠正。同时要注意蛋白质的补充，改善全身营养状况，必要时应给予全胃肠道外营养支持，有贫血者可予输血，胃肠道摄入时应尽量避免牛奶和乳制品。

2. 药物治疗

(1)柳氮磺胺吡啶　水杨酸制剂是主要治疗药物，如艾迪莎、美沙拉嗪等。

(2)皮质类固醇　常用药为强的松或地塞米松，但目前并不认为长期激素维持可防止复发。在急性发作期亦可用氢化考的松或地塞米松静脉滴注，以及每晚用氢化考的松加于生理盐水中作保留灌肠，在急性发作期应用激素治疗的价值是肯定的，但在慢性期是否应持续使用激素则尚有分歧，由于它有一定副作用，故多数不主张长期使用。

(3)免疫抑制剂　在溃疡性结肠炎中的价值尚属可疑。据 Rosenberg 等报道硫唑嘌呤在疾病恶化时并无控制疾病的作用，而在慢性病例中它却有助于减少皮质类固醇的使用。

(4)中药治疗　腹泻型溃疡性结肠炎可用中医中药治疗，效果比较理想。同时应注意饮食以及生活习惯。

(二)外科治疗

有 20%～30%重症溃疡性结肠炎患者最终手术治疗。

1.手术指证。需急症手术的指证有：

(1)大量、难以控制的出血。

(2)中毒性巨结肠伴临近或明确的穿孔，或中毒性巨结肠经几小时而不是数天治疗无效者。

(3)暴发性急性溃疡性结肠炎对类固醇激素治疗无效，亦即经 4～5 天治疗无改善者。

(4)由于狭窄引致梗阻。

(5)怀疑或证实有结肠癌。

(6)难治性溃疡性结肠炎反复发作恶化，慢性持续性症状，营养不良，虚弱，不能工作，不能参加正常社会活动和进行性生活。

(7)当类固醇激素剂量减少后疾病即恶化，以致几个月甚至几年不能停止激素治疗。

(8)儿童患慢性结肠炎而影响其生长发育时。

(9)严重的结肠外表现如关节炎、坏疽性脓皮病、或胆肝疾病等手术可能对其有效果。

(三)手术选择

目前溃疡性结肠炎有四种手术可供选用。

1.结直肠全切除、回肠造口术。

2.结肠全切除、回直肠吻合术。

3.控制性回肠造口术。

4.结直肠全切除、回肠袋肛管吻合术。

目前尚无有效的长期预防或治疗的方法，在现有的四类手术中，结直肠全切除、回肠袋肛管吻合术不失为较为合理、可供选用的方式。

五、护理

(一)腹痛的护理

观察腹痛部位、性质、时间。必要时遵医嘱应用解痉剂，观察生命体征情况、肠鸣音，及时发现有无急性肠穿孔，弥漫性腹膜炎等并发症，病情变化及时通知医师。

(二)腹泻的护理

1. 准确记录大便次数与性质，血便量多时应估计出血量及时留取化验标本，并通知医师，遵医嘱给予止血药物。严重者观察生命体征变化、准确记录出入量。

2. 营养支持：指导病人进食刺激性小、纤维素少、高热量饮食。大出血时禁食，根据病情过渡到流食和无渣饮食，慎用牛奶和乳制品。

（薛安琪　纪国华　周梅　姜露露）

第六章　肝部疾病

第一节　原发性肝癌

原发性肝癌是我国常见的恶性肿瘤之一，高发于东南沿海地区。我国肝癌病人的中位年龄为40～50岁，男性比女性多见。其病因和发病机制尚未确定。随着原发性肝癌早期诊断、早期治疗，总体疗效已有明显提高。

一、病因

原发性肝癌的病因和发病机制尚未确定。目前认为与肝硬化、病毒性肝炎以及黄曲霉素等化学致癌物质和环境因素有关。

二、临床表现

1.肝区疼痛。半数以上病人肝区疼痛为首发症状，多为持续性钝痛、刺痛或胀痛。主要是由于肿瘤迅速生长，使肝包膜张力增加所致。位于肝右叶顶部的癌肿累及横膈，则疼痛可牵涉至右肩背部。当肝癌结节发生坏死、破裂，可引起腹腔内出血，出现腹膜刺激征等急腹症表现。

2.全身和消化道症状。主要表现为乏力、消瘦、食欲减退、腹胀等。部分病人可伴有恶心、呕吐、发热、腹泻等症状。晚期则出现贫血、黄疸、腹水、下肢水肿、皮下出血及恶病质等。

3.肝肿大。肝肿大呈进行性，质地坚硬，边缘不规则，表面凹凸不平呈大小结节或巨块。

4.肝癌转移症状。肝癌如发生肺、骨、脑等处转移，可产生相应症状。少数病人可有低血糖症、红细胞增多症、高血钙和高胆固醇血症等特殊表现。原发性肝癌的并发症主要有肝性昏迷、上消化道出血、癌肿破裂出血及继发感染。

三、诊断

(一)辅助检查

(1)血清甲胎蛋白(AFP)测定。本法对诊断本病有相对的特异性。放射免疫法测定持续血清 AFP≥400 μg/L，并能排除妊娠、活动性肝病等，即可考虑肝癌的诊断。临床上约30%的肝癌病人 AFP 为阴性。如同时检测 AFP 异质体，可使阳性率明显提高。

(2)血液酶学及其他肿瘤标记物检查。肝癌病人血清中 γ-谷氨酰转肽酶及其同功酶、异常凝血酶原、碱性磷酸酶、乳酸脱氢酶同功酶可高于正常。但缺乏特异性。

(3)超声检查。可显示肿瘤的大小、形态、所在部位以及肝静脉或门静脉内有无癌栓,其诊断符合率可达90%,是有较好诊断价值的无创性检查方法。

(4)CT检查。CT具有较高的分辨率,对肝癌的诊断符合率可达90%以上,可检出直径1.0 cm左右的微小癌灶。

(5)磁共振成像(MRI)。诊断价值与CT相仿,对良、恶性肝内占位病变,特别与血管瘤的鉴别优于CT。

(6)选择性腹腔动脉或肝动脉造影检查。对血管丰富的癌肿,其分辨率低限约1 cm,对直径2.0 cm的小肝癌其阳性率可达90%。由于属创伤性检查,必要时才考虑采用。

(7)肝穿刺行针吸细胞学检查。在B型超声导引下行细针穿刺,有助于提高阳性率。适用于经过各种检查仍不能确诊,但又高度怀疑者。

(二)症状

凡是中年以上,特别是有肝病史的病人,若有原因不明的肝区疼痛、消瘦、进行性肝肿大者,应及时作详细检查。如甲胎蛋白(AFP)检测和B型超声等影像学检查,有助于诊断,甚至可检出早期肝癌。

四、治疗

1.手术治疗。手术是治疗肝癌的首选,也是最有效的方法。手术方法有:根治性肝切除,姑息性肝切除等。

2.对不能切除的肝癌的治疗。对不能切除的肝癌可根据具体情况,采用术中肝动脉结扎、肝动脉化疗栓塞、射频、冷冻、激光、微波等治疗有一定的疗效。原发性肝癌也是行肝移植手术的指证之一。

3.化学药物治疗。经剖腹探查发现癌肿不能切除,或作为肿瘤姑息切除的后续治疗者,可采用肝动脉和(或)门静脉置泵(皮下埋藏灌注装置)作区域化疗栓塞;对估计手术不能切除者,也可行放射介入治疗,经股动脉作选择性插管至肝动脉,注入栓塞剂(常用如碘化油)和抗癌药行化疗栓塞,部分病人可因此获得手术切除的机会。

4.放射治疗。对一般情况较好,肝功能尚好,不伴有肝硬化,无黄疸、腹水、无脾功能亢进和食管静脉曲张,癌肿较局限,尚无远处转移而又不适于手术切除或手术后复发者,可采用放射为主的综合治疗。

5.生物治疗。常用的有免疫核糖核酸、干扰素、白细胞介素-2、胸腺肽等,可与化疗联合应用。

6.中医中药治疗。采取辨证施治、攻补兼施的方法,常与其他疗法配合应用。以提高机体抗病力,改善全身状况和症状,减轻化疗、放疗不良反应。

五、护理

1.疼痛的护理:遵医嘱给予适量止痛药。提供安静环境及舒适体位,进行心理疏导,原发性肝癌的护理可以改善患者的一些症状,同时可以配合中药的治疗,中药如人参皂苷 Rh2(护命素)可以减轻疼痛症状。

2. 出现意识障碍按照昏迷护理常规执行。

3. 出血的护理:动态观察血压变化及大便颜色、性质,肠鸣音、便潜血、血红蛋白的变化。

4. 腹水的护理

(1)大量腹水病人取半卧位,以减轻呼吸困难。

(2)每日液体摄入量不超过 1 000 mL,并给予低盐饮食。

(3)应用利尿剂时遵医嘱记录 24 h 出入量,定期测量腹围和体重。

5. 营养失调的护理

(1)与营养师和病人商量制订病人的食谱,成年休息者每日每千克体重给予热量 104.6~125.5 kJ,轻体力劳动者每日每千克体重给予热量 125.5~146.4 kJ。

(2)调整饮食色、香、味增进病人食欲。

(3)重症病人协助进食。

(陈嵩淞　周慧　宋向宝　匡秀红)

第二节　肝硬化

肝硬化是一种以肝组织弥漫性纤维化,假小叶和再生结节形成为特征的慢性肝病。临床上有多系统受累,以肝功能损害和门静脉高压为主要表现,晚期常出现消化道出血,肝性脑病,继发感染等严重并发症。高发年龄在 35~48 岁,男女比例为 3.6∶1~8.1∶1。

一、病因

引起肝硬化的病因很多,在我国以病毒性肝炎所致肝硬化为主,国外以酒精中毒多见,常见病因如下。

1. 病毒性肝炎:主要为乙型、丙型和丁型病毒重叠感染。

2. 酒精中毒:长期大量饮酒,每天摄入乙醇 80 g 达 10 年以上即可发生肝硬化。

3. 胆汁淤积。

4. 循环障碍。

5. 工业毒物或药物:长期接触四氯化碳,磷,砷等或服用甲基多巴、四环素等。

6. 代谢障碍,肝豆状核变性、血色病、α1-抗胰蛋白酶缺乏病和半乳糖血症。

7. 营养障碍。

8. 免疫紊乱。

9. 血吸虫感染。

10. 原因不明者称隐源性肝硬化。

二、临床表现

通常肝硬化起病隐匿，病程发展缓慢，潜伏期3～5年或10年以上，少数因短期大片肝坏死，3～6个月便发展成肝硬化。常分如下几期。代偿期：可无症状或症状不典型。乏力，食欲减退，可伴有腹胀不适、恶心、上腹隐痛、轻微腹泻等。上述症状多呈间歇性，经休息或治疗可以缓解。患者营养状态一般，肝轻度大，质地结实或偏硬，无或有轻度压痛，脾轻或中度大，肝功能检查结果正常或轻度异常。失代偿期：症状典型，主要表现为肝功能减退或门静脉高压症两大类临床表现。同时可有全身多系统症状。

(一)肝功能减退症状

1. 疲乏无力。

2. 体重下降。因食欲减退，胃肠道吸收障碍及体内蛋白质合成减少所致。

3. 食欲不振，伴恶心、腹胀、腹泻等症状。

4. 腹泻。为大便不成形，由于肠壁水肿，吸收不良，烟酸缺乏等。

5. 腹胀。为常见症状，午后及夜间为重，可能由于消化不良，胃肠胀气，低血钾，腹腔积液和脾大所致。

6. 双胁胀痛或腹痛。肝细胞进行性坏死，脾周及肝周炎症均可引起双胁胀痛，门静脉炎，门静脉血栓形成，肝硬化病人消化性溃疡，胆系感染，胆石症均可发生上腹痛。

7. 出血。出血倾向多见，由于凝血因子缺乏及脾功能亢进，血小板减少而出现皮肤黏膜淤斑或出血点，鼻出血，牙龈出血，女性可出现月经过多。呕血与黑便的常见原因是肝硬化门脉高压，侧支循环形成，致食管胃底静脉曲张，痔静脉曲张，十二指肠静脉曲张及肠系膜上静脉均可引起出血。以食管胃底静脉破裂出血多见，出血量大迅猛，常可呕吐大量鲜血并便血，可迅速出现休克甚至死亡，出血量大时，亦可排较红色血便。痔静脉出血较少见，为鲜红血便。门脉高压性胃炎伴糜烂，消化性溃疡，腹腔积液，病人腹压增高，致反流性食管炎，均可引起上消化道出血。

8. 神经精神症状。兴奋、定向力、计算力异常，嗜睡昏迷，应考虑肝性脑病的可能。

9. 气短。活动时明显，唇有发绀，杵状指，见于部分病人。血气分析时血氧饱和度降低，氧分压下降，有报道是由于右支左分流引起的，肺内静脉瘘，门静脉至肺静脉有侧支血管形成。

10. 低热。约1/3的病人常有不规则低热，可能与肝脏不能灭活致热性激素，如还原尿睾酮所致。

11. 皮肤表现。肝病容；蜘蛛痣及肝掌：患者面部、颈部、上胸、肩背和上肢等上腔静脉所引流区域出现蜘蛛痣和(或)毛细血管扩张。在手掌大鱼际、小鱼际和指端腹侧部位有红斑，称为肝掌。黄疸：表示肝细胞有损害，若肝细胞有炎症坏死，黄疸加深。

12. 内分泌表现。女性病人月经不调，闭经；男性病人性欲减退，睾丸萎缩及男性乳房增生。醛固酮增多，肝硬化患者晚期常有醛固酮增多现象，对腹腔积液的形成有重要作用。代谢异常，肝脏对血糖调节障碍，可出现高血糖或低血糖的表现。

(二)门脉高压症

门静脉系统阻力增加和门静脉血流量增多,是形成门静脉高压的发生机制。具体表现如下。

1. 脾大。脾脏可中等度增大,有时可呈巨脾。

2. 侧支循环建立开放。临床上有 3 支重要的侧支开放。食管和胃底静脉曲张;腹壁静脉曲张;痔静脉扩张。

3. 腹腔积液。提示肝硬化进入晚期失代偿的表现。出现腹部膨隆,腹内压力增高,严重者可有脐疝。重度腹水横膈升高可致呼吸困难。上消化道出血、感染、门静脉血栓、外科手术等可使腹水迅速形成。腹水的形成为钠、水的过量潴留。

4. 胸腔积液。腹腔积液患者有 5%～10%伴胸腔积液,常见为右侧,双侧及左侧少见。

(三)肝脏触诊

肝脏性质与肝内脂肪浸润、肝细胞再生与结缔组织增生程度有关。早期肝稍大,肋下 1～3 cm,中等硬,表面光滑。晚期缩小,坚硬,表面结节不平,边锐,肋下不能触及。左叶代偿增生时剑突下可触及。

三、诊断

(一)血常规

在脾功能亢进时,全血细胞减少,以白细胞和血小板减少常见,但部分病人出现正红细胞性贫血,少数病人可为大细胞贫血。

(二)尿常规

代偿期一般无变化,有黄疸时可出现胆红素,并有尿胆原增加。有时可见到蛋白、管型和血尿。

(三)肝功能试验

常用生化指标如下。

1. ALT 和 AST 升高。反应细胞损害程度,代偿期肝硬化或不伴有活动性炎症的肝硬化可不升高。

2. 血清胆红素。反应肝对其摄取、结合及排泄。失代偿期半数以上病人出现黄疸,有活动性肝炎存在或胆管梗阻时,直接胆红素及总胆红素可增高。

3. 血清白蛋白减低。见于中度以上损害,其持续低下有预后价值。

4. 蛋白电泳。肝硬化时白蛋白降低,α 球蛋白增高,β 球蛋白变化不大,γ 球蛋白常有增高。蛋白电泳中蛋白成分除免疫球蛋白以外,均由肝实质细胞合成。白蛋白明显低下,γ 球蛋白明显增高,常反应为慢性进行性肝脏病变。

5. 凝血酶原时间测定。早期肝硬化血浆凝血酶原多正常,而晚期活动性肝硬化和肝细胞严重损害时,则明显延长,若维生素 K 及治疗不能纠正者,提示预后欠佳。

6. 尿素氮。反应肝合成尿素的能力,50 mg/L 见于乙醇性肝硬化。

7. 血氨。肝性脑病时血氨可以升高，正常血氨为 34～100 μmol/L。

8. 血清结合胆酸及胆酸/鹅去氧胆酸比值。有诊断价值。餐后结合胆酸改变提示有肝循环障碍，在原发与继发性胆汁性肝硬化尤有价值。

9. 血清胆碱酯酶(ChE)。肝硬化失代偿时 ChE 活力常明显下降，其下降幅度与血清白蛋白相平行。此酶反应肝脏储备能力。

10. 血清腺苷脱氨酶(ADA)测定。认为 ADA 是肝损害的一个良好标志，大体与 ALT 一致，且反应肝病的残存病变较 ALT 为优。

(四)肝储备功能的检测

CT 测定肝脏大小及容积、半乳糖清除率、尿素合成率、ICG。潴留率：BSP 最大运转及贮存能力，以及药物转化能力等，可估测残存肝细胞群的功能量，估测肝硬化的严重程度，对肝病手术危险性估计也有价值。

(五)肝纤维化检测

肝纤维化的最佳指标为血清Ⅲ型前胶原(P-Ⅲ-P)，其次为单胺氧化酶(MAO)，脯氨酰羟化酶，赖氨酸氧化酶、血清 N-B-氨基-葡萄糖苷酶(NAG)、脯氨酸、羟脯氨酸等。近年还有测定Ⅲ型前胶原抗体的 Fab 片断及板层蛋白浓度。在肝硬化及慢活肝尤其乙醇性肝硬化均有明显增高。

(六)免疫学检查

1. 细胞免疫。肝硬化患者 E 玫瑰花结成率、淋巴细胞转换率均降低。CD3、CD4、CD8 细胞均有降低。T 细胞在肝硬化患者也有降低。

2. 体液免疫。免疫球蛋白往往是丙种球蛋白升高，尤其 IgG 增高明显，高球蛋白症与肝脏受损、吞噬细胞清除能力降低、T 细胞功能缺陷、B 细胞功能亢进有关。自身免疫性慢活肝者还有自身免疫抗体。

(七)腹腔积液检查

一般为漏出液，如并发自发性腹膜炎，则腹水透明度降低，比重介于漏出液和渗出液之间，白细胞数增多，常在 500×10^{6}/L 以上，以多形核白细胞计数大于 250×10^{6}/L，并发结核性腹膜炎时，则以淋巴细胞为主。

(八)其他检查

1. 超声波检查。肝硬化时显示均匀的、弥散的密集点状回声、晚期回声增强、肝脏缩小，门静脉增宽、脾脏增厚等。

2. 食管 X 线钡餐检查。观察有无食管、胃静脉曲张。有静脉曲张时，钡剂于黏膜上分布不均，出现虫蚀样充盈缺损。胃底静脉曲张时，钡剂呈菊花样充盈缺损。

3. CT 扫描。对晚期肝硬化，认为 CT 诊断可以代替腹腔镜和肝活检。

4. 磁共振成像(MRI)。磁共振成像与 CT 相似，能看到肝形态、脂肪浸润、腹水及血管是否通畅。两者各有优缺点。

5. 选择性肝动脉造影。肝静脉造影在肝硬化很少选用。可反应肝硬化的程度、范围和类型，并与原发性肝癌的鉴别有一定的意义。

6. 核素扫描。肝脏 Kupffer 细胞摄取和吞噬核素功能有改变。可示肝外形改变，常见有右叶萎缩，左叶增大，脾及骨髓显影，代偿期可见肝影增大，晚期肝影缩小，脾影增大。

7. 胃镜检查。诊断率较食管 X 线钡餐检查为高，可直接观察食管胃静脉曲张的程度、静脉曲张色调，有无红色征象及纤维素样渗出、糜烂，有助于预测出血的判断。

8. 肝穿刺活组织检查。可以确定诊断，了解肝硬化的组织类型及肝细胞受损和结缔组织形成的程度。

9. 腹腔镜检查。可直接观察肝外形、表面、色泽、边缘及脾等改变，亦可用拨棒感触硬度，直视下对病变明显处做穿刺活组织检查，对明确肝硬化病因很有帮助。

四、治疗

（一）常规治疗

1. 一般治疗。

（1）休息。肝功能代偿期病人可参加一般轻工作，注意劳逸结合，定期随访。肝功能失代偿期或有并发症者需要休息或住院治疗。

（2）饮食。以高热量、高蛋白质、维生素丰富而易消化的食物为宜。严禁饮酒，动物脂肪摄入不宜过多，肝性脑病者应严格限制蛋白质食物。有腹腔积液者，应予少钠盐或无钠盐饮食。有食管静脉曲张者，应避免粗糙坚硬食物。

2. 去除病因。

药物中毒引起的肝损害时应停药。继发于其他疾病的肝损害，应先治疗原发病。寄生虫感染引起的肝损害，应治疗寄生虫病。营养不良引起的肝损害，应补充营养。细菌感染引起的，应以抗生素治疗。有慢性肝炎活动时，应控制肝炎，必要时抗病毒及免疫调整治疗，如干扰素、阿糖腺苷等。

3. 抗纤维化治疗。

临床较为肯定的药物有泼尼松（强的松）、铃兰氨酸、秋水仙碱、青霉胺（D-青霉胺）。

4. 补充维生素。

肝硬化时有维生素缺乏的表现，适当补充维生素 B_1、B_2、C、B_6、烟酸、叶酸、B_{12}、A、D 及 K 等。

5. 保护肝细胞。

防治肝细胞坏死，促肝细胞再生的药物葡醛内酯（葡萄糖醛酸内酯），可有解除肝脏毒素作用，此外还有肌苷，辅酶 A，均有保护肝细胞膜的作用，能量合剂、蛋白同化剂等均有促进肝细胞再生的作用，近年研究证明，肝细胞生长素、地诺前列酮（前列腺素 E2）、硫醇类（谷胱甘肽、半胱氨酸）、维生素 E 等，有抗肝细胞坏死，促进肝细胞再生作用。

6. 腹腔积液治疗。

（1）限制钠水摄入。

（2）利尿剂。

（3）放腹腔积液加输注人血白蛋白。

(4)提高血浆胶体渗透压:每周定期少量,多次静脉输注鲜血或人血白蛋白。

(5)腹腔积液浓缩回输:可放腹腔积液 5 000～10 000 mL,通过浓缩处理成 500 mL,再静脉回输。

(6)腹腔—颈静脉引流,又称 Le Veen 引流法。

(7)经颈静脉肝内门体分流术(TIPSS):是一种以介入放射学的方法在肝内的门静脉与肝静脉的主要分支间建立分流通道。

五、护理

(一)病情观察

1. 根据病情随时观察神志、表情、性格变化以及扑翼样震颤等肝昏迷先兆表现。

2. 对躁动不安的患者,应用约束带、床栏等保护性措施,以免坠床。

3. 观察鼻、牙龈、胃肠等出血倾向,若有呕血及便血时,要做好记录,及时与医师联系做对症处理。

(二)对症护理

1. 饮食以高糖、高蛋白、低脂肪、低盐、多维生素软食,忌吃粗糙过硬食物。

2. 伴有水肿和腹水的患者应限制水和盐摄入(每日 3～9 g)。

3. 肝功能不全昏迷期或血氨升高时,限制蛋白在每日 30 g 左右。

4. 正确记录 24 h 出入液量。

5. 禁烟、忌酒、咖啡等刺激性饮料及食物。

(三)一般护理

1. 肝功能代偿期患者,可参加力所能及的工作;肝功能失代偿期患者应卧床休息。

2. 大量腹水的患者,可采取半卧位或取患者喜欢的体位,每日测腹围和体重,详细记录。衬衣、裤要宽松合适,每日温水擦身,保持皮肤清洁、干燥;有牙龈出血者,用毛刷或含漱液清洁口腔,切勿用牙签剔牙。

3. 适当补充多种维生素,尤以 B 族维生素类。

4. 注意观察用利尿药后的尿量变化及电解质情况,随时与医师取得联系。

(于春华　刘秀花　韩金美　杨春苗)

第三节　肝性脑病

肝性脑病(hepatic encephalopathy,HE)是由于急、慢性肝病或各种原因的门—体分流(porto-system icvenous shunting)所引起的,以代谢紊乱为基础的神经精神方面的异常。临床表现可以是仅仅用智力测验或电生理检测方法才能检测到的轻微异常,也可表现为行为异常、意识障碍,甚至昏迷。过去所称的肝性昏迷只是肝性脑病中程度严重的一期。仅用心理学检测方法才能检测到的轻微异常的肝性脑病又称为亚临床型肝性脑病(subclinical hepatic encephalopathy,SHE)或轻微肝性脑病(minimal hepatic encephalopathy,MHE)。

一、病因

1. 氨等含氮物质及其他毒物增加的诱因:如进食过量的蛋白质、输血、消化道大出血致肠道内大量积血;厌食、腹泻或限制液量、应用大量利尿剂或大量放腹水可致血容量不足而发生肾前性氮质血症;口服铵盐、尿素、蛋氨酸等使含氮物吸收增加;便秘使氨及肠道的其他毒性物质与肠黏膜的接触时间延长,吸收增加;感染(如自发性腹膜炎等)可增加组织分解代谢产氨增多;低血糖可使脑内脱氨作用降低;各种原因所造成低血压、低氧血症,某些抗痨药物、感染和缺氧等加重肝功能损害等,可致机体对肠道来的氨及其他毒性物质代谢能力降低,血中浓度升高。

2. 低钾碱中毒:常由于大量利尿或放腹水引起碱中毒时,体液中 H^+ 减低,NH_4^+ 容易变成 NH_3,增加了氨通过血脑屏障的弥散能力,导致氨中毒。

3. 加重门体分流及肝损伤的因素:如自发性门体分流、手术进行分流或进行经颈静脉肝内门体分流术(Transjugular intrahepatic portal-systemic shunt,TIPS)后等,使从肠道来的氨及其他毒性物质绕过肝脏直接进入体循环中,而致血浓度升高。

4. 镇静剂:镇静、催眠药可直接与脑内 GABA-苯二氮䓬受体结合,对大脑产生抑制作用。

二、临床表现

(一)精神障碍

1. 意识障碍:嗜睡、谵妄或错乱、昏迷等状态。
2. 抑制状态。
3. 兴奋状态。
4. 智力障碍。

(二)神经症状

言语不清、扑翼样震颤、眼球震颤、肌痉挛等。

(三)临床分期

轻微肝性脑病。

一期(前驱期):轻度性格改变和行为失常,可有扑击样震颤(flapping tremor),脑电图正常。

二期(昏迷前期):以意识错乱、睡眠障碍、行为失常为主,有扑击样震颤及明显神经体征,脑电图有特征性异常。

三期(昏睡期):以昏睡和精神错乱为主,各种神经体征持续或加重,可引出扑击样震颤,脑电图异常。

四期(昏迷期):神志完全丧失,不能唤醒,无扑击样震颤,浅昏迷:生理反射可有,肌张力增高;深昏迷:各种反射消失,肌张力降低;脑电图明显异常。

(四)三大症状表现

1. 脑病表现:肝性脑病主要表现为意识障碍、智能损害、神经肌肉功能障碍。根据症状、体征轻重可分为四级。神经系统体征表现为肌张力增强、腱反射亢进,可出现踝阵挛、扑击样震颤。有的患者作怪脸、眨眼睛,可出现吸吮等初级反射。随着病情发展,可出现锥体束征。严重时有阵发性惊厥。晚期神经反射消失,全身呈弛缓状态。肝性脑病的起病、病程、表现因病因、诱因和病理基础不一而异。暴发性肝炎患者可在数日内进入昏迷,可不经过Ⅰ、Ⅱ级,预后差。肝硬化晚期消化道大出血或伴严重感染时,病情发展也很迅速。而门—腔吻合术后或门体侧支循环广泛形成时,可表现为慢性反复发作性木僵。

2. 肝病表现:主要表现为肝功能减退、衰竭,伴有门脉高压症。别名:门静脉高血压;门静脉血压过高;门脉高压;PHT。门脉高压症是指由门静脉系统压力升高所引起的一系列临床表现,是一个临床病症,为各种原因所致门静脉血循环障碍的临床综合表现。前者常表现有黄疸、肝臭、出血倾向等。门脉高压症表现为门—体侧支循环形成,腹水,脾大,脾功能亢进。有些患者有门—体吻合术史。

3. 其他:包括各种基础疾病以及肝病的并发症的表现。

三、诊断

(一)辅助检查

除肝、肾功能异常、黄疸升高、酶胆分离、凝血酶原活动度降低等。有助于肝性脑病诊断的检查包括:

1. 血氨:正常人空腹静脉血氨为 6～35 μg/L(血清)或 47～65 μg/L(全血)。在 B 型、C 型 HE 时血氨升高、而 A 型 HE 常正常。

2. 血浆氨基酸失衡:支链氨基酸减少、芳香族氨基酸增高、二者比值≤1(正常为 3～3.5),但因需要特殊设备,普通化验室无法检测。

3. 神经心理、智能测试:对轻微型肝性脑病的诊断有重要帮助。目前该测试方法有多种,但多数受患者年龄、性别、受教育程度影响。推荐使用数字连接试验、轨迹描绘试验、构建能力测试、画钟试验、数字符号试验、系列打点试验等。这些检测方法与受教育程度的相关性小,操作非常简单方便,可操作性好。简易智能量表亦可较好地反应神经精神轻微损害的情况,但耗时较多(一次检查需要 5～10 min),可在临床研究中采用。

4. 神经生理测试

(1)脑电图检查:常在生化异常或精神异常出现前脑电图就已有异常。主要表现为节律变慢。这种变化通常先出现在两侧前额及顶部,逐渐向后移。脑电图的变化对 HE 并非特异性改变,在尿毒症性脑病等其他代谢性脑病也可以有同样的改变,但变化的严重程度与临床分期有很好的相关性。

(2)诱发电位的检测:诱发电位有多种,但其中以内源性事件相关诱发电位 P300 诊断 HE 的敏感性最好。但由于受仪器、设备、专业人员的限制,仅用于临床研究中。

(3)临界闪烁频率(critical flicker frequency,CFF)的检测:该方法原用于检测警戒障碍患者的临界闪烁频率,可反映大脑神经传导功能障碍。近来在 217 例西班牙肝硬化患者及健康人群的对照研究中发现,CFF 可敏感地诊断出轻度 HE(包括轻微 HE 及 HE 1 期),具有敏感、简易、可靠的优点。但由于 CFF 诊断 MHE 的检测刚刚起步,其诊断价值仍需进一步临床应用才能作出更客观评价。

5. 影像学检查:颅脑 CT 及 MRI 可发现脑水肿。锰沉积可造成星形胶质细胞结构的改变,在头颅核磁共振检查中可发现额叶皮质脑萎缩、苍白球、核壳内囊 T1 加权信号增强。此外,头颅 CT 及核磁共振检查的主要意义在于排除脑血管意外、颅内肿瘤等疾病。

(二)诊断依据

肝性脑病的诊断是排他性诊断,有下列情况提示肝性脑病的可能。

1. 有引起肝性脑病的基础疾病,如严重肝病和/或广泛门体分流的病史如肝硬化、肝癌、门体静脉分流术后等。

2. 有上消化道出血、放腹水、大量利尿、高蛋白饮食、安眠药、感染等诱发肝性脑病发生的因素。曾发生过肝性脑病对诊断有重要的帮助。

3. 有神经精神症状及体征,如情绪、性格改变、意识错乱及行为失常、定向障碍、嗜睡和兴奋交替,肌张力增高,扑翼样震颤、踝阵挛及病理反射阳性等,严重者可为昏睡、严重神志错乱、甚至昏迷。

4. 实验室检查:血氨升高,血浆氨基酸失衡,支链氨基酸减少,芳香氨基酸增高,二者比值≤1(正常为 3~3.5),肝功能检测,常有慢性肝功能损害的表现。

5. 脑电图检查:两侧前额及顶部出现对称的特征性 θ 波或极慢的 δ 波。

6. 简易智力测验:智力测验对亚临床型肝性脑病的诊断有重要的帮助。测验内容包括书写、构词、画图、搭积木、用火柴搭五角星及数字连线等。但该方法受患者受教育程度及年龄影响,需予注意。

7. 临界闪烁频率(critical flicker frequency,CFF)的检测:该方法原用于检测警戒障碍的患者的临界闪烁频率,可反映大脑神经传导功能障碍。近来研究发现可敏感地诊断出轻度 HE(包括轻微 HE 及 HE 的 1 期),具有敏感、简易、可靠的优点。由于 CFF 诊断 MHE 的检测刚刚起步,其诊断价值仍需进一步临床运用才能作出客观的评价。

四、治疗

1. 确认并去除诱因。在肝硬化基础上的急、慢性肝性脑病多有各种各样的诱因。积极寻找诱因并及时排除可有效地制止肝性脑病的发展。例如食管曲张静脉破裂大出血后可发展成肝性脑病,积极止血、纠正贫血、清除肠道积血等可以制止肝性脑病的发生;其他如积极控制感染、纠正水电解质紊乱、消除便秘、限制蛋白饮食、改善肾功能等措施有利于控制肝性脑病的发展。

2. 营养支持。肝性脑病患者往往食欲不振,或已处于昏迷状态,不能进食,需要积极给予营养支持。开始数日要禁食蛋白质，供给足够的热量(5 020.8～6 694.4 kJ)，热量以碳水化合物为主，不能进食者可予鼻饲，脂肪能延缓胃的排空应少用。如果胃不能排空者可进行深静脉插管灌注25%的葡萄糖，每日入液量控制在1 500～2 500 mL之间。但有研究显示，肝性脑病时延长限蛋白时间可致营养不良而使肝性脑病的预后恶化，而正氮平衡有利于肝细胞的再生及肌肉组织对氨的脱毒能力，因此在神志清醒后可逐渐给予蛋白饮食，20 g/d，每3～5日可增加10 g，直至其最大耐受量，通常为40～60 g/日或1.2 g/(kg・d)。蛋白种类以植物蛋白为主，因植物蛋白含甲硫氨酸，芳香族氨基酸较少，而支链氨基酸较多，且能增加粪氮的排出；同时植物蛋白中含有非吸收的纤维素，被肠菌酵解产酸有利于氨的排出。低血钾、碱中毒是诱发肝性脑病的重要因素，应尽量避免发生，保持水、电解质和酸碱平衡。维生素和能量合剂：宜给予各种维生素，如维生素B，C，K。此外，可给ATP，辅酶A。适当补充血浆、白蛋白以维持胶渗压、促进肝细胞的修复。

3. 减少或拮抗氨及其他有害物质，改善脑细胞功能。减少肠道内氨及其他有害物质的生成和吸收。可导泻或灌肠来清除肠道内的积血、积食及其他毒性物质。或用不吸收双糖如乳果糖(lactulose)、乳山梨醇(lactitol)口服或灌肠，使肠腔pH降低，减少NH_3的形成并抑制氨的吸收；有机微粒的增加使肠腔渗透压增加及酸性产物对肠壁的刺激作用可产生轻泻的效果，有利于肠道内氨及其他毒性物质的排出；同时还可不抑制产氨、产尿素酶的细菌的生长，减少氨的产生。副作用主要是腹部不适、腹胀、腹痛、食欲下降、恶心、呕吐、腹泻等，杂糖含量低(2%)，对于有糖尿病或乳糖不耐受者亦可应用。但有肠梗阻时禁用。含双歧杆菌、乳酸杆菌的微生态制剂可通过调节肠道菌群结构，抑制产氨、产尿素酶细菌的生长。

4. 肝移植。对于肝硬化、慢性肝功能衰竭基础上反复发作的肝性脑病，肝移植可能是唯一有效的治疗方法。

5. 轻微肝性脑病的治疗。轻微肝性脑病患者多无明显的症状及体征，但患者可能会有日常活动中技能的降低或睡眠障碍。治疗方案：调整饮食结构，适当减少蛋白的摄入量；可试验不吸收双糖如乳果糖、乳梨醇等；睡眠障碍者切忌用苯二氮䓬类药物，以免诱发显性的肝性脑病

五、护理

(一)严密监测病情

密切注意肝性脑病的早期征象，观察病人思维及认知改变，识别意识障碍的程度，观察并记录病人的生命体征、瞳孔大小、对光反射等，若有异常反应及时报告医生，以便及时处理。

(二)避免各种诱发因素

1. 禁止给病人应用安眠药和镇静药物，如临床确实需要，遵医嘱可用地西泮、氯苯那敏等，也只用常量的1/3～1/2。

2. 防止感染：加强基础护理，观察体温变化，保持口腔、会阴部、皮肤的清洁，注意预

防肺部感染，如有感染症状出现，应及时报告医师并遵医嘱及时、准确地给予抗生素。

3. 防止大量进液或输液：过多液体可引起低血钾，稀释性低血钠、脑水肿等，可加重肝性脑病。

4. 避免快速利尿和大量放腹水，及时纠正频繁的腹泻和呕吐，防止有效循环血容量减少、水电解质紊乱和酸碱失衡。

5. 保持大便通畅：大便通畅有利于清除肠内含氮物质。便秘者，可口服或鼻饲 50% 硫酸镁 30～50 mL 导泻，也可用生理盐水或弱酸溶液洗肠。弱酸溶液洗肠可使肠内的 pH 保持于 5～6，有利于血中 NH_3 逸出进入肠腔随粪便排出。忌用肥皂水灌肠，因其可使肠腔内呈碱性，使氨离子弥散入肠黏膜进入血液循环至脑组织，使肝性脑病加重。

（三）饮食护理

限制蛋白质摄入，发病开始数日内禁食蛋白质，供给足够的热量和维生素，以糖类为主要食物。昏迷者应忌食蛋白质，可鼻饲或静脉补充葡萄糖供给热量。喂足量的葡萄糖除提供热量和减少组织蛋白分解产氨外，又有利于促进氨与谷氨酸结合形成谷氨酰胺而降低血氨。清醒后可逐步增加蛋白饮食，每天控制在 20 g 以内，最好给予植物蛋白，如豆制品。植物蛋白质含支链氨基酸，含蛋氨酸、芳香族氨基酸少，适用于肝性脑病。显著腹水病人应限制钠、水量，限钠应 250 mg/d，水入量一般为尿量加 1 000 mL/d。脂肪类物质延缓胃的排空，应尽量少食用。

（四）意识障碍病人的护理

以理解的态度对待病人的某些不正常的行为，避免嘲笑；向其同室病友、家属等做好解释工作，使其了解这是疾病的表现，让他们正确对待病人。对于躁动不安者须加床档，必要时宜用保护带，以防坠床。经常帮助病人剪指甲，以防抓伤皮肤。

（五）昏迷病人的护理

保持病人卧姿舒适，头偏向一侧，保证病人呼吸道通畅，必要时给予吸氧。可用冰帽降低颅内温度，使脑细胞代谢降低，以保护脑细胞功能。做好病人的口腔护理、皮肤护理，保持床单位整洁，协助病人翻身，防止感染、压疮。同时，注意肢体的被动活动，防止血栓形成和肌肉萎缩。

（六）药物护理

遵医嘱迅速给予降氨药物，并注意观察药物的疗效及副反应。静脉点滴精氨酸时速度不宜过快，以免出现流涎、面色潮红与呕吐等不良反应。

（黄俊蕾　逄晓燕　王婕　王英英　刘佳）

第四节　急性胰腺炎

急性胰腺炎是多种病因导致胰酶在胰腺内被激活后引起胰腺组织自身消化、水肿、出血甚至坏死的炎症反应。临床以急性上腹痛、恶心、呕吐、发热和血胰酶增高等为特点。病变程度轻重不等，轻者以胰腺水肿为主，临床多见，病情常呈自限性，预后良好，又称为轻症急性胰腺炎。少数重者的胰腺出血坏死，常继发感染、腹膜炎和休克等，病死率高，称为重症急性胰腺炎。临床病理常把急性胰腺炎分为水肿型和出血坏死型两种。

一、病因

1. 梗阻因素。由于胆道蛔虫、乏特壶腹部结石嵌顿、十二指肠乳头缩窄等导致胆汁反流。如胆管下端明显梗阻，胆道内压力甚高，高压的胆汁逆流胰管，造成胰腺腺泡破裂，胰酶进入胰腺间质而发生胰腺炎。

2. 酒精因素。长期饮酒者容易发生胰腺炎，在此基础上，当某次大量饮酒和暴食的情况下，促进胰酶的大量分泌，致使胰腺管内压力骤然上升，引起胰腺泡破裂，胰酶进入腺泡之间的间质而促发急性胰腺炎。酒精与高蛋白高脂肪食物同时摄入，不仅胰酶分泌增加，同时又可引起高脂蛋白血症。这时胰脂肪酶分解甘油三酯释出游离脂肪酸而损害胰腺。

3. 血管因素。胰腺的小动、静脉急性栓塞、梗阻，发生胰腺急性血循环障碍而导致急性胰腺炎；另一个因素是建立在胰管梗阻的基础上，当胰管梗阻后，胰管内高压，则将胰酶被动性的“渗入”间质。由于胰酶的刺激则引起间质中的淋巴管、静脉、动脉栓塞，继而胰腺发生缺血坏死。

4. 外伤。胰腺外伤使胰腺管破裂、胰腺液外溢以及外伤后血液供应不足，导致发生急性重型胰腺炎。

5. 感染因素。急性胰腺炎可以发生各种细菌感染和病毒感染，病毒或细菌是通过血液或淋巴进入胰腺组织，而引起胰腺炎。一般情况下这种感染均为单纯水肿性胰腺炎，发生出血坏死性胰腺炎者较少。

6. 代谢性疾病。可与高钙血症、高脂血症等病症有关。

7. 其他因素。如药物过敏、血色素沉着症、遗传等。

二、临床表现

(一)一般症状

1. 腹痛：为最早出现的症状，往往在暴饮暴食或极度疲劳之后发生，多为突然发作，位于上腹正中或偏左。疼痛为持续性进行性加重，似刀割样。疼痛向背部、胁部放射。若为出血坏死性胰腺炎，发病后短暂时间内即为全腹痛、急剧腹胀，同时很快即出现轻重不等的休克。

2. 恶心、呕吐：发作频繁，起初为进入食物胆汁样物，病情进行性加重，很快即进入肠麻痹，则吐出物为粪样。

3. 黄疸：急性水肿型胰腺炎出现的较少，约占 1/4。而在急性出血性胰腺炎则出现的较多。

4. 脱水：急性胰腺炎的脱水主要因肠麻痹、呕吐所致，而重型胰腺炎在短时间内即可出现严重的脱水及电解质紊乱。出血坏死型胰腺炎，发病后数小时至十几小时即可呈现严重的脱水现象，无尿或少尿。

5. 由于胰腺大量炎性渗出，以致胰腺的坏死和局限性脓肿等，可出现不同程度的体温升高。若为轻型胰腺炎，一般体温在 39℃以内，3～5 天即可下降。而重型胰腺炎，则体温常在 39℃～40℃，常出现谵妄，持续数周不退，并出现毒血症的表现。

6. 少数出血坏死性胰腺炎，胰液以及坏死溶解的组织沿组织间隙到达皮下，并溶解皮下脂肪，而使毛细血管破裂出血，使局部皮肤呈青紫色，有的可融成大片状，在腰部前下腹壁，亦可在脐周出现。

7. 胰腺的位置深在，一般的轻型水肿型胰腺炎在上腹部深处有压痛，少数前腹壁有明显压痛。而急性重型胰腺炎，由于其大量的胰腺坏死、溶解、出血，则前、后腹膜均被累及，全腹肌紧、压痛，全腹胀气，并可有大量炎性腹水，可出现移动性浊音。肠鸣音消失，出现麻痹性肠梗阻。

8. 由于渗出液的炎性刺激，可出现胸腔反应性积液，以左侧为多见，可引起同侧的肺不张，出现呼吸困难。

9. 大量的坏死组织积聚于小网膜囊内，在上腹可以看到一隆起性包块，触之有压痛，往往包块的边界不清。少数病人腹部的压痛等体征已不明显，但仍然有高热、白细胞计数增高以至经常性出现似“部分性肠梗阻”的表现。

(二)局部并发症

1. 胰腺脓肿：常于起病 2～3 周后出现。此时患者高热伴中毒症状，腹痛加重，可扪及上腹部包块，白细胞计数明显升高。穿刺液为脓性，培养有细菌生长。

2. 胰腺假性囊肿：多在起病 3～4 周后形成。体检常可扪及上腹部包块，大的囊肿可压迫邻近组织产生相应症状。

(三)全身并发症

常有急性呼吸衰竭、急性肾衰竭、心力衰竭、消化道出血、胰性脑病、败血症及真菌感染、高血糖等并发症。

三、诊断

1. 血常规。多有白细胞计数增多及中性粒细胞核左移。

2. 血尿淀粉酶测定。血清(胰)淀粉酶在起病后 6～12 小时开始升高，48 小时开始下降，持续 3～5 天，血清淀粉酶超过正常值 3 倍可确诊为本病。

3. 血清脂肪酶测定。血清脂肪酶常在起病后 24～72 小时开始升高，持续 7～10 天，对病后就诊较晚的急性胰腺炎患者有诊断价值，且特异性也较高。

4. 淀粉酶内生肌酐清除率比值。急性胰腺炎时可能由于血管活性物质增加，使肾小球的通透性增加，肾对淀粉酶清除增加而对肌酐清除未变。

5. 血清正铁白蛋白。当腹腔内出血时红细胞破坏释放血红素，经脂肪酸和弹力蛋白酶作用能变为正铁血红素，后者与白蛋白结合成正铁白蛋白，重症胰腺炎起病时常为阳性。

6. 生化检查。暂时性血糖升高，持久的空腹血糖高于 10 mmol/L 反映胰腺坏死，提示预后不良。高胆红素血症可见于少数临床患者，多于发病后 4～7 天恢复正常。

7. X 线腹部平片。可排除其他急腹症，如内脏穿孔等，“哨兵襻”和“结肠切割征”为胰腺炎的间接指证，弥漫性模糊影腰大肌边缘不清提示存在腹腔积液，可发现肠麻痹或麻痹性肠梗阻。

8. 腹部 B 超。应作为常规初筛检查，急性胰腺炎 B 超可见胰腺肿大，胰内及胰周围回声异常；亦可了解胆囊和胆道情况；后期对脓肿及假性囊肿有诊断意义，但因患者腹胀常影响其观察。

9. CT 显像。对急性胰腺炎的严重程度、附近器官是否受累提供帮助。

四、治疗

(一)非手术治疗

防治休克，改善微循环、解痉、止痛，抑制胰酶分泌，抗感染，营养支持，预防并发症的发生，加强重症监护的一些措施等。

1. 防治休克改善微循环。应积极补充液体、电解质和热量，以维持循环的稳定和水、电解质平衡。

2. 抑制胰腺分泌：① H_2 受体阻断剂；② 抑肽酶；③ 5-氟尿嘧啶；④ 禁食和胃肠减压。

3. 解痉止痛。应定时给以止痛剂，传统方法是静脉内滴注 0.1%的普鲁卡因用以静脉封闭。并可定时将杜冷丁与阿托品配合使用，既止痛又可解除 Oddi 括约肌痉挛，禁用吗啡，以免引起 Oddi 括约肌痉挛。另外，亚硝酸异戊酯、亚硝酸甘油等在剧痛时使用，特别是年龄大的病人使用，既可一定程度地解除 Oddi 括约肌的痉挛，同时对冠状动脉供血也大有好处。

4. 营养支持。急性重型胰腺炎时，机体的分解代谢高、炎性渗出、长期禁食、高热等，病人处于负氮平衡及低蛋白血症，故需营养支持，而在给予营养支持的同时，又要使胰腺不分泌或少分泌。

5. 抗生素的应用。抗生素对急性胰腺炎的应用，是综合性治疗中不可缺少的内容之一。急性出血坏死性胰腺炎时应用抗生素是无可非议的。急性水肿性胰腺炎，作为预防继发感染，应合理地使用一定量的抗生素。

6. 腹膜腔灌洗。对腹腔内有大量渗出者，可做腹腔灌洗，使腹腔内含有大量胰酶和毒素物质的液体稀释并排出体外。

7. 加强监护。

8. 间接降温疗法。

(二)手术治疗

虽有局限性区域性胰腺坏死、渗出，若无感染而全身中毒症状不十分严重的患者，不需急于手术。若有感染则应予以相应的手术治疗。

五、护理

(一)病情观察

1.严密观察患者体温、脉搏、呼吸、血压、神志的变化。

2.认真听取患者主诉,腹部疼痛的部位、性质、时间以及引起疼痛的原因等。

3.使用胃肠减压时应观察引流液的颜色、内容物及量。

4.注意观察患者有无出血倾向,如脉速、出冷汗、血压下降等休克表现及患者有无腹胀、肠麻痹、脱水等症状,发现异常及时报告医师。

(二)对症护理

1.患者剧烈疼痛辗转不安时,应注意安全,必需时加用床档,防止坠床。

2.抑制胰腺分泌,禁食和胃肠减压使胰腺分泌减少到最低限度,避免和改善胃肠胀气并保持管道通畅。

(三)一般护理

1.禁食期间,患者口渴可用含漱口或湿润口唇,待症状好转逐渐给予清淡流质、半流质、软食,恢复期仍禁止高脂饮食。

2.对休克患者除保证输液、输血的通畅外,还应给氧,并注意保暖。

3.急性期按常规做好口腔、皮肤护理,防止褥疮和肺炎发生。

(张萍　韩金美　杨春苗　李燕)

第五节　上消化道出血

上消化道出血是指屈氏韧带以上的消化道,包括食管、胃、十二指肠或胰胆等病变引起的出血,胃空肠吻合术后的空肠病变出血亦属这一范围。大量出血是指在数小时内失血量超出 1 000 mL 或循环血容量的 20%,其临床主要表现为呕血和(或)黑粪,往往伴有血容量减少引起的急性周围循环衰竭,是常见的急症,病死率高达 8%~13.7%。

一、病因

(一)上胃肠道疾病

1.食管疾病。食管炎、食管癌、食管消化性溃疡、食管损伤等。

2.胃十二指肠疾病。消化性溃疡、急性胃炎、慢性胃炎、胃黏膜脱垂、胃癌、急性胃扩张、十二指肠炎、卓-艾综合征、胃手术后病变等。

3.空肠疾病。空肠克隆病,胃肠吻合术后空肠溃疡。

(二)门静脉高压

1.各种肝硬化失代偿期。

2. 门静脉阻塞门静脉炎、门静脉血栓形成、门静脉受邻近肿块压迫。

3. 肝静脉阻塞综合征。

(三)上胃肠道邻近器官或组织的疾病

1. 胆道出血。胆管或胆囊结石、胆囊或胆管癌、术后胆总管引流管造成的胆道受压坏死、肝癌或肝动脉瘤破入胆道。

2. 胰腺疾病。累及十二指肠胰腺癌,急性胰腺炎并发脓肿溃破。

3. 动脉瘤破入食管、胃或十二指肠,主动脉瘤、肝或脾动脉瘤破裂。

4. 纵隔肿瘤或脓肿破入食管。

(四)全身性疾病

1. 血液病。白血病、血小板减少性紫癜、血友病、弥散性血管内凝血及其他凝血机制障碍。

2. 尿毒症。

3. 血管性疾病。动脉粥样硬化、过敏性紫癜、遗传性出血性毛细血管扩张、弹性假黄瘤等。

4. 结节性多动脉炎。系统性红斑性狼疮或其他血管炎。

5. 应激性溃疡。败血症创伤、烧伤或大手术后,休克,肾上腺糖皮质激素治疗后,脑血管意外或其他颅脑病变,肺气肿与肺源性心脏病等引起的应激状态。

二、临床表现

1. 呕血和(或)黑便。是上消化道出血的特征性表现。出血部位在幽门以上者常有呕血和黑便,在幽门以下者可仅表现为黑便。但是出血量少而速度慢的幽门以上病变可仅见黑便,而出血量大、速度快的幽门以下的病变可因血液反流入胃,引起呕血。

2. 失血性周围循环衰竭。出血量 400 mL 以内可无症状,出血量中等可引起贫血或进行性贫血、头晕、软弱无力,突然起立可产生晕厥、口渴、肢体冷感及血压偏低等。大量出血达全身血量 30%~50%即可产生休克,表现为烦躁不安或神志不清、面色苍白、四肢湿冷、口唇发绀、呼吸困难、血压下降至测不到、脉压差缩小及脉搏快而弱等,若处理不当,可导致死亡。

3. 氮质血症。

4. 贫血和血象变化。急性大出血后均有失血性贫血,出血早期,血红蛋白浓度、红细胞计数及红细胞压积可无明显变化,一般需要经 3~4 h 以上才出现贫血。上消化道大出血 2~5 小时,白细胞计数可明显升高,止血后 2~3 天才恢复正常。但肝硬化和脾亢者,则白细胞计数可不增高。

5. 发热。中度或大量出血病例,于 2 h 内发热,多在 38.5℃以下,持续数日至一周不等。

三、诊断

(一)辅助检查

1. 化验检查。急性消化道出血时,重点化验应包括血常规、血型、出凝血时间、大便或呕吐物的隐血试验、肝功能及血肌酐、尿素氮等。

2. 特殊检查方法

(1)内镜检查。胃镜直接观察即能确定，并可根据病灶情况作相应的止血治疗。做纤维胃镜检查注意事项有以下几点：① 胃镜检查的最好时机在出血后 24～48 h 内进行；② 处于失血性休克的病人，应首先补充血容量，待血压有所平稳后做胃镜较为安全；③ 事先一般不必洗胃准备，但若出血过多，估计血块会影响观察时，可用冰水洗胃后进行检查。

(2)选择性动脉造影。在某些特殊情况下，如患者处于上消化道持续严重大量出血紧急状态，以至于胃镜检查无法安全进行或因积血影响视野而无法判断出血灶，此时行选择性肠系膜动脉造影可能发现出血部位，并进行栓塞治疗。

(3)X 线钡剂造影。因为一些肠道的解剖部位不能被一般的内镜窥见，有时会遗漏病变，这些都可通过 X 线钡剂检查得以补救。但在活动性出血后不宜过早进行钡剂造影，否则会因按压腹部而引起再出血或加重出血。一般主张在出血停止、病情稳定 3 天后谨慎操作。

(4)放射性核素扫描。经内镜及 X 线检查阴性的病例，可做放射性核素扫描。其方法是采用核素(例如 99 m 锝)标记病人的红细胞后，再从静脉注入病人体内，当有活动性出血，而出血速度能达到 0.1 mL/分钟，核素便可以显示出血部位。

(二)诊断依据

1. 有引起上消化道出血的原发病，如消化性溃疡、肝硬化、慢性胃炎及应激性病变等。

2. 呕血和(或)黑便。

3. 出血不同程度时可出现相应的表现，轻者可无症状，严重者可发生出血性休克。

4. 发热。

5. 氮质血症。

6. 急诊内镜可发现出血源。

四、治疗

(一)一般治疗

大出血宜取平卧位，并将下肢抬高，头侧位，以免大量呕血时血液反流引起窒息，必要时吸氧、禁食。少量出血可适当进流食，对肝病患者忌用吗啡、巴比妥类药物。应加强护理，记录血压、脉搏、出血量及每小时尿量，保持静脉通路，必要时进行中心静脉压测定和心电图监护。

(二)补充血容量

当血红蛋白低于 70 g/L、收缩压低于 90 mmHg 时，应立即输入足够量全血。肝硬化患者应输入新鲜血。开始输液应快，但老年人及心功能不全者输血输液不宜过多过快，否则可导致肺水肿，最好进行中心静脉压监测。如果血源困难可给右旋糖酐或其他血浆代用品。

(三)止血措施

1. 药物治疗

(1)近年来对消化性溃疡疗效最好的药物是质子泵抑制剂奥美拉唑，H_2 受体拮抗剂西米替丁或雷尼替丁，雷尼替丁在基层医院较常用。上述三种药物用药 3～5 日血止后皆改为口服。对消化性溃疡和糜烂性胃炎出血，可用去甲肾上腺素 8 mg 加入冰盐水 100 mL 口服或作鼻胃管滴注，也可使用凝血酶口服应用。凝血酶需临床用时新鲜配制，且服药同时给予 H_2 受体拮抗剂或奥美拉唑以便使药物得以发挥作用。

(2)食管、胃底静脉曲张破裂出血时，垂体后叶素是常用药物，但作用时间短，主张小剂量用药。患高血压病、冠心病或孕妇不宜使用。有主张同时舌下含硝酸甘油或硝酸异山梨醇酯。20 世纪 80 年代以来有采用生长抑素，对上消化道出血的止血效果较好。短期使用几乎没有严重不良反应，但价格较贵。

2. 三腔气囊管压迫止血

适用于食管、胃底静脉曲张破裂出血。如药物止血效果不佳，可考虑使用。该方法即时止血效果明显，但必须严格遵守技术操作规程以保证止血效果，并防止窒息、吸入性肺炎等并发症发生。

3. 内镜直视下止血

对于门脉高压出血者，可采取急诊食管曲张静脉套扎术；注射组织胶或硬化剂如乙氧硬化醇、鱼肝酸油钠等。一般多主张注射后用 H_2 受体拮抗剂或奥美拉唑，以减少硬化剂注射后因胃酸引起溃疡与出血；对于非门脉高压出血者，可采取局部注射 1/10 000 肾上腺素盐水；采用 APC 电凝止血；血管夹(钛夹)止血。

(四)血管介入技术

对于食管—胃底静脉曲张破裂出血，经垂体后叶素或三腔气囊管压迫治疗失败的患者，可采用经颈静脉门体分流手术(TIPS)结合胃冠状静脉栓塞。

(五)手术治疗

经上述处理后，大多数上消化道大出血可停止。如仍无效可考虑手术治疗。食管、胃底静脉曲张破裂可考虑口腔或脾肾静脉吻合等手术。胃、十二指肠溃疡大出血患者早期手术可降低死亡率，尤其是老年人不易止血又易复发，更宜及早手术，如并发溃疡穿孔、幽门梗阻或怀疑有溃疡恶变者宜及时手术。

五、护理

(一)病情观察

1. 观察血压、脉搏、体温、呼吸的变化。

2. 在大出血时，每 15～30 min 测脉搏、血压，有条件者使用心电血压监护仪进行监测。

3. 观察神志、末梢循环、尿量、呕血及便血的色、质、量。

4. 有头晕、心悸、出冷汗等休克表现，及时报告医师对症处理并做好记录。

（二）对症护理

1. 出血期护理

（1）绝对卧床休息至出血停止。

（2）烦躁者给予镇静剂，门脉高压出血患者烦躁时慎用镇静剂。

（3）耐心细致地做好解释工作，安慰体贴患者的疾苦，消除紧张、恐惧心理。

（4）污染被服应随时更换，以避免不良刺激。

（5）迅速建立静脉通路，尽快补充血容量，用5%葡萄糖生理盐水或血浆代用品，大量出血时应及时配血、备血，准备双气囊三腔管备用。

（6）注意保暖。

2. 呕血护理

（1）根据病情让患者侧卧位或半坐卧位，防止误吸。

（2）行胃管冲洗时，应观察有无新的出血。

3. 一般护理

（1）口腔护理。出血期禁食，需每日2次清洁口腔。呕血时应随时做好口腔护理，保持口腔清洁、无味。

（2）便血护理。大便次数频繁，每次便后应擦净，保持臀部清洁、干燥，以防发生湿疹和褥疮。

（3）饮食护理。出血期禁食；出血停止后按序给予温凉流质、半流质及易消化的软饮食；出血后3 d未解大便患者，慎用泻药。

（4）使用双气囊三腔管压迫治疗时，参照双气囊三腔管护理常规。

（5）使用特殊药物，如施他宁、垂体后叶素时，应严格掌握滴速不宜过快，如出现腹痛、腹泻、心律失常等副作用时，应及时报告医师处理。有并发症的，应忌用如水杨酸类、利血平、保泰松等。

（张芹　陈云荣　顾文琴　常学兰）

第三篇

呼吸系统疾病

第七章　急性呼吸道感染

第一节　急性上呼吸道感染

一、病因

急性上呼吸道感染有70%～80%由病毒引起。包括鼻病毒、冠状病毒、腺病毒、流感和副流感病毒、呼吸道合胞病毒、柯萨奇病毒等。另有20%～30%的上呼吸道感染由细菌引起。细菌感染可直接感染或继发于病毒感染之后，以溶血性链球菌为最常见，其次为流感嗜血杆菌、肺炎球菌、葡萄球菌等，偶或为革兰阴性细菌。

各种导致全身或呼吸道局部防御功能降低的原因，如受凉、淋雨、气候突变、过度疲劳等可使原已存在于上呼吸道的或从外界侵入的病毒或细菌迅速繁殖，从而诱发本病。老幼体弱、免疫功能低下或患有慢性呼吸道疾病的患者易感。

二、临床表现

根据病因和病变范围的不同，临床表现可有不同的类型。

(一)普通感冒

俗称"伤风"，又称急性鼻炎或上呼吸道感染，多由鼻病毒引起，其次为冠状病毒、副流感病毒、呼吸道合胞病毒、柯萨奇病毒等引起。

起病较急，潜伏期1～3天不等，随病毒而异，肠病毒较短，腺病毒、呼吸道合胞病毒等较长。主要表现为鼻部症状，如喷嚏、鼻塞、流清水样鼻涕，也可表现为咳嗽、咽干、咽痒或灼热感，甚至鼻后滴漏感。发病同时或数小时后可有喷嚏、鼻塞、流清水样鼻涕等症状。2～3天后鼻涕变稠，常伴咽痛、流泪、味觉减退、呼吸不畅、声嘶等。一般无发热及全身症状，或仅有低热、不适、轻度畏寒、头痛。体检可见鼻腔黏膜充血、水肿、有分泌物，咽部轻度充血。

并发咽鼓管炎时可有听力减退等症状。脓性痰或严重的下呼吸道症状提示合并鼻病毒以外的病毒感染或继发细菌性感染。如无并发症，5～7天可痊愈。

(二)急性病毒性咽炎或喉炎

1. 急性病毒性咽炎。多由鼻病毒、腺病毒、流感病毒、副流感病毒以及肠道病毒、呼吸道合胞病毒等引起。临床特征为咽部发痒或灼热感，咳嗽少见，咽痛不明显。当吞咽疼痛时，常提示有链球菌感染。流感病毒和腺病毒感染时可有发热和乏力。腺病毒咽炎可伴有眼结合膜炎。体检咽部明显充血水肿，颌下淋巴结肿大且触痛。

2.急性病毒性喉炎。多由鼻病毒、甲型流感病毒、副流感病毒及腺病毒等引起。临床特征为声嘶、讲话困难、咳嗽时疼痛，常有发热、咽痛或咳嗽。体检可见喉部水肿、充血，局部淋巴结轻度肿大和触痛，可闻及喉部的喘鸣音。

（三）急性疱疹性咽峡炎

常由柯萨奇病毒A引起，表现为明显咽痛、发热，病程约1周，多于夏季发作，儿童多见，偶见于成年人。体检可见咽充血，软腭、悬雍垂、咽及扁桃体表面有灰白色疱疹及浅表溃疡，周围有红晕，以后形成疱疹。

（四）咽结膜热

主要由腺病毒、柯萨奇病毒等引起。临床表现有发热、咽痛、畏光、流泪，体检可见咽及结合膜明显充血。病程4～6天，常发生于夏季，儿童多见，游泳者易于传播。

（五）细菌性咽—扁桃体炎

多由溶血性链球菌，其次为流感嗜血杆菌、肺炎球菌、葡萄球菌等引起。起病急、明显咽痛、畏寒、发热（体温可达39℃以上）。体检可见咽部明显充血，扁桃体肿大、充血，表面有黄色脓性分泌物，颌下淋巴结肿大、压痛，肺部无异常体征。

三、诊断

1.血常规。病毒性感染时，白细胞计数多正常或偏低，淋巴细胞比例升高；细菌感染时，白细胞计数常增多，有中性粒细胞增多或核左移现象。

2.病原学检查。因病毒类型繁多，且明确类型对治疗无明显帮助，一般无需明确病原学检查。必要时可用免疫荧光法、酶联免疫吸附法、病毒分离鉴定、病毒血清学检查等确定病毒类型。细菌培养可判断细菌类型并做药物敏感试验以指导临床用药。

3.根据病史、流行病学、鼻咽部的症状体征。结合周围血象和胸部影像学检查可作出临床诊断，一般无需病因诊断。特殊情况下可行细菌培养或病毒分离，或病毒血清学检查等确定病原体。

四、治疗

（一）对症治疗

1.休息。病情较重或年老体弱者应卧床休息，忌烟、多饮水，保持室内空气流通。

2.解热镇痛。若有发热、头痛、肌肉酸痛等症状者，可选用解热镇痛药，如复方阿司匹林、对乙酰氨基酚、吲哚美辛（消炎痛）、去痛片、布洛芬等。咽痛可用各种喉片如溶菌酶片、健民咽喉片，或中药六神丸等口服。

3.减充血剂。鼻塞，鼻黏膜充血水肿时，可使用盐酸伪麻黄碱，也可用1%麻黄碱滴鼻。

4.抗组胺药。感冒时常有鼻黏膜敏感性增高，频繁打喷嚏、流鼻涕，可选用马来酸氯苯那敏或苯海拉明等抗组胺药。

5. 镇咳剂。对于咳嗽症状较明显者，可给予右美沙芬、喷托维林等镇咳药。

(二)病因治疗

1. 抗菌药物治疗。单纯病毒感染无需使用抗菌药物，有白细胞计数升高、咽部脓苔、咳黄痰等细菌感染证据时，可酌情使用青霉素、第一代头孢菌素、大环内酯类或喹诺酮类。极少需要根据病原菌选用敏感的抗菌药物。

2. 抗病毒药物治疗。目前尚无特效抗病毒药物，而且滥用抗病毒药物可造成流感病毒耐药现象。因此如无发热，免疫功能正常，发病超过两天的患者一般无需应用。免疫缺陷患者可早期常规使用。广谱抗病毒药物利巴韦林和奥司他韦对流感病毒、副流感病毒和呼吸道合胞病毒等有较强的抑制作用，可缩短病程。

3. 中医中药治疗。具有清热解毒和抗病毒作用的中药亦可选用，有助于改善症状，缩短病程。小柴胡冲剂、板蓝根冲剂应用较为广泛。

五、护理

1. 避免诱因。避免受凉、淋雨、过度疲劳；避免与感冒患者接触，避免脏手接触口、眼、鼻。年老体弱易感者更应注意防护，上呼吸道感染流行时应戴口罩，避免在人多的公共场合出入。

2. 增强体质。坚持适度有规律的户外运动，提高机体免疫力与耐寒能力是预防本病的主要方法。

3. 免疫调节药物和疫苗。对于经常、反复发生本病以及老年免疫力低下的患者，可酌情应用免疫增强剂。目前除流感病毒外，尚没有针对其他病毒的疫苗。

（陈嵩淞　周慧　宋向宝　于春华　薛安琪）

第二节　急性气管—支气管炎

一、病因

急性气管—支气管炎是由生物、物理、化学刺激或过敏等因素引起的急性气管—支气管黏膜炎症。多散发，无流行倾向，年老体弱者易感微生物。

1. 微生物。可由病毒、细菌直接感染。常见病毒为腺病毒、流感病毒（甲、乙）、冠状病毒、鼻病毒、单纯疱疹病毒、呼吸道合胞病毒和副流感病毒。常见细菌为流感嗜血杆菌、肺炎链球菌、卡他莫拉菌等，近年来衣原体和支原体感染有所增加。在病毒感染的基础上继发细菌感染亦较多见。

2. 物理、化学因素。冷空气、粉尘、刺激性气体或烟雾（如二氧化硫、二氧化氮、氨气、氯气等）的吸入，均可刺激气管—支气管黏膜引起急性损伤和炎症反应。

3. 过敏反应。常见的吸入致敏原包括花粉、有机粉尘、真菌孢子、动物毛皮排泄物等;或对细菌蛋白质过敏,钩虫、蛔虫的幼虫在肺内移行均可引起气管—支气管的急性炎症反应。

二、临床表现

起病较急,通常全身症状较轻,可有发热。初为干咳或少量黏液,随后痰量增多,咳嗽加剧,偶伴血痰。咳嗽、咳痰可延续2～3周,如迁延不愈,可演变成慢性支气管炎。伴支气管痉挛时,可出现程度不等的胸闷气促。

可无明显阳性表现。也可在两肺听到散在的干、湿性罗音,部位不固定,咳嗽后可减少或消失。

三、诊断

1.周围血中白细胞计数和分类无明显改变。细菌感染较重时,白细胞总数和中性粒细胞增高,痰培养可发现致病菌。X线胸片检查,大多数表现正常或仅有肺纹理增粗。

2.根据病史、咳嗽和咳痰等呼吸道症状以及两肺散在干、湿性罗音等体征,结合血象和X线胸片检查,可作出临床诊断。病毒和细菌检查有助于病因诊断。

四、治疗

1.休息、保暖、多饮水、补充足够的热量。

2.抗菌药物治疗。根据感染的病原体及药物敏感试验选择抗菌药物治疗。一般未能得到病原菌阳性结果前,可以选用大环内酯类、青霉素、头孢菌素类和喹诺酮类等药物。多数患者口服抗菌物药即可,症状较重者可用肌内注射或静脉滴注。

3.对症治疗。咳嗽无痰,可用右美沙芬、喷托维林(咳必清)或可待因。咳嗽有痰而不易咳出,可选用盐酸氨溴索、溴已新(必嗽平)等,也可雾化帮助祛痰。中成药止咳祛痰药也可选用。发生支气管痉挛,可用平喘药物如茶碱类、β_2受体激动剂等。发热可用解热镇痛药。

五、护理

增强体质,防止感冒。改善生活卫生环境,防止空气污染,净化环境。清除鼻、咽、喉等部位的病灶。

(薛安琪　纪国华　周鹏　匡晓丽)

第八章 肺部疾病

第一节 慢性阻塞性肺气肿

一、病因

肺气肿的病因及发病机理至今尚未完全阐明。一般认为是多种因素形成的。如感染、吸烟、空气污染、职业性粉尘和有害气体等。长期吸入过敏因素皆可引起阻塞性肺气肿。慢性支气管炎使支气管失去正常的支架作用,吸气时支气管舒张,气体尚能进入肺泡,但呼气时支气管过度缩小、陷闭,阻碍气体排出,肺泡内积聚多量气体,使肺泡明显膨胀和压力升高。持续肺泡过度膨胀,内压骤升可发生肺泡破裂。多个肺泡破裂融合成肺大泡使肺泡壁毛细血管受压,血液供应减少,肺组织营养障碍,炎症引起肺泡壁弹性减退,最后形成阻塞性肺气肿。

目前还认为肺气肿的发生还与遗传因素有关。正常人血清中 a1-抗胰蛋白酶的效价可随炎症加剧而相应增加,以保护肺组织不致受过多的蛋白分解酶破坏,缺乏 a1-抗胰蛋白酶的人,当肺部有炎症时,中性粒细胞和巨噬细胞的蛋白分解酶可损害肺组织而发生肺气肿。

二、临床表现

1. 症状

(1)咳嗽、咳痰:慢性支气管炎并发肺气肿时,咳嗽频繁,咳痰多,甚至长年不断。若伴感染时可为黏液脓性痰或脓痰。咳嗽剧烈时痰中可带血。

(2)呼吸困难:病情迁延时,在咳嗽咳痰的基础上出现了逐渐加重的呼吸困难。最初仅在劳动上楼或登山时有气促,随着病变发展,在平地活动时,甚至在静息时也感觉气短。当慢性支气管炎急性发作时,支气管分泌物增多,加重通气功能障碍,使胸闷气短加重,严重时可出现呼吸衰竭。

2. 体征。肺气肿早期体征不明显。随着病情的发展,桶状胸、前后径增大,肋间隙增宽,呼吸后期减弱,触诊语颤减弱或消失;叩诊呈过清音,心浊音界缩小,或不易叩出肺下界,肝浊音界下降;听诊心音遥远,呼吸音普遍减弱,呼气延长。感染时肺部可有湿性罗音,缺氧明显时出现紫绀。

3. 检查

(1)呼吸功能检查:呼吸功能测定对于诊断肺气肿有决定性的意义。残气量增加,占肺总量的百分比增大,超过 40%;最大通气量低于预计值的 80%;第一秒时间肺活量常低于 60%;肺内气体分布不均匀,肺泡氮浓度常高于 2.5%。

(2)X 线检查:胸部扩张,肋间隙增宽,肋骨平行,活动减弱,膈肌下降且变平;两肺野的透亮度增加,有时可见局限性透亮度增高,表现为局限性肺气肿或肺大泡;肺血管纹理外带纤细,稀疏和垂直,而内带的血管纹理可增粗和紊乱。心脏常呈垂直位,心影狭长。

(3)血液气体分析:如出现缺氧及二氧化碳潴留时,动脉血氧分压(PaO_2)降低,二氧化碳分压($PaCO_2$)升高,严重时可出现呼吸性酸中毒,pH 值降低。

三、诊断

根据慢性支气管炎的病史及肺气肿临床表现和 X 线表现,可作出临床诊断,呼吸功能等的测验可确定诊断。

四、治疗

(1)药物治疗。① 抗菌药物应用护理:应注意各种药物用法、用量、用药时间、速度、稀释方法,使药物在血液中始终保持足够的浓度。② 有严重肺功能不全,精神不安者,用镇静药要慎用,因能抑制呼吸,促使肺性脑病的发生,必要时可用少量镇静剂,如水合氯醛,但禁用吗啡、可待因等。

(2)对症治疗。① 排痰化痰。鼓励病人咳嗽,并帮助变换体位,轻拍背以利排痰,痰干结者给糜蛋白酶雾化吸入稀释痰液或给超声雾化和氧压雾化吸入药化痰。也可用药物口服祛痰。② 解痉平喘。有喘息症状给予氨茶碱类制剂平喘。

五、护理

1. 一般护理。室内保持空气新鲜流通,冬季有保暖设备,避免病人受凉感冒以免加重病情。注意卧床休息,心脏病有呼吸衰竭者更应卧床休息。给予营养丰富易消化吸收的普通饮食,病情重者给半流质饮食,有心衰和水肿者给予低盐饮食。避免吸入有害煤烟粉尘和有刺激性气体,有吸烟嗜好者劝其戒烟。明显缺氧患者给予吸氧,有二氧化碳潴留者采用鼻导管低流量持续给氧,浓度 25%～30%,流量 1.5～2 L/分。

2. 呼吸运动锻炼。肺气肿时膈肌下降,运动幅度减弱,肺组织弹性减退,使呼吸浅而频速,为了改善肺功能可做腹式呼吸锻炼。方法:取立位(体弱者可取坐位或仰卧位),一手放于腹部,一手放于胸前,吸气时尽力挺腹,胸部不动。呼气时腹部内陷,尽量将气呼出,吸与呼时间之比为 1∶2 或 1∶3。用鼻吸气,用口呼气,要求缓呼深吸,不可用力,每分钟呼吸速度保持在 7～8 次,可减少能量消耗。每日 2 次,每次 10～20 分钟,亦可用气功疗法,太极拳运动锻炼。

(王丽云　韩金美　杨春苗　匡秀红)

第二节 肺 炎

一、病因

引起肺炎的原因很多，如细菌(肺炎球菌、甲型溶血性链球菌、金黄色葡萄球菌、肺炎克雷白杆菌、流感嗜血杆菌、铜绿假单胞菌、埃希大肠杆菌、绿脓杆菌等)，病毒(冠状病毒、腺病毒、流感病毒、巨细胞病毒、单纯疱疹病毒等)，真菌(白色念珠菌、曲霉、放射菌等)，非典型病原体(如军团菌、支原体、衣原体、立克次体、弓形虫、原虫等)，理化因素(放射性、胃酸吸入、药物等)。按解剖部位可分为大叶性肺炎、小叶性肺炎、间质性肺炎。按病程分为急性肺炎、迁延性肺炎、慢性肺炎。

二、临床表现

本病起病急骤，常有淋雨、受凉、劳累等诱因，约 1/3 患者有上呼吸道感染史。自然病程 7～10 天。

1. 寒战、高热。典型症状为突然寒战、高热，体温高达 39℃～40℃，呈稽留热型，伴有头痛、全身肌肉酸软、纳差。使用抗生素后热型不典型，年老体弱者仅有低热或不发热。

2. 咳嗽、咳痰。早期为刺激性干咳，继而咯出白色黏液痰或带血丝痰，1～2 天后，可咯出黏液血性痰、铁锈色痰、脓性痰，消散期痰量增多，痰黄而稀薄。

3. 胸痛。常有剧烈胸痛，呈针刺样，随咳嗽或深呼吸而加重，可向肩或腹部放射。下叶肺炎可刺激膈胸膜引起腹痛，可被误诊为急腹症。

4. 呼吸困难。因肺实变致通气不足、气体交换障碍、动脉血氧饱和度降低而出现发绀、胸痛、呼吸困难。

三、诊断

根据患者有受凉病史，有发热、咳嗽、咳痰及肺实变的临床表现，痰培养、血常规、胸片的检查，做出诊断一般不难。

1. 血常规检查。包括血白细胞总数及分类。如果白细胞总数超过 10×10^9 个/L，中性白细胞百分比超过 70%，则提示为细菌引起的肺炎。老年或幼儿可能增高不明显。

2. 痰培养。痰液标本尽可能在应用抗生素前采集。直接涂片，光镜下观察细胞数量，每低倍视野鳞状上皮细胞＜10 个，白细胞＞25 个，或鳞状上皮细胞/白细胞＜1∶2.5，可作为“合格”标本接种培养。痰定量培养分离的致病菌或条件致病菌浓度＞10^7 cfu/mL，可认为是肺炎的致病菌；＜10^4 cfu/mL，则为污染菌；介于两者之间，应重复痰培养。连续二次分离到相同细菌，浓度＞10^5～10^6 cfu/mL，可认为是致病菌。

3. 血和胸腔积液培养。血和胸腔积液培养是肺炎病原学诊断的方法。血和痰培养分离到相同细菌，可确定为肺炎的病原菌。由于血或胸腔积液标本的采集均经过皮肤，故需排除操作过程中皮肤细菌的污染。明确病原学诊断有助于临床治疗，尤其对于医院获得性肺炎。

4. X线胸片检查。这是肺炎的重要检查方法，有助于肺炎的诊断。

5. CT、MRI检查。对于经X线胸片检查不能确诊的患者，可进行CT、MRI检查，以明确诊断。

四、治疗

患者除了卧床休息、大量饮水、吸氧、积极排痰外，肺炎治疗的最主要环节是抗感染。细菌性肺炎的治疗包括针对病原体治疗和经验性治疗。前者根据痰培养和药物敏感试验结果，选择体外试验敏感的抗菌药物；后者主要根据本地区肺炎病原体流行病学资料，选择可能覆盖病原体的抗菌药物。此外，还根据患者的年龄、基础疾病、疾病严重程度、是否有误吸等因素，选择抗菌药物和给药途径。

疑为肺炎即马上给予首剂抗菌药物。病情稳定后可将静脉途径改为口服治疗。肺炎抗菌药物疗程至少5天，多数患者要7～10天或更长疗程，体温正常48～72小时，无肺炎任何一项临床不稳定征象可停用抗菌药物。肺炎临床稳定标准为：① 体温≤37.8℃；② 心率≤100次/分；③ 呼吸频率≤24次/分；④ 血压：收缩压≥90 mmHg；⑤ 呼吸室内空气条件下动脉血氧饱和度≥90%或PaO_2≥60 mmHg；⑥ 能够经口进食；⑦ 精神状态正常。

治疗有效的临床表现为体温下降、症状改善、临床状态稳定、白细胞逐渐降低或恢复正常，而X线胸片病灶吸收较迟。如72小时后症状无改善，其原因可能有：① 药物未能覆盖致病菌，或细菌耐药。② 特殊病原体感染如结核分枝杆菌、真菌、病毒等。③ 出现并发症或存在影响疗效的宿主因素(如免疫抑制)。④ 非感染性疾病误诊为肺炎。⑤ 药物热。需仔细分析，做必要的检查，进行相应处理。

1. 青壮年和无基础疾病的社区获得性肺炎。选用青霉素类、第一代头孢菌素类等抗生素，因我国肺炎链球菌对大环内酯类抗菌药物耐药率高，故对该菌所致的肺炎不单独使用大环内酯类抗菌药物治疗，对耐药肺炎链球菌可使用对呼吸道感染有特效的氟喹诺酮类(莫西沙星、吉米沙星和左氧氟沙星)。

2. 老年人、有基础疾病或需要住院的社区获得性肺炎。选用氟哇诺酮类、第二/三代头孢菌素、β-内酰胺类/β-内酰胺酶抑制剂，或厄他培南，可联合大环内酯类。

3. 医院获得性肺炎。选用第二/三代头孢菌素、β-内酰胺类/β-内酰胺酶抑制剂、氟喹诺酮类或碳青霉烯类。

4. 重症肺炎。首选广谱的强力抗菌药物，足量、联合用药。初始经验性治疗不足或不合理，而后根据病原学结果调整抗菌药物，其病死率均高于初始治疗正确者。重症社区获得性肺炎选用β-内酰胺类联合大环内酯类或氟喹诺酮类；青霉素过敏者用氟喹诺酮类和氨曲南。医院获得性肺炎可用氟喹诺酮类或氨基糖苷类联合抗假单胞菌β-内酰胺类、广谱青霉素/β-内酰胺酶抑制剂、碳青霉烯类的任何一种，必要时可联合万古霉素、替考拉宁或利奈唑胺。

五、护理

1. 平时注意防寒保暖，遇有气候变化，随时更换衣着，预防发生外感。

2. 戒除吸烟，避免吸入粉尘和一切有毒或刺激性气体。

3. 加强体育锻炼，增强体质。

4. 进食或喂食时，注意力要集中，要求患者细嚼慢咽，避免边吃边说，避免食物呛吸入肺。

（常学兰　陈嵩淞　周慧　宋向宝）

第三节　慢性肺源性心脏病

一、病因

老年肺心病的病因可分为 4 类。

1. 慢性支气管、肺部疾病最常见。慢性阻塞性肺病（COPD）是我国肺心病最主要的病因。其他如支气管哮喘、重症肺结核、支气管扩张、尘肺、间质性肺疾病等，晚期也可继发慢性肺心病。

2. 严重的胸廓畸形如严重的脊椎后、侧凸，脊椎结核，胸廓成形术，严重的胸膜肥厚。

3. 肺血管病变如肺栓塞，特发性肺动脉高压等。

4. 其他神经肌肉疾病，如脊髓灰质炎、肌营养不良和肥胖伴肺通气不足，睡眠呼吸障碍等。

二、临床表现

本病为长期慢性经过，逐步出现肺、心功能衰竭以及其他器官损害的征象。按其功能的代偿期与失代偿期进行分述。

1. 肺、心功能代偿期（包括缓解期）。本期主要临床表现为慢性阻塞性肺气肿。表现为咳嗽、咳痰、喘息、活动后感心悸、气短、乏力和劳动耐力下降。体检有明显肺气肿体征，由于胸膜腔内压升高，阻碍腔静脉回流，可见颈静脉充盈，桶状胸，呼吸运动减弱，语音震颤减弱，呼吸音减低，呼气延长，肺底听到哮鸣音及湿罗音，心浊音界缩小，心音遥远，肝浊音界下降，肝大伴压痛，肝颈静脉反流阳性，水肿和腹腔积液等，常见下肢水肿，午后明显，次晨消失。肺动脉瓣区可有第二心音亢进，提示肺动脉高压。三尖瓣区出现收缩期杂音或剑突下示心脏搏动，提示有右心室肥大。膈下降，使肝上界及下缘明显地下移，应与右心衰竭的肝淤血征相鉴别。

2. 肺、心功能失代偿期（包括急性加重期）。本期临床主要表现以呼吸衰竭为主，或有心力衰竭。

(1)呼吸衰竭。常见诱因为急性呼吸道感染,多为通气障碍型呼吸衰竭(Ⅱ型呼吸衰竭),低氧血症与高碳酸血症同时存在。低氧血症表现为胸闷、心慌、气短、头痛、乏力及腹胀等。当动脉血氧饱和度低于90%时,出现明显发绀。缺氧严重者出现躁动不安、昏迷或抽搐,此时忌用镇静或催眠药,以免加重二氧化碳潴留,发生肺性脑病。高碳酸血症表现为皮肤温湿多汗、浅表静脉扩张、洪脉、球结膜充血水肿、瞳孔缩小,甚至眼球突出、两手扑翼样震颤、头昏、头痛、嗜睡及昏迷。这是因二氧化碳潴留引起血管扩张、毛细血管通透性增加的结果。当严重呼吸衰竭伴有精神神经障碍,排除其他原因引起者称为肺性脑病。

(2)心力衰竭。肺心病在功能代偿期只有肺动脉高压及右室肥厚等征象,而无心力衰竭表现。失代偿期出现右心衰竭、心慌、气短、颈静脉怒张、肝大、下肢水肿,甚至全身水肿及腹腔积液,少数患者还可伴有左心衰竭,也可出现心律失常。

三、诊断

根据病史、临床表现、有关检查证实有肺动脉高压或右心室肥厚增大,失代偿以呼吸衰竭和右心衰竭为主,可作出临床诊断。

1. 动脉血气分析。肺心病肺功能代偿期可出现低氧血症或合并高碳酸血症。当 PaO_2<8 kPa(60 mmHg)、$PaCO_2$>6.66 kPa(50 mmHg),多见于慢性阻塞性肺病所致肺心病。

2. 血液检查。缺氧的肺心病病人,红细胞及血红蛋白可升高,血细胞比容高达50%以上。合并感染时,白细胞总数增高,中性粒细胞增加,出现核左移现象。血清学检查可有肾功能或肝功能改变,也可出现高钾、低钠、低氯、低钙、低镁等改变。

3. 其他。肺功能检查对早期或缓解期肺心病有意义。痰细菌学检查对急性加重期肺心病可以指导抗菌药物的选用。

4. X线检查。除肺、胸基础疾病及急性肺部感染的特征外,尚可有肺动脉高压症:

① 右下肺动脉干扩张,其横径≥15 mm;其横径与气管横径之比值≥1.07。② 肺动脉段突出或其高度≥3 mm。③ 中心肺动脉扩张和外周分支纤细,两者形成鲜明对比。④ 圆锥部显著凸出(右前斜位45°)或“锥高”≥7 mm。⑤ 右心室肥大征。以上5项标准,具有1项即可诊断肺心病。

5. 心电图检查。为右心房、室肥大的改变,如电轴右偏,额面平均电轴≥90°,重度顺钟向转位(V5:R/S≤1),$R_{v1}+S_{v5}$≥1.05 mV,aVR呈QR型及肺型P波。也可见右束支传导阻滞及低电压图形,可作为诊断肺心病的参考条件。在V1,V2甚至延至V3,出现酷似陈旧性心肌梗死图形的QS波。

6. 心电向量图检查。表现为右心房、右心室肥大的图形。随右心室肥大的程度加重,QRS方位由正常的左下前或后逐渐演变为向右、再向下、最后转向右前,但终末部仍在右后。QRS环自逆钟向运行或“8”字形发展至重度时之顺钟向运行。P环多狭窄,左侧与前额面P环振幅增大,最大向量向前下、左或右。右心房肥大越明显,则P环向量越向右。

7. 超声心动图检查。测定右心室流出道内径(≥30 mm),右心室内径(≥20 mm),右心室前壁的厚度(≥5 mm),左、右心室内径的比值(2.0),右肺动脉内径或肺动脉干及右心房肥大等指标,以诊断肺心病。

四、治疗

除治疗肺胸基础疾病,改善肺心功能外,还须维护各系统器官的功能,采取措施予以救治。控制感染,通畅呼吸道,改善呼吸功能,纠正缺氧和二氧化碳潴留,纠正呼吸和心力衰竭。

1. 积极控制肺部感染。肺部感染是肺心病急性加重常见的原因,控制肺部感染才能使病情好转。在应用抗生素之前做痰培养及药物敏感实验,找到感染病原菌作为选用抗生素的依据。在结果出来前,根据感染环境及痰涂片革兰染色选用抗菌药物。院外感染以革兰阳性菌占多数,院内感染则以革兰阴性菌为主。或选用二者兼顾的抗菌药物。选用广谱抗菌药时必须注意可能继发的真菌感染。培养结果出来后,根据病原微生物的种类,选用针对性强的抗生素。以10～14天为一疗程,但主要是根据患者情况而定。

2. 通畅呼吸道。为改善通气功能,应清除口咽部分泌物,防止胃内容物反流至气管,经常变换体位,鼓励用力咳嗽以利排痰。久病体弱、无力咳痰者,咳嗽时用手轻拍患者背部协助排痰。如通气严重不足、神志不清、咳嗽反射迟钝且痰多、黏稠、阻塞呼吸道者,应建立人工气道,定期吸痰。湿化气道及痰液,可用黏液溶解剂和祛痰剂。同时应用扩张支气管改善通气的药物。

(1)支气管舒张药:① 选择性 β_2 受体兴奋药;② 茶碱类药物。

(2)消除气道非特异性炎症:常用泼尼松,吸入药物有倍氯米松(必可酮)。皮质激素类药物的剂量因人而异,不宜过大,以免引起不良的后果。

3. 纠正缺氧和二氧化碳潴留

(1)氧疗。缺氧不伴二氧化碳潴留(Ⅰ型呼衰)的氧疗应给予高流量吸氧(35%),使 PaO_2 提高到8 kPa(60 mmHg)或 SaO_2 达90%以上。吸高浓度氧时间不宜过长,以免发生氧中毒。缺氧伴二氧化碳潴留(Ⅱ型呼衰)的氧疗应予以低流量持续吸氧。氧疗可采用双腔鼻管、鼻导管或面罩进行吸氧,以1～2 L/min的氧流量吸入。

(2)呼吸兴奋药。呼吸兴奋药包括尼可刹米(可拉明)、洛贝林、多沙普仑、都可喜等。嗜睡的患者可先静脉缓慢推注。密切观察患者的睫毛反应、意识状态、呼吸频率、动脉血气的变化,以便调节剂量。

(3)机械通气。严重呼衰患者,应及早进行机械通气。

4. 纠正酸碱失衡和电解质紊乱。肺心病急性加重期容易出现酸碱失衡和电解质紊乱,常见呼吸性酸中毒、呼吸性酸中毒合并代谢性酸中毒或代谢性碱中毒。呼吸性酸中毒的治疗,在于改善通气,呼吸性酸中毒合并代谢性酸中毒时,pH明显降低,当pH≤7.2时,治疗上除注意改善通气外,还应根据情况静滴碳酸氢钠溶液,边治疗边观察,呼吸性酸中毒合并代谢性碱中毒时,大多与低血钾、低血氯有关,应注意补充氯化钾。危重患者可能出现三重性酸碱失衡。电解质紊乱应连续监测，针对性治疗。除对钾、钠、氯、钙及镁等电解质监测外，还重视低磷血症问题。

5.降低肺动脉压。氧疗是治疗肺动脉高压的措施之一。肺动脉高压靶向药物治疗应根据肺动脉高压类型而定。

6.控制心力衰竭。肺心病心力衰竭的治疗与其他心脏病心力衰竭的治疗有其不同之处，因为肺心病患者通常在积极控制感染、改善呼吸功能后心力衰竭便能得到改善。但对治疗后无效或较重患者，可适当选用利尿、正性肌力药。

(1)利尿药。消除水肿，减少血容量和减轻右心负荷。应用原则是少量顿服法应用。

(2)正性肌力药。用药前纠正缺氧，防治低钾血症，以免发生洋地黄药物毒性反应。应用指证是:① 感染得到控制，低氧血症已纠正，使用利尿药不能得到良好的疗效而反复水肿的心力衰竭者;② 无明显感染的以右心衰竭为主要表现者;③ 出现急性左心衰竭者;④ 合并室上性快速性心律失常，如室上性心动过速、心房颤动伴快速心室率者。

7.脑水肿

肺心病因严重低氧血症和高碳酸血症常合并肺性脑病，临床上出现神经精神症状和颅内高压、脑水肿等表现。应尽快降低颅内压，减轻脑水肿，并控制其神经精神症状。① 脱水药。选用20%甘露醇快速静脉滴注，1～2 次/天。用药期密切注意血电解质改变。② 皮质激素。必须与有效抗生素及保护胃黏膜药物，如枸橼酸铋钾(得乐)、复方铝酸铋(胃必治)等配合使用，以免发生呼吸道感染恶化和诱发上消化道出血。大多采用地塞米松、氨茶碱及尼可刹米加于5%葡萄糖液中静脉滴注，视病情轻重，每天给予 1～3剂，待肺性脑病症状缓解，脑水肿减轻后，可减量而至停用。

五、护理

严密观察病情变化，宜加强心肺功能的监护。翻身、拍背排除呼吸道分泌物是改善通气功能一项有效措施。

(于春华　刘秀花　杨春苗　匡秀红)

第四节　肺脓肿

一、病因

病原体常为上呼吸道、口腔的定植菌，包括需氧、厌氧和兼性厌氧菌。90%肺脓肿患者合并有厌氧菌感染，毒力较强的厌氧菌在部分患者可单独致病。常见的其他病原体包括金黄色葡萄球菌、化脓性链球菌、肺炎克雷伯菌和铜绿假单胞菌。大肠埃希菌和流感嗜血杆菌也可引起坏死性肺炎。

二、临床表现

1. 症状。起病急骤，畏寒、高热，体温达 39℃～40℃，伴有咳嗽、咳黏液痰或黏液脓性痰。炎症累及壁层胸膜可引起胸痛，且与呼吸有关。病变范围大时可出现气促。此外还有精神不振、全身乏力、食欲减退等全身中毒症状。如感染没能及时控制，患者咳大量脓臭痰，部分患者有不同程度的咯血。血源性肺脓肿多先有原发病灶引起的畏寒、高热等感染中毒症的表现。经数日或数周后才出现咳嗽、咳痰，痰量不多，极少咯血。慢性肺脓肿患者常有不规则发热、咳嗽、咳脓臭痰、消瘦、贫血等症状。急性吸入性肺脓肿起病急骤，患者畏寒、发热，体温可高达 39℃～40℃。伴咳嗽、咳黏液痰或黏液脓痰。炎症波及局部胸膜可引起胸痛。病变范围较大，可出现气急。此外，还有精神不振、乏力、胃纳差。10～14 天后，咳嗽加剧，脓肿破溃于支气管，咳出大量脓臭痰，每日可达 300～500 mL，体温旋即下降。由于病原菌多为厌氧菌，故痰带腥臭味。有时痰中带血或中等量咯血。

2. 体征。肺部体征与肺脓肿的大小和部位有关。早期常无异常体征，脓肿形成后病变部位扣诊浊音，呼吸音减低，数天后可闻及支气管呼吸音、湿罗音；随着肺脓肿增大，可出现空瓮音；病变累及胸膜可闻及胸膜摩擦音或呈现胸腔积液体征。慢性肺脓肿常有杵状指(趾)。血源性肺脓肿肺部多无阳性体征。病变较小或位于肺脏的深部，可无异常体征。病变较大，脓肿周围有大量炎症，叩诊呈浊音或实音，听诊呼吸音减低，有时可闻湿罗音。慢性肺脓肿患者患侧胸廓略塌陷，叩诊浊音，呼吸音减低。

三、诊断

1. 血常规。急性肺脓肿血白细胞总数可达(20～30)×10^9/L，中性粒细胞在 90%以上。核明显左移，常有中毒颗粒。慢性患者的血白细胞可稍升高或正常，红细胞和血红蛋白减少。

2. 痰细菌学检查。痰涂片革兰染色，痰、胸腔积液和血培养以及抗菌药物敏感试验，有助于确定病原体和选择有效的抗菌药物。尤其是胸腔积液和血培养阳性时对病原体的诊断价值更大。

3. 胸部 X 线检查。早期炎症表现为大片浓密模糊浸润阴影，边缘不清，或为团片状浓密阴影，分布在一个或数个肺段。肺脓肿形成后，大量脓痰经支气管排出，胸片上可见带有含气液平面的圆形空洞，内壁光滑或略有不规则。慢性肺脓肿，空洞壁厚，脓腔不规则，大小不一，可呈蜂窝状，周围有纤维组织增生及邻近胸膜增厚。

4. 胸部 CT 检查：可清楚显示胸片所见，能更准确定位并有助于作体位引流和外科手术治疗。CT 可用于区别肺脓肿和有气液平的局限性脓胸、发现体积较小的脓肿和葡萄球菌肺炎引起的肺气囊腔。对于临床上不易明确诊断的患者应进一步做此项检查。

5. 支气管碘油造影：用于慢性肺脓肿可疑并发支气管扩张的病人。在老年患者中，常有心肺功能不全，故此项检查应慎重。

6. 纤维支气管镜检查：有助于明确病因和病原学诊断，并可用于治疗。若有气道内异物，可取出异物使气道引流通畅。若疑为肿瘤阻塞，则可取病理标本。还可经纤维支气管镜插入导管，尽量接近或进入脓腔，吸引脓液、冲洗支气管及注入抗生素，以提高疗效与缩短病程。

四、治疗

1. 抗菌药物治疗。吸入性肺脓肿多为厌氧菌感染，一般均对青霉素敏感，仅脆弱拟杆菌对青霉素不敏感，但对林可霉素、克林霉素和甲硝唑敏感。可根据病情严重程度决定青霉素剂量，轻度者 120 万～240 万 U/d，病情严重者可用 1 000 万 U/d 分次静脉滴注，以提高坏死组织中的药物浓度。体温一般在治疗 3～10 天内降至正常，然后可改为肌注。如青霉素疗效不佳，可用林可霉素 1. 8～3. 0 g/d 分次静脉滴注，或克林霉素 0. 6～1. 8 g/d，或甲硝唑 0. 4 g，每日 3 次口服或静脉滴注。

血源性肺脓肿多为葡萄球菌和链球菌感染，可选用耐 β-内酰胺酶的青霉素或头孢菌素。如为耐甲氧西林的葡萄球菌，应选用万古霉素、替考拉宁或利奈唑胺。

抗菌药物疗程 8～12 周，直至 X 线胸片脓腔和炎症消失，或仅有少量的残留纤维化。

2. 脓液引流。提高疗效的有效措施。痰液稠不易咳出者可用祛痰药或雾化吸入生理盐水、祛痰药或支气管舒张剂以利痰液引流。身体状况较好者可采取体位引流排痰，引流的体位应使脓肿处于最高位，每日 2～3 次，每次 1～15 分钟。经纤维支气管镜冲洗及吸引也是引流的有效方法。

3. 手术治疗。适应证为：① 肺脓肿病程超过 3 个月，经内科治疗脓腔不缩小，或脓腔过大(5 cm 以上)估计不易闭合者。② 大咯血经内科治疗无效或危及生命。③ 伴有支气管胸膜瘘或脓胸经抽吸、引流和冲洗疗效不佳者。④ 支气管阻塞限制了气道引流，如肺癌。对病情重不能耐受手术者，可经胸壁插入导管到脓腔进行引流。术前应评价患者一般情况和肺功能。

五、护理

1. 密切观察病人咳嗽、咳痰、胸痛的性质，痰液的颜色、性质、气味、量，静置后是否分层、是否咯血。

2. 保持室内空气新鲜，每日通风 2 次，每次 15～30 min，同时注意保暖。保持病室清洁，维持室温在 18℃～22℃，湿度在 50%～70%。

3. 根据病变部位，指导病人采取不同的体位引流，每日 2～3 次，每 15～30 min，餐前 1 h 进行。对年老体弱者慎用。

4. 给病人讲解排痰的意义，指导病人进行有效的排痰，具体方法是让病人尽量取坐位或半坐位，先进行几次深呼吸，然后再深吸气后保持张口，用力进行 2 次短促的咳嗽，将深部痰咳出。

(袁彩玲　顾文琴　常学兰　陈嵩淞)

第五节 支气管扩张

一、病因

1. 感染。感染是引起支气管扩张的最常见原因。肺结核、百日咳、腺病毒肺炎可继发支气管扩张。曲霉菌和支原体以及可以引起慢性坏死性支气管肺炎的病原体也可继发支气管扩张。

2. 先天性和遗传性疾病。引起支气管扩张最常见的遗传性疾病是囊性纤维化。另外，可能是由于结缔组织发育较弱，马方综合征也可引起支气管扩张。

3. 纤毛异常。纤毛结构和功能异常是支气管扩张的重要原因。Kartagener 综合征表现为三联征，即内脏转位、鼻窦炎和支气管扩张。本病伴有异常的纤毛功能。

4. 免疫缺陷。一种或多种免疫球蛋白的缺陷可引起支气管扩张，一个或多个 IgG 亚类缺乏通常伴有反复呼吸道感染，可造成支气管扩张。IgA 缺陷不常伴有支气管扩张，但它可与 IgG2 亚类缺陷共存，引起肺部反复化脓感染和支气管扩张。

5. 异物吸入。异物在气道内长期存在可导致慢性阻塞和炎症，继发支气管扩张。

二、临床表现

支气管扩张病程多呈慢性经过，可发生于任何年龄。幼年患有麻疹、百日咳或流感后肺炎病史，或有肺结核、支气管内膜结核、肺纤维化等病史。典型症状为慢性咳嗽、咳大量脓痰和反复咯血。咳痰在晨起、傍晚和就寝时最多，每天可达 100～400 mL。咳痰通畅时患者自感轻松；痰液引流不畅，则感胸闷、全身症状亦明显加重。痰液多呈黄绿色脓样，合并厌氧菌感染时可臭味，收集全日痰静置于玻璃瓶中，数小时后可分为 3 层：上层为泡沫，中层为黄绿色混浊脓液，下层为坏死组织沉淀物。90%患者常有咯血，程度不等。有些病人咯血可能是其首发和唯一的主诉，临床上称为“干性支气管扩张”，常见于结核性支气管扩张，病变多在上叶支气管。若反复继发感染，病人时有发热、盗汗、乏力、食欲减退、消瘦等。当支气管扩张并发代偿性或阻塞性肺气肿时，患者可有呼吸困难、气急或发绀，晚期可出现肺心病及心肺功能衰竭的表现。

三、诊断

1. 幼年有诱发支气管扩张的呼吸道感染史，如麻疹、百日咳或流感后肺炎病史，或肺结核病史等。

2. 出现长期慢性咳嗽、咳脓痰或反复咯血症状。

3. 体检肺部听诊有固定性、持久不变的湿罗音，杵状指(趾)。

4. X 线检查示肺纹理增多、增粗，排列紊乱，其中可见到卷发状阴影，并发感染出现小液平，CT 典型表现为“轨道征”或“戒指证”或“葡萄征”。确诊有赖于胸部 HRCT。怀疑先天因素应作相关检查，如血清 Ig 浓度测定、血清 γ-球蛋白测定、胰腺功能检查、鼻或支气管黏膜活检等。

四、治疗

1. 清除过多的分泌物。依病变区域不同进行体位引流，并配合雾化吸入。有条件的医院可通过纤维支气管镜行局部灌洗。

2. 抗感染。支气管扩张患者感染的病原菌多为革兰阴性杆菌，常见流感嗜血杆菌、肺炎克雷伯杆菌、铜绿假单胞菌等，可针对这些病原菌选用抗生素，应尽量做痰液细菌培养和药敏实验，以指导治疗。伴有基础疾病（如纤毛不动症）者，可根据病情，长期使用抗生素治疗。

3. 提高免疫力。低丙球蛋白血症、IgG 亚类缺乏者，可用丙种球蛋白治疗。

4. 手术治疗。病变部位肺不张长期不愈；病变部位不超过一叶或一侧者；反复感染药物治疗不易控制者，可考虑手术治疗。

五、护理

1. 一旦发病应卧床休息，大量咯血者应绝对卧床。

2. 居室内保持一定的温、湿度，亲属及他人不在其卧室内吸烟，定时通风，以保持居住环境的空气新鲜。

3. 让病人多进含铁饮食，以利于纠正贫血；服用维生素 A、C、E 等，提高支气管黏膜的抗病能力。

4. 选用适当的抗生素控制感染，及时给予雾化吸入，利于排痰和控制炎症。

5. 严密观察痰液的性状、色泽、气味和量，并详细记录，供复诊时医生参考。

6. 正确使用体位引流，使痰液借重力顺体位引流由支气管咳出。体位引流每日 2～3 次，每次 15～20 分钟。

（韩金美　杨春苗　王婕　魏永军　周庆福）

第六节　支气管哮喘

一、病因

哮喘发病的危险因素包括宿主因素（遗传因素）和环境因素两个方面。遗传因素在很多患者身上都可以体现出来，比如绝大多数患者的亲人（有血缘关系、近三代人）当中，都可以追溯到有哮喘（反复咳嗽、喘息）或其他过敏性疾病（过敏性鼻炎、特应性皮炎）病史。大多数哮喘患者属于过敏体质，本身可能伴有过敏性鼻炎和/特应性皮炎，或者对常见的经空气传播的变应原（螨虫、花粉、宠物、霉菌等），某些食物（坚果、牛奶、花生、海鲜类等)，药物过敏等。

二、临床表现

哮喘患者的常见症状是发作性的喘息、气急、胸闷或咳嗽等症状，少数患者还可能以胸痛为主要表现，这些症状经常在患者接触烟雾、香水、油漆、灰尘、宠物、花粉等刺激性气体或变应原之后发作，夜间和(或)清晨症状也容易发生或加剧。很多患者在哮喘发作时自己可闻及喘鸣音。症状通常是发作性的，多数患者可自行缓解或经治疗缓解。

三、诊断

1. 反复发作喘息、气急、胸闷或咳嗽，多与接触变应原、冷空气、物理、化学性刺激以及病毒性上呼吸道感染、运动等有关。

2. 发作时在双肺可闻及散在或弥漫性、以呼气相为主的哮鸣音，呼气相延长。

3. 上述症状和体征可经治疗缓解或自行缓解。

4. 除外其他疾病所引起的喘息、气急、胸闷和咳嗽。

5. 临床表现不典型者(如无明显喘息或体征)，应至少具备以下 1 项肺功能试验阳性：① 支气管激发试验或运动激发试验阳性；② 支气管舒张试验阳性 FEV1 增加≥12%，且 FEV1 增加绝对值≥200 mL；③ 呼气流量峰值(PEF)日内(或 2 周)变异率≥20%。

符合 1～4 条或 4、5 条者，可以诊断为哮喘。

四、治疗

治疗哮喘的药物可以分为控制药物和缓解药物。

控制药物：是指需要长期每天使用的药物。这些药物主要通过抗炎作用使哮喘维持临床控制，其中包括吸入糖皮质激素(简称激素)、全身用激素、白三烯调节剂、长效 β_2-受体激动剂(长效 β_2-受体激动剂，须与吸入激素联合应用)、缓释茶碱、抗 IgE 抗体及其他有助于减少全身激素剂量的药物等。

缓解药物：是指按需使用的药物。这些药物通过迅速解除支气管痉挛从而缓解哮喘症状，其中包括速效吸入 β_2-受体激动剂、全身用激素、吸入性抗胆碱能药物、短效茶碱及短效口服 β_2-受体激动剂等。

1. 激素。激素是最有效的控制气道炎症的药物。给药途径包括吸入、口服和静脉应用等，吸入为首选途径。

(1)吸入给药。吸入激素的局部抗炎作用强；通过吸气过程给药，药物直接作用于呼吸道，所需剂量较小。通过消化道和呼吸道进入血液药物的大部分被肝脏灭活，因此全身性不良反应较少。

吸入激素在口咽部局部的不良反应包括声音嘶哑、咽部不适和念珠菌感染。吸药后及时用清水含漱口咽部，选用干粉吸入剂或加用储雾器可减少上述不良反应。目前有证据表明成人哮喘患者每天吸入低至中剂量激素，不会出现明显的全身不良反应。长期高剂量吸入激素后可能出现的全身不良反应包括皮肤瘀斑、肾上腺功能抑制和骨密度降低等。

临床上常用的吸入激素包括二丙酸倍氯米松、布地奈德、丙酸氟替卡松等。

(2)溶液给药。布地奈德溶液经以压缩空气为动力的射流装置雾化吸入,对患者吸气配合的要求不高,起效较快,适用于轻中度哮喘急性发作时的治疗。

(3)口服给药。适用于中度哮喘发作、慢性持续哮喘吸入大剂量吸入激素联合治疗无效的患者和作为静脉应用激素治疗后的序贯治疗。一般使用半衰期较短的激素(如泼尼松、泼尼松龙或甲泼尼龙等)。对于激素依赖型哮喘,可采用每天或隔天清晨顿服给药的方式,以减少外源性激素对下丘脑—垂体—肾上腺轴的抑制作用。泼尼松的维持剂量最好每天≤10 mg。

长期口服激素可以引起骨质疏松症、高血压、糖尿病、下丘脑—垂体—肾上腺轴的抑制、肥胖症、白内障、青光眼、皮肤菲薄导致皮纹和瘀瘢、肌无力。对于伴有结核病、寄生虫感染、骨质疏松、青光眼、糖尿病、严重忧郁或消化性溃疡的哮喘患者,全身给予激素治疗时应慎重并应密切随访。长期甚至短期全身使用激素的哮喘患者可感染致命的疱疹病毒应引起重视,尽量避免这些患者暴露于疱疹病毒是必要的。

尽管全身使用激素不是一种经常使用的缓解哮喘症状的方法,但是对于严重的急性哮喘是需要的,因为它可以预防哮喘的恶化、减少因哮喘而急诊或住院的机会、预防早期复发、降低病死率。推荐剂量:泼尼松龙 30～50 mg/d,5～10 日。具体使用要根据病情的严重程度,当症状缓解或其肺功能已经达到个人最佳值,可以考虑停药或减量。

(4)静脉给药。严重急性哮喘发作时,应经静脉及时给予琥珀酸氢化可的松(400～1 000 mg/d)或甲泼尼龙(80～160 mg/d)。无激素依赖倾向者,可在短期(3～5 日)内停药;有激素依赖倾向者应延长给药时间,控制哮喘症状后改为口服给药,并逐步减少激素用量。

2. β_2-受体激动剂

可通过舒张气道平滑肌、降低微血管的通透性、增加气道上皮纤毛的摆动等,缓解哮喘症状。

(1)短效 β_2-受体激动剂:常用的药物如沙丁胺醇和特布他林等。

吸入给药:通常在数分钟内起效,疗效可维持数小时,是缓解轻至中度急性哮喘症状的首选药物,也可用于运动性哮喘。沙丁胺醇:哮喘发作时每次吸入 100～200 μg,或特布他林 250～500 μg,必要时每 20 分钟重复 1 次。这类药物应按需间歇使用,不宜长期、单一使用,也不宜过量应用,否则可引起骨骼肌震颤、低血钾、心律紊乱等不良反应。使用量过多说明疾病急性发作,或日常控制治疗方案强度不够,需要加强。压力型定量手控气雾剂和干粉吸入装置吸入短效 β_2-受体激动剂不适用于重度哮喘发作,其溶液(如沙丁胺醇、特布他林)经雾化泵吸入适用于轻至重度哮喘发作。

口服给药:若没有吸入剂型的短效 β_2-受体激动剂,可短期内使用口服剂型替代,如沙丁胺醇、特布他林、丙卡特罗片等,通常在服药后 15～30 分钟起效,疗效维持 4～6 h。如沙丁胺醇 2～4 mg,特布他林 1.25～2.5 mg,每天 3 次;丙卡特罗 25～50 μg,每天 2

次。使用虽较方便，但心悸、骨骼肌震颤等不良反应比吸入给药时明显。缓释剂型和控释剂型的平喘作用维持时间可达 8～12 h，特布他林的前体药班布特罗的作用可维持 24 h，可减少用药次数，适用于夜间哮喘患者的预防和治疗。

(2)长效 β_2-受体激动剂：不推荐长期单独使用长效 β_2-受体激动剂。这类药物舒张支气管平滑肌的作用可维持 12 h 以上。沙美特罗：经气雾剂或碟剂装置给药，给药后 30 分钟起效，平喘作用维持 12 h 以上。推荐剂量 50 μg，每天 2 次吸入。福莫特罗：经吸入装置给药，给药后 3～5 分钟起效，平喘作用维持 8～12 h 以上。平喘作用具有一定的剂量依赖性，推荐剂量 4.5～9 μg，每天 2 次吸入。吸入长效 β_2-受体激动剂适用于哮喘(尤其是夜间哮喘和运动诱发哮喘)的预防和治疗。福莫特罗因起效迅速，可按需用于哮喘急性发作时的治疗。

吸入激素和长效 β_2-受体激动剂治疗哮喘。这两者具有协同的抗炎和平喘作用，可获得相当于(或优于)应用加倍剂量吸入激素时的疗效，并可增加患者的依从性、减少较大剂量吸入激素引起的不良反应，尤其适合于中至重度持续哮喘患者的长期治疗。

3. 白三烯受体拮抗剂。本品可减轻哮喘症状、改善肺功能、减少哮喘的恶化。轻症哮喘患者可单独使用该类药物，但其作用不如吸入激素，中重度哮喘患者可将此类药物作为联合治疗中的一种药物。本品可减少中至重度哮喘患者每天吸入激素的剂量，并可提高吸入激素治疗的临床疗效，联用本品与吸入激素的疗效比联用吸入长效 β_2-受体激动剂与吸入激素的疗效稍差。

本品服用方便。尤适用于阿司匹林哮喘、运动性哮喘和伴有过敏性鼻炎哮喘患者的治疗。本品使用较为安全。

孟鲁司特钠：10 mg，每天 1 次；扎鲁司特：20 mg，每天 2 次；异丁司特 10 mg，每天 2 次。

4. 茶碱。具有舒张支气管平滑肌作用，并具有强心、利尿、扩张冠状动脉、兴奋呼吸中枢和呼吸肌等作用。低浓度茶碱具有抗炎和免疫调节作用。

口服给药：包括氨茶碱和控(缓)释型茶碱。用于轻至中度哮喘发作和维持治疗。一般剂量为每天 6～10 mg/kg。口服控(缓)释型茶碱后昼夜血药浓度平稳，平喘作用可维持 12～24 h，尤适用于夜间哮喘症状的控制。联合应用茶碱、激素和抗胆碱药物具有协同作用。但本品与 β_2-受体激动剂联合应用时，易出现心率增快和心律失常，应慎用并适当减少剂量。药物血清内浓度过高，易引起药物中毒。

静脉给药：作为症状缓解药，在治疗重症哮喘时静脉使用茶碱在舒张支气管，与足量使用的快速 β_2-受体激动剂对比，没有任何优势。使用方法：氨茶碱加入葡萄糖溶液中，缓慢静脉注射(注射速度不宜超过 0.25 mg/(kg·min))或静脉滴注。负荷剂量为 4～6 mg/kg，维持剂量为 0.6～0.8 mg/(kg·h)。多索茶碱的作用与氨茶碱相同，但不良反应较轻。

5. 抗胆碱药物。吸入抗胆碱药物如溴化异丙托品、溴化氧托品和噻托溴铵等，其舒张支气管的作用比 β_2-受体激动剂弱，起效也较慢，但长期应用不易产生耐药，对老年人的疗效不低于年轻人。本品与 β_2-受体激动剂联合应用具有协同、互补作用。

溴化异丙托品气雾剂:常用剂量为 20～40 μg,每天 3～4 次;经雾化泵吸入溴化异丙托品溶液的常用剂量为 50～125 μg,每天 3～4 次。

本品对有吸烟史的老年哮喘患者较为适宜,但对妊娠早期妇女和患有青光眼或前列腺肥大的患者应慎用。

6. 抗 IgE 治疗。抗 IgE 单克隆抗体可应用于血清 IgE 水平增高的哮喘患者。目前它主要用于经过吸入糖皮质激素和长效 β_2-受体激动剂联合治疗后症状仍未控制的严重哮喘患者。目前在 11～50 岁的哮喘患者的治疗研究中尚没有发现抗 IgE 治疗有明显不良反应,但因该药临床使用的时间尚短,其远期疗效与安全性有待进一步观察。

7. 变应原特异性免疫疗法(SIT)。通过皮下或舌下含服给予常见吸入变应原提取液(如尘螨、猫毛、豚草等),可减轻哮喘症状和降低气道高反应性,适用于变应原明确但难以避免的哮喘患者。有证据显示,该治疗方法可减少常用哮喘药物(包括激素类药物)的剂量,改善哮喘症状,降低气道高反应性,

五、护理

1. 保持室内空气新鲜,无煤气、烟雾、油漆等刺激气味,严禁吸烟。应多开窗通风换气,室温要适宜,注意防寒保暖。

2. 哮喘发作时应卧床,取半卧位。不宜使用内装羽毛或陈旧棉絮的枕头,以免诱发或加重哮喘。若有条件,可适当吸氧。

3. 饮食宜清淡,忌辛辣、生冷、腥发食物,应戒酒,避免过咸、过酸及过饱。

4. 发作有定时者,应于发病前 2 小时服药,如氨茶碱;痰多不易咳出可用平喘的气雾剂喷入咽喉部,但不宜频繁使用,以免成瘾或中毒。若有面色苍白、大汗淋漓、明显紫绀、呼吸困难、四肢厥冷等重症哮喘,应尽快送医院治疗。

5. 平时适当参加体育活动,提高机体抵抗力。避免接触可能的过敏源及其他致病因子。临床发现本病的治疗从夏季着手净利要比较明显,即“冬病夏治”。

(王丽云　杨春苗　逄晓燕　张芹　袁彩玲)

第七节　肺结核

一、病因

结核菌属于放线菌目,分枝杆菌科的分枝杆菌属,为有致病力的耐酸菌。主要分为人、牛、鸟、鼠等型。对人有致病性者主要是人型菌,牛型菌少有感染。结核菌对药物的耐药性,可由菌群中先天耐药菌发展而形成,也可由于在人体中单独使用一种抗结核药而较快产生对该药的耐药性,即获得耐药菌。耐药菌可造成治疗上的困难,影响疗效。

二、临床表现

肺结核临床表现可因病型、病期、病变范围和患者反应性不同而异。一般说来常见的症状包括：咳嗽、咳痰、发热（多为午后低热）、咯血（自少量至大咯血）、胸痛、乏力、食欲不振、盗汗，病程长的可有消瘦，病变广泛而严重的可有呼吸困难，女性患者可有月经不调。肺部体征可因病型、病变性质、范围及有无合并症而异。原发综合征多无明显体征；急性粟粒型肺结核早期胸部无异常发现或仅有少量干罗音，后期可听到湿罗音，肝脾肿大；浸润型肺结核病灶范围小时常无异常体征，病变范围较大时局部可有叩浊，呼吸音减低或支气管呼吸音，病灶溶解时可有湿罗音；慢性纤维空洞型肺结核患者体检时患侧胸廓塌陷，肋间隙变窄，气管向患侧移位。病变局部叩诊浊音，呼吸音减低，有支气管肺泡呼吸音或支气管呼吸音，并有干湿罗音。

三、诊断

（一）病史

1. 询问接触史或既往有胸膜炎、肛瘘、颈淋巴结肿大、糖尿病及卡介苗接触史。

2. 有结核中毒症状，如低热、全身不适、乏力、盗汗、食欲下降、面颊潮红等。粟粒性肺结核和干酪性肺炎往往伴高热，有的可伴关节痛，女性可有月经失调。

3. 早期干咳，空洞形成合并感染时痰呈黏液脓性或脓性，咯血，胸痛，严重者有呼吸困难。

（二）体格检查

早期病变范围小或位于肺组织深部，可无异常体征。病变范围较大，患侧呼吸运动减低。叩诊呈浊音。

（三）辅助检查

1. 活动性肺结核大多在痰中可查到结核菌。一般涂片检查阴性时，应做浓缩法检查。如果屡次仍阴性，应做培养法。

2. 活动性肺结核常有轻度白细胞计数升高。急性粟粒性肺结核时白细胞计数可减少，有时出现类白血病反应的血象。

3. 结核菌素试验对婴儿的诊断意义较大，3 岁以下阳性提示有活动性肺结核。

4. 胸部 X 线检查。用透视、后前位胸片、前弓位摄片、点片、肺尖部摄片、断层摄片。

5. CT。选择性运用 CT 对肺结核诊断可弥补胸部 X 线检查的不足。

此外还要注意肺结核与肺癌的鉴别诊断，肺结核因为结核杆菌引起的慢性肺部感染而引发的，而肺癌是由于肺部细胞受到外界的刺激癌变，而引发造成的。

四、治疗

应坚持早期、联用、适量、规律、全程五项原则。一线药物指用于初治病人的药物，有异烟肼、链霉素等；二线药物基本用于复治病人，包括利福平、吡嗪酰胺等。

1. 发热:主要用抗结核药物,体温太高时可酌情给小剂量退热剂。有继发感染时可适当选用抗生素。

2. 盗汗:临床睡前可服阿托品或汗定片。

3. 咳嗽、咳痰:刺激性干咳选用咳必清、可待因等。

4. 咯血:小量咯血严密观察,无需特殊处理。中或大量咯血时可采用如下措施。

(1)一般处理:病人应取半卧位或卧向患侧,并指导病人轻轻将血咯出,不让血滞在气道。精神紧张可给镇静药。剧咳者可给咳必清,或在血咯出后,临时给可待因 15 mg,1～2 次/日。

(2)止血药的应用

(3)输血:反复大咯血可少量输鲜血。

(4)手术治疗:反复大咯血未能控制者,如病人情况许可,在了解出血部位时可手术治疗。

(5)咯血窒息:应立即采取措施恢复呼吸道通畅。应速取头低脚高体位,轻轻拍背,以利血块排出,并尽快挖出或吸出口、咽、喉及鼻部血块。必要时做气管插管或气管切开,解除呼吸道阻塞。

(6)呼吸困难:给予低流量氧气吸入。有继发感染时应用抗生素。有支气管痉挛时用支气管解痉剂。并发气胸或渗出性胸膜炎时给予抽气或抽液。

五、护理

1. 养成不随地吐痰的良好卫生习惯。对结核病患者的痰要焚烧或药物消毒。

2. 要定时进行体格检查,做到早发现、早隔离、早治疗。除此之外,还要按时给婴幼儿接种卡介苗,以使肌体产生免疫力,减少结核病的发生。

3. 发现有低热、盗汗、干咳嗽、痰中带血、乏力、饮食减少等症状要及时到医院检查。确诊结核病以后,要立即进行治疗,同时还要注意增加营养,以增强体质。

(张萍　韩金美　杨春苗　匡秀红)

第八节　肺栓塞

一、病因

1. 年龄因素。年龄多在 50～65 岁,儿童患病率约为 3%,而 60 岁以上可达 20%,90%致死性肺栓塞(PE)发生在 50 岁以上,在女性 20～39 岁者其深静脉血栓的发生率较同龄男性高 10 倍,故 PE 之发生率相对增高。

2. 活动减少。因下肢骨折,瘫痪,重症心肺疾病,手术等原因,致使长期不适当的卧床,或健康人平时肢体活动减少,降低了静脉血流的驱动力,导致血流淤滞,深静脉血栓形成。

3. 静脉曲张和血栓性静脉炎。肺动脉造影和肺灌注扫描显示，有 51%～71%的下肢深静脉血栓形成者可能合并 PE，因静脉曲张和深静脉血栓性静脉炎患者，由于各种原因，一旦静脉内压急剧升高或静脉血流突然增多，栓子脱落而发生 PE。

4. 心肺疾病。25%～50%的 PE 患者有心肺疾病，特别是心房颤动伴心衰的患者最易发生，其中尤以风湿性心脏病，心肌病，慢阻肺合并肺心病者为多。

5. 创伤。15%的创伤患者并发 PE，其中胫骨、骨盆、脊柱骨折常易发生 PE(由于骨髓中的脂肪滴形成栓子)；此外软组织损伤和大面积烧伤也可并发 PE，可能因为受伤组织释放某些物质损伤了肺血管的内皮细胞或造成高凝状态所致。

6. 肿瘤。许多肿瘤如胰腺癌，肺癌，结肠癌，胃癌，骨肉瘤等均可合并 PE，肿瘤患者 PE 发生率增高的原因可能是肿瘤细胞本身可以作为栓子，另外肿瘤患者的凝血机制常异常。

7. 妊娠和避孕药。孕妇之血栓栓塞病较同龄未孕妇女高 7 倍，服用避孕药妇女静脉血栓形成之发生率比不服药者高 4～7 倍，近报道静脉输注雌激素者亦可诱发 PE。

8. 其他原因。肥胖，某些血液病(如红细胞增多症、镰状细胞病)，糖尿病，肺包囊虫病等。

二、临床表现

肺栓塞的临床表现可从无症状到突然死亡。常见的症状为呼吸困难和胸痛，发生率均达 80%以上。胸膜性疼痛为邻近的胸膜纤维素炎症所致，突然发生者常提示肺梗塞。膈胸膜受累可向肩或腹部放射。若有胸骨后疼痛，颇似心肌梗塞。慢性肺梗塞可有咯血。其他症状为焦虑，可能为疼痛或低氧血症所致。晕厥常是肺梗塞的征兆。常见的体征为呼吸增快、紫绀、肺部湿罗音或哮鸣音，肺血管杂音，胸膜摩擦音或胸腔积液体征。循环系统体征有心动过速，P2 亢进及休克或急慢性肺心病相应表现。约 40%患者有低至中等度发热，少数患者早期有高热。

三、诊断

1. 常规实验室检查，如胸片、心电图、血液气体分析、血液生化试验，必要时可进行纤维支气管镜、痰细菌培养等。

2. 肺灌注显像。

3. 肺动脉造影及核磁共振成像法。

四、治疗

(一)内科治疗

一般治疗：本病发病急，需作急救处理。应保持病人绝对卧床休息，吸氧。

抗凝疗法：① 肝素；② 维生素 K 拮抗剂。

纤维蛋白溶解剂：即溶栓治疗。纤维蛋白溶解剂可促进静脉血栓及肺栓子的溶解，恢复阻塞的血循环，是一安全的治疗方法。

(二)外科治疗

1. 肺栓子切除术。

2. 腔静脉阻断术：主要预防栓塞的复发，以至危及肺血管床。除吸氧、止痛、纠正休克和心力衰竭以及舒张支气管等对症治疗措施外，特异性方法包括抗凝、溶栓和手术治疗。下腔静脉阻断术适用于抗凝治疗有致命性出血危险及反复栓塞者，可结扎或置以特制的夹子或滤过器等方法。肺血栓切除死亡率很高，仅限于溶栓或血管加压素积极治疗休克仍持续的患者。

（陈云荣　薛安琪　周鹏　匡晓丽）

第九节　呼吸衰竭

一、病因

损害呼吸功能的各种因素都会导致呼衰。临床上常见的病因有如下几方面。

1. 呼吸道病变。支气管炎症痉挛、上呼吸道肿瘤、异物等阻塞气道，引起通气不足，气体分布不匀导致通气/血流比例失调，发生缺氧和二氧化碳潴留。

2. 肺组织病变。肺炎、重度肺结核、肺气肿、弥散性肺纤维化、肺水肿、成人呼吸窘迫综合征(ARDS)、矽肺等，可引起肺容量、通气量、有效弥散面积减少，通气/血流比例失调导致肺动脉样分流，引起缺氧和(或)二氧化碳潴留。

3. 肺血管疾病。肺血管栓塞、肺梗死、肺毛细血管瘤，使部分静脉血流入肺静脉，发生缺氧。

4. 胸廓病变。如胸廓外伤、畸形、手术创伤、气胸和胸腔积液等，影响胸廓活动和肺脏扩张，导致通气减少吸入气体不匀影响换气功能。

5. 神经中枢及其传导系统、呼吸肌疾患。脑血管病变、脑炎、脑外伤、电击、药物中毒等直接或间接抑制呼吸中枢；脊髓灰质炎以及多发性神经炎所致的肌肉神经接头阻滞影响传导功能；重症肌无力等损害呼吸动力引起通气不足。

二、临床表现

1. Ⅰ型呼吸衰竭：缺氧无 CO_2 潴留，或伴 CO_2 降低(Ⅰ型)，见于换气功能障碍(通气/血流比例失调、弥散功能损害和肺动—静脉样分流)的病例。氧疗是其指证。

2. Ⅱ型呼吸衰竭：缺 O_2 伴 CO_2 潴留(Ⅱ型)，系肺泡通气不足所致的缺 O_2 和 CO_2 潴留，单纯通气不足，缺 O_2 和 CO_2 的潴留的程度是平行的，若伴换气功能损害，则缺 O_2 更为严重。只有增加肺泡通气量，必要时加氧疗来解决。

三、诊断

1. 多有支气管、肺、胸膜、肺血管、心脏、神经肌肉或严重器质性疾病史，常见的诱因是感染，特别是呼吸道感染；其次是手术、创伤和使用麻醉药等。

2. 除原发病症状外主要为缺氧和二氧化碳潴留的表现，如呼吸困难、急促、精神神经症状、心血管系统症状等，并发肺性脑病时，还可有消化道出血。可有紫绀、意识障碍、球结膜充血、水肿、扑翼样震颤，部分患者视神经乳头水肿、瞳孔缩小、腱反射减弱或消失、锥体束征阳性等。

3. 血气分析。静息状态吸空气时动脉血氧分压（PaO_2）<8.0 kPa（60 mmHg）、动脉血二氧化碳分压（$PaCO_2$）>6.7 kPa（50 mmHg）为Ⅱ型呼衰，单纯动脉血氧分压降低则为Ⅰ型呼衰。

4. 其他检查。根据原发病的不同而有相应的发现。

四、治疗

1. 首先积极治疗原发病，合并细菌等感染时应使用敏感抗生素，去除诱发因素。

2. 保持呼吸道通畅和有效通气量，可给予解除支气管痉挛和祛痰药物，如沙丁胺醇（舒喘灵）、硫酸特布他林（博利康尼）解痉，乙酰半胱氨酸、盐酸氨溴索（沐舒坦）等药物祛痰。必要时可用肾上腺皮质激素静脉滴注。

3. 纠正低氧血症，可用鼻导管或面罩吸氧，严重缺氧和伴有二氧化碳潴留，有严重意识障碍，出现肺性脑病时应使用机械通气以改善低氧血症。

4. 纠正酸碱失衡、心律紊乱、心力衰竭等并发症。

五、护理

1. 减少能量消耗。解除支气管痉挛，消除支气管黏膜水肿，减少支气管分泌物，降低气道阻力，减少能量消耗。

2. 改善机体的营养状况。增强营养提高糖、蛋白及各种维生素的摄入量，必要时可静脉滴注复合氨基酸、血浆、白蛋白。

3. 坚持锻炼。每天做呼吸体操，增强呼吸肌的活动功能。

（周慧　宋向宝　于春华　刘秀花）

第九章 胸膜疾病

第一节 胸腔积液

胸腔积液，实际上是胸膜腔积液。正常人胸膜腔内有 3～15 mL 液体，在呼吸运动时起润滑作用，但胸膜腔中的积液量并非固定不变。即使是正常人，每 24 小时亦有 500～1 000 mL 的液体形成与吸收。胸膜腔内液体自毛细血管的静脉端再吸收，其余的液体由淋巴系统回收至血液，滤过与吸收处于动态平衡。若由于全身或局部病变破坏了此种动态平衡，致使胸膜腔内液体形成过快或吸收过缓，临床产生胸腔积液(简称胸液)。

一、病因

1. 胸膜毛细血管内静水压增高。
2. 胸膜毛细血管通透性增加。
3. 胸膜毛细血管内胶体渗透压降低。
4. 壁层胸膜淋巴引流障碍症。
5. 损伤所致胸腔内出血。

二、临床表现

详细描述年龄、病史、症状及体征对诊断均有参考价值。结核性胸膜炎多见于青年人，常有发热。中年以上患者应警惕由肺癌所致胸膜转移。炎性积液多为渗出性，常伴有胸痛及发热。由心力衰竭所致胸腔积液为漏出液。肝脓肿所伴右侧胸腔积液可为反应性胸膜炎，亦可为脓胸。积液量少于 0.3 L 时症状多不明显；若超过 0.5 L，患者渐感胸闷。局部叩诊浊音，呼吸音减低。积液量增多后，两层胸膜隔开，不再随呼吸摩擦，胸痛亦渐缓解，但呼吸困难亦渐加剧；大量积液时纵隔脏器受压，心悸及呼吸困难更加明显。

三、诊断

影像诊断胸腔积液量 0.3～0.5 L 时，X 线仅见肋膈角变钝，更多的积液显示有向外侧、向上的弧形上缘的积液影。平卧时积液散开，使整个肺野透亮度降低。液气胸时积液有液平面。大量积液时整个患侧阴暗，纵隔推向健侧。积液时常边缘光滑饱满，局限于叶间或肺与膈之间，超声检查有助诊断。

B 超可探查胸液掩盖的肿块，协助胸腔穿刺的定位。CT 检查能根据胸液的密度不同提示判断为渗出液、血液或脓液，尚可显示纵隔、气管旁淋巴结、肺内肿块以及胸膜间皮瘤及胸内转移性肿瘤。CT检查胸膜病变有较高的敏感性与密度分辨率。较易检出X线平片上难以显示的少量积液。

四、治疗

胸腔积液为胸部全身疾病的一部分，病因治疗尤为重要。漏出液常在纠正病因后可吸收。渗出性胸膜炎的常见病因为结核病、恶性肿瘤和肺炎。

(一)结核性胸膜炎

多数患者抗结核药物治疗效果满意，少量胸液一般不必抽液或仅作诊断性穿刺，胸腔穿刺不仅有助于诊断，且可解除肺及心、血管受压，改善呼吸，防止纤维蛋白沉着与胸膜增厚，使肺功能免受损伤。抽液后可减轻毒性症状，体温下降，有助于使被压迫的肺迅速复张。大量胸液者每周抽液2～3次，直至胸液完全吸收。每次抽液量不应超过1 000 mL，过快、过多抽液可使胸腔压力骤降，发生肺水肿或循环障碍。此种由抽胸液后迅速产生的肺复张后肺水肿，表现为剧咳、气促、咳大量泡沫状痰，双肺满布湿罗音，PaO_2下降，X线显示肺水肿征。应立即吸氧，酌情应用糖皮质激素及利尿剂，控制入水量，严密监测病情与酸碱平衡。抽液时若发生表现为头晕、冷汗、心悸、面色苍白、脉细、四肢发凉的“胸膜反应”时，应立即停止抽液，使患者平卧，必要时皮下注射0.1%肾上腺素0.5 mL，密切观察病情，注意血压，防止休克。一般情况下，抽胸液后，没必要向胸腔内注入药物。

糖皮质激素可减少机体的变态反应及炎症反应，改善毒性症状，加速胸液吸收，减少胸膜粘连或胸膜增厚等后遗症。但亦有一定不良反应或导致结核播散，故应慎重掌握适应证。

(二)脓胸

脓胸是指由各种病原微生物引起的胸膜腔感染性炎症，同时伴有外观混浊，具有脓样特性的胸腔渗出液。细菌是脓胸的最常见病原体。大多数细菌性脓胸与细菌性胸膜炎未能有效控制有关。少数脓胸可由结核菌或真菌、放线菌、奴卡菌等所致。目前感染性胸腔积液中最常见的病原体为革兰阴性杆菌，其次为金黄色葡萄球菌及肺炎球菌。革兰阴性杆菌中以绿脓杆菌等假单胞菌及大肠杆菌较为常见。厌氧菌作为脓胸的常见病原体亦已被广泛证实。肺炎并发的脓胸常为单一菌感染。若为肺脓肿或支气管扩张并发脓胸，则多为混合菌感染。使用免疫抑制剂的患者中，真菌及革兰阴性杆菌感染甚为常见。

急性脓胸常表现为高热、消耗状态、胸胀痛等。治疗原则是控制感染、引流胸腔积液及促使肺复张，恢复肺功能。针对脓胸的病原菌尽早应用有效抗菌药物，全身及胸腔内给药。引流是脓胸最基本的治疗方法，反复抽脓或闭式引流。可用2%碳酸氢钠或生理盐水反复冲洗胸腔，然后注入适量抗生素及链激酶，使脓液变稀便于引流。少数脓胸可采用肋间开水封瓶闭式引流。对有支气管胸膜瘘者不宜冲洗胸腔，以免引起细菌播散。

慢性脓胸有胸膜增厚、胸廓塌陷、慢性消耗、杵状指(趾)等,应考虑外科胸膜剥脱术等治疗。此外,一般支持治疗亦相当重要,应给予高能量、高蛋白及含维生素的食物。纠正水电解质紊乱及维持酸碱平衡,必要时可予少量多次输血。

(三)恶性胸腔积液

恶性胸腔积液多为恶性肿瘤进展所致,是晚期恶性肿瘤常见并发症,如肺癌伴有胸腔积液者已属晚期。影像学检查有助于了解肺内及纵隔淋巴结等病变范围。鉴于其胸液生长迅速且持续存在,常因大量积液的压迫引起严重呼吸困难,甚至导致死亡,故需反复胸腔穿刺抽液,但反复抽液可使蛋白丢失太多(1 L 胸液含蛋白 40 g),故治疗甚为棘手,效果不理想。为此,正确诊断恶性肿瘤及组织类型,及时进行合理有效治疗,对缓解症状、减轻痛苦、提高生存质量、延长生命有重要意义。

(韩金美　匡秀红　杨春苗　陈云荣)

第二节　自发性气胸

一、病因

自发性气胸是指因肺部疾病使肺组织和脏层胸膜破裂,或靠近肺表面的细微气肿泡破裂,肺和支气管内空气逸入胸膜腔。多见于男性青壮年或患有慢性支气管炎,肺气肿,肺结核者。本病属肺科急症之一,严重者可危及生命,及时处理可治愈。

二、临床表现

1. 突然发生胸痛,呼吸困难,胸闷,严重者烦躁不安、大汗、紫绀,呼吸加快,脉搏细速,甚至休克。

2. 气管向健侧移位,患侧胸部饱满,呼吸运动减弱或消失,叩诊呈鼓音,语颤及呼吸音减弱。

三、诊断

1. 症状:取决于发生的快慢,肺萎缩程度和肺部原有的病变。患者常有咳嗽、提重、剧烈运动等诱因,典型症状是突然发病,患侧剧烈胸痛,继之出现呼吸困难和刺激性干咳,少数患者发病缓慢,无明显症状。张力性气胸患者呼吸困难显著,紫绀严重者可出现休克,昏迷。

2. 体征:小量气胸时体征不明显。气胸在 30%以上,患者胸廓饱满,肋间隙增宽,呼吸运动减弱,叩诊呈鼓音,心、肝浊音区消失,语颤和呼吸音减弱或消失。左侧少量气胸时,可在左心缘处听到与心脏同步的噼啪声,称 Hamman 征,病人左侧位吸气时最清楚。大量气胸可使心脏、气管向健侧移位,有水气胸时可闻及胸内振水声。

3. X线检查：气胸患部透亮度增加，无肺纹；肺向肺门处萎陷，当肺萎缩程度不一时也呈分叶状。有时可见胸膜表面条状或带状粘连，肺CT清楚可见肺压缩的情况。

4. 人工气胸器检查：能进一步证实气胸，通过检测胸内压力，明确气胸类型。临床分三型：闭合型气胸；开放性气胸；张力性气胸。

5. 胸腔镜检：可使95%的自发性气胸明确病因。

四、治疗

气胸的治疗原则首先是排气，解除压迫症状使肺部及早复张，张力性气胸时因为气体在胸膜间隙的积聚，最终使下面的肺和血管塌陷，成为一种致命状态。这时必须立即治疗，向胸膜间隙内插入大号针，将气体排出。其次是防治并发病症。

1. 原发病治疗和对症治疗

(1)病人应保持安静，尽量避免不必要的搬动。

(2)由其他病因引起的气胸，可给支气管扩张剂。

(3)控制呼吸道感染。

(4)保持大便通畅，避免排便时用力。

(5)慢性呼吸功能障碍患者并发气胸导致急性呼吸衰竭，可利用高频呼吸器进行治疗。

2. 排气治疗

(1)闭合性气胸：肺萎陷＜20%，无明显呼吸困难，病程在3天以内者，可仅作卧床休息治疗。

(2)张力性气胸：病情危重，可危及生命，必须尽快排气。张力性气胸的急救处理，是立即排气，降低胸腔内压力。在危急状况下可用一粗针头在伤侧第2肋间锁骨中线处刺入胸膜腔，即能收到排气减压效果。在病人转送过程中，于插入针的接头处，缚扎一橡胶手指套，将指套顶端剪一个1 cm开口，可起活瓣作用，在呼气时能排气，吸气时闭合，防止空气进入；或用一长橡胶管或塑料管一端连接插入的针接头，另一端放在无菌水封瓶水面下，以保持持续排气。张力性气胸的正规处理，是在积气最高部位放置胸腔引流管（通常是第2肋间锁骨中线），连接水封瓶。有时尚需用负压吸引装置，以利排净气体，促使肺膨胀。同时应用抗生素，预防感染。经闭式引流后，一般肺裂口多可在3～7日内闭合。待漏气停止24小时后，经X线检查证实肺已膨胀，方可拔除插管。长时期漏气者应进行剖胸修补术。如胸膜腔插管后，漏气仍严重，病人呼吸困难未见好转，往往提示肺、支气管的裂伤较大或断裂，应及早剖胸探查，修补裂口，或作肺段、肺叶切除术。

(3)交通性气胸（开放性）：因胸膜破口持续开放，原则上应做肋间插管水瓶封闭引流必要时及负压吸引，破口关闭肺可复张。证实因粘连带牵破口不闭时，可行胸膜粘连带烙断术，以促进断口闭合。

3. 手术治疗

在支气管或胸膜瘘时可行手术治疗。

4. 并发病症的处理

(1)胸膜腔内出血：作胸穿抽出血液，或作低位肋间切开水封瓶排气引流。大出血且有血容量不足表现时需及时输血并剖胸手术止血。

(2)纵隔气肿:轻症不需处理,如严重纵隔气肿伴广泛皮下气肿影响呼吸和循环时,可作胸骨上窝穿刺或切开排气。

(3)支气管胸膜瘘:作外科手术治疗。

五、护理

(一)病情观察

1. 观察患者胸痛、咳嗽、呼吸困难的程度,及时与医生联系采取相应措施。

2. 根据病情准备胸腔穿刺术、胸腔闭式引流术的物品及药物,并及时配合医生进行有关处理。

3. 观察患者呼吸、脉搏、血压及面色变化。

4. 胸腔闭式引流术后应观察创口有无出血、漏气、皮下气肿及胸痛情况。

(二)对症处理

1. 尽量避免咳嗽,必要时给止咳剂。

2. 减少活动,保持大便通畅,避免用力屏气,必要时采取相应的通便措施。

3. 胸痛剧烈患者,可给予相应的止痛剂。

4. 胸腔闭式引流时按胸腔引流护理常规。

(三)一般护理

1. 给予高蛋白,适量进粗纤维饮食。

2. 半卧位,给予吸氧,氧流量一般在 3 L/min 以上。

3. 卧床休息。

(四)健康指导

1. 饮食护理,多进高蛋白饮食,不挑食,不偏食,适当进粗纤维素食物。

2. 气胸痊愈后,1 个月内避免剧烈运动,避免抬、举重物,避免屏气。

3. 保持大便通畅,2 d 以上未解大便应采取有效措施。

4. 预防上呼吸道感染,避免剧烈咳嗽。

(薛安琪　张萍　韩金美　王丽云)

第四篇

泌尿系统疾病

第十章 肾小球疾病

第一节 急性肾小球肾炎

急性肾小球肾炎简称急性肾炎，因病因不同有人称为急性肾炎综合征。它是一组急性起病，因感染后免疫反应引起的弥漫性肾小球非化脓性炎性病变。临床上以水肿、少尿、血尿和高血压为主要表现，病儿发病前往往有感冒、扁桃体炎或皮肤化脓感染等前驱疾病，本病是小儿时期最常见的一种肾脏疾病。常见于3～8岁儿童，2岁以下极少见。预后一般良好，病程为6个月到1年，发展为慢性肾炎者仅极少数。少数患儿可在发病的头1周出现严重症状，如高血压脑病、肾功能不全、心衰等，所以对本病应给予高度重视。

一、病因

急性肾小球肾炎常于感染后发病，其最常见的致病菌为β溶血性链球菌，偶见于葡萄球菌、肺炎球菌、伤寒杆菌、白喉杆菌及原虫类如疟原虫、血吸虫和病毒，临床上以急性链球菌感染后肾小球肾炎最为常见，AGN常见于咽部或皮肤A组β溶血性链球菌感染后1～3周出现，极少继发于其他感染（如葡萄球菌、肺炎球菌、C组链球菌、病毒或寄生虫）。

二、临床表现

1. 多有呼吸道感染、皮肤感染以及某些病毒感染等前驱感染史。

2. 水肿：始于眼睑，呈下行性，非凹陷性。

3. 尿少及血尿：24 h尿量婴幼儿小于200 mL，学龄前儿童小于300 mL，学龄儿童小于400 mL。肉眼血尿颜色可为洗肉水样或浓茶样。

4. 高血压：血压增高明显时可出现头痛、呕吐及抽搐、意识障碍等高血压性脑病等表现。

5. 可有咳嗽、气促、心悸、肺部罗音等严重循环充血表现。

三、诊断

（一）辅助检查

1. 尿常规检查。镜检显示红细胞明显增多，尿沉渣检查红细胞达10个满视野/高倍镜，也可见颗粒管型，红细胞管型，肾小管上皮细胞及白细胞。

2. 血液化验。常见正色素，正细胞性贫血，血红蛋白一般在100～120 g/L，主要与水钠潴留，血液稀释有关，并与尿毒症的程度等，白细胞计数正常或增加，血沉急性期常增快。

3. 细菌学及血清学检查。未经抗生素治疗的患者，约半数咽部或皮肤脓痂分泌物培养示A族溶血性链球菌阳性，约70%的患者，血清抗链球菌溶血素“O”(ASO)的滴定度400 U。

4. 血生化检查。对存在重度水肿和大量蛋白尿的患者，应进行血浆总蛋白，白蛋白/球蛋白比率，血胆固醇，三酰甘油及脂蛋白的测定，以确定是否存在低蛋白血症和高脂血症。

5. 检测抗核抗体，抗双链DNA抗体，抗Sm抗体，抗RNP抗体及抗组蛋白抗体以除外系统性红斑狼疮。

6. 肝功能及乙肝病毒感染标志物检测除外乙肝性肾炎。

7. 腹部X线平片。可见肾影正常或增大。

8. 胸部X线照片。心脏可正常或轻度增大，常伴有肺充血的现象。

(二)症状

1. 病前1～4周有前驱感染。

2. 临床表现有非凹陷性水肿、少尿、血尿、高血压四大症状。

3. 尿检查有蛋白、红细胞及管型等。

4. 血清尿素氮增高，肌酐清除率下降。

四、治疗

1. 急性期应卧床休息。通常需2～3周，待肉眼血尿消失、血压恢复、水肿减退即可逐步增加室内活动量。对遗留的轻度蛋白尿及血尿应加强随访观察而无需延长卧床期，若有尿改变加重则需再次卧床。3个月内宜避免剧烈体力活动。可于停止卧床后逐渐增加活动量，2个月后如无临床症状，尿常规基本正常，即可开始半日上学，逐步到参加全日学习。

2. 饮食和入量。为防止水钠进一步潴留，导致循环过度负荷之严重并发症，须减轻肾脏负担，急性期宜限制盐、水、蛋白质摄入。对有水肿、血压高者用免盐或低盐饮食。水肿重且尿少者限水。对有氮质血症者限制蛋白质摄入。小儿于短期内应用优质蛋白，可按0.5 g/kg计算。注意以糖类等提供热量。

3. 感染灶的治疗。对仍有咽部、皮肤感染灶者应给予青霉素或其他敏感药物治疗7～10天。

4. 利尿剂的应用。急性肾炎时主要病理生理变化为水钠潴留、细胞外液量扩大，故利尿剂的应用不仅达到利尿消肿作用，且有助于防治并发症。凡经控制水、盐而仍尿少、水肿、血压高者均应给予利尿剂。噻嗪类无效时可用强有力的袢利尿剂如速尿和利尿酸。汞利尿剂一般禁用。

5. 降压药的应用。凡经休息、限水盐、利尿而血压仍高者应给予降压药。儿科仍常用利血平，首剂可按 0.07 mg/kg(每次最大量不超过 2 mg)口服或肌注，必要时 12 h 可重复一次。首剂后一般给口服，按每日 0.02～0.03 mg/kg 计算，分 2～3 次口服。副作用为鼻堵、疲乏、结膜充血、面红、心动过缓等。应避免反复大量注射或与氯丙嗪合用，因偶可发生类帕金森症状，表现为发音不清、不自主震颤、肌张力增高等。利血平效果不满意时可并用肼苯哒嗪，0.1 mg/kg 肌注或 0.5 mg/(kg·d)分次口服，主要副作用有头痛、心率加快、胃肠刺激。血压增高明显，需迅速降压时近年还常用钙通道阻滞剂，如硝苯吡啶，口服或舌下含服，20 分钟后血压开始下降，1～2 h 作用达高峰，持续 6～8 h，或用血管紧张素转移酶抑制剂，如巯甲丙脯酸。发生高血压脑病需紧急降压者可选用下列静脉用药：硝普钠，对伴肺水肿者尤宜，本药作用迅速，滴注后数 10 秒钟即见效。但维持时间短。停用后 3～5 min 作用消失，须维持静点，小儿可给 5～20 mg，溶于 100 mL 葡萄糖液中，以 1 μg(kg·min)速度开始，视血压调整滴数。应注意点滴速度、需新鲜配制、输液瓶应黑纸包裹避光。另一静脉快速降压药氯甲苯噻嗪(低压唑，Diazoxide)具直接扩血管作用，用量 3～5 mg/kg，快速静脉注射，效果不满意时 30～60 min 后可重复一次。用后 5 分钟即达最大降压效果，维持 8 h。副作用为偶见恶性、头痛、心悸、一过性室性心律不齐等。既往常用的降压药硫酸镁，因已有其他有效药物，且肾功能不全少尿时有镁中毒危险，近年已少用。

6. 其他治疗。一般不用肾上腺皮质激素。对内科治疗无效的严重少尿或无尿、高度循环充血状态及不能控制的高血压可用透析治疗。

五、护理

(一)饮食治理

给予高糖、高维生素、适量蛋白质和脂肪的低盐饮食。急性期 1～2 周内，应控制钠的摄进，逐日 1～2 g，水肿消退后逐日 3～5 g；水肿严重、尿少、氮质血症者，应限制水及蛋白质的摄进。水肿消退、血压恢复正常后，逐渐由低盐饮食过渡到普通饮食。

(二)休息

起病 2 周内卧床休息，减轻心脏负荷，改善肾脏血流量，防止严重病例发生。有高血压和心力衰竭者，则要绝对卧床休息，至水肿消退、血压正常、肉眼血尿消失，可在室内轻度活动；病后 2～3 个月尿液检查每高倍视野红细胞 10 个以下，血沉正常可上学，但要免体育活动；Addis 计数正常后，可恢复正常活动。

(三)观察病情

1. 血压：每天测血压 2 次，定时巡视病房，观察患儿有无头痛、呕吐、眼花等症状，发现问题及时通知医生。

2. 尿量：每周测体重 2 次，水肿严重者，每天测体重一次，观察水肿的变化程度。每周留晨尿 2 次，进行尿常规检查。正确记录 24 h 出入量。

3. 密切观察生命体征变化，逐日定时或遵医嘱测量体温、脉搏、呼吸和血压，并做好记录。留意有无并发症的出现，发现异常应立即报告医生并配合进行处理，急性肾小球肾炎护理非常重要。

4. 预防并发症的护理：密切观察患者生命体征的变化，水肿严重者如出现烦躁不安、呼吸困难、心率增快、不能平卧、肺底湿性罗音、肝脏增大等，要立即报告医生，同时让患者半卧位给予吸氧，遵医嘱给予利尿剂，还可静脉点滴硝普钠或酚妥拉明，降低循环血量，减轻心脏负荷，必要时给予洋地黄制剂，剂量宜偏小，症状好转后停药。

5. 勤洗澡，勤换衣被，保持床面清洁。平整，尽量避免水肿部位的肌肉注射，定期翻身，水肿严重者，受压部位垫棉垫或气垫圈，防止皮肤损伤。

（张芹　袁彩玲　顾文琴　张萍）

第二节　急进性肾小球肾炎

急进性肾小球肾炎（rapidly progressive glomerulonephritis，RPGN）是一组表现为血尿、蛋白尿及进行性肾功能减退的临床综合征，是肾小球肾炎中最严重的类型，肾活检病理通常表现为新月体肾炎。RPGN 的发生率占肾穿刺患者的 2%，人群发生率为 7/100 万，是肾脏科常见的急危重症。该病起病急骤，病情发展迅速，若未及时治疗，90%以上的患者于 6 个月内死亡或依赖透析生存。所以，需要根据肾脏病理早期明确诊断，并针对不同的病因采取及时正确的治疗措施，以改善病人的预后。

一、病因

本病有多种病因，一般将有肾外表现者或明确原发病者称为继发性急进性肾炎，如继发于过敏性紫癜，系统性红斑狼疮等。偶有继发于某些原发性肾小球疾病，如系膜毛细血管性肾炎及膜性肾病患者。病因不明者则称为原发性急进性肾炎，这类疾病是此处描述的重点，原发性急进性肾炎约半数以上患者有上呼吸道前驱感染史，其中少数呈典型链球菌感染。其他一些病人呈病毒性呼吸道感染，本病患者有柯萨奇病毒 B5 感染的血清学证据，但流感及其他常见呼吸道病毒的血清滴度无明显上升，故本病与病毒感染的关系，尚待进一步观察。此外，少数急进性肾炎患者有结核杆菌抗原致敏史（结核感染史），在应用利福平治疗过程中发生本病，个别肠道炎症性疾病也可伴随本病存在，其多种病因分类如下。

（一）原发性肾小球疾病

（二）特发性新月体肾小球肾炎（本病）

1. 第Ⅰ型：抗肾小球基底膜抗体型（不伴肺出血）。

2. 第Ⅱ型：免疫复合物型。

3. 第Ⅲ型：微量免疫球蛋白沉积型（其中 70%～80%为小血管炎肾炎或称 ANCA 阳性肾炎）。

(三)膜增殖性肾炎

1. 膜性肾病。

2. IgA 肾病。

3. 继发性肾小球疾病。

(四)Goodpasture 综合征(肺出血—肾炎综合征)

(五)感染后肾炎

1. 链球菌感染后肾炎。

2. 心内膜炎后肾炎。

3. 败血症及其他感染后肾炎。

(六)继发于其他系统疾病

1. 紫癜性肾炎。

2. 狼疮性肾炎。

3. 多发性大动脉炎。

4. Wegener 肉芽肿。

5. 硬皮病。

6. 冷球蛋白血症。

(七)其他

某些化学毒物亦可能是急进性肾炎(抗基底膜抗体型)的病因,其中以各种烃化物的污染与本病发生关系密切,应用青霉胺-D 后可发生本病,可能与多克隆 B 细胞激活使自身抗体形成有关,降压药肼屈嗪诱发本病的病例亦有报告,免疫遗传易感性与本病可能有关,HLA-DR2 见于 85%以上Ⅰ型患者;而Ⅱ型 DR2,MT3 及 BfF 频率增高。

二、临床表现

RPGN 患者可见于任何年龄,但有青年和中、老年两个发病高峰,男:女比例为 2∶1。该病可呈急性起病,前驱期可有链球菌感染症状,但多数病例呈隐袭发病。发病时患者全身症状较重,如疲乏、无力、精神萎靡,体重下降,可伴发热、腹痛,病情进展急骤,出现严重的少尿、无尿、高血压、贫血(这一症状有别于其他原因所致的急性肾衰竭),肾功能不全发展至尿毒症一般需数周至数月(而急性肾小管坏死常为数小时至数日)。

三、诊断

对呈急性肾炎综合征表现(急性起病、尿少、水肿、高血压、蛋白尿、血尿)且以严重血尿、明显少尿及肾功能进行性衰竭为表现者应考虑本病,并及时进行肾活检。RPGN 患者的尿液实验室检查常见血尿、异形红细胞尿和红细胞管型,常伴蛋白尿;尿蛋白量不等,可像肾病综合征那样排出大量的蛋白尿,但明显的肾病综合征表现不多见。尿蛋白常呈非选择性,尿中可发现纤维蛋白降解产物。血清肌酐、尿素氮快速进行性升高,而肾小球滤过率快速进行性下降。常伴代谢性酸中毒,水、电解质平衡紊乱。大多数患者

(78%～100%)出现贫血。上述异常说明患者肾脏损害严重。

四、治疗

(一)强化疗法

1. 强化血浆置换。该法是用膜血浆滤器或离心式血浆细胞分离器分离病人的血浆和血细胞,然后用正常人的血浆或血浆成分(如白蛋白)对其进行置换,每日或隔日置换 1 次,每次置换 2～4 L。此法清除致病抗体及循环免疫复合物的疗效肯定,已被临床广泛应用。

2. 双重滤过血浆置换。是在强化血浆置换基础上发展起来的治疗方法。即从第 1 个膜血浆滤器分离出的病人血浆不弃去,让其再通过第 2 个膜血浆滤器,此滤器膜孔小,能阻挡球蛋白等中、大分子蛋白通过,最后将滤过的不含上述成分的血浆输回自体。这既能清除血中致病抗体及免疫复合物,又避免了输入他人大量血浆的弊端,节省开支。不过临床应用双重滤过血浆置换治疗 RPGN 的报道不多,疗效是否与强化血浆置换相同,尚有待验证。

3. 免疫吸附治疗。该法为不弃去用膜血浆滤器分离出的病人血浆,而让血浆通过免疫层析吸附柱(如能特异吸附抗 GBM 抗体的吸附柱,或能广泛吸附 IgG 及免疫复合物的蛋白 A 吸附柱)清除其中的致病成分,再自体回输。此法清除致病抗体和(或)循环免疫复合物的疗效肯定,但是价格较昂贵。

4. 甲泼尼龙冲击治疗。将甲泼尼龙 0.5～1.0 g 静脉滴注,每日或隔日 1 次,3 次为 1 个疗程,据病情需要应用 1～3 个疗程(两疗程间需间隔 3～7 日)。大剂量甲泼尼龙具有强大的免疫抑制、抗炎症及抗纤维化作用,从而发挥治疗效应。此治疗对于Ⅰ型 RPGN 疗效不肯定,主要应用于Ⅱ型及Ⅲ型 RPGN 的治疗。应用这一疗法时,也需配合常规剂量激素及细胞毒药物治疗。

5. 大剂量丙种球蛋白静脉滴注。当 RPGN 病人合并感染等因素不能进行上述各种强化治疗时,则可应用此治疗,具体方案是:丙种球蛋白 400 mg/(kg·d)静脉滴注,5 次为 1 个疗程,必要时可应用数个疗程。

(二)基础治疗

应用各种强化治疗时,一般都要同时服用常规剂量的激素及细胞毒药物作为基础治疗,抑制免疫及炎症反应。特别是应用上述 1～3 项强化治疗大量清除血中致病抗体后,若不用此基础治疗,抗体将会迅速"反跳",影响疗效。

1. 肾上腺皮质激素。常用泼尼松或泼尼松龙口服,用药应遵循如下原则:起始量要足(1 mg/(kg·d)),不过最大剂量常不超过 60 mg/d;减、撤药要慢(足量服用 12 周后开始减药,每 2～3 周减去原用量的 10%);维持用药要久(以 10 mg/d 做维持量,服半年至 1 年或更久)。

2. 细胞毒药物。常用环磷酰胺,每日口服 100 mg 或隔日静脉注射 200 mg,累积量达 6～8 g 停药。而后可以再用硫唑嘌呤 100 mg/d 继续治疗 6～12 个月巩固疗效。当然必须注意骨髓抑制及肝脏损伤等不良反应。

3. 其他免疫抑制药。近年问世的麦考酚吗酸酯抑制免疫疗效肯定，而不良反应较细胞毒药物轻，已被广泛应用于肾病治疗，包括Ⅱ及Ⅲ型 RPGN。起始剂量 1～2 g/d(常为 1.5 g/d)，以后每半年减 0.5 g/d，最后以 0.5 g/d 剂量维持半年至 1 年。

(三)替代治疗

如果患者肾功能急剧恶化达到透析指证时，应尽早进行透析治疗(包括血液透析或腹膜透析)，以维持生命、赢得治疗时间。如果治疗过晚，疾病已进入不可逆性终末期肾衰竭，则应予病人长期维持透析治疗或肾移植。肾移植应在病情静止半年至 1 年、血中致病抗体(抗 GBM 抗体、ANCA 等)阴转后才进行，以免术后移植肾再发 RPGN。

五、护理

(一)护理措施

1. 休息。卧床休息的时间较急性肾炎长，嘱病人注意心身休息，一般要待病情得到初步缓解时才开始下床活动，不宜进行较重的体力活动。

2. 饮食。低盐、优质蛋白饮食，蛋白质不宜限制太严，一般每日每 kg 体重 1～1.2 g。

3. 准确记录 24 h 出入量。

4. 观察药物及血浆置换疗法的副反应。大剂量的糖皮质激素治疗可导致上消化道出血、精神症状。环磷酰胺可导致上腹不适、恶心、呕吐、出血性膀胱炎、骨髓抑制等。血浆置换术不良反应主要有出血、并发感染，特别是经血制品传播的疾病等。应用上述药物或采用血浆置换术时应密切观察有无上述不良反应，若发生时应及时向医生报告并及时处理。

5. 加强口腔、皮肤护理。病人应用免疫抑制剂、血浆置换等治疗可使免疫功能低下，极易遭受感染。用漱口液三餐前后含漱，定期擦澡，勤换内衣裤。另外还应加强空气消毒，进入病房要戴口罩、帽子。减少探视。

6. 心理护理。由于该病不易治愈，多数病人会转变为慢性肾衰。因此，病人会产生焦虑、恐惧及悲观心理，应做好疏导工作，提高病人战胜疾病的信心，积极配合治疗。

(王丽云　杨春苗　匡秀红　周鹏)

第三节　慢性肾小球肾炎

慢性肾小球肾炎简称为慢性肾炎，系指蛋白尿、血尿、高血压、水肿为基本临床表现，起病方式各有不同，病情迁延，病变缓慢进展，可以不同程度肾功能减退，最终将发展为慢性肾衰竭的一组肾小球病。由于本组疾病的病理类型及病期不同，主要临床表现各不相同，疾病表现呈多样化。

一、病因

慢性肾炎是一组多病因的慢性肾小球病变为主的肾小球疾病，但多数患者病因不明，与链球菌感染并无明确关系，据统计仅 15%～20%从急性肾小球肾炎转变而至。此外，大部分慢性肾炎患者无急性肾炎病史，故目前较多学者认为慢性肾小球肾炎与急性肾炎之间无肯定的关联，它可能是由于各种细菌、病毒或原虫等感染通过免疫机制、炎症介质因子及非免疫机制等引起本病。

二、临床表现

1. 普通型。较为常见。病程迁延，病情相对稳定，多表现为轻度至中度的水肿、高血压和肾功能损害。尿蛋白(1+～3+)，镜下血尿和管型尿等。病理改变以 IgA 肾病，非 IgA 系膜增生性肾炎，局灶系膜增生性较常见，也可见于局灶节段性肾小球硬化和(早期)膜增生性肾炎等。

2. 肾病性大量蛋白尿。除具有普通型的表现外，部分患者可表现肾病性大量蛋白尿，病理分型以微小病变型肾病、膜性肾病、膜增生性肾炎、局灶性肾小球硬化等为多见。

3. 高血压型。除上述普通型表现外，以持续性中等度血压增高为主要表现，特别是舒张压持续增高，常伴有眼底视网膜动脉细窄、迂曲和动、静脉交叉压迫现象，少数可有絮状渗出物和(或)出血。病理以局灶节段肾小球硬化和弥漫性增生为多见或晚期不能定型或多有肾小球硬化表现。

4. 混合型。临床上既有肾病型表现又有高血压型表现，同时多伴有不同程度肾功能减退征象。病理改变可为局灶节段性肾小球硬化和晚期弥漫性增生性肾小球肾炎等。

5. 急性发作型。在病情相对稳定或持续进展过程中，由于细菌或病毒等感染或过劳等因素，经较短的潜伏期(1～5 日)，而出现类似急性肾炎的临床表现，经治疗和休息后可恢复至原先稳定水平或病情恶化，逐渐发生尿毒症；或是反复发作多次后，肾功能急剧减退出现尿毒症一系列临床表现。病理改变为弥漫性增生、肾小球硬化基础上出现新月体和(或)明显间质性肾炎。

三、诊断

1. 尿液检查。尿异常是慢性肾炎的基本标志。蛋白尿是诊断慢性肾炎的主要依据，尿蛋白一般在 1～3 g/d，尿沉渣可见颗粒管型和透明管型。多数可有镜下血尿、少数病人可有间发性肉眼血尿。

2. 肾功能检查。多数慢性肾炎患者可有不同程度的肾小球滤过率(GFR)减低，早期表现为肌酐清除率下降，其后血肌酐升高。可伴不同程度的肾小管功能减退，如远端肾小管尿浓缩功能减退和(或)近端肾小管重吸收功能下降。

四、治疗

(一)积极控制高血压

防止肾功能减退或使已经受损的肾功能有所改善，防止心血管合并症，并改善远期预后。

1. 治疗原则。① 力争达到目标值，如尿蛋白<1 g/d 的患者的血压应该控制在 130/80 mmHg 以下；如蛋白尿≥1 g/d，无心脑血管合并症者，血压应控制在 125/75 mmHg以下。② 降压不能过低过快，保持降压平稳。③ 一种药物小剂量开始调整，必要时联合用药，直至血压控制满意。④ 优选具有肾保护作用、能延缓肾功能恶化的降压药物。

2. 治疗方法

(1)非药物治疗。限制饮食钠的摄入，伴高血压患者应限钠(<3 g/d)，降压药物应该在限制钠饮食的基础上进行：调整饮食蛋白质与含钾食物的摄入；戒烟、限制饮酒；减肥；适当锻炼等。

(2)药物治疗。常用的降压药物有血管紧张素转换酶抑制剂(ACEI)、血管紧张素Ⅱ受体拮抗剂(ARB)、长效钙通道阻滞剂(CCB)、利尿剂、β 受体阻滞剂等。由于 ACEI 与 ARB 除具有降低血压作用外，还有减少尿蛋白和延缓肾功能恶化的肾保护作用，应优选。肾功能不全患者应用 ACEI 或 ARB 要防止高血钾和血肌酐升高，血肌酐大于 264 μmol/L (3 mg/dL)时务必在严密观察下谨慎使用，尤其注意监测肾功能和防止高血钾。少数患者应用 ACEI 有持续性干咳的不良反应，可以换用 ARB 类。

(二)减少尿蛋白

延缓肾功能的减退，蛋白尿与肾脏功能减退密切相关，因此应该严格控制。ACEI 与 ARB 具有降低尿蛋白作用，其用药剂量常需要高于其降压所需剂量。但应预防低血压的发生。

(三)限制食物中蛋白及磷的摄入

低蛋白与低磷饮食可以减轻肾小球高压、高灌注与高滤过状态，延缓肾小球硬化。肾功能不全氮质血症患者应限制蛋白质及磷的入量，采用优质低蛋白饮食或加用必需氨基酸或 α-酮酸。

(四)避免加重肾损害的因素

感染、低血容量、脱水、劳累、水电解质和酸碱平衡紊乱、妊娠及应用肾毒性药物(如氨基糖苷类抗生素、非甾体类抗炎药、造影剂等)，均可能损伤肾脏，应避免使用或者慎用。

(五)糖皮质激素和细胞毒药物

由于慢性肾炎是包括多种疾病在内的临床综合征，其病因、病理类型及其程度、临床表现和肾功能等差异较大，故是否应用糖皮质激素和细胞毒药物应根据病因及病理类型确定。

(六)其他

抗血小板聚集药、抗凝药、他汀类降脂药、中医中药也可以使用。

五、护理

1. 注意休息，避免过于劳累。防止受凉感冒或上呼吸道感染。

2. 有扁桃体炎、中耳炎、鼻窦炎、龋齿时应及时诊治。注意个人卫生，保持皮肤清洁，防止皮肤感染。这些都是可能导致本病复发或活动的诱因。

3. 浮肿明显、大量蛋白尿而肾功能正常者可适量补充蛋白质饮食。无水肿及低蛋白血症时，每日蛋白质摄入量应限制在每千克体重 0.6 克（每瓶牛奶约含 6 克蛋白质，每只鸡蛋约含 6 克蛋白质，每 50 克米饭约含 4 克植物蛋白质）。

4. 有水肿、高血压和心功能不全者，应进低盐饮食，每天摄盐应少于 5 克，约一粒蚕豆大小。

5. 避免服用含非那西丁一类的解热镇痛药及其他对肾功能有损害的药物如卡那霉素、庆大霉素等。

6. 经常检查尿液，如尿中红细胞每高倍视野超过 10 个，要卧床休息。

（韩金美　杨春苗　匡秀红　匡晓丽）

第十一章　肾疾病

第一节　肾病综合征

肾病综合征(NS)可由多种病因引起，以肾小球基膜通透性增加，表现为大量蛋白尿、低蛋白血症、高度水肿、高脂血症的一组临床征候群。

一、病因

分为原发性、继发性和遗传性三大类，原发性 NS 属于原发性肾小球疾病，有多种病理类型构成。

二、临床表现

1. 大量蛋白尿。大量蛋白尿是 NS 患者最主要的临床表现，也是肾病综合征的最基本的病理生理机制。大量蛋白尿是指成人尿蛋白排出量＞3.5 g/d。在正常生理情况下，肾小球滤过膜具有分子屏障及电荷屏障，致使原尿中蛋白含量增多，当远超过近曲小管回吸收量时，形成大量蛋白尿。在此基础上，凡增加肾小球内压力及导致高灌注、高滤过的因素(如高血压、高蛋白饮食或大量输注血浆蛋白)均可加重尿蛋白的排出。

2. 低蛋白血症。血浆白蛋白降至 30 g/L 以下。NS 时大量白蛋白从尿中丢失，促进白蛋白肝脏代偿性合成和肾小管分解的增加。当肝脏白蛋白合成增加不足以克服丢失和分解时，则出现低白蛋白血症。此外，NS 患者因胃肠道黏膜水肿导致饮食减退、蛋白质摄入不足、吸收不良或丢失，也是加重低白蛋白血症的原因。

除血浆白蛋白减少外，血浆的某些免疫球蛋白(如 IgG)和补体成分、抗凝及纤溶因子、金属结合蛋白及内分泌素结合蛋白也可减少，尤其是大量蛋白尿，肾小球病理损伤严重和非选择性蛋白尿时更为显著。患者易产生感染、高凝、微量元素缺乏、内分泌紊乱和免疫功能低下等并发症。

3. 水肿。NS 时低白蛋白血症、血浆胶体渗透压下降，使水分从血管腔内进入组织间隙，是造成 NS 水肿的基本原因。近年的研究表明，约 50％患者血容量正常或增加，血浆肾素水平正常或下降，提示某些原发于肾内钠、水潴留因素在 NS 水肿发生机制中起一定作用。

4. 高脂血症。NS 合并高脂血症的原因目前尚未完全阐明。高胆固醇和(或)高甘油三酯血症，血清中 LDL、VLDL 和脂蛋白(α)浓度增加，常与低蛋白血症并存。高胆固醇血症主要是由于肝脏合成脂蛋白增加，但是在周围循环中分解减少也起部分作用。高甘油三酯血症则主要是由于分解代谢障碍所致，肝脏合成增加为次要因素。

三、诊断

(一)肾病综合征(NS)诊断标准

1. 尿蛋白大于 3.5 g/d；

2. 血浆白蛋白低于 30 g/L；

3. 水肿；

4. 高脂血症。其中①②两项为诊断所必需。

(二)NS 诊断

1. 确诊 NS。

2. 确认病因：首先排除继发性和遗传性疾病，才能确诊为原发性 NS；最好进行肾活检，做出病理诊断。

3. 判断有无并发症。

四、治疗

(一)一般治疗

凡有严重水肿、低蛋白血症者需卧床休息。水肿消失、一般情况好转后，可起床活动。给予正常量 0.8～1.0 g/(kg・d)的优质蛋白(富含必需氨基酸的动物蛋白为主)饮食。热量要保证充分，每日每千克体重不应少于 125.5～146.4 kJ。尽管患者丢失大量尿蛋白，但由于高蛋白饮食增加肾小球高滤过，可加重蛋白尿并促进肾脏病变进展，故目前一般不再主张应用。水肿时应低盐(3 g/d)饮食。为减轻高脂血症，应少进富含饱和脂肪酸(动物油脂)的饮食，而多吃富含多聚不饱和脂肪酸(如植物油、鱼油)及富含可溶性纤维(如豆类)的饮食。

(二)对症治疗

1. 利尿消肿

(1)噻嗪类利尿剂。主要作用于髓襻升支厚壁段和远曲小管前段，通过抑制钠和氯的重吸收，增加钾的排泄而利尿。长期服用应防止低钾、低钠血症。

(2)保钾利尿剂。主要作用于远曲小管后段，排钠、排氯，但保钾，适用于低钾血症的患者。单独使用时利尿作用不显著，可与噻嗪类利尿剂合用。常用氨苯蝶啶或醛固酮拮抗剂螺内酯。长期服用需防止高钾血症，肾功能不全患者应慎用。

(3)襻利尿剂。主要作用于髓襻升支，对钠、氯和钾的重吸收具有强力的抑制作用。常用呋塞米(速尿)或布美他尼(丁尿胺)(同等剂量时作用较呋塞米强 40 倍)，分次口服或静脉注射。在渗透性利尿药物应用后随即给药，效果更好。应用襻利尿剂时需谨防低钠血症及低钾、低氯血症性碱中毒发生。

(4)渗透性利尿剂。通过一过性提高血浆胶体渗透压，可使组织中水分回吸收入血。此外，它们又经过肾小球滤过，造成肾小管内液的高渗状态，减少水、钠的重吸收而利尿。

常用不含钠的右旋糖酐 40(低分子右旋糖酐)或淀粉代血浆(706 代血浆)(分子量均为 2.5～4.5 万)静脉点滴。随后加用襻利尿剂可增强利尿效果。但对少尿(尿量＜400 mL/d)患者应慎用此类药物,因其易与肾小管分泌的 Tamm-Horsfall 蛋白和肾小球滤过的白蛋白一起形成管型,阻塞肾小管,并由于其高渗作用导致肾小管上皮细胞变性、坏死,诱发“渗透性肾病”,导致急性肾衰竭。

(5)提高血浆胶体渗透压:血浆或血浆白蛋白等静脉输注。均可提高血浆胶体渗透压,促进组织中水分回吸收并利尿,如再用呋塞米加于葡萄糖溶液中缓慢静脉滴注,有时能获得良好的利尿效果。但由于输入的蛋白均将于 24～48 h 内由尿中排出,可引起肾小球高滤过及肾小管高代谢,造成肾小球脏层及肾小管上皮细胞损伤、促进肾间质纤维化,轻者影响糖皮质激素疗效,延迟疾病缓解,重者可损害肾功能。故应严格掌握适应证,对严重低蛋白血症、高度水肿而又少尿(尿量＜400 mL/d)的 NS 患者,在必须利尿的情况下方可考虑使用,但也要避免过频过多。心力衰竭患者应慎用。

对 NS 患者利尿治疗的原则是不宜过快过猛,以免造成血容量不足、加重血液高凝倾向,诱发血栓、栓塞并发症。

2.减少尿蛋白

持续性大量蛋白尿本身可导致肾小球高滤过、加重肾小管—间质损伤、促进肾小球硬化,是影响肾小球病预后的重要因素。已证实减少尿蛋白可以有效延缓肾功能的恶化。

血管紧张素转换酶抑制剂(ACEI)或血管紧张素Ⅱ受体拮抗剂(ARB),除可有效控制高血压外,均可通过降低肾小球内压和直接影响肾小球基底膜对大分子的通透性,有不依赖于降低全身血压的减少尿蛋白作用。用 ACEI 或 ARB 降尿蛋白时,所用剂量一般应比常规降压剂量大,才能获得良好疗效。

(三)主要治疗(抑制免疫与炎症反应)

1.糖皮质激素治疗。糖皮质激素(以下简称激素)用于肾脏疾病,主要是其抗炎作用。它能减轻急性炎症时的渗出,稳定溶酶体膜,减少纤维蛋白的沉着,降低毛细血管通透性而减少尿蛋白漏出;此外,尚可抑制慢性炎症中的增生反应,降低成纤维细胞活性,减轻组织修复所致的纤维化。糖皮质激素对疾病的疗效反应在很大程度上取决于其病理类型,微小病变的疗效最为迅速和肯定。使用原则和方案一般是:① 起始足量:常用药物为泼尼松,口服 8 周,必要时可延长至 12 周;② 缓慢减药;足量治疗后每 2～3 周减原用量的 10%,当减至 20 mg/d 左右时症状易反复,应更加缓慢减量;③ 长期维持:最后以最小有效剂量再维持数月至半年。激素可采取全日量顿服或在维持用药期间两日量隔日一次顿服,以减轻激素的副作用。水肿严重、有肝功能损害或泼尼松疗效不佳时,可更换为泼尼松龙口服或静脉滴注。根据患者对糖皮质激素的治疗反应,可将其分为“激素敏感型”(用药 8～12 周内 NS 缓解)、“激素依赖型”(激素减药到一定程度即复发)和“激素抵抗型”(激素治疗无效)三类,其各自的进一步治疗有所区别。

长期应用激素的患者可出现感染、药物性糖尿病、骨质疏松等副作用,少数病例还可能发生股骨头无菌性缺血性坏死,需加强监测,及时处理。

2.细胞毒性药物。激素治疗无效,或激素依赖型或反复发作型,可以细胞毒药物协助治疗。由于此类药物多有性腺毒性、肝脏损伤及大剂量可诱发肿瘤的危险，因此，在用药指证及疗程上应慎重掌握。目前此类药物中，环磷酰胺(CTX)和苯丁酸氮介(CB1348)临床应用较多。

3.免疫抑制剂。目前临床上常用的免疫抑制剂有环孢霉素A、他克莫司(FK506)、麦考酚吗乙酯和来氟米特等。既往免疫抑制剂常与糖皮质激素联合应用治疗多种不同病理类型的肾病综合征，近年来也推荐部分患者因对糖皮质激素相对禁忌或不能耐受(如未控制糖尿病、精神因素、严重的骨质疏松)，及部分患者不愿接受糖皮质激素治疗方案或存在禁忌证的患者，可单独应用免疫抑制剂治疗(包括作为初始方案)某些病理类型的肾病综合征，如局灶节段性肾小球硬化、膜性肾病、微小病变型肾病等。

应用糖皮质激素及免疫抑制剂(包括细胞毒药物)治疗NS可有多种方案，原则上应以增强疗效的同时最大限度地减少副作用为宜。对于是否应用激素治疗、疗程长短以及应否使用和选择何种免疫抑制剂(细胞毒药物)等应结合患者肾小球病的病理类型、年龄、肾功能和有否相对禁忌证等情况不同而区别对待，依据免疫抑制剂的作用靶目标，制定个体化治疗方案。近年来根据循证医学的研究结果，针对不同的病理类型，提出相应治疗方案。

五、护理

1.心理护理：病人常有恐惧、烦躁、忧愁、焦虑等心理失调表现，这不利于疾病的治疗和康复。护理者的责任心，热情亲切的服务态度，首先给病人安全和信赖感，进而帮助他克服不良的心理因素，解除其思想顾虑，避免情志刺激，培养乐观情绪。《素问·汤液醪醴论》云："精神进，意志治，病可愈。"要做好卫生宣教，预防疾病的复发。

2.临床护理：如水肿明显、大量蛋白尿者应卧床休息；眼睑面部水肿者枕头应稍高些；严重水肿者应经常改换体位；胸腔积液者宜半卧位；阴囊水肿者宜用托带将阴囊托起。同时给高热量富含维生素的低盐饮食。在肾功能不全时，因尿素氮等代谢产物在体内潴留，刺激口腔黏膜易致口腔溃疡，应加强卫生调护，用生理盐水频漱口，保持室内空气新鲜，地面用84液消毒，每日1次，并减少陪人等。

3.药物治疗的护理：用利尿剂后，应观察用药后的反应，如病人的尿量、体重、皮肤的弹性。用强效利尿剂时，要观察病人的循环情况及酸碱平衡情况；在用激素时，应注意副作用，撤药或改变用药方式不能操之过急，不可突然停药，做好调护，可促进早日康复。

（张芹　袁彩玲　顾文琴　常学兰）

第二节　急性肾衰竭

急性肾功能衰竭是一组综合征。由多种病因引起，使肾小球滤过功能迅速下降至正常的50%以下，血尿素氮及血肌酐迅速增高并引起水、电质紊乱和酸碱平衡失调及急性尿毒症症状。急性肾衰可见于各科疾病,急性肾衰与慢性肾衰不同,如能早期诊断,及时抢救,则肾功能可完全恢复,如延误诊治,则可致死。预后与原发病、年龄、诊治早晚、是否合并多脏器衰竭等因素有关。

一、病因

为肾缺血及肾中毒,引起肾前性氮质血症的各种因素持续作用使肾缺血、缺氧;各种肾毒性物质如药物、细菌的内毒素、重金属毒物及生物毒等作用于肾脏均可致病。此外异型输血及药物可引起急性血管内溶血,挤压伤、烧伤及严重肌病,可因血红蛋白及肌红蛋白堵塞肾小管,而发生急性肾小管坏死和急性肾衰。急性肾衰发病机理仍不明,急性肾小管损伤学说不能圆满解释。近年来有学者认为,血管收缩活性物质释放紊乱引起的肾内血流动力学改变以及细胞的钙内流和氧自由基在急性肾衰发病机理中均起重要作用。

二、临床表现

急性肾衰临床表现为少尿型急性肾小管坏死。分 3 期。

1. 少尿期。尿量减少致使发生高钾血症、水中毒(浮肿严重、血压升高、肺水肿或脑水肿)、代谢性酸中毒及急性尿毒症症状。高钾血症及水中毒为主要死因。

2. 多尿期。肾小管上皮细胞再生修复后尿量渐增多,使血钾、血钠下降,持续多尿患者可死于脱水及电解质紊乱。

3. 恢复期。多尿期后尿量减至正常,血 Bun、肌酐(Scr)及电解质均恢复正常水平,但肾小管功能及结构恢复正常尚需 3～6 个月。未能恢复者转为慢性肾功能衰竭。非少尿型虽尿量不少,但血 Bun,Scr 逐日升高并出现中毒症状,因肾损伤轻,故预后良好。急性肾衰起病急骤,B 超示两肾增大,尿比重＜1. 015,尿渗透压＜400 mOsm,尿纳＞40 mmol/L 可助诊断。不同病因所致急性肾衰根据其原病固有的症状和体征亦可作出诊断。凡不能确定病因和治疗方案者应尽早作肾活检。

三、诊断

1. 有休克或血管内溶血,药物中毒或过敏史。

2. 在纠正或排除急性血容量不足、脱水、尿路梗阻后,尿量每小时仍≤17 mL 或尿量每 24 小时仍≤400 mL。

3. 尿比重在 1. 015 以下,甚至固定在 1. 010。

4. 急骤发生和与日俱增的氮质血症。

5. 尿渗透压＜350 mOsm/(kg・d),尿钠＞40 mmol/L。

6. 除外肾前性氮质血症及肾后性少尿或无尿。

四、治疗

(一)少尿期的治疗

1. 去除病因和治疗原发病。肾前性 ARF 应注意及时纠正全身循环血流动力障碍,包括补液、输注血浆和白蛋白、控制感染等，接触肾毒素物质，严格掌握肾毒性抗生素的用药指证、并根据肾功能调节用药剂量，密切监测尿量和肾功能变化。

2. 饮食和营养。应选择高糖、低蛋白、富含维生素的食物，尽可能供给足够的能量。供给热量 210～250 J/(kg・d)，蛋白质 0.5 g/(kg・d)，应选择优质动物蛋白，脂肪占总热量 30%～40%。

3. 控制水和钠摄入。坚持量入为出的原则，严格限制水、钠摄入，有透析支持则可适当放宽液体入量，每日液体量：尿量＋显性失水(呕吐、大便、引流量)＋不显性失水—内生水。无发热患儿每日不显性失水为 300 mL/m^2，体温每升高 1℃，不显性失水增加 75 mL/m^2，内生水在非高分解代谢状态为 250～350 mL/m^2，所用液体均为非电解质液，髓袢利尿剂(呋塞米)对少尿型 ARF 可短期试用。

4. 纠正代谢性酸中毒。轻、中度代谢性酸中毒一般无须处理。当血浆 HCO_3^-＜12 mmol/L 或动脉血 pH＜7.2，可补充 5%碳酸氢钠 5 mL/kg，提高 CO_2CP 5 mmol/L，纠酸时宜注意防治低钙性抽搐。

5. 纠正电解质紊乱。包括高钾血症、低钠血症、低钙血症和高磷血症的处理。

6. 透析治疗。凡上述保守治疗无效者，均应尽早进行透析。透析的指证：① 严重水潴留，有肺水肿、脑水肿的倾向；② 血钾≥6.5 mmol/L；③ 血浆尿素氮＞28.6 mmol/L，或血浆肌酐＞707.2 μmol/L；④ 严重酸中毒，血浆 HCO_3^-＜12 mmol/L 或动脉血 pH＜7.2；⑤ 药物或毒物中毒，该物质又能被透析去除，透析的方法包括腹膜透析，血液透析和连续动静脉血液滤过三种技术，儿童、尤其是婴幼儿以腹膜透析为常用。

(二)利尿期的治疗

利尿期早期，肾小管功能和 GFR 尚未恢复，血肌酐、血钾和酸中毒仍继续升高，伴随着多尿，还可出现低钾和低钠血症等电解质紊乱，故应注意监测尿量、电解质和血压变成，及时纠正水、电解质紊乱，当血浆肌酐接近正常水平时，应增加饮食中蛋白质摄入量。

(三)恢复期的治疗

此期肾功能日趋恢复正常，但可遗留营养不良、贫血和免疫力低下，少数病人遗留不可逆性肾功能损害，应注意休息和加强营养，防治感染。

五、护理

(一)病情观察

1. 少尿期观察。严密观察病情变化，监测水、电解质平衡，按病情做好各种护理记录；血压异常按本系统疾病护理。

2. 多尿期观察。注意观察血钾、血钠的变化及血压的变化。

3. 恢复期观察。观察用药不良反应，定期复查肾功能。

4. 其余按本系统疾病护理常规。

(二)对症护理

1. 少尿期。严格限制液体进入量，以防水中毒，按医嘱准确输入液体；饮食护理：既要限制入量又要适当补充营养，原则上应是低钾、低钠、高热量、高维生素及适量的蛋白质。

2. 多尿期。供给足够热量和维生素，蛋白质可逐日加量，以保证组织的需要，给予含钾多的食物。

3. 恢复期。给予高热量、高蛋白饮食。

(三)一般护理

1. 少尿期。绝对卧床休息，注意肢体功能锻炼；预防感染，做好口腔及皮肤护理，一切处置要严格执行无菌操作原则，以防感染；如行腹膜透析或血透治疗，按腹透、血透护理常规。

2. 多尿期。嘱患者多饮水或按医嘱及时补液和补充钾、钠等，防止脱水、低钾和低钠血症的发生；以安静卧床休息为主。

3. 恢复期。控制及预防感染，注意清洁及护理。

（匡秀红　逄晓燕　张芹　袁彩玲　张昱）

第三节　慢性肾衰竭

慢性肾衰竭(CRF)是指各种原因造成慢性进行性肾实质损害，致使肾脏明显萎缩，不能维持基本功能，临床出现以代谢产物潴留，水、电解质、酸碱平衡失调，全身各系统受累为主要表现的临床综合征。

一、病因

主要病因有原发性肾小球肾炎、慢性肾盂肾炎、高血压肾小动脉硬化、糖尿病肾病、继发性肾小球肾炎、肾小管间质病变、遗传性肾脏疾病以及长期服用解热镇痛剂及接触重金属等。

1. 应力争明确慢性肾衰竭的病因，应搞清楚肾脏损害是以肾小球损害为主，还是以肾间质小管病变为主，抑或以肾血管病变突出，以便根据临床特点，有针对性治疗。

2. 应查明促使慢性肾衰竭肾功能进行性恶化的可逆性因素，如感染，药物性肾损害，代谢性酸中毒，脱水，心力衰竭，血压降低过快、过低等。

3. 应注意寻找加剧慢性肾衰竭肾功能进行性恶化减退的某些因素，如高血压，高血脂，高凝状态，高蛋白质饮食摄入，大量蛋白尿等。

二、临床表现

(一)消化系统

1. 厌食(食欲不振常较早出现)。

2. 恶心、呕吐、腹胀。

3. 舌、口腔溃疡。

4. 口腔有氨臭味。

5. 上消化道出血。

(二)血液系统

1. 贫血。是尿毒症病人必有的症状。贫血程度与尿毒症(肾功能)程度相平行,促红细胞生成素(EPO)减少为主要原因。

2. 出血倾向。可表现为皮肤、黏膜出血等,与血小板破坏增多,出血时间延长等有关,可能是毒素引起的,透析可纠正。

3. 白细胞异常。白细胞减少,趋化、吞噬和杀菌能力减弱,易发生感染,透析后可改善。

(三)心血管系统

1. 高血压。大部分病人(80%以上)有不同程度高血压,可引起动脉硬化、左室肥大、心功能衰竭。

2. 心功能衰竭。常出现心肌病的表现,由水钠潴留、高血压、尿毒症性心肌病等所致。

3. 心包炎。尿素症性或透析不充分所致,多为血性,一般为晚期的表现。

4. 动脉粥样硬化和血管钙化。进展可迅速,血透者更甚,冠状动脉、脑动脉、全身周围动脉均可发生,主要是由高脂血症和高血压所致。

(四)神经、肌肉系统

1. 早期。疲乏、失眠、注意力不集中等。

2. 晚期。周围神经病变,感觉神经较运动神经显著。

3. 透析失衡综合征。与透析相关,常发生在初次透析的病人。尿素氮降低过快,细胞内外渗透压失衡,引起颅内压增加和脑水肿所致,表现恶心、呕吐、头痛,严重者出现惊厥。

(五)肾性骨病

是指尿毒症时骨骼改变的总称。低钙血症、高磷血症、活性维生素 D 缺乏等可诱发继发性甲状旁腺功能亢进;上述多种因素又导致肾性骨营养不良(即肾性骨病),包括纤维囊性骨炎(高周转性骨病)、骨软化症(低周转性骨病)、骨生成不良及混合性骨病。肾性骨病临床上可表现为:

1. 可引起自发性骨折。

2. 有症状者少见,如骨酸痛、行走不便等。

(六)呼吸系统

1. 酸中毒时呼吸深而长。

2. 尿毒症性支气管炎、肺炎(蝴蝶翼)、胸膜炎等。

(七)皮肤症状

皮肤瘙痒、尿素霜沉积、尿毒症面容,透析不能改善。

(八)内分泌功能失调

1. 肾脏本身内分泌功能紊乱。如 1,25-$(OH)_2$ 维生素 D_3;红细胞生成素不足和肾内肾素—血管紧张素Ⅱ过多。

2. 外周内分泌腺功能紊乱。大多数病人均有继发性甲旁亢(血 PTH 升高)、胰岛素受体障碍、胰高血糖素升高等。约 1/4 病人有轻度甲状腺素水平降低。部分病人可有性腺功能减退,表现为性腺成熟障碍或萎缩、性欲低下、闭经、不育等,可能与血清性激素水平异常等因素有关。

(九)并发严重感染

易合并感染,以肺部感染多见。感染时发热可无正常人明显。

三、诊断

1. 常用的实验室检查

项目包括:尿常规、肾功能、24 h 尿蛋白定量、血糖、血尿酸、血脂等,以及血电解质(K^+,Na^+,Cl^-,Ca^{2+},P^{3-},Mg^{2+} 等)、动脉血液气体分析、肾脏影像学检查等。

检查肾小球滤过功能的主要方法有:检测血清肌酐(Scr)、肌酐清除率(Ccr)、放射性核素法测 GFR 等。我国 Ccr 正常值为:90±10 mL/min。对不同人群来说,其 Scr,Ccr 值可能有显著差别,临床医师需正确判断。

2. 影像学检查

一般只需做 B 型超声检查,以除外结石、肾结核、肾囊性疾病等。某些特殊情况下,可能需做放射性核素肾图、静脉肾盂造影、肾脏 CT 和磁共振(MRI)检查等。肾图检查对急、慢性肾衰的鉴别诊断有帮助。如肾图结果表现为双肾血管段、分泌段、排泄功能均很差,则一般提示有 CRF 存在;如肾图表现为双肾血管段较好,排泄功能很差,呈“梗阻型”(抛物线状),则一般提示可能有急性肾衰竭存在。

四、治疗

(一)饮食治疗

1. 给予优质低蛋白饮食 0.6 g/(kg·d)、富含维生素饮食,如鸡蛋、牛奶和瘦肉等优质蛋白质。病人必须摄入足量热卡,一般为 125.6~146.5 kJ/(kg·d)。必要时主食可采用去植物蛋白的麦淀粉。

2. 低蛋白饮食加必需氨基酸或 α-酮酸治疗,应用 α-酮酸治疗时注意复查血钙浓度,高钙血症时慎用。在无严重高血压及明显水肿、尿量 1 000 mL/d 者,食盐 2~4 g/d。

(二)药物治疗

CRF 药物治疗的目的包括:① 缓解 CRF 症状,减轻或消除病人痛苦,提高生活质量；② 延缓 CRF 病程的进展，防止其进行性加重；③ 防治并发症，提高生存率。

1. 纠正酸中毒和水、电解质紊乱

(1)纠正代谢性中毒。代谢性酸中毒的处理，主要为口服碳酸氢钠($NaHCO_3$)。中、重度病人必要时可静脉输入，在 72 h 或更长时间后基本纠正酸中毒。对有明显心功能衰竭的病人，要防止 $NaHCO_3$ 输入总量过多，输入速度宜慢，以免使心脏负荷加重甚至心功能衰竭加重。

(2)水钠紊乱的防治。适当限制钠摄入量，一般 NaCl 的摄入量应不超过 6～8 g/d。有明显水肿、高血压者，钠摄入量一般为 2～3 g/d(NaCl 摄入量 5～7 g/d)，个别严重病例可限制为 1～2 g/d (NaCl 2.5～5 g)。也可根据需要应用襻利尿剂(呋塞米、布美他尼等)，噻嗪类利尿剂及贮钾利尿剂对 CRF 病(Scr＞220 μmol/L)疗效甚差，不宜应用。对急性心功能衰竭严重肺水肿者，需及时给单纯超滤、持续性血液滤过(如连续性静脉—静脉血液滤过)。

对慢性肾衰病人轻、中度低钠血症，一般不必积极处理，而应分析其不同原因，只对真性缺钠者谨慎地进行补充钠盐。对严重缺钠的低钠血症者，也应有步骤地逐渐纠正低钠状态。

(3)高钾血症的防治。肾衰竭病人易发生高钾血症，尤其是血清钾水平＞5.5 mmol/L 时，则应更严格地限制钾摄入。在限制钾摄入的同时，还应注意及时纠正酸中毒，并适当应用利尿剂(呋塞米、布美他尼等)，增加尿钾排出，以有效防止高钾血症发生。对已有高钾血症的病人，除限制钾摄入外，还应采取以下各项措施：① 积极纠正酸中毒，必要时(血钾＞6 mmol/L)可静滴碳酸氢钠。② 给予襻利尿剂：最好静脉或肌肉注射呋塞米或布美他尼。③ 应用葡萄糖—胰岛素溶液输入。④ 口服降钾树脂：以聚苯乙烯磺酸钙更为适用，因为离子交换过程中只释放出钙，不释放出钠，不致增加钠负荷。⑤ 对严重高钾血症(血钾＞6.5 mmol/L)，且伴有少尿、利尿效果欠佳者，应及时给予血液透析治疗。

2. 高血压的治疗。对高血压进行及时、合理的治疗，不仅是为了控制高血压的某些症状，而且是为了积极主动地保护靶器官(心、肾、脑等)。血管紧张素转化酶抑制剂(ACEI)、血管紧张素Ⅱ受体拮抗剂(ARB)、钙通道拮抗剂、襻利尿剂、β-阻滞剂、血管扩张剂等均可应用，以 ACEI、ARB、钙拮抗剂的应用较为广泛。透析前 CRF 病人的血压应控制在≤130/80 mmHg，维持透析病人血压一般不超过 140/90 mmHg 即可。

3. 贫血的治疗和红细胞生成刺激剂(ESA)的应用。当血红蛋白(Hb)＜110 g/L 或红细胞压积(Hct)＜33%时，应检查贫血原因。若有缺铁，应予补铁治疗，必要时可应用 ESA 治疗，包括人类重组红细胞生成素(rHuEPO)、达依泊丁等，直至 Hb 上升至 110～120 g/L。

4. 低钙血症、高磷血症和肾性骨病的治疗。当 GFR＜50 mL/min 后，即应适当限制磷摄入量(800～1 000 mg/d)。当 GFR＜30 mL/min 时，在限制磷摄入的同时，需应用磷结合剂口服，以碳酸钙、枸橼酸钙较好。对明显高磷血症(血清磷＞7 mg/dL)或血清 Ca，P 乘积＞65 $(mg/dL)^2$ 者，则应暂停应用钙剂，以防转移性钙化的加重。此时可考虑短期服用氢氧化铝制剂或司维拉姆，待 Ca、P 乘积＜65 $(mg/dL)^2$ 时，再服用钙剂。对明显低钙血症病人，可口服 1,25-$(OH)_2D_3$（钙三醇）；连服 2～4 周后，如血钙水平和症状无改善，可增加用量。治疗中均需要监测血 Ca，P，PTH 浓度，使透析前 CRF 病人血 IPTH 保持在 35～110 pg/mL；使透析病人血钙磷乘积＜55 $(mg/dL)^2$（4.52 $(mmol/L)^2$），血 PTH 保持在 150～300 pg/mL。

5. 防治感染。平时应注意防止感冒，预防各种病原体的感染。抗生素的选择和应用原则，与一般感染相同，唯剂量要调整。在疗效相近的情况下，应选用肾毒性最小的药物。

6. 高脂血症的治疗。透析前 CRF 病人与一般高血脂者治疗原则相同，应积极治疗。但对维持透析病人，高脂血症的标准宜放宽，如血胆固醇水平保持在 6.47～7.76 mmol/L（250～300 mg/dL），血甘油三酯水平保持在 1.70～2.23 mmol/L（150～200 mg/dL）为好。

7. 口服吸附疗法和导泻疗法。口服吸附疗法（口服氧化淀粉或活性炭制剂）、导泻疗法（口服大黄制剂）、结肠透析等，均可利用胃肠道途径增加尿毒症毒素的排出。上述疗法主要应用于透析前 CRF 病人，对减轻病人氮质血症起到一定辅助作用。

8. 其他

（1）糖尿病肾衰竭病人。随着 GFR 不断下降，必须相应调整胰岛素用量，一般应逐渐减少。

（2）高尿酸血症。通常不需治疗，但若有痛风，则予以别嘌醇。

（3）皮肤瘙痒。外用乳化油剂，口服抗组胺药物，控制高磷血症及强化透析或高通量透析，对部分病人有效。

（三）尿毒症期的替代治疗

当 CRF 病人 GFR 6～10 mL/min（血肌酐＞707 μmol/L）并有明显尿毒症临床表现，经治疗不能缓解时，则应让病人作好思想准备，进行透析治疗。糖尿病肾病可适当提前（GFR 10～15 mL/min）安排透析。

1. 透析治疗

（1）血液透析。应预先给病人作动静脉内瘘（位置一般在前臂），内瘘成熟至少需要 4 周，最好等候 8～12 周后再开始穿刺。血透治疗一般每周 3 次，每次 4～6 小时。在开始血液透析 6 周内，尿毒症症状逐渐好转。如能坚持合理的透析，大多数血透病人的生活质量显著改善，不少病人能存活 15～20 年以上。

（2）腹膜透析。持续性不卧床腹膜透析疗法（CAPD），应用腹膜的滤过与透析作用，持续地对尿毒症毒素进行清除，设备简单，操作方便，安全有效。将医用硅胶管长期植入腹腔内，应用此管将透析液输入腹腔，每次 1.5～2 L，6 小时交换一次，每天交换 4 次。CAPD 对尿毒症的疗效与血液透析相似，但在残存肾功能与心血管的保护方面优于血透，且费用也相对较低。CAPD 的装置和操作近年已有显著改进，腹膜炎等并发症已大为减少。CAPD 尤其适用于老人、有心血管合并症的病人、糖尿病病人、小儿病人或作动静脉内瘘有困难者。

2. 肾移植

病人通常应先作一个时期透析，待病情稳定并符合有关条件后，则可考虑进行肾移植术。成功的肾移植可恢复正常的肾功能(包括内分泌和代谢功能),使病人几乎完全康复。移植肾可由尸体或亲属供肾(由兄弟姐妹或父母供肾),亲属肾移植的效果更好。要在 ABO 血型配型和 HLA 配型合适的基础上,选择供肾者。肾移植需长期使用免疫抑制剂,以防治排斥反应,常用的药物为糖皮质激素、环孢素、硫唑嘌呤和(或)麦考酚吗乙酯(MMF)等。近年肾移植的疗效显著改善,移植肾的 1 年存活率约为 85%,5 年存活率约为 60%。HLA 配型佳者,移植肾的存活时间较长。

五、护理

(一)一般护理

1. 减轻焦虑。护士应为病人提供一个适当的环境,仔细倾听病人的感受,稳定病人的情绪。对于病人的病情,护士应以坦诚的态度,实事求是地帮助病人分析现实健康状况,分析有利条件及可能产生的预后,应使病人认识到心理健康对身体康复的重要性,激发其生存的欲望,同时提高对疾病的认识,树立战胜疾病的信心。如可告诉病人接受透析和肾移植治疗,可使其生活质量明显改善,生命明显延长等,以使病人重新建立其自尊,确认自己的价值。另外护士不能忽视病人家属的紧张心理状态,对他们也要进行心理疏导,使他们心情放松,共同协助病人渡过难关。

2. 皮肤护理。评估病人皮肤的颜色、弹性及有无水肿等。应以温和的香皂或沐浴液做皮肤清洗,洗后涂以擦手油,以避免皮肤瘙痒,如需要时可遵医嘱给予病人止痒药剂,如炉甘石洗剂等。指导病人将指甲修整平整,并保持清洁,以防止病人在皮肤瘙痒时,抓破皮肤,造成感染。

3. 预防感染。病人要注意休息,避免受凉,受湿和过劳,防止感冒。慢性肾衰病人极易并发感染,特别是肺部和尿路感染,因此病人要讲究清洁卫生,加强口腔及会阴部清洁,以防止感染。若有感染,应立即予以治疗,及时针对病原菌选用敏感的抗生素,抗生素的剂量应根据肌酐清除率进行调整,避免使用有肾毒性的抗生素。

(二)饮食护理

饮食治疗在慢性肾衰的治疗中具有重要的意义,合理的营养膳食调配不但能减少体内氮代谢产物的积聚及体内蛋白质的分解,以维持氮平衡,还能在维持营养,增强机体抵抗力,减缓病情发展等方面发挥其独特的作用。

1. 限制蛋白质的摄入。根据肌酐清除率或血尿素氮的含量来决定蛋白质的摄入。当血尿素氮在 14.28～28.56 mmol/L 时,蛋白质限量为每日 35～40 g;血尿素氮 28.56～42.84 mmol/L 时,其限量为每日 25～35 g;当血尿素氮大于 42.84 mmol/L 时,蛋白质应限量在每日 20～25 g。尽量选用富含必需氨基酸的蛋、奶、肉类等动物性食品,而不用或少用含非必需氨基酸多的植物性食物,如干豆类、豆制品、谷类及硬果类。对于采用透析治疗的慢性肾衰病人,蛋白质供给量应增加,可按每日每千克体重 1～1.2 g 供给,其中优质蛋白占 50%以上,首选蛋类和乳类。

2. 保证充足的热能。充足的热能可减少体内蛋白质的分解,供给量为每日每千克体重 146.4～167.4 kJ，即每日摄入 8 368～12 552 kJ 热量。碳水化合物为热能的主要来源，且最好以纯淀粉类食品（如麦淀粉、玉米淀粉等）代替米、面等谷类食品。

3.无机盐摄入。无机盐的供给量要根据病情随时调整。当出现浮肿、高血压及心力衰竭时需采用无盐、低盐或低钠饮食。当病人血钾升高，尿量减少时，应限制膳食中的钾盐含量。含钾较高的食物有豆类、紫菜、菠菜、坚果、香蕉等。

4.液体量。除伴有心力衰竭或尿量减少至＜1 000 mL/d 外，一般不必严格限制。

（三）对症治疗及护理

1.改善钙、磷失衡，密切监测病人血清中钙、磷值。注意倾听病人有关骨痛的主诉，鼓励且协助病人做关节运动和散步，并提供安全的环境。遵医嘱给予并指导病人正确服用药物，病人常服用的药物有：① 碳酸钙：此药是一种良好的肠道内磷结合剂，它既可减少磷从肠道的吸收使血磷降低，又可供给钙。② 活性维生素 D_3：可促进肠道吸收钙，同时可抑制甲状旁腺素。③ 氢氧化铝：可抑制磷的吸收，但不宜长期服用，防止发生铝中毒。

2.严密监测血钾浓度，防止高钾血症的发生。

3.纠正代谢性酸中毒。轻度酸中毒时，可不予治疗。当 HCO_3^- 浓度低于 15 mmol/L 时，需口服碳酸氢钠。严重酸中毒者，HCO_3^- 浓度低于 6.7 mmol/L 时应立即给予静脉滴注，迅速纠正酸中毒。

4.改善贫血状况。除了间隔输板球血外，重组红细胞生成素（EPO）的应用，对于改善慢性肾衰病人贫血状况有明显效果。使用 EPO 后会发生一些不良反应，如高血压、头痛及癫痫发作，因此护士应严格监测病人的血压，及时倾听病人的主诉。由于病人发生贫血，组织氧合作用降低，因此容易引起疲劳、乏力等，护士应评估病人的活动及对这些活动的耐受力，指导病人有计划地进行活动，避免过度劳累。

5.心力衰竭的治疗。引起心衰的原因主要有水钠潴留、高血压和毒物的蓄积。治疗方法主要是血液透析和血液滤过这两种方法最为有效。在没有条件的情况下，强心、利尿、解痉及扩血管药物也可应用，但疗效较差。

（张萍　王丽云　杨春苗　匡秀红　薛安琪）

第十二章 尿道疾病

第一节 尿路感染

尿路感染(urinary tract infection,UTI),简称尿感,是指病原体侵犯尿路黏膜或组织引起的尿路炎症。根据感染部位,尿路感染可分为上尿路感染和下尿路感染。前者为肾盂肾炎,后者主要为膀胱炎。根据有无基础疾病,尿路感染还可分为复杂性尿感和非复杂性尿感。

一、病因

尿路感染95%以上是由单一细菌引起的。其中90%的门诊病人和50%左右的住院病人,其病原菌是大肠埃希杆菌,此菌血清分型可达140多种,致尿感型大肠埃希杆菌与病人粪便中分离出来的大肠埃希杆菌属同一种菌型,多见于无症状菌尿或无并发症的尿感;变形杆菌、产气杆菌、克雷白肺炎杆菌、铜绿假单胞菌、粪链球菌等见于再感染、留置导尿管、有并发症之尿感者;白色念珠菌、新型隐球菌感染多见于糖尿病及使用糖皮质激素和免疫抑制药的病人及肾移植后;金黄色葡萄球菌多见于皮肤创伤及吸毒者引起的菌血症和败血症;病毒、支原体感染虽属少见,近年来有逐渐增多趋向。多种细菌感染见于留置导尿管、神经源性膀胱、结石、先天性畸形和阴道、肠道、尿道瘘等。

二、临床表现

(一)膀胱炎

即通常所指的下尿路感染。成年妇女膀胱炎主要表现是尿路刺激,即尿频、尿急、尿痛,白细胞尿,偶可有血尿,甚至肉眼血尿,膀胱区可有不适。一般无明显的全身感染症状,但少数患者可有腰痛,低热(一般不超过38℃),血白细胞计数常不增高。约30%以上的膀胱炎为自限性,可在7～10天内自愈。

(二)急性肾盂肾炎

表现包括以下两组症状群:① 泌尿系统症状:包括尿频、尿急、尿痛等膀胱刺激征,腰痛和(或)下腹部痛;② 全身感染的症状:如寒战、发热、头痛、恶心、呕吐、食欲不振等,常伴有血白细胞计数升高和血沉增快。一般无高血压和氮质血症。

(三)慢性肾盂肾炎

慢性肾盂肾炎的病程经过很隐蔽。临床表现分为以下三类。① 尿路感染表现:仅少数患者可间歇发生症状性肾盂肾炎，但更为常见的表现为间歇性无症状细菌尿，和（或）间歇性尿急、尿频等下尿路感染症状，腰腹不适和（或）间歇性低热。② 慢性间质性肾炎表现，如高血压、多尿、夜尿增加，易发生脱水。③ 慢性肾脏病的相关表现。

（四）不典型尿路感染

1. 以全身急性感染症状为主要表现，而尿路局部症状不明显。

2. 尿路症状不明显，而主要表现为急性腹痛和胃肠道功能紊乱的症状。

3. 以血尿、轻度发热和腰痛等为主要表现。

4. 无明显的尿路症状，仅表现为背痛或腰痛。

5. 少数人表现为肾绞痛、血尿。

6. 完全无临床症状，但尿细菌定量培养，菌落≥10^5/mL。

三、诊断

（一）尿培养、菌落计数

当患者满足下列条件之一者，可确诊为尿感。

1. 典型尿路感染症状＋脓尿（离心后尿沉渣镜检白细胞＞5 个/HP）＋尿亚硝酸盐实验阳性。

2. 清洁离心中段尿沉渣白细胞数或有尿路感染症状者＞10 个/HP。

3. 有尿路感染症状者：正规清晨清洁中段尿细菌定量培养，菌落数≥10^5/mL，且连续两次尿细菌计数≥10^5/mL，两次的细菌及亚型相同者。

4. 作膀胱穿刺尿培养，如细菌阳性（不论菌数多少）。

5. 典型尿路感染症状，治疗前清晨清洁中段尿离心尿沉渣革兰染色找细菌，细菌＞1 个/油镜视野。

（二）慢性肾盂肾炎

X 线静脉肾盂造影（IVP）见到局灶、粗糙的皮质瘢痕，伴有附属的肾乳头变钝等征象可确诊。

四、治疗

（一）女性非复杂性急性尿路感染

1. 急性膀胱炎治疗方案。建议采用三日疗法治疗，即口服复方磺胺甲基异恶唑；或氧氟沙星；或左氧氟沙星。由于单剂量疗法的疗效不如三日疗法好，目前，不再推荐使用。对于致病菌对磺胺甲基异恶唑耐药率高达 10％～20％的地区，可采用呋喃妥因治疗。

2. 急性肾盂肾炎治疗方案。建议使用抗生素治疗 14 天，对于轻症急性肾盂肾炎患者使用高效抗生素疗程可缩短至 7 天。对于轻症状病例，可采用口服喹诺酮类药物治疗，如果致病菌对复方磺胺甲基异恶唑敏感，也可口服此药物治疗。如果致病菌是革兰阳性菌，可以单用阿莫西林或阿莫西林/克拉维酸钾治疗。对于重症病例或不能口服药物者，应该住院治疗，静脉使用喹诺酮类药物或广谱的头孢类抗生素治疗，对于 β 内酰胺类抗生素和喹诺酮类抗生素耐药者，可选用氨曲南治疗；如果致病菌是革兰阳性球菌，可使用氨苄西林/舒巴坦钠，必要时可联合用药治疗。若病情好转，可参考尿培养结果选用敏感的抗生素口服治疗。在用药期间的方案调整和随访很重要，应每1～2周作尿培养，以观察尿菌是否阴转。在疗程结束时及停药后第2、第6周应分别作尿细菌定量培养，以后最好能每月复查1次，共1年。

3. 复杂性急性肾盂肾炎。由于存在各种基础疾病，复杂性急性肾盂肾炎易出现肾脏皮髓质脓肿、肾周脓肿及肾乳头坏死等严重并发症。这类患者需要住院治疗。首先应该及时有效控制糖尿病、尿路梗塞等基础疾病，必要时需要与泌尿外科等相关专业医生共同治疗，否则，单纯使用抗生素治疗很难治愈本病。其次，根据经验静脉使用广谱抗生素治疗。在用药期间，应该及时根据病情变化和/或细菌药物敏感试验结果调整治疗方案，部分患者尚需要联合用药，疗程至少为10～14天。

(二)男性膀胱炎

所有男性膀胱炎患者均应该除外前列腺炎。对于非复杂性急性膀胱炎可口服复方磺胺甲基异恶唑或喹诺酮类药物治疗，剂量同女性患者，但疗程需要7天；而对于复杂性急性膀胱炎患者可口服环丙沙星，或左氧氟沙星，连续治疗7～14天。

(三)妊娠期尿感

1. 无症状性细菌尿：妊娠期间无症状性细菌尿发生率高达2%～7%，常发生于妊娠的第一个月，其中多达40%病例可在妊娠期出现急性肾盂肾炎，因此建议在妊娠早期应该常规对孕妇进行尿培养检查，以便及时发现无症状性细菌尿患者。目前建议对于这类患者应该采取抗感染治疗。

2. 急性肾盂肾炎：必须主要静脉使用抗生素治疗，在正常后48 h或临床症状明显改善后，可改为口服抗生素治疗。可先采取经验型治疗，使用头孢曲松，然后根据尿细菌培养结果调整治疗方案，总疗程为10～14天。

(四)无症状性细菌尿

对于绝经前女性、非妊娠患者、糖尿病患者、老年人、脊髓损伤及留置导尿管的无症状性细菌尿的患者不需要治疗。然而，对于经尿道行前列腺手术或其他可能导致尿路黏膜出血的泌尿外科手术或检查的无症状性细菌尿患者，应该根据细菌培养结果采取敏感抗生素治疗。

(五)导尿管相关的尿路感染

尿道相关性无症状性细菌尿不需要使用抗生素治疗；拔除导尿管后48 h仍有无症状性细菌尿的女性患者，则应该根据尿培养结果使用敏感抗生素治疗14天。

五、护理

1. 高热、尿路刺激症状明显者应卧床休息，体温在38.5℃以上者，可用物理降温或遵医嘱肌肉注射柴胡等降温药。按医嘱服用碳酸氢钠可碱化尿液，以减轻尿路刺激症状。

2. 给予足够热量、维生素和易消化的食物，鼓励患者多饮水，必要时静脉输液以保证入量，使患者多排尿，达到冲洗尿路的目的。

3.用药前，先做中段尿培养及药物敏感试验，以利合理使用抗生素。最好取清晨隔夜尿，以膀胱穿刺法取尿标本为最理想。

4.注意观察药物毒副作用和过敏反应，发现问题及时向医生报告。

5.做好患者的心理护理。病人往往对此病认识不足，有的不重视，不按医嘱要求治疗，有的过度紧张，精神压力大。护理人员对病人要关怀体贴，根据不同情况向病人做好解释工作，消除其影响治疗的心理因素，使之积极配合治疗。

6.做好卫生宣教。向病人讲述疾病常识，急性尿路感染患者要坚持治疗，在症状消失、尿检查阴性后，仍要服药3～5天，并继续每周做尿常规检查，连续2～3周。慢性尿路感染急性发作者除按急性期治疗护理外，对反复发作者应协助寻找发作原因，对伴有糖尿病、肝病者应积极治疗，以提高机体抵抗力。对女婴、孕妇、经期妇女，向病人及家属讲清做好会阴部清洁护理的重要性，注意饮食营养，生活有规律，增强体质，以提高治疗效果。

（周慧　宋向宝　于春华　刘秀花）

第二节　尿道损伤

尿道损伤是泌尿系统常见损伤，多发生于男性且青壮年居多，尤其是较固定的球部或膜部。男性尿道由尿生殖膈分为前尿道(球部尿道及悬垂部尿道)及后尿道(前列腺部尿道及膜部尿道)，尿道损伤如处理不当，可导致感染、狭窄梗阻及性功能障碍。

一、病因

1.尿道闭合性损伤。主要由会阴骑跨伤和骨盆骨折所致

(1)会阴骑跨伤：多因由高处跌下或摔倒时，会阴部骑跨于硬物上或会阴部被猛烈踢伤所致，受伤部位多位于球部尿道，少数可伤及球膜部尿道。因球部尿道位于耻骨联合下方比较固定，会阴部骑跨于硬物上，球部尿道被压榨于硬物与耻骨联合之间，因而易于致伤，这类损伤一般不合并发生骨盆骨折。

(2)骨盆骨折：最常见于交通事故、工伤事故或自然灾害时的骨盆骨折伤合并尿道损伤，部位几乎都发生在后尿道。骨盆骨折所致的后尿道损伤，多为骨折引起的尿道撕裂(断)伤，少数为骨折断端刺伤。由于耻骨前列腺韧带固定于耻骨联合后下方，膜部尿道穿过尿生殖膈并被其固定，当骨盆骨折导致骨盆环前后径增大、左右径变小，或前后径变小、左右径增大时，耻骨前列腺韧带受到急剧的牵拉连同前列腺突然移位，致使前列腺尿道与膜部尿道交界处撕裂或断裂；或因骨折致尿生殖膈撕裂，致使穿过其中的膜部尿道被撕裂或断裂。

2.尿道开放性损伤。多见于利器伤或火器伤，偶见于牲畜咬伤及牛角刺伤等，常并

发阴茎及会阴部的损伤或缺失,伤情复杂。

3. 医源性损伤。常因尿道器械操作不当所致。多发生在尿道外口、球部尿道、膜部尿道或前列腺部尿道。尿道有病变特别是有梗阻时较易发生损伤。损伤程度和范围不一,可仅为黏膜挫伤,也可穿破尿道,甚至可穿入直肠。

根据损伤部位将尿道损伤分为:① 前尿道损伤,多见于骑跨伤,损伤在尿道球部;② 后尿道损伤,多见于骨盆骨折造成尿道断裂,可与膀胱同时损伤。

二、临床表现

尿道损伤的临床表现视其损伤部位、程度以及是否合并骨盆骨折和其他内脏损伤而定。其主要表现如下。

1. 休克。骨盆骨折后尿道损伤休克发生率高,约 40%。单纯骑跨伤一般不发生休克。

2. 尿道出血。前尿道损伤有鲜血自尿道口滴出或溢出。

3. 疼痛。局部常有疼痛及压痛,有排尿痛并向阴茎头及会阴部放射

4. 排尿困难及尿潴留。损伤严重者伤后即不能排尿。伤后时间稍长耻骨上区可触到膨胀的膀胱。

5. 血肿及瘀斑。骑跨伤局部皮下可见到瘀斑及血肿,并可延至会阴部,使阴囊、会阴部皮肤肿胀呈青紫色。

6. 尿外渗。尿道损伤后是否发生尿外渗及尿外渗的部位,取决于尿道损伤的程度及部位。尿道破裂或断裂且有频繁排尿者,多发生尿外渗。膀胱周围尿外渗可出现直肠刺激征及下腹部腹膜刺激征。尿外渗如未及时处理或继发感染,可导致组织坏死、化脓,严重者可出现全身中毒症状,局部感染或坏死可形成尿瘘。

三、诊断

尿道损伤的诊断应依据外伤史、症状和体征,注意解决以下问题。

1. 确定尿道损伤的部位。

2. 估计尿道损伤的程度。

3. 有无其他脏器合并伤,对严重创伤所致骨盆骨折后尿道损伤的病人特别是休克者应注意检查有无其他脏器损伤。以免遗漏威胁生命的重要组织器官损伤

四、治疗

1. 前尿道损伤

(1)一般措施:骑跨伤往往不会大出血,否则在进行复苏术时,还需局部压迫、控制出血。

(2)特殊治疗。

① 尿道挫伤:尿道挫伤患者无尿外渗表现,尿道保持完整。行尿道造影后,可嘱患者排尿,若排尿正常不伴出血或疼痛,无需进一步治疗。若有持续出血,可用导尿管引流。

② 尿道裂伤:尿道造影后应避免行器械检查。取下腹部正中小切口,暴露膀胱颈部以便于留置膀胱造瘘管。在尿道裂伤愈合期间应将尿液完全改道引流,当然也可行经皮

膀胱造瘘。若尿道造影发现仅少量外渗，可在耻骨上导管引流 7 天后行排尿检查，观察有无外渗。若损伤更为广泛，在行排尿检查前，需经耻骨上导管引流 2～3 周。损伤愈合后可发生狭窄，多数狭窄并不严重，无需手术重建。证实无尿外渗后，可拔除膀胱造瘘管，随后测尿流率，判断有无狭窄引起的梗阻。

③ 尿道裂伤伴广泛尿外渗：重度裂伤后尿外渗可波及会阴、阴囊和下腹部。需对这些部位进行引流，同时行耻骨上膀胱造瘘术。出现感染、脓肿者，行有效的抗菌治疗。

④ 急诊修补：尿道裂伤可以行急诊修补，但手术操作困难，且术后狭窄发生率高。

(3)并发症的治疗：损伤处狭窄范围广泛者需推后行重建术。

2. 后尿道损伤

(1)急诊处理：处理休克，控制出血。

(2)手术治疗：避免行导尿术。

① 膀胱造瘘：如膀胱膨胀可做耻骨上膀胱穿刺造瘘，如膀胱不充盈或合并膀胱破裂时需做探查处理。膀胱造瘘 3 个月后，如发生尿道狭窄或闭锁，二期做尿道狭窄的手术治疗。

② 尿道会师术：方法是耻骨上切开膀胱，用食指从膀胱颈伸入后尿道，将从尿道外口插入尿道的探子引入膀胱，在探子尖套上 1 支尿管，拔出探子，将导尿管引出尿道外口，然后用丝线把它与 F18～20 气囊导管的尖端连在一起拉入膀胱，充盈气囊，作尿道支架及引流尿液用，适当牵拉尿管，以助近端尿道复位。留置尿管 4～5 周，多数病例排尿通畅，可避免二期尿道狭窄手术。

③ 窥视下尿道复位：在窥视下尿道镜进至损伤部位，以后尿道断端经后尿道进入膀胱，留尿道镜之半环鞘于原位退出尿道镜，经半环鞘插入 Foley 尿管，充盈尿管球囊，尿管留置 3～5 周。这种方法在早期恢复尿道连续性，多数病例恢复满意。

④ 后尿道修补术：经耻骨上、会阴部联合切口，找到两断端后行尿道吻合术。这种方法在切开血肿后可发生难以控制的出血及并发感染，日后尿道狭窄及阳痿发生率较高，现较少采用。

(3)并发症的治疗：二期尿道成形术后约 1 个月，拔除导尿管并行排尿期膀胱尿道造影。若造影剂无外渗可拔除耻骨上造瘘管；若有外渗或狭窄，则需保留造瘘管。若发生狭窄亦往往很短，易在直视下行尿道内切开，愈合也快。二期尿道成形术后可出现数月之久的阳痿，2 年后仍有阳痿者宜行阴茎假体置入手术。二期尿道成形术后很少有尿失禁，通常可慢慢恢复。

3. 预后。

尿道狭窄是主要并发症，多数不需手术重建。若狭窄消除后尿流率低且有感染及尿瘘表现时需考虑手术重建，若能避免并发症，预后尚佳。

（薛安琪　陈嵩淞　王丽云　张萍　周鹏）

第三节 尿道结石

原发性尿道结石少见。尿道结石多来自其上的泌尿系统。在男性，尿道结石易嵌顿在前列腺尿道、尿道舟状窝或尿道外口处。

一、病因

尿道结石还可分为原发性和继发性两类，其病因如下。

1. 原发性尿道结石。指开始就在尿道内生成的结石，尿道狭窄、感染、潴留性囊肿、黏膜损伤、憩室及异物等为其病因。

2. 继发性尿道结石。指结石先在尿道上方的泌尿系统中形成后排入尿道并停留在尿道内，多停留在尿道生理膨大部位及狭窄部的近侧，故尿道结石多见于尿道前列腺部、球部、阴茎部、舟状窝及尿道外口处。

二、临床表现

主要表现为排尿困难，排尿费力，可呈滴沥状，有时出现尿流中断及尿潴留。排尿有时有明显的疼痛，且放射至阴茎头部。后尿道结石有会阴和阴囊部疼痛。阴茎部结石在疼痛部位可摸到肿物，用力排尿时可将结石排出。完全梗阻则发生急性尿潴留。并发感染者尿道有脓性分泌物。女性尿道憩室结石主要为下尿路感染症状，有尿频、排尿痛、夜尿多、脓尿及血尿，性交痛为突出的症状，有时有尿道排脓。男性尿道憩室中结石除尿道有分泌物及尿痛外，在阴茎下方还可出现一逐渐增大且较硬的肿物，有明显压痛但无排尿梗阻症状。

三、诊断

男性前尿道结石在阴茎或会阴部可摸到结石，后尿道结石可经直肠摸到。女性患者经阴道可摸到结石及憩室。X线摄片能显出结石阴影。尿道金属探条有特殊的感觉和声响。尿道镜能直接观察结石。还可进一步做一下实验室检查。

1. 尿沉渣细胞学。尿沉渣细胞学检查是尿沉渣检查的内容之一。尿沉渣检查是指用显微镜对离心后尿液的沉渣物(尿中有形成分)进行检查。生理或病理的尿沉渣物中，有形成分主要有细胞(红细胞、白细胞、肾小管上皮细胞等)、各种管型(一种在肾脏形成的、以蛋白质为基质的、凝固状圆柱状物质)、结晶、细菌和寄生虫、肿瘤细胞。尿沉渣检查与尿液一般性状检查、化学检查可互为补充、参照。

2. 尿沉渣管型。尿沉渣管型检查是尿沉渣检查的内容之一。管型是蛋白质在肾小管内凝聚而成的，尿中出现管型一般是肾实质病变的证据，在其形成的过程中，若含有细胞，则为细胞管型；如含退行性细胞碎屑，即为颗粒管型；若含脂肪滴，则为脂肪管型。

3. 尿沉渣结晶。尿沉渣结晶检查是尿沉渣检查的内容之一。尿中结晶与尿液酸碱度有一定关系。尿液结晶有多种，常见的有草酸钙结晶、无定型尿酸盐结晶、尿酸结晶、磷酸胺结晶、磺胺结晶等。尿液中的结晶可分为代谢性和病理性两类，代谢性结晶多来自饮食，一般无大的意义，持续大量出现可能提示与结石相关。病理性结晶则与疾病有关。

四、治疗

1. 非手术治疗。适用于结石小于 1 cm，结石位置有向下移动倾向、肾功能无明显影响、无尿路感染的患者。

(1)输尿管套石：在膀胱镜下用套石篮将结石拉出，适用于小的活动性的中下段尿道结石。

(2)体外冲击波碎石：主要适用于上段输尿管结石。

(3)输尿管镜下取石或碎石：输尿管扩张后放入输尿管镜，见到结石用液电或超声碎石器碎之，结石也可直接用取石钳取出。

2. 手术输尿管切开取石。适用于结石大于 1 cm 且表面粗糙不能自行排出者，或有输尿管狭窄及感染的患者，结石引起尿流梗阻已影响肾功能或经非手术疗法无效，无体外冲击波碎石条件者，应考虑手术治疗。原则上对双侧肾结石先取手术简便安全的一侧；一侧肾结石，另一侧输尿管结石，先取输尿管结石；双侧输尿管结石先取肾积水严重的一侧。对有严重梗阻、全身虚弱不宜行较复杂的取石手术者，可先行肾造瘘。术前术后必须应用消炎治疗。

（韩金美　杨春苗　匡秀红　逄晓燕　匡晓丽）

第十三章 透析疗法

第一节 血液透析

血液透析(hemodialysis,HD)是急慢性肾功能衰竭患者肾脏替代治疗方式之一。它通过将体内血液引流至体外,经一个由无数根空心纤维组成的透析器中,血液与含机体浓度相似的电解质溶液(透析液)在一根根空心纤维内外,通过弥散/对流进行物质交换,清除体内的代谢废物、维持电解质和酸碱平衡;同时清除体内过多的水分。

一、血液透析的原理

(一)溶质转运

1. 弥散:是HD时清除溶质的主要机制。溶质依靠浓度梯度从高浓度一侧向低浓度一侧转运,此现象称为弥散。溶质的弥散转运能源来自溶质的分子或微粒自身的不规则运动(布朗运动)。

2. 对流:溶质伴随溶剂一起通过半透膜的移动,称为对流。溶质和溶剂一起移动,是摩擦力作用的结果。不受溶质分子量和其浓度梯度差的影响,跨膜的动力是膜两侧的静水压差,即所谓溶质牵引作用。

3. 吸附:是通过正负电荷的相互作用或范德华力和透析膜表面的亲水性基团选择性吸附某些蛋白质、毒物及药物(如β2-微球蛋白、补体、炎性介质、内毒素等)。所有透析膜表面均带负电荷,膜表面负电荷量决定了吸附带有异种电荷蛋白的量。在血透过程中,血液中某些异常升高的蛋白质、毒物和药物等选择性地吸附于透析膜表面,使这些致病物质被清除,从而达到治疗的目的。

(二)水的转运

1. 超滤定义:液体在静水压力梯度或渗透压梯度作用下通过半透膜的运动称为超滤。透析时,超滤是指水分从血液侧向透析液侧移动;反之,如果水分从透析液侧向血液侧移动,则称为反超滤。

2. 影响超滤的因素

(1)净水压力梯度:主要来自透析液侧的负压,也可来自血液侧的正压。

(2)渗透压梯度:水分通过半透膜从低浓度侧向高浓度侧移动,称为渗透。其动力是渗透压梯度。当两种溶液被半透膜隔开,且溶液中溶质的颗粒数量不等时,水分向溶质颗粒多的一侧流动。水分移动后,将使膜两侧的溶质浓度相等,渗透超滤也停止。血透时，透析液与血浆基本等渗，因而超滤并不依赖渗透压梯度，而主要由静水压力梯度决定。

(3)跨膜压力：是指血液侧正压和透析液侧负压的绝对值之和。血液侧正压一般用静脉回路侧除泡器内的静脉压来表示。

(4)超滤系数：是指在单位跨膜压下，水通过透析膜的流量，反映了透析器的水通过能力。不同超滤系数值透析器，在相同跨膜压下水的清除量不同。

二、血液透析设备

血液透析的设备包括血液透析机、水处理及透析器、共同组成血液透析系统。

1. 血液透析机：是血液净化治疗中应用最广泛的一种治疗仪器，是一个较为复杂的机电一体化设备，由透析液供给监控装置及体外循环监控装置组成。它包括血泵，是驱动血液体外循环的动力；透析液配置系统，联机配置合适电解质浓度的透析液；容量控制系统，保证进出透析器的液体量达到预定的平衡目标；及各种安全监测系统，包括压力监控、空气监控及漏血监控等。

2. 水处理系统：由于一次透析中患者血液要隔着透析膜接触大量透析液(120 L)，而城市自来水含各种微量元素特别是重金属元素，同时还含一些消毒剂、内毒素及细菌，与血液接触将导致这些物质进入体内。因此自来水需依次经过滤、除铁、软化、活性炭、反渗透处理，只有反渗水方可作为浓缩透析液的稀释用水。而对自来水进行一系列处理的装置即为水处理系统。

3. 透析器：也称“人工肾”，由一根根化学材料制成的空心纤维组成，而每根空心纤维上分布着无数小孔。透析时血液经空心纤维内，而透析液经空心纤维外反向流过，血液/透析液中的一些小分子的溶质及水分即通过空心纤维上的小孔进行交换，交换的最终结果是血液中的尿毒症毒素及一些电解质、多余的水分进入透析液中被清除，透析液中一些碳酸氢根及电解质进入血液中，从而达到清除毒素、水分、维持酸碱平衡及内环境稳定的目的。整个空心纤维的总面积即交换面积决定了小分子物质的通过能力，而膜孔径的大小决定了中大分子的通过能力。

4. 透析液：透析液由含电解质及碱基的透析浓缩液与反渗水按比例稀释后得到，最终形成与血液电解质浓度接近的溶液，以维持正常电解质水平，同时通过较高的碱基浓度提供碱基给机体，以纠正患者存在的酸中毒。常用的透析液碱基主要为碳酸氢盐，还含少量醋酸。

三、血管通路

建立和维护良好的血液净化的血管通路，是保证血液净化顺利进行和充分透析的首要条件。血管通路也是长期维持性血液透析患者的“生命线”。根据患者病情的需要和血液净化方式，血管通路分为紧急透析(临时性)的血管通路和维持性(永久性)血管通路。前者主要采用中心静脉留置导管或直接穿刺动脉及静脉，后者为动静脉内瘘或长期中心静脉留置导管。

理想的血管通路在血透时应有足够的血流量，穿刺方便，持久耐用，各种并发症少。血管通路设计时应根据患者肾功能衰竭的原发病因，可逆程度、年龄、患者单位及医院条件来选择临时性血管通路还是永久性血管通路等。单纯急性肾功能衰竭或慢性肾功能衰竭基础上急剧恶化，动静脉内瘘未成熟时，都应选择临时性血管通路，可以采用经皮股静脉、锁骨下静脉或颈内静脉留置导管建立血管通路。慢性肾功能衰竭应选择永久性血管通路，可以采用动静脉内瘘或血管移植。当血管条件很差时也可用长期中心静脉留置导管。应当注意在慢性肾功能衰竭患者进入透析前，临床医师应妥善保护两上肢前臂的血管，避免反复穿刺是确保血管通路长期无并发症发生的最重要的步骤。

四、适应证和禁忌证

(一)适应证

1. 急性肾损伤：凡急性肾损伤合并高分解代谢者(每日血尿素氮 BUN 上升≥10.7 mmol/L，血清肌酐 SCr 上升≥176.8 μmol/L，血钾上升 1～2 mmol/L，HCO_3^- 下降≥2 mmol/L)可透析治疗。非高分解代谢者，但符合下述第一项并有任何其他一项者，即可进行透析：① 无尿 48 h 以上；② BUN≥21.4 mmol/L；③ SCr≥442 μmol/L；④ 血钾≥6.5 mmol/L；⑤ HCO_3^-＜15 mmol/L，CO_2 结合力 L；⑥ 有明显水肿、肺水肿、恶心、呕吐、嗜睡、躁动或意识障碍；⑦ 误输异型血或其他原因所致溶血、游离血红蛋白＞12.4 mmol/L。决定患者是否立即开始肾脏替代治疗，及选择何种方式，不能单凭某项指标，而应综合考虑。

2. 慢性肾功能衰竭：慢性肾功能衰竭血液透析的时机尚无统一标准，由于医疗及经济条件的限制，我国多数患者血液透析开始较晚。透析指证：① 内生肌酐清除率＜10 mL/min；② BUN＞28.6 mmol/L，或 SCr＞707.2 μmol/L；③ 高钾血症；④ 代谢性酸中毒；⑤ 口中有尿毒症气味伴食欲丧失和恶心、呕吐等；⑥ 慢性充血性心力衰竭、肾性高血压或尿毒症性心包炎用一般治疗无效者；⑦ 出现尿毒症神经系统症状，如性格改变等。透析时机同样需综合各项指标异常及临床症状来作出决定。

3. 急性药物或毒物中毒：凡能够通过透析膜清除的药物及毒物，即分子量小，不与组织蛋白结合，在体内分布较均匀均可采用透析治疗。应在服毒物后 8～12 h 内进行，病情危重者可不必等待检查结果即可开始透析治疗。

4. 其他疾病：严重水、电解质及酸解平衡紊乱，一般疗法难以奏效而血液透析有可能有效者。

(二)禁忌证

近年来，随着血液透析技术的改进，血液透析已无绝对禁忌证，只有相对禁忌证：① 休克或低血压者(收缩压＜80 mmHg)；② 严重的心肌病变导致的肺水肿及心力衰竭；③ 严重心律失常；④ 有严重出血倾向或脑出血；⑤ 晚期恶性肿瘤；⑥ 极度衰竭、临终患者；⑦ 精神病及不合作者或患者本人和家属拒绝透析者。

五、方案

血液透析治疗方案取决于残余肾功能、心血管稳定性、蛋白质摄入量、体表面积、工作量、透析器面积和透析液性质、透析方式。国内外各中心采用的透析方式有：适时透析，开始透析时患者几乎没有尿毒症症状；晚期透析，当肾小球滤过率＜5 mL/min 或出现尿毒症症状时才开始透析；递增透析是指当患者每周尿素清除指数(KT/V)＜2.0 时开始透析，透析剂量随残余肾功能的逐渐减少而增加；足量透析不考虑患者的残余肾功能，只有达到透析标准就开始足量透析治疗。每周透析有两种方式，一种是日间短时每天透析；另一种为夜间长时每天透析，这种透析方式克服了常规血液透析患者体内溶质水平及水分处于非稳定状态和呈锯齿状的波动。透析频度和时间尚无统一标准，每周总时数有 5 h,8 h,13.5 h 和 15 h 不等。临床上所谓透析充分是指在摄入一定量蛋白质情况下，血液透析使血中毒素适量清除，并在透析间期保持较低的水平；通过透析超滤清除透析间期体内增长的水分；透析过程安全平稳，透析后感到舒适，不发生心血管意外及水、电解质、酸碱平衡失调；长期透析的患者日渐康复，并发症少，经济又省时。

六、并发症

血液透析并发症包括急性并发症与远期并发症。急性并发症是指在透析过程中发生的并发症，发生快，病情重，需急诊处理；远期并发症是在透析相当长一段时间后发生的并发症，起病缓慢，但病情重，危害更大，需加强防治。

(一)急性并发症

1. 透析膜破裂

(1)紧急处理。

① 一旦发现应立即夹闭透析管路的动脉端和静脉端，丢弃体外循环中血液。

② 更换新的透析器和透析管路进行透析。

③ 严密监测患者生命体征、症状和体征情况，一旦出现发热、溶血等表现，应采取相应处理措施。

(2)原因。

① 透析器质量问题。

② 透析器储存不当，如冬天储存在温度过低的环境中。

④ 对于复用透析器，如复用处理和储存不当、复用次数过多也易发生破膜。

(3)预防。

① 透析前应仔细检查透析器。

② 透析中严密监测跨膜压，避免出现过高跨膜压。

③ 透析机漏血报警等装置应定期检测，避免发生故障。

④ 透析器复用时应严格进行破膜试验。

2. 体外循环凝血

(1)原因。寻找体外循环发生凝血的原因是预防以后再次发生及调整抗凝剂用量的重要依据。凝血发生常与不用抗凝剂或抗凝剂用量不足等有关。另外，以下因素易促发凝血。

① 血流速度过慢。

② 外周血 Hb 过高。

③ 超滤率过高。

④ 透析中输血、血制品或脂肪乳剂。

⑤ 透析通路再循环过大。

⑥ 使用了管路中补液壶（引起血液暴露于空气、壶内产生血液泡沫或血液发生湍流）。

（2）处理。

① 轻度凝血：常可通过追加抗凝剂用量，调高血流速度来解决。在治疗中仍应严密检测患者体外循环凝血变化情况，一旦凝血程度加重，应立即回血，更换透析器和管路。

② 重度凝血：常需立即回血。如凝血重而不能回血，则建议直接丢弃体外循环管路和透析器，不主张强行回血，以免凝血块进入体内发生栓塞。

（3）预防。

① 透析治疗前全面评估患者凝血状态、合理选择和应用抗凝剂是预防关键。

② 加强透析中凝血状况的监测，并早期采取措施进行防治。包括：压力参数改变、管路和透析器血液颜色变暗、透析器见小黑线、管路小凝血块出现等。

③ 避免透析中输注血液、血制品和脂肪乳等，特别是输注凝血因子。

④ 定期监测血管通路血流量，避免透析中再循环过大。

⑤ 避免透析时血流速度过低。如需调低血流速度，且时间较长，应加大抗凝剂用量。

3. 透析中低血压

透析中低血压是指透析中收缩压下降 20 mmHg 或平均动脉压降低 10 mmHg 以上，并有低血压症状。其处理程序如下。

（1）紧急处理。对有症状的透析中低血压应立即采取措施处理。

① 采取头低位。

② 停止超滤。

③ 补充生理盐水 100 mL 或白蛋白溶液等。

④ 上述处理后，如血压好转，则逐步恢复超滤，期间仍应密切监测血压变化；如血压无好转，应再次予以补充生理盐水等扩容治疗，减慢血流速度，并立即寻找原因，对可纠正诱因进行干预。如上述处理后血压仍快速降低，则需应用升压药物治疗，并停止血透，必要时可以转换治疗模式，如单纯超滤、血液滤过或腹膜透析。其中最常采用的技术是单纯超滤与透析治疗结合的序贯治疗。如临床治疗中开始先进行单纯超滤，然后再透析，称为序贯超滤透析；如先行透析，然后再行单纯超滤，称为序贯透析超滤。

（2）积极寻找透析中低血压原因，为紧急处理及以后预防提供依据。常见原因如下。

① 容量相关性因素：包括超滤速度过快、设定的干体重过低、透析机超滤故障或透析液钠浓度偏低等。

② 血管收缩功能障碍：包括透析液温度较高、透前应用降压药物、透析中进食、中重度贫血、自主神经功能障碍及采用醋酸盐透析者。

③ 心脏因素：如心脏舒张功能障碍、心律失常、心脏缺血、心脏压塞、心肌梗死等。

④ 其他少见原因：如出血、溶血、空气栓塞、透析器反应、脓毒血症等。

(3)预防。

① 建议应用带超滤控制系统的血透机。

② 对于容量相关因素导致的透析低血压患者，应限制透析间期钠盐和水的摄入量，控制透析间期体重增长不超过 5%；重新评估干体重；适当延长每次透析时间(如每次透析延长 30 min)等。

③ 与血管功能障碍有关的透析低血压患者，应调整降压药物的剂量和给药时间，如改为透析后用药；避免透析中进食；采用低温透析或梯度钠浓度透析液进行透析；避免应用醋酸盐透析，采用碳酸氢盐透析液进行透析。

④ 心脏因素导致的应积极治疗原发病及可能的诱因。

⑤ 有条件时可应用容量监测装置对患者进行透析中血容量监测，避免超滤速度过快。

⑥ 如透析中低血压反复出现，而上述方法无效，可考虑改变透析方式，如采用单纯超滤、序贯透析和血液滤过，或改为腹膜透析。

4. 肌肉痉挛

肌肉痉挛多出现在每次透析的中后期。一旦出现应首先寻找诱因，然后根据原因采取处理措施，并在以后的透析中采取措施，预防再次发作。

(1)原因：是处理的关键。透析中低血压、低血容量、超滤速度过快及应用低钠透析液治疗等导致肌肉血流灌注降低是引起透析中肌肉痉挛最常见的原因；血电解质紊乱和酸碱失衡也可引起肌肉痉挛，如低镁血症、低钙血症、低钾血症等。

(2)治疗：根据诱发原因酌情采取措施，可快速输注生理盐水 100 mL、高渗葡萄糖溶液或甘露醇溶液，对痉挛肌肉进行外力挤压按摩也有一定疗效。

(3)预防：针对可能的诱发因素，采取措施。

① 防止透析低血压及透析间期体重增长过多，每次透析间期体重增长不超过干体重的 5%。

② 适当提高透析液钠浓度，采用高钠透析或序贯钠浓度透析。但应注意患者血压及透析间期体重增长。

③ 积极纠正低镁血症、低钙血症和低钾血症等电解质紊乱。

④ 鼓励患者加强肌肉锻炼。

5. 恶心和呕吐

(1)原因。常见原因有透析低血压、透析失衡综合征、透析器反应、糖尿病导致的胃轻瘫、透析液受污染或电解质成分异常(如高钠、高钙)等。

(2)处理。

① 对低血压导致者采取紧急处理措施。

② 在针对病因处理基础上采取对症处理,如应用止吐药。

③ 加强对患者的观察及护理,避免发生误吸事件,尤其是神志欠清者。

(3)预防。针对诱因采取相应预防措施是避免出现恶心呕吐的关键,如采取措施避免透析中低血压发生。

6. 头痛

(1)原因。常见原因有透析失衡综合征、严重高血压和脑血管意外等。对于长期饮用咖啡者,由于透析中咖啡血浓度降低,也可出现头痛表现。

(2)处理。

① 明确病因,针对病因进行干预。

② 如无脑血管意外等颅内器质性病变,可应用对乙酰氨基酚等止痛对症治疗。

(3)预防。针对诱因采取适当措施是预防关键,包括应用低钠透析,避免透析中高血压发生,规律透析等。

7. 胸痛和背痛。

(1)原因。常见原因是心绞痛(心肌缺血),其他原因还有透析中溶血、低血压、空气栓塞、透析失衡综合征、心包炎、胸膜炎等。

(2)处理。在明确病因的基础上采取相应治疗。

(3)预防。应针对胸背疼痛的原因采取相应预防措施。

8. 皮肤瘙痒

皮肤瘙痒是透析患者常见不适症状,有时严重影响患者生活质量。透析治疗会促发或加重症状。

(1)原因。尿毒症患者皮肤瘙痒发病机制尚不完全清楚,与尿毒症本身、透析治疗及钙磷代谢紊乱等有关。其中透析过程中发生的皮肤瘙痒需要考虑与透析器反应等变态反应有关。一些药物或肝病也可诱发皮肤瘙痒。

(2)处理。可采取适当的对症处理措施,包括应用抗组胺药物、外用含镇痛药的皮肤润滑油等。

(3)预防。针对可能的原因采取相应的预防手段,包括控制患者血清钙、磷于适当水平,避免应用一些可能会引起瘙痒的药物,使用生物相容性好的透析器和管路,避免应用对皮肤刺激大的清洁剂,应用一些保湿护肤品以保持皮肤湿度,衣服尽量选用全棉制品等。

9. 失衡综合征

失衡综合征是指发生于透析中或透析后早期,以脑电图异常及全身和神经系统症状为特征的一组病症,轻者可表现为头痛、恶心、呕吐及躁动,重者出现抽搐、意识障碍甚至昏迷。

(1)原因。发病机制是由于血液透析快速清除溶质,导致患者血液溶质浓度快速下降,血浆渗透压下降,血液和脑组织液渗透压差增大,水向脑组织转移,从而引起颅内压增高、颅内 pH 改变。失衡综合征可以发生在任何一次透析过程中,但多见于首次透析、透前血肌酐和血尿素很高、快速清除毒素(如高效透析)等情况。

(2)处理。

① 轻者仅需减慢血流速度,以减少溶质清除,减轻血浆渗透压和 pH 过度变化。对伴肌肉痉挛者可同时输注高张盐水或高渗葡萄糖,并予相应对症处理。如经上述处理仍无缓解,则提前终止透析。

② 重者(出现抽搐、意识障碍和昏迷)建议立即终止透析,并作出鉴别诊断,排除脑血管意外,同时予输注甘露醇。之后根据治疗反应予其他相应处理。透析失衡综合征引起的昏迷一般于 24 h 内好转。

(3)预防。针对高危人群采取预防措施,是避免发生透析失衡综合征的关键。

① 首次透析患者:避免短时间内快速清除大量溶质。首次透析血清尿素氮下降控制在 30%~40%。建议采用低效透析方法,包括减慢血流速度、缩短每次透析时间(每次透析时间控制在 2~3 h 内)、应用面积小的透析器等。

② 维持性透析患者:采用钠浓度曲线透析液序贯透析可降低失衡综合征的发生率。另外,规律和充分透析,增加透析频率、缩短每次透析时间等对预防有益。

10. 透析器反应

既往又名"首次使用综合征",但也见于透析器复用患者。临床分为两类:A 型反应(过敏反应型)和 B 型反应。其防治程序分别如下。

1)A 型反应。主要发病机制为快速的变态反应,常于透析开始后 5 min 内发生,少数迟至透析开始后 30 min。发病率不到 5 次/10 000 透析例次。依据反应轻重可表现为皮肤瘙痒、荨麻疹、咳嗽、喷嚏、流清涕、腹痛、腹泻,甚至呼吸困难、休克、死亡等。一旦考虑 A 型透析器反应,应立即采取处理措施,并寻找原因,采取预防措施,避免以后再次发生。

(1)紧急处理。

① 立即停止透析,夹闭血路管,丢弃管路和透析器中血液。

② 予抗组胺药、激素或肾上腺素药物治疗。

③ 如出现呼吸循环障碍,立即予心脏呼吸支持治疗。

(2)原因:主要是患者对与血液接触的体外循环管路、透析膜等物质发生变态反应所致,可能的致病因素包括透析膜材料、管路和透析器的消毒剂(如环氧乙烷)、透析器复用的消毒液、透析液受污染、肝素过敏等。另外,有过敏病史及高嗜酸细胞血症、血管紧张素转换酶抑制药(ACEI)应用者,也易出现 A 型反应。

(3)预防:依据可能的诱因,采取相应措施。

① 透析前充分冲洗透析器和管路。

② 选用蒸汽或 γ 射线消毒透析器和管路。

③ 进行透析器复用。

④ 对于高危人群可于透前应用抗组胺药物,并停用 ACEI。

2)B 型反应。常于透析开始后 20~60 min 出现,发病率为 3~5 次/100 透析例次。其发作程度常较轻,多表现为胸痛和背痛。其诊疗过程如下。

(1)原因:透析中出现胸痛和背痛,首先应排除心脏等器质性疾病,如心绞痛、心包炎等。如排除后考虑 B 型透析器反应,则应寻找可能的诱因。B 型反应多认为是补体激活所致，与应用新的透析器及生物相容性差的透析器有关。

(2)处理：B型透析器反应多较轻，予鼻导管吸氧及对症处理即可，常不需终止透析。

(3)预防：采用透析器复用及选择生物相容性好的透析器可预防部分B型透析器反应。

11. 心律失常

多数无症状。其诊疗程序如下。

(1)明确心律失常类型。

(2)找到并纠正诱发因素。常见的诱发因素有血电解质紊乱，如高钾血症或低钾血症、低钙血症等，酸碱失衡如酸中毒，心脏器质性疾病等。

(3)合理应用抗心律失常药物及电复律。对于有症状或一些特殊类型心律失常如频发室性心律失常，需要应用抗心律失常药物，但应用时需考虑肾衰竭导致的药物蓄积。建议在有经验的心脏科医生指导下应用。

(4)严重者需安装起搏器。对于重度心动过缓及潜在致命性心律失常者可安装起搏器。

12. 溶血

表现为胸痛、胸部压迫感、呼吸急促、腹痛、发热、畏寒等。一旦发生应立即寻找原因，并采取措施予以处置。

(1)原因。

① 血路管相关因素：如狭窄或梗阻等引起对红细胞的机械性损伤。

② 透析液相关因素：如透析液钠过低，透析液温度过高，透析液受消毒剂、氯胺、漂白粉、铜、锌、甲醛、氟化物、过氧化氢、硝酸盐等污染。

③ 透析中错误输血。

(2)处理。一旦发现溶血，应立即予以处理。

① 重者应终止透析，夹闭血路管，丢弃管路中血液。

② 及时纠正贫血，必要时可输新鲜全血，将Hb提高至许可范围。

③ 严密监测血钾，避免发生高钾血症。

(3)预防。

① 透析中严密监测血路管压力，一旦压力出现异常，应仔细寻找原因，并及时处理。

② 避免采用过低钠浓度透析及高温透析。

③ 严格监测透析用水和透析液，严格消毒操作，避免透析液污染。

13. 空气栓塞

一旦发现应紧急处理，立即抢救。其处理程序如下。

(1)紧急抢救。

① 立即夹闭静脉血路管，停止血泵。

② 采取左侧卧位，并头和胸部低、脚高位。

③ 心肺支持，包括吸纯氧，采用面罩或气管插管。

④ 如空气量较多，有条件者可予右心房或右心室穿刺抽气。

(2)原因。与任何可能导致空气进入管腔部位的连接松开、脱落有关,如动脉穿刺针脱落、管路接口松开或脱落等,另有部分与管路或透析器破损开裂等有关。

(3)预防。空气栓塞一旦发生,死亡率极高。严格遵守血透操作规章操作,避免发生空气栓塞。

① 做好内瘘针或深静脉插管的固定,透析管路之间、管路与透析器之间的连接。

② 透析过程中密切观察内瘘针或插管、透析管路连接等有无松动或脱落。

③ 透析结束时不用空气回血。

④ 注意透析机空气报警装置的维护。

14. 发热

透析相关发热可出现在透析中,表现为透析开始后 1～2 h 出现;也可出现在透析结束后。一旦血液透析患者出现发热,应首先分析与血液透析有无关系。若由血液透析引起,则应分析原因,并采取相应的防治措施。

(1)原因。

① 多由致热原进入血液引起,如透析管路和透析器等复用不规范、透析液受污染等。

② 透析时无菌操作不严,可引起病原体进入血液或原有感染因透析而扩散,而引起发热。

③ 其他少见原因如急性溶血、高温透析等也可出现发热。

(2)处理。

① 对于出现高热患者,首先予对症处理,包括物理降温、口服退热药等,并适当调低透析液温度。

② 考虑细菌感染时做血培养,并予抗生素治疗。通常由致热源引起者 24 h 内好转,如无好转应考虑是感染引起,应继续寻找病原体证据和抗生素治疗。

③ 考虑非感染引起者,可以应用小剂量糖皮质激素治疗。

(3)预防。

① 在透析操作、透析管路和透析器复用中应严格规范操作,避免因操作引起致热原污染。

② 有条件可使用一次性透析器和透析管路。

③ 透析前应充分冲洗透析管路和透析器。

④ 加强透析用水及透析液监测,避免使用受污染的透析液进行透析。

(二)远期并发症

1. 心血管并发症。

2. 贫血。

3. 钙磷代谢紊乱与肾性骨病。

4. 透析相关性淀粉样变性。

5. 透析性脑病。

6. 消化系统并发症。

7. 透析相关腹水。

8. 获得性肾囊肿。
9. 免疫缺陷。
10. 营养不良。
11. 继发性高草酸血症。

（韩金美 杨春苗 匡秀红 逄晓燕 周鹏）

第二节 腹膜透析

腹膜透析（peritoneal dialysis，PD）是利用人体自身的腹膜作为透析膜的一种透析方式。通过灌入腹腔的透析液与腹膜另一侧的毛细血管内的血浆成分进行溶质和水分的交换，清除体内潴留的代谢产物和过多的水分，同时通过透析液补充机体所必需的物质。通过不断地更新腹透液，达到肾脏替代或支持治疗的目的。

一、原理

透析疗法是使体液内的成分（溶质或水分）通过半透膜排出体外的治疗方法，透析疗法是救治急、慢性肾功能衰竭的有效治疗方式，一般可分为血液透析和腹膜透析两种。透析疗法中所用的半透膜被称为透析膜。

血液透析的透析膜是人工合成的半透膜，存在于血透所使用的透析器中。血液透析时，血液和透析液在透析器中通过透析膜进行水和溶质的交换，以达到血液净化的治疗目的。

腹膜透析（PD）是利用人体自身的腹膜作为透析膜的一种透析方式。通过灌入腹腔的透析液与腹膜另一侧的毛细血管内的血浆成分进行溶质和水分的交换，清除体内潴留的代谢产物和过多的水分，同时通过透析液补充机体所必需的物质。通过不断地更新腹透液，达到肾脏替代或支持治疗的目的。腹膜透析治疗的时候，通过腹膜透析导管将腹膜透析液灌进腹腔。腹腔内腹膜的一侧是腹膜毛细血管内含有废物和多余水分的血液，另一侧是腹膜透析液，血液里的废物和多余的水分透过腹膜进入腹透液里。一段时间后，把含有废物和多余水分的腹膜透析液从腹腔里放出来，再灌进去新的腹膜透析液，这样不断地循环。

二、发展历程

腹膜透析几乎与血液透析同时正式进入临床，至今已有 50 多年历史。然而这一技术从诞生之初就面临着腹膜炎的挑战，以至于长期以来被认为是血液透析的辅助和补充。最初只有那些不适合于做血液透析的终末期肾功能衰竭患者，方才考虑做腹膜透析。1979 年出现连续不卧床腹膜透析（CAPD）之后，人们对腹膜透析的认识开始逐渐改变，在世界范围内腹膜透析人数逐年增多。特别是进入 20 世纪 90 年代以后，腹膜透析技术日趋成熟，腹膜炎已不再是困扰腹膜透析的难题，双袋透析连接装置的引入，使腹膜透析患者可以做到在长达4年的时间内不发生腹膜炎。由此腹膜透析逐渐成为早期透析的最佳选择。自动化腹膜透析和新型腹膜透析液的出现和发展，更使腹膜透析的治疗得到进一步的优化。腹膜透析在终末期肾功能衰竭患者的治疗中占有不可替代的地位，而且将占有越来越重要的地位。

三、适应证和禁忌证

(一)适应证

腹膜透析适用于急、慢性肾衰竭，高容量负荷，电解质或酸碱平衡紊乱，药物和毒物中毒等疾病，以及肝衰竭的辅助治疗，并可进行经腹腔给药、补充营养等。

1. 慢性肾衰竭：老年人、婴幼儿和儿童可优先考虑腹膜透析，腹膜透析不需要建立血管通路，可避免反复血管穿刺给儿童带来的疼痛、恐惧心理，腹膜透析对易合并心血管并发症的老年人心血管功能影响小，因此易被老年人和儿童接受；有心、脑血管疾病史或心血管状态不稳定的可优先考虑腹膜透析；血管条件不佳或反复动静脉造瘘失败的可考虑腹膜透析；凝血功能障碍伴明显出血或出血倾向的可优先考虑腹膜透析；尚存较好的残余肾功能的优先考虑腹膜透析；偏好居家治疗，或需要白天工作、上学者可优先选择腹膜透析；交通不便的农村偏远地区患者可优先考虑腹膜透析。

2. 急性肾衰竭或急性肾损伤：可早期腹膜透析治疗，清除体内代谢废物，纠正水、电解质和酸碱失衡，预防并发症发生，并为后续的药物及营养治疗创造条件。

3. 中毒性疾病：腹膜透析既能清除毒物，又能清除体内潴留的代谢产物及过多水分。尤其对于有血液透析禁忌证或无条件进行血液透析的患者，可选择腹膜透析。

(二)禁忌证

慢性持续性或反复发作性腹腔感染或肿瘤广泛腹膜转移导致患者腹膜广泛纤维化、粘连；严重的皮肤病、腹壁广泛感染或腹部大面积烧伤无合适部位置入腹膜透析导管；外科难以修复的疝、脐突出、腹裂、膀胱外翻等难以纠正的机械性问题；严重腹膜缺损；患者精神障碍又无合适助手。

四、开始时机

肾脏具有强大的储备功能，早期肾损害无明显临床症状，而当临床出现肾脏损害及并发症时，肾脏损害往往难以逆转。任何原因引起的肾脏损害，经过或长或短的一段时间后均会向损害肾功能的方向发展，最终导致终末期肾脏病及许多并发症。因此慢性肾脏病的治疗要重视疾病早期发现、及早干预疾病的进展、有效地预防并发症。即肾脏疾病的一体化治疗。一体化治疗的核心包括以下方面：及时、早期诊断终末期肾脏病患者(ESRD)，同时进行有关疾病知识的教育和指导；适时开始肾脏替代治疗，保护残余肾功能，延缓病情发展；预防和治疗其并发症。最终达到使ESRD患者获得最佳的生活质量和尽可能恢复劳动能力的目的。肾脏替代治疗是其中非常重要的一环。ESRD患者何时开始肾脏替代治疗以及选择何种肾脏替代治疗方案受到当地经济、社会因素及患者本人等诸多因素影响，难以达到统一的认识。究竟是饮食控制还是早期透析对 ESRD 患者更有利，对延缓肾功能恶化更有效呢？研究表明，当肾功能损害到一定程度，肾小球滤过率下降至 25～50 mL/min时，通过减少饮食蛋白质的摄入虽能暂时地减轻肾脏工作负荷，但随之带来另一个问题就是严重的营养不良。随着肾功能的不断恶化，蛋白质和热量的摄入也随之进一步下降，非透析治疗时间越久，肾衰程度越重，营养状态越差的患者，即使透析治疗，其全身状态也很难纠正，预后较差。因此主张 ESRD 患者应尽早行透析治疗。

五、肾脏替代治疗方案的选择

1. 对残余肾功能的保护优于血液透析。

2. 透析最初的数年内血压及液体控制优于血液透析，有利于心血管系统功能的稳定。

3. 生活质量较高。

4. 贫血的改善优于血液透析。

5. 腹膜透析转移植后肾功能延迟恢复的发生率较低。

6. 血液被污染的机会少。

7. 2～3 年内的生存率高于或相同于血液透析。

残余肾功能状态是终末期肾病患者选择腹膜透析的关键，对于残余尿量较多的终末期肾病患者，腹膜透析不仅能充分发挥其透析效能，而且患者的生存质量以及存活率与血液透析患者类似，甚至更优。此外，腹膜透析较血液透析能更长时间的维持残余肾功能状态。但在残余肾功能低下或丧失的患者，其透析效能无法与血液透析相比。其治疗优势人群应定位在有残余肾功能的终末期肾病患者，尤其是间质小管性疾病以及慢性肾衰竭基础上伴有急性肾损伤的患者。终末期肾脏病患者的残余肾功能状态是决定腹膜透析效能及患者生存质量的关键。

腹膜透析有其先天的局限性。由于腹膜本身是生物膜，其有限的使用寿命决定了腹膜透析能坚持的时间远远低于血液透析。在腹膜透析的过程中，一旦患者残余肾功能明显下降或丧失、超滤下降或其他原因无法进行充分透析时，可转为腹膜透析/血液透析或血液透析，或接受肾移植。由此可以使患者在整个肾脏替代治疗过程中始终能获得各阶段最佳的治疗效果，始终保持较高的生活质量。腹膜透析、血液透析和肾移植三者并非互相排斥，而是互为补充和支持。应根据患者的具体情况选择个体化的最佳治疗方案。

六、透析流程

1. 以慢性肾衰竭的患者为例。如果患者有腹膜透析适应证，没有禁忌证，则可以选择腹膜透析治疗。专科医生将向患者或监护人无偏见地介绍血液透析、腹膜透析、肾移植等肾脏替代治疗方法的治疗方式、原理和各自的优缺点并给予中肯的治疗建议。除医疗方面原因外，可由患者自主选择透析方式。

2. 决定行腹膜透析的患者，由医生手术置入腹膜透析导管。置入腹透导管的方法有解剖法置管和腹腔镜法置管。解剖法置管即以常规的外科手术的方法置入腹透管，该方法确切可靠，并发症少，但要求操作者技术娴熟，有一定的外科手术基本功。腹腔镜法可在腹腔镜直视下将腹膜透析导管末端置于膀胱直肠窝或子宫直肠窝。此法简便、安全、创伤小、恢复快，但技术要求较高。不同的医院所用的方法不同，以解剖法置管为主。

3. 置管术后，患者需要在腹膜透析专科护士的指导下逐步学习掌握腹膜透析的操作方法和注意事项。包括：腹透换液的常规操作，如何测量和记录灌入、引流和超滤量，遇到意外情况该如何处理等等。患者还需要在营养师的指导下，根据个人自身的情况，制定合理的饮食计划。

4. 出院后随访：腹膜透析患者多为居家治疗，根据患者的病情和治疗需要进行出院后随访。新开始腹膜透析治疗的患者出院 2 周或 1 个月后返回医院首次随访，病情稳定者可每 3～4 个月随访 1 次，病情不稳定者随时随访或住院治疗。患者病情突变可以通过电话与腹透中心的专科护士、医生联系，接受远程指导。平时可以通过 QQ 群等平台和病友、护士、医生进行交流和讨论。

七、腹膜平衡试验

用于评估腹膜透析患者腹膜转运功能的一种半定量的临床检测方法，其基本原理是在一定条件下测得腹膜透析液与血液中肌酐和葡萄糖浓度的比值，据此确定患者腹膜转运的类型。医生会根据患者的腹膜转运类型制定个体化的腹膜透析处方。

八、并发症

(一)非感染相关的并发症

1. 腹膜透析导管功能障碍，如导管移位、导管堵塞等；

2. 腹腔内压力增高所导致的疝、渗漏等；

3. 糖、脂代谢异常；

4. 腹膜功能衰竭；

5. 营养不良、心血管并发症、钙磷代谢紊乱等并发症。

(二)感染相关的并发症

包括腹膜透析相关腹膜炎、出口处感染和隧道感染。

1. 腹膜透析相关腹膜炎：指患者在腹膜透析治疗过程中由于接触污染、胃肠道炎症、导管相关感染及医源性操作等原因造成致病原侵入腹腔引起的腹腔内急性感染性炎症。

2. 出口处感染和隧道感染：统称为腹膜透析导管相关感染。导管出口处周围未保持干燥、存在软组织损伤以及细菌定植，导致出口处感染，出现水肿、疼痛、脓性分泌物、周围皮肤红斑、结痂、肉芽组织等。隧道感染是发生于腹膜透析导管皮下隧道周围软组织的感染性炎症，通常伴发于出口处感染。

(三)其他

随着腹膜透析技术的不断发展，感染相关并发症的发生率越来越低，与长期腹膜透析相关的非感染并发症则越来越突出，如营养不良、心血管并发症、钙磷代谢紊乱等。

九、透析相关注意事项

1. 开始腹膜透析后肌酐不下降的原因。腹膜透析与血液透析相比，清除中分子物质更好，而清除小分子物质—比如肌酐，则不如血液透析。但肌酐本身对人体没什么影响，因此腹膜透析患者透析是否充分不是以肌酐是否下降为标准的，而应观察全身情况，如进食状况、皮肤瘙痒情况、精神状况等。

2. 透析不充分的处理办法。透析充分的关键就是机体容量状态的平衡，在此基础上病人才会有全身感觉良好。其次是氮质血症的纠正情况。如果你的自我感觉良好，精力充沛、食欲好、睡眠好，就说明透析是充分的，如果你觉得虚弱和疲乏、食欲减退、恶心、眼睑双脚水肿、皮肤瘙痒，则可能透析不充分。除了上述主观的评估方法之外，就是国际公认的 Kt/V 和 CCr，医生会定期测定这两个指标，以评估你的透析是否充分。达到透析充分性的标准除了达到足够的尿素、肌酐清除率外，还应包括以下诸多的标准：足够的、较大的分子溶质清除率，达到足够的超滤，维持水和电解质平衡，具有充分的营养，纠正代谢性酸中毒，良好的血压控制，改善贫血，控制钙磷代谢的平衡，控制炎症和心血管疾病的发生。

3. 保持水盐平衡的方法。人体内的水和盐需要保持平衡，肾脏是保持水盐平衡最重要的脏器。慢性肾功能不全的患者，肾脏调节水盐平衡的能力下降，水太多或太少都会让人感到不舒服，特别是会直接增加心脏的负担，甚至威胁生命。因此行腹膜透析后保持水盐的平衡是非常重要的。

体内的水多了会出现体重增加、水肿、血压升高、胸闷甚至呼吸困难等表现；水太少了则会出现头晕、口渴、血压下降。水多了则需要限制饮水量，同时需要限制含水分多的食物的摄入；盐的摄入过多会加重水分的潴留，限制盐的摄入对于限制水分摄入也很重要；使用超滤效果好的腹透液可以清除体内过多的水分。

4. 透析后饮食注意。① 可多吃的食品：优质动物蛋白（仍应控制）；富含 B 族维生素和维生素 C 的食物；含丰富纤维素的食物。② 应少吃的食品：避免食用高磷食物；限制盐的摄入，防止体液负荷过重；限制甜食和脂肪的摄入。

（韩金美　杨春苗　匡秀红　逄晓燕　李燕）

第五篇

循环系统疾病

第十四章 心力衰竭

第一节 急性心力衰竭

一、病因

急性心力衰竭(AHF)是指急性发作或加重的左心功能异常所致的心肌收缩力降低、心脏负荷加重,造成急性心排血量骤降、肺循环压力升高、周围循环阻力增加,引起肺循环充血而出现急性肺淤血、肺水肿并可伴组织、器官灌注不足和心源性休克的临床综合征,以左心衰竭最为常见。急性心衰可以在原有慢性心衰基础上急性加重或突然起病,发病前患者多数合并有器质性心血管疾病,可表现为收缩性心衰,也可以表现为舒张性心衰。急性心衰常危及生命,必须紧急抢救。

1. 慢性心衰急性加重

2. 急性心肌坏死或损伤

(1)急性冠状动脉综合征;

(2)急性重症心肌炎;

(3)围生期心肌病;

(4)药物所致的心肌损伤与坏死等。

3. 急性血流动力学障碍

(1)急性瓣膜反流或原有瓣膜反流加重;

(2)高血压危象;

(3)重度主动脉瓣或二尖瓣狭窄;

(4)主动脉夹层;

(5)心包压塞;

(6)急性舒张性左心衰竭,常见于老年人伴控制不良的高血压患者。

二、临床表现

1. 病史和表现。大多数患者有心脏病病史,冠心病、高血压和老年性退行性心瓣膜病为老年人的主要病因;风湿性心瓣膜病、扩张型心肌病、急性重症心肌炎等常为年轻人的主要病因。

2. 诱发因素。常见的诱因有慢性心衰治疗缺乏依从性、心脏容量超负荷、严重感染、严重颅脑损害或剧烈的精神心理紧张与波动、大手术后、肾功能减退、急性心律失常、支气管哮喘发作、肺栓塞、高心排血量综合征、应用负性肌力药物、应用非甾体类抗炎药、心肌缺血、老年急性舒张功能减退、吸毒、酗酒、嗜铬细胞瘤等。

3. 早期表现。左心功能降低的早期征兆为心功能正常者出现疲乏、运动耐力明显减低、心率增加 15～20 次/分，继而出现劳力性呼吸困难、夜间阵发性呼吸困难、高枕睡眠等；检查可见左心室增大、舒张早期或中期奔马律、两肺底部有湿罗音、干啰音和哮鸣音，提示已有左心功能障碍。

4. 急性肺水肿。起病急，病情可迅速发展至危重状态。突发的严重呼吸困难、端坐呼吸、喘息不止、烦躁不安并有恐惧感，呼吸频率可达 30～50 次/分；频繁咳嗽并咯出大量粉红色泡沫样痰；心率快，心尖部常可闻及奔马律；两肺满布湿罗音和哮鸣音。

5. 心原性休克

(1)低血压：持续 30 分钟以上，收缩压降至 90 mmHg 以下，或原有高血压的患者收缩压降低≥ 60 mmHg。

(2)组织低灌注状态：① 皮肤湿冷、苍白和发绀伴紫色条纹；② 心动过速 110 次/分；③ 尿量明显减少(＜20 mL/小时)，甚至无尿；④ 意识障碍，常有烦躁不安、激动焦虑、恐惧和濒死感；收缩压低于 70 mmHg，可出现抑制症状，逐渐发展至意识模糊甚至昏迷。

(3)血流动力学障碍：PCWP≥18 mmHg，心脏排血指数(CI)≤36.7 mL/(s·m^2)(≤2.2 L/(min·m^2))。

(4)代谢性酸中毒和低氧血症。

三、诊断

1. 左心衰竭

(1)呼吸困难：是左心衰竭的最早和最常见的症状，主要由于急性或慢性肺瘀血和肺活量减低所引起，阵发性夜间呼吸困难是左心衰竭的一种表现，病人常在熟睡中憋醒、有窒息感、被迫坐起、咳嗽频繁、出现严重的呼吸困难。

(2)咳嗽和咯血：是左心衰竭的常见症状。

(3)其他：可有疲乏无力、失眠、心悸等。

2. 右心衰竭

(1)上腹部胀满：是右心衰竭较早的症状，常伴有食欲不振、恶心、呕吐及上腹部胀痛。

(2)颈静脉怒张：是右心衰竭的一个较明显征象。

(3)水肿：心衰性水肿多先见于下肢呈凹陷性水肿，重症者可波及全身，下肢水肿多于傍晚出现或加重，休息一夜后可减轻或消失。

(4)紫绀：右心衰竭者多有不同程度的紫绀。

(5)神经系统症状：可有神经过敏、失眠、嗜睡等症状。

(6)心脏体征：主要为原有心脏病表现。

3. 全心衰竭

可同时存在左右心衰竭的临床表现，也可以左或右心衰竭的临床表现为主。

四、治疗

一旦确诊，应按规范治疗。

1. 初始治疗经面罩或鼻导管吸氧，吗啡、利尿剂、强心剂等经静脉给予。

2. 病情仍不缓解者应根据收缩压和肺淤血状况选择应用血管活性药物，如正性肌力药、血管扩张药和血管收缩药等。

3. 病情严重、血压持续降低（<90 mmHg）甚至心源性休克者，应监测血流动力学，并采用 IABP、机械通气支持、血液净化、心室机械辅助装置以及外科手术等各种非药物治疗方法。

4. 动态测定 BNP/NT-proBNP 有助于指导急性心衰的治疗，治疗后其水平仍高居不下者，提示预后差，应加强治疗；治疗后其水平降低且降幅 30%，提示治疗有效，预后好。

5. 控制和消除各种诱因，及时矫正基础心血管疾病。

五、护理

1. 一般性随访。每 1～2 个月一次。了解患者基本状况、肺部啰音、水肿程度、心率和节律等药物应用的情况。

2. 重点随访。每 3～6 个月一次。增加心电图、生化检查、BNP/NT-proBNP 检测，必要时做胸部 X 线和超声心动图检查。

3. 患者教育

(1)让患者了解心衰的基本知识，能识别反映心衰加重的一些临床表现。

(2)掌握调整基本药物的方法：① 水肿再现或加重、尿量减少或体重明显增加 2～3 kg，利尿剂应增加剂量；② 清晨静息心率应在 55～60 次/分，如≥65 次/分可适当增加 β 受体阻滞剂的用量；③ 血压降低者，暂时不增加 ACEI/ARB、β 受体阻滞剂和利尿剂的剂量。

(3)避免过度劳累、情绪激动和精神紧张等应激状态、各种感染、不擅自加用非甾体类抗炎药、激素、抗心律失常药等。

4. 出现下列情况立即就诊：心衰加重、血压不稳定、心率和心律明显改变。

（韩金美　杨春苗　匡秀红　逄晓燕　陈云荣）

第二节　慢性心力衰竭

一、病因

心力衰竭是由于心肌梗塞、心肌病、血流动力学负荷过重、炎症等任何原因引起的心肌损伤，造成心肌结构和功能的变化，最后导致心室泵血或充盈功能低下。临床主要表现为呼吸困难、乏力和体液潴留。慢性心力衰竭(CHF)是指持续存在的心力衰竭状态,可以稳定、恶化或失代偿。治疗心衰的目标不仅是改善症状、提高生活质量,而且针对心肌重构的机制,延缓和防止心肌重构的发展,降低心衰的住院率和死亡率。

大多数患者有心脏病病史,针对病因治疗将显著改善心衰预后。冠心病、高血压和老年性退行性心瓣膜病是老年心衰患者的主要病因,风湿性心瓣膜病、扩张型心肌病、急性重症心肌炎等病是年轻者心衰的主要原因。收缩性心衰常见病因为冠心病,积极重建血运可防止心衰的发展和恶化;舒张性(或射血分数正常)心衰常见病因为高血压,控制血压极其重要,否则心衰进展迅速,也可诱发急性心衰。

二、临床表现

1. 运动耐力下降引起的症状。大多数心力衰竭患者是由于运动耐力下降出现呼吸困难或乏力而就医,这些症状可在休息或运动时出现。同一病人可能存在多种疾病,因此,说清运动耐量下降的确切原因是困难的。

2. 体液潴留引起的症状。患者可出现腹部或腿部水肿,并以此为首要或唯一症状而就医,运动耐量损害是逐渐发生的,可能未引起患者注意,除非仔细询问日常生活能力发生的变化。

3. 无症状或其他心脏病或非心脏病引起的症状。患者可能在检查其他疾病(如急性心肌梗塞、心律失常、或肺部或躯体血栓栓塞性疾病)时,发现心脏扩大或心功能不全表现。

三、诊断

(一)临床表现

根据患者有冠心病、高血压等基础心血管病的病史,有休息或运动时出现呼吸困难、乏力、下肢水肿的临床症状,有心动过速、呼吸急促、肺部罗音、胸腔积液、颈静脉压力增高、外周水肿、肝脏肿大的体征,有心腔扩大、第三心音、心脏杂音、超声心动图异常、利钠肽(BNP/NT-proBNP)水平升高等心脏结构或功能异常的客观证据,有收缩性心力衰竭或舒张性心力衰竭的特征,可作出诊断。

慢性心力衰竭的严重程度分级:Ⅰ级为日常活动无心衰症状;Ⅱ级为日常活动出现心衰症状(乏力、呼吸困难);Ⅲ级为低于日常活动出现心衰症状;Ⅳ级为在休息时出现心衰症状。

(二)辅助检查

1. 心电图。可发现既往心肌梗塞、左室肥厚、广泛心肌损害及心律失常信息。

2. 胸部 X 光片。可见心脏增大、肺淤血、肺水肿及原有肺部疾病信息。

3. 超声心动图。

(1)诊断心包、心肌或瓣膜疾病。

(2)区别舒张功能不全和收缩功能不全。

(3)定量或定性房室内径、心脏几何形状、室壁厚度、室壁运动,以及心包、瓣膜和血管结构;定量瓣膜狭窄、关闭不全程度,测量左室射血分数(LVEF),左室舒张末期和收缩末期容量(LVEDV,LVESV)。

(4)估测肺动脉压。

(5)为评价治疗效果提供客观指标。

4. 心衰标志物。B 型利钠肽(BNP)及 N 末端 B 型利钠肽原(NT-proBNP)是心力衰竭患者的标志物,经治疗症状改善后该值可以下降。

四、治疗

慢性心衰(CHF)的治疗已从利尿、强心、扩血管等短期血流动力学/药理学措施,转为以神经内分泌抑制剂为主的长期的、修复性的策略,目的是改变衰竭心脏的生物学性质。

1. 病因治疗。控制高血压、糖尿病等危险因素,使用抗血小板药物和他汀类调脂药物进行冠心病二级预防。

2. 改善症状。根据病情调整利尿剂、硝酸酯和强心剂的用法用量。

3. 正确使用神经内分泌抑制剂。从小剂量增至目标剂量或患者能耐受的最大剂量。

4. 监测药物反应

(1)水钠潴留减退者,可逐渐减少利尿剂剂量或小剂量维持治疗,早期很难完全停药。每日体重变化情况是检测利尿剂效果和调整剂量的可靠指标,可早期发现体液潴留。在利尿剂治疗时,应限制钠盐摄入量(3 g/天)。

(2)使用正性肌力药物的患者,出院后可改为地高辛,反复出现心衰症状者停用地高辛,易导致心衰加重。如出现厌食、恶心、呕吐时,应测地高辛浓度或试探性停药。

(3)ACEI(或 ARB)每 1～2 周增加一次剂量,同时监测血压、血肌酐和血钾水平。若血肌酐显著升高(>265.2 μmol/L(3 mg/dL))、高钾血症(>5.5 mmol/L)或有症状性低血压(收缩压<90 mmHg)时应停用 ACEI(或 ARB)。

(4)病情稳定、无体液潴留且心率≥60 次/分钟的患者,可以逐渐增加 β 受体阻滞剂的剂量,若心率<55 次/min 或伴有眩晕等症状时,应减量。

5. 监测频率。患者应每天自测体重、血压、心率并登记。出院后每两周复诊一次,观察症状、体征并复查血液生化,调整药物种类和剂量。病情稳定 3 个月且药物达到最佳剂量后,每月复诊一次。

五、护理

治疗慢性心衰必须依靠患者配合,患者教育有助于提高治疗的依从性。

1. 了解治疗目的和目标,定期复诊,遵医嘱用药。

2. 了解心衰基本知识,出现以下情况及时就诊:体重快速增加、下肢水肿再现或加重、疲乏加重、运动耐受性降低、心率加快(静息增加≥15～20 次/分)或过缓(≤55 次/分)、血压降低或增高(130/80 mmHg)、心律不齐等。

3.掌握包括利尿剂在内的基本药物使用方法，根据病情调整剂量。

4.每日测体重并作记录，限盐、限水(每日液体 2 L)、限酒、戒烟。心肌病应戒酒。避免过度劳累和体力活动、情绪激动和精神紧张等应激状态。适当运动，每天步行 30 分钟，每周坚持 5～6 天，并逐步加量。避免各种感染。禁止滥用药物，如非甾体抗炎药、激素、抗心律失常药物等。

(张萍　韩金美　杨春苗　匡秀红　孙振刚)

第十五章　心律失常

第一节　窦性心律失常

一、病因

窦性心律失常是心律失常的一种，包括窦性心动过速、窦性心动过缓、窦性心律不齐、窦房结折返性心动过速、窦性停搏、窦房传导阻滞及病态窦房结综合征等类型。可为正常的生理反应，如体力活动、情绪激动、吸烟、饮茶及咖啡等；发热、血容量不足、贫血、甲亢、炎症等疾病状态下可出现；以及应用肾上腺素、异丙肾上腺素等药物后出现。

二、分型

(一)窦性心动过速

在正常情况下，窦性心律的频率为 60～100 次/分，当心率大于 100 次/分时为窦性心动过速。

1.病因。可为正常的生理反应，如体力活动、情绪激动、吸烟、饮茶及咖啡等；发热、血容量不足、贫血、甲亢、炎症等疾病状态下可出现；以及应用肾上腺素、异丙肾上腺素等药物后出现。

2.临床特点。发作时可有不同程度的胸闷、心悸感，一般为心率逐渐加快，终止时心率逐渐减慢。

3.诊断。心电图显示窦性心律，P 波形态正常，心率＞100 次/分，PR 间期 0.12～0.20秒。

4.治疗。一般不需治疗，消除病因或诱因后，症状可消失。有明确的原发性疾病时应积极治疗。症状明显时可给β受体阻滞剂或镇静剂等药对症处理。

(二)窦性心动过缓

窦性心律持续低于 60 次/分时为窦性心动过缓。

1.病因

(1)生理状态。迷走神经张力增高时可出现心率慢，主要见于运动员、老年人和睡眠时，部分人甚至可低于 40 次/分。

(2)心脏疾病。器质性心脏病如心肌炎、心肌病、冠心病时均可出现窦性心动过缓。急性心肌梗塞尤其是下壁心梗，更易出现窦性心动过缓，但往往是一过性的。窦性心动过缓可以是病态窦房结综合征的一种表现，多由窦房结变性、纤维化等所致。

(3)药物作用。应用洋地黄类、β受体阻滞剂、钙拮抗剂、普罗帕酮、利血平、胍乙啶、甲基多巴等药物时可出现窦性心动过缓。

(4)其他。如低温、甲状腺功能低下、严重缺氧、颅内压增高、血钾过高等病理生理状态下也可出现窦性心动过缓。

2. 临床表现。窦性心动过缓如心率不低于 50 次/分，一般无明显症状。当严重心动过缓引起心排出量下降并造成各脏器和组织供血不足时，患者会出现头晕、乏力、心悸、胸闷等症状，甚至出现黑蒙、晕厥或诱发心绞痛、心功能不全。

3. 诊断。心电图显示窦性 P 波，心率低于 60 次/分，PR 间期一般正常(0.12～0.20 秒)。

4. 治疗。生理性窦性心动过缓患者或无症状患者一般无需治疗。病理性心动过缓，如心率低于 40 次/分且出现与心动过缓相关症状者，可用提高心率药物(如阿托品、麻黄素或异丙肾上腺素)。显著窦性心动过缓伴窦性停搏、出现晕厥且药物疗效不佳者可考虑安装人工心脏起搏器。

(三)窦性心律不齐

窦性心律周期长短不一，同一导联最长 P-P 间期减去最短 P-P 间期之差大于 120 毫秒即为窦性心律不齐。窦性心律不齐常见于年轻人，尤其是心率较慢或迷走神经张力增高时。窦性心律不齐随年龄增长而减少。窦性心律不齐很少出现症状，但有时两次心搏之间相差较长时，可致心悸感。窦性心律不齐大多没有明显的临床意义，一般不需要特殊治疗，活动后心率增快则消失。如严重的窦性心动过缓合并窦性心律不齐者，可对症相应处理。

(四)窦房结折返性心动过速

位于窦房结内或窦房结与其周围组织之间的折返激动，如连续出现 3 次以上，即为窦房结折返性心动过速。

1. 病因。引起窦房结折返性心动过速的机制是折返激动。窦房结内的 P 细胞是慢反应细胞，除极速度慢、幅度低，激动传导缓慢，在细胞群之间存在着明显的除极不同步，使窦房结在功能上形成几条传导径路而有利于折返形成。另外，在窦房结周围尚有一个生理上介于窦房结(慢反应)和心房肌(快反应)之间的区域即窦房结结周区。结周区的结周纤维存在着功能性纵向分离的双径路，呈现传导性和不应期的不均一性，从而构成折返发生的解剖和病理生理基础。

2. 临床表现。可见于任何年龄，老年患者更多见。心动过速发作呈阵发性，即突然发生、突然终止，每次发作持续时间不等，发作时心率为 100～200 次/分，多数为 100～130 次/分。常因情绪激动、紧张、运动等诱发，部分病例无明显诱因。其临床症状与心动过速时的心率、持续时间有关，心率较慢时可无症状或症状较轻，而心率较快时(尤其>120 次/分)可出现心悸、气短、头晕、甚至晕厥前兆等表现。

心电图表现及电生理特点如下。

(1)P′波的形态、激动顺序与窦性 P 波相似。

(2)心动过速的频率为 100～200 次/分,平均心率 130～140 次/分。

(3)突发突止,短阵发作,持续数秒即终止,间隔数个正常搏动后可再次发作。

(4)适时的房性期前收缩、室性期前收缩可诱发或终止发作。

(5)可合并房室传导阻滞或房室分离或束支传导阻滞,但并不影响心动过速的持续或频率。

(6)迷走神经刺激可终止发作。

3. 诊断。窦房结折返性心动过速的诊断标准为:

(1)临床上有突发突止的发作特点,但心动过速持续时间较短,持续性者(>30 秒)少见。

(2)P′的形态、心房激动顺序与窦性 P 波者相似。

(3)可做食管电生理检查:可经 S1S2 或 RS2 程序刺激诱发和终止心动过速。

(4)无创性检查诊断和鉴别有困难时,可行心内电生理检查,后者有确定诊断的价值,主要观察和测定心动过速诱发后心房激动的顺序,当顺序符合由上向下、由右向左,并与窦性心律的心房激动顺序完全一致时,则可确诊。

4. 治疗

窦房结折返性心动过速在临床虽不少见,但由于发作时频率不快、持续时间较短,因此,多数患者无明显症状不需治疗,少数症状明显者可应用β受体阻滞剂、维拉帕米等药物治疗。极少数药物疗效不佳而症状明显者,可考虑射频消融术。

(五)窦性停搏

窦性停搏指窦房结在一定时间内停止发放激动而引起心房除极,使心脏暂时停止活动。

1. 病因。各种器质性心脏病,如心肌缺血、急性心肌梗塞累及窦房结;各种原因引起的窦房结细胞变性或纤维化;洋地黄中毒、奎尼丁、钾盐、乙酰胆碱等药物;高钾血症、低钾血症;中毒、脑血管意外、迷走神经张力增高及颈动脉窦过敏等均可引起窦性停搏。心脏外伤或心脏外科手术时损伤窦房结或其供血动脉,可于手术中或手术后出现窦性停搏。冠状动脉造影也可导致窦性停搏。睡眠呼吸暂停综合征患者可出现窦性停搏。

2. 临床表现。临床症状与窦性停搏的时间,以及患者在出现窦性停搏时的体位有关。如果下级起搏点能迅速产生逸搏,代偿窦性停搏,使心脏停搏持续时间较短,或是出现窦性停搏时患者处于卧位则不一定有明显的症状。窦性停搏常见的症状可有心悸、头晕、黑蒙和晕厥,严重者甚至可出现阿—斯综合征(Adams-Strokes syndrome)。

心电图表现:在较正常 PP 间期显著长的间期内无 P 波发生,或 P 波与 QRS 波群均不出现,长的 PP 间期与基本的窦性 PP 间期无倍数关系。长间歇后可有交界性或室性逸搏。

3. 诊断

(1)在正常窦性心律中,突然出现显著的长间歇。

(2)长间歇中无 P-QRS-T 波群出现。

(3)长间歇的 P-P 间歇与正常的窦性 P-P 间期不成倍数。

(4)在长的 P-P 间歇后，可出现逸搏或逸搏心律，以房室交接区逸搏或逸搏心律较常见，室性或房性逸搏较少见。

(5)凡遇交界性逸搏心律为单一心律时，应考虑持久性窦性停搏(窦性静止)的可能。

4. 治疗。若病因为可逆性，少数窦性停搏患者可以转为正常，但因其有致心脏性猝死的可能性，应早期、积极地采取相应治疗措施。偶尔出现或无症状的窦性停搏无需治疗，有症状者应针对病因治疗，如纠正高钾血症、停用引起心动过缓的药物。药物治疗可尝试使用异丙肾上腺素、阿托品等。对反复发作晕厥或阿斯综合征者应安装人工心脏起搏器。

(六)窦房传导阻滞

窦房结周围组织病变，使窦房结发出的激动传出到达心房的时间延长或不能传出，导致窦房结和心房肌之间发生传导阻滞，称为窦房传导阻滞。临床上按阻滞程度不同分为 3 度：一度窦房传导阻滞；二度窦房传导阻滞(高度窦房传导阻滞)和三度窦房传导阻滞。一度窦房阻滞表现为窦房传导时间的延长，在体表心电图上难以诊断。三度窦房阻滞表现为窦性 P 波消失，与窦性停搏、窦室传导鉴别困难。只有二度窦房阻滞因窦房结形成的激动部分被阻滞，未能全部传导至心房，体表心电图上可以被识别。

二度Ⅰ型窦房传导阻滞，即莫氏Ⅰ型(Mobitz Ⅰ型)，心电图表现为 PP 间期逐渐缩短，直至脱落一个 P 波，出现长 PP 间期，较长的 PP 间期短于其前 PP 间期的 2 倍。二度Ⅱ型窦房传导阻滞，即莫氏Ⅱ型(MobitzⅡ型)，表现为 P 波有规律的脱落，长 PP 间期是正常 PP 间期的整数倍；连续两个或两个以上的 P 波脱落称为高度窦房传导阻滞。

(顾文琴　常学兰　陈嵩淞　周慧　李燕)

第二节　室性心律失常

一、病因

室性心律失常指起源于心室的心律紊乱，是常见的心律失常，包括室性早搏(室早)、室性心动过速(室速)、心室颤动(室颤)等。室速，尤其是合并器质性心脏病的室速通常是可导致室颤、猝死等严重后果的心律失常，要及时明确诊断，判断室速的原因、诱因及对预后的影响并及时处理。老年人群中室性心律失常的发生情况，就像器质性心脏病一样随年龄而增加。

二、分型

(一)室性早搏(室早)

老年人室早的发生率为 70%～80%。室早数目随增龄而增加，但复杂性室早并不相应增多，较高级别室早(Lown 分级)的老年人心电图异常检出率较高。常伴心肌肥厚、梗死等异常表现。室性早搏在不同情况下具有完全不同的临床意义和预后，与有无器质性心脏病、心脏病种类和心功能状况等有关。

(二)室性心动过速(室速)

室性心动过速(ventricular tachycardia)，简称室速，常见于 AMI、室壁瘤、心衰、电解质紊乱及药物中毒等情况。尖端扭转型室速是由于心室复极离散度增大引起多环路折返或折返不规则所致。多见于低钾、奎尼丁、胺碘酮、三环类抗抑郁药中毒。

(三)心室扑动与心室颤动(ventricular flutter and ventricular fibrillation)

常见于缺血性心脏病。此外，抗心律失常药物，特别是引起 QT 间期延长与尖端扭转的药物，严重缺氧、缺血、预激综合征合并房颤与极快的心室率、电击伤等亦可引起。心室扑动与颤动为致命性心律失常。

三、临床表现

(一)室性早搏(室早)

室性期前收缩常无与之直接相关的症状；每位患者是否有症状或症状的轻重程度与期前收缩的频发程度不直接相关。患者可感到心悸，类似电梯快速升降的失重感或代偿间歇后有力的心脏搏动。

听诊时，室性期前收缩后出现较长的停歇，室性期前收缩之第二心音强度减弱，仅能听到第一心音。桡动脉搏动减弱或消失。颈静脉可见正常或巨大的 a 波。

心电图的特征如下。

1. 提前发生的 QRS 波群，时限通常超过 0.12 秒、宽大畸形，ST 段与 T 波的方向与 QRS 主波方向相反。

2. 室性期前收缩与其前面的窦性搏动之间期(称为配对间期)恒定。

3. 室性期前收缩很少能逆传心房，提前激动窦房结，故窦房结冲动发放节律未受干扰，室性期前收缩后出现完全性代偿间歇，即包含室性期前收缩在内前后两个下传的窦性搏动之间期，等于两个窦性 RR 间期之和。如果室性期前收缩恰巧插入两个窦性搏动之间，不产生室性期前收缩后停顿，称为间位性室性期前收缩。

4. 室性期前收缩的类型。室性期前收缩可孤立或规律出现。二联律是指每个窦性搏动后跟随一个室性期前收缩；三联律是每两个正常搏动后出现一个室性期前收缩；如此类推。连续发生两个室性期前收缩称成对室性期前收缩。连续三个或以上室性期前收缩称室性心动过速。同一导联内，室性期前收缩形态相同者，为单形性室性期前收缩；形态不同者称多形性或多源性室性期前收缩。

5. 室性并行心律(ventricular parasystole)。心室的异位起搏点规律地自行发放冲动，并能防止窦房结冲动入侵。其心电图表现为：① 异位室性搏动与窦性搏动的配对间期不恒定；② 长的两个异位搏动之间距，是最短的两个异位搏动间期的整倍数；③ 当主导心律(如窦性心律)的冲动下传与心室异位起搏点的冲动几乎同时抵达心室，可产生室性融合波,其形态介于以上两种 QRS 波群形态之间。

(二)室性心动过速(室速)

室速的临床症状轻重视发作时心室率、持续时间、基础心脏病变和心功能状况不同而异。非持续性室速(发作时间短于 30 秒,能自行终止)的患者通常无症状。持续性室速(发作时间超过 30 秒,需药物或电复律始能终止)常伴有明显血流动力学障碍与心肌缺血。临床症状包括低血压、少尿、晕厥、气促、心绞痛等。听诊心律轻度不规则,第一、二心音分裂,收缩期血压可随心搏变化。如发生完全性室房分离,第一心音强度经常变化,颈静脉间歇出现巨大 a 波。当心室搏动逆传并持续夺获心房,心房与心室几乎同时发生收缩,颈静脉呈现规律而巨大的 a 波。

(三)心室扑动与心室颤动

临床症状包括意识丧失、抽搐、呼吸停顿甚至死亡、听诊心音消失、脉搏触不到、血压亦无法测到。

伴随急性心肌梗塞发生而不伴有泵衰竭或心源性休克的原发性心室颤动,预后较佳,抢救存活率较高,复发率很低。相反,非伴随急性心肌梗塞的心室颤动,一年内复发率高达 20%~30%。

四、治疗

对室早患者应在病因治疗基础上,使用利多卡因、普罗帕酮、胺碘酮等药物,减少室早的级别和数目,以降低猝死的危险性,对于良性室早,无症状者通常不须抗心律失常药物治疗,有症状且影响生活和工作者可选用副作用较小的抗心律失常药如美西律、β受体阻滞剂、目的在于减轻症状而不是完全消除室早。对室速患者治疗除针对病因(补钾、停药)外,首选 25%硫酸镁 1~2 g 静注,奏效后继以 1 mg/min 静滴,连用 12~48 h。异丙肾上腺素曾作为首选药物(0.5 mg/500 mL 静滴),因用量过大可导致室颤现已少用。若药物治疗无效,可用食管心房调搏或临时心内膜起搏,通常起搏频率为 100/min,多能控制室速。室速发作时伴低血压、昏厥者,应立即进行电击复律继以利多卡因静滴维持。如发作时无血液动力学改变,立即静注利多卡因 50~75 mg,2 min 后无效再用 50 mg,继以 1~4 mg/min 静滴维持。利多卡因无效可用普鲁卡因胺、普罗帕酮、胺碘酮、溴苄胺等药物治疗。

五、护理

1.一般护理

(1)休息。病人心律失常发作引起心悸、胸闷、头晕等症状时应保证病人充足的休息和睡眠,休息时避免左侧卧位,以防左侧卧位时感觉到心脏搏动而加重不适。

(2)饮食。给予富含纤维素的食物,以防便秘;避免饱餐及摄入刺激性食物如咖啡、浓茶等。

2.病情观察。连接心电监护仪,连续监测心率、心律变化,及早发现危险征兆。及时测量生命体征,测脉搏时间为 1 分钟,同时听心率。病人出现频发多源性室性期前收缩、RonT 室性期前收缩、室性心动过速、二度Ⅱ型及三度房室传导阻滞时,及时通知医生并配合处理。监测电解质变化,尤其是血钾。

3. 抢救。配合准备抢救仪器(如除颤器、心电图机、心电监护仪、临时心脏起搏器等)及各种抗心律失常药物和其他抢救药品,做好抢救准备。

4. 用药。护理应用抗心律失常药物时,密切观察药物的效果及不良反应,防止毒副反应的发生。

5. 介入治疗的护理。向病人介绍介入治疗如心导管射频消融术或心脏起搏器安置术的目的及方法,以消除病人的紧张心理,使病人主动配合治疗。并做好介入治疗的相应护理。

(周梅　段勇　匡秀红　王丽云　匡晓丽)

第三节　心脏传导阻滞

一、病因

心脏传导阻滞发生机理就在于心肌的绝对不应期或相对不应期的病理性延长,也可两者均延长。

病理性延长的不应期,受多种因素的影响,在心脏本身的因素中主要是心率的影响。心肌的不应期随心动周期的变化而变化。当心动周期缩短时,不应期相应的缩短,心动周期延长时随之延长。在心外因素中主要是指神经及体液两大因素,当交感神经兴奋时不应期缩短。

二、分类

1. 右束支传导阻滞,指房室束下传的激动不能传入右束支,仅从左束支下传,仍先使室间隔左侧中 1/3 部分激动,在左心室壁除极将完毕时,激动才通过室间隔传向右心室。

2. 左束支传导阻滞,指从房室束传导的激动不能传入左束支,仅沿右束支下传,然后缓慢地通过室间隔激动左侧室间隔和左心室,使间隔激动与正常方向相反

3. 左前分支传导阻滞,是指激动传入左束支时不能传入左前分支,仅沿左后分支下传,然后一方面激动右心室,一方面左心室下壁和心尖部同时激动。

4. 左后分支传导阻滞,是指左束支后分支传导阻滞后,激动首先从左前分支向上,使左心室前侧壁除极,然后通过蒲肯野氏纤维吻合支转向左下传到后分支区域,使左心室下壁除极。

5. 间隔支传导阻滞,亦称前向传导迟缓。指心室激动时,左前分支激动的除极方向,指向左前上方而左后分支正相反。故室间隔激动的初始向量决定于间隔支向右前下的

除极向量。阻断间隔支后，初始向量为指向左前方。以后冲动通过吻合支或心肌传导到间隔支的分布区域，使室间隔中部和左心室前壁进行除极。

6. 双侧束支传导阻滞，是指左、右束支主干部传导发生障碍引起的室内传导阻滞。

7. 三支传导阻滞，是指右束支、左前及左后分支三者都出现传导障碍。

三、临床表现

(一)症状

房室传导阻滞病人症状除受原有心脏病及心脏功能状态的影响外，取决于阻滞的程度及部位。

1. 无症状。见于一度房室传导阻滞，此型预后良好。二度Ⅰ型房室传导阻滞或某些慢性间歇性房室传导阻滞者。

2. 有症状。二度Ⅱ型房室传导阻滞时，如被阻滞的心房波所占比例较大时(如房室3∶2传导)特别是高度房室传导阻滞时，因心室率下降，出现心动过缓、头晕、乏力、胸闷、气短及心功能下降等症状。三度房室传导阻滞的症状较明显，其造成血流动力学的影响取决于心室逸搏频率的快慢。在希氏束分叉以上部位的Ⅲ度房室传导阻滞，对血流动力学的影响较小，病人虽有乏力，活动时头晕，但不致发生晕厥；发生于希氏束分叉以下的低位的三度房室传导阻滞，对血流动力学影响显著，病人可出现晕厥，心源性缺氧综合征，甚至猝死。

3. 不典型症状。某些病人出现一些不典型症状，如全身乏力、疲劳或低血压状态等。需要进一步检查方可确诊。

(二)体征

1. 一些一度房室传导阻滞的病人可以无体征。

2. 一度房室传导阻滞：体格检查可发现心尖部第一心音减弱，这是由于心室收缩的延迟，使心脏内血液充盈相对较满，房室瓣在关闭前已飘浮在一个距闭合点较近的位置上，因此关闭时瓣叶张力较低，关闭所产生的振动较小所致。

3. 二度房室传导阻滞：文氏型二度房室传导阻滞，心脏听诊有间歇，但间歇前并无过早搏动，第一心音可随 PR 变化发生强弱改变。二度Ⅱ型房室传导阻滞可有间歇性漏搏，但第一心音强度恒定，房室呈 3∶2 传导时，听诊可酷似成对期前收缩形成的二联律。

4. 三度房室传导阻滞：其特异性体征是心室率缓慢且规则并伴有第一心音强弱不等，特别是可出现突然增强的第一心音即“大炮音”，第二心音可呈正常或反常分裂，如心房与心室收缩同时发生颈静脉出现巨大“A”波。

(三)特检

1. 窦房传导阻滞：由于窦房结周围组织不能如常地使窦房结的激动传出，使激动到达心房的时间延长，或不能到达造成心房心室停搏，称为窦房传导阻滞，有一二三度之分。

(1)一度房室传导阻滞：由于体表心电图不能显示窦房结电位，因而无法确立第一度窦房阻滞的诊断。

(2)二度房室传导阻滞。

① Ⅰ型。即文氏阻滞表现为P-P进行性缩短直至出现一次长P-P间期,该长P-P间期短于基本P-P间期的2倍

② Ⅱ型。此型特点是窦房结传导时间无逐渐延长的情况,心电图表现为漏搏前的P-P间距恒定,含有心房漏搏的长P-P间距恰好是短P-P间距的倍数

(3)三度窦房阻滞:全部窦房结的激动不能传入心房,心电图上无窦性P波。

临床表现:窦房传导阻滞绝大多数见于器质性心脏病,在老年人中最常见的病因有病窦和冠心病。一度窦房传导阻滞无临床症状。二度以上者,视对血流动力学的影响,而决定其临床症状的轻重。Ⅲ度窦房传导阻滞若不出现逸搏心律可出现心跳骤停。

2. 房内传导阻滞:窦房结的激动传导到心房时,产生传导延缓使P波出现增宽和增高。

(1)不完全性房内阻滞。

① P波增宽时限≥0.12 s,切迹明显常表现为P波挫折而高耸。

② 规律的P-P间期出现间歇性的高尖P波,与呼吸无关,无肺部疾患的病因,多为右房阻滞所致。

(2)完全性房内阻滞。

① P波消失,QRS波群宽大畸形,T波对称而高耸。

② 室率缓慢在60次/min左右。

③ 见于高钾血症。

四、诊断

根据典型心电图改变并结合临床表现不难作出诊断。为估计预后并确定治疗,尚需区分生理性与病理性房室传导阻滞、房室束分支以上阻滞和三分支阻滞以及阻滞的程度。

五、治疗

心脏传导阻滞的治疗方法原则上取决于房室阻滞发生的原因(病因是否能消除)、病程(急性还是慢性)、阻滞的程度(完全性还是不完全性)及伴随症状。

(一)病因治疗

若有明确的病因应积极治疗病因,如:洋地黄过量,急性心肌梗塞,病毒性心肌炎感染及中毒者,急性房室阻滞的病因常为急性下壁心肌梗塞,急性心肌炎或其他心脏外因素如药物影响电解质紊乱等,多数情况下传导系统的损伤是可恢复的,因此对无明显血流动力学障碍的一度及二度Ⅰ型房室传导阻滞,可不必处理,仅处理原发病即可,二度Ⅱ型及三度房室传导阻滞应根据阻滞的部位及心室率多少而采取不同的措施。

(二)对症治疗

1. 异丙肾上腺素:房室传导阻滞心室率低于40次/min,应给予异丙肾上腺素静滴,

0.5～2 mg 加入 10%葡萄糖 500 mL 中持续静点，使心室率维持在 40～60 次/min。

2.激素：急性心肌梗塞、风湿性或其他原因的心肌炎、心脏直视手术后的高度或完全性房室传导阻滞，应用肾上腺皮质激素效果良好，一般用泼尼松（强的松）或地塞米松皮质激素，有助于消除传导组织的炎症，或应用和缺血或损伤引起的炎性反应外对传导功能有直接促进作用。

3.阿托品：口服 0.3 mg，3 次/d 或 0.5～2.0 mg 加入 500 mL 溶液中静点，可提高房室传导阻滞的心率，适用于阻滞位于房室结的病人，或应用山莨菪碱(654-2)。

4.氨茶碱：能提高高位起搏点心率及改善心脏传导，剂量 100 mg，口服 3～4 次/天。

5.碱性药物：(碳酸氢钠或乳酸钠)有改善心肌细胞应激性，促进传导系统心肌细胞对拟交感神经药物反应的作用，尤其适用于高血钾或酸中毒。

6.促进心肌细胞代谢的药物，如强极化液、二磷酸果糖(1,6-二磷酸果糖)。

7.人工心脏起搏器

(1)临时起搏。

① 心室率慢，有血流动力学变化的二三度房室传导阻滞，尤其是房室束分支以下阻滞。

② 急性心肌梗塞，急性心肌炎。

③ 心脏手术或施行麻醉冠脉造影等。

(2)慢性二度Ⅱ型房室传导阻滞。持续高度或三度房室传导阻滞，伴有头晕乏力等心脑供血不足症状；活动量受限或有阿—斯综合征发作者均可安装永久性起搏器。

（张芹　袁彩玲　张萍　韩金美　薛安琪）

第十六章　先天性心血管疾病

第一节　房间隔缺损

一、病因

在胚胎发育的第 4 周，心房由从其后上壁发出并向心内膜垫方向生长的原始房间隔分为左、右心房，随着心内膜垫的生长并逐渐与原始房间隔下缘接触、融合，最后关闭两者之间残留的间隙(原发孔)。在原发孔关闭之前，原始房间隔中上部逐渐退化、吸收，形成一新的通道即继发孔，在继发孔形成后、原发隔右侧出现向下生长的间隔即继发隔，形成一单瓣遮盖继发孔，但二者之间并不融合，形成卵圆孔，血流可通过卵圆孔从右心房向左心房分流。卵圆孔于出生后逐渐闭合，但在约 20%的成人中可遗留细小间隙，由于有左房面活瓣组织覆盖，正常情况下可无分流。如在胚胎发育过程中，原始房间隔下缘不能与心内膜垫接触，则在房间隔下部残留一间隙，形成原发孔房间隔缺损。而原始房间隔上部吸收过多、继发孔过大或继发隔生长发育障碍，则二者之间不能接触，出现继发孔房间隔缺损。

二、临床表现

多数继发孔房间隔缺损的儿童除易患感冒等呼吸道感染外可无症状，活动亦不受限制，一般到青年时期才表现有气急、心悸、乏力等。40 岁以后绝大多数病人症状加重，并常出现心房纤颤、心房扑动等心律失常和充血性心衰表现，也是死亡的重要原因。

体格检查发现多数儿童体形瘦弱，并常表现左侧前胸壁稍有隆起，心脏搏动增强，并可触及右心室抬举感等。其典型表现为胸骨左缘第 2、3 肋间闻及Ⅱ～Ⅲ级收缩期吹风样杂音，伴有第二心音亢进和固定分裂，收缩期杂音为肺动脉瓣血流速度增快所致，少数病人还可扪及收缩期震颤。分流量大者三尖瓣区可听到三尖瓣相对狭窄产生的舒张期隆隆样杂音。如右心室抬举感增强，肺动脉瓣区收缩期杂音减弱，但第二心音更加亢进、分裂，提示存在肺动脉高压。病变晚期将发展为充血性心力衰竭，颈静脉怒张、肝脏增大。

三、诊断

1. 影像学检查

(1)胸部 X 线。主要表现有肺野充血、心影轻到中度增大和肺动脉段突出，左心室和主动脉正常或比正常稍小。

(2)超声心动图和彩色多普勒。一般可确立诊断,可见右心房和右心室增大、室间隔与左室后壁同向运动等右心负荷过重表现,房间隔中部连续性中断,并可测量缺损大小。彩色多普勒可以明确血液分流方向、速度并估计分流量。对于静脉窦型缺损超声显像可能有一定困难,双氧水造影有助于发现分流部位,而经食管超声检查可获得十分清晰的图像。

2.其他检查

(1)心电图检查:表现为电轴右偏、不完全性右束支传导阻滞和右心室肥大。成年患者可有心律失常,以心房纤颤和心房扑动最为常见。

(2)右心导管检查:右心房血液氧含量超过腔静脉平均血氧含量溶积1.9%以上,右心导管也可经过缺损进入左心房。右心导管检查可计算肺循环与体循环血流量,确定心内分流情况和测量肺动脉压。

四、治疗

1岁以上的继发孔型房间隔缺损罕有自发性闭合者,对于无症状的患儿,如缺损小于5 mm可以观察,若有右心房、右心室增大一般主张在学龄前进行手术修补。约有5%婴儿于出生后1年内并发充血性心力衰竭。内科治疗效果不佳者也可施行手术。成年人如缺损小于5 mm、无右心房室增大者可临床观察,不做手术。成年病例如存在右心房室增大可手术治疗,合并有心房纤颤者也可同时手术,但肺血管阻力大于12单位、出现右向左分流和发绀者则禁忌手术。有一部分继发孔房间隔缺损如位置合适,可行微创的经心导管介入治疗。经股静脉插管,将镍钛合金的封堵器夹在房间隔缺损处,闭合房间隔缺损达到治疗目的。不用开胸手术。继发孔房间隔缺损常经胸骨正中入路于体外循环下直视修补,右前外侧切口也可提供良好的手术显露,但需排除合并有其他类型心脏畸形。小的继发孔型房间隔缺损可直接缝合,如缺损大则需用心包片或涤纶补片修补,完成修补前左心房注水以防止心脏复跳后出现空气栓塞十分重要。

静脉窦型房间隔缺损修补较为复杂,一般经上腔静脉直接插入引流管以增加缺损显露,修补中必须辨别右上肺静脉开口并避开窦房结,将补片缝于右肺静脉入口前沿的右房壁上,以保证肺静脉引流入左心房,若有必要则需补片加宽上腔静脉入口,防止静脉回流受阻。

年龄大的房间隔缺损病例术后窦性心动过缓发生率较高,可用异丙肾上腺素或阿托品增快心率,术中安置临时起搏电极为有效措施。

五、护理

1.心电监护。心房纤颤、窦性或室上性心动过速可用洋地黄制剂;室性期前收缩频发时应用利多卡因;心动过缓用阿托品或异丙基肾上腺素。

2.低钾。术后易发生低钾,应定时检查血清钾,根据测定结果及时补充。

3.酸中毒。根据血气检查,了解血液pH,有代谢性酸中毒时,可用5%碳酸氢钠校正。

4. 尿少。术后尿量偏少，中心静脉压升高，可用利尿剂。

5. 肺水肿。极少数患者因左室发育不良，术后输液过快，易发生肺水肿。对术前发现左室较小的病人，术后输液应注意单位时间输液量不能太多。

6. 呼吸道的护理。由于术前肺充血，肺小动脉壁增厚，肺弥散功能下降，术后易发生呼吸道感染，应定时药物超声雾化吸入，鼓励病人咳嗽。

（韩金美 杨春苗 匡秀红 刘秀花 孙振刚）

第二节 室间隔缺损

室间隔缺损指室间隔在胚胎时期发育不全，形成异常交通，在心室水平产生左向右分流。室间隔缺损是最常见的先天性心脏病，约占先心病的 20%，可单独存在，也可与其他畸形并存。缺损常在 0.1～3 cm，位于膜部者则较大，肌部者则较小，后者又称 Roger 病。缺损若＜0.5 cm 则分流量较小，多无临床症状。缺损小者心脏大小可正常，缺损大者左心室较右心室增大明显。

一、病因

根据缺损的位置，可分为五种类型。

1. 室上嵴上缺损。位于右心室流出道、室上嵴上方和主、肺动脉瓣之下，少数病例合并主、肺动脉瓣关闭不全。

2. 室上嵴下缺损。位于室间隔膜部，此型最多见，占 60%～70%。

3. 隔瓣后缺损。位于右心室流入道，三尖瓣隔瓣后方，约占 20%。

4. 肌部缺损。位于心尖部，为肌小梁缺损，收缩期室间隔心肌收缩使缺损变小，所以左向右分流量小。

5. 共同心室。肌部均未发育，或为多个缺损，较少见。

二、临床表现

在心室水平产生左至右的分流，分流量多少取决于缺损大小。缺损大者，肺循环血流量明显增多，回流入左心房室，使左心负荷增加，左心房室增大，长期肺循环血流量增多导致肺动脉压增加，右心室收缩期负荷也增加，右心室可增大，最终进入阻塞性肺动脉高压期，可出现双向或右至左分流。

缺损小者，可无症状。缺损大者，症状出现早且明显，以致影响发育。有气促、呼吸困难、多汗、喂养困难、乏力和反复肺部感染，严重时可发生心力衰竭。有明显肺动脉高压时可出现发绀。本病易罹患感染性心内膜炎。

心尖搏动增强并向左下移位，心界向左下扩大，典型体征为胸骨左缘Ⅲ～Ⅳ肋间有 4～5 级粗糙收缩期杂音，向心前区传导，伴收缩期细震颤。若分流量大时，心尖部可有功能性舒张期杂音,肺动脉瓣第二音亢进及分裂。有严重的肺动脉高压时,肺动脉瓣区有相对性肺动脉瓣关闭不全的舒张期杂音,原间隔缺损的收缩期杂音可减弱或消失。

三、诊断

根据病因、临床表现及实验室检查即可做出诊断。

1. X线检查。中度以上缺损心影轻度到中度扩大,左心缘向左向下延长,肺动脉圆锥隆出,主动脉结变小,肺门充血。重度阻塞性肺动脉高压心影扩大反而不显著,肺动脉粗大,远端突变小,分支呈鼠尾状,肺野外周纹理稀疏。

2. 心脏检查。心前区常有轻度隆起。胸骨左缘第3、4肋间能扪及收缩期震颤,并听到Ⅲ～Ⅳ级全收缩期杂音;高位漏斗部缺损则震颤和杂音位于第2肋间,肺动脉瓣区第二心音亢进。分流量大者,心尖部尚可听到柔和的功能性舒张中期杂音。肺动脉高压导致分流量减少的病例,收缩期杂音逐步减轻,甚至消失,而肺动脉瓣区第二心音则明显亢进、分裂,并可伴有肺动脉瓣关闭不全的舒张期杂音。

3. 心电图检查。缺损小示正常或电轴左偏。缺损较大,随分流量和肺动脉压力增大而示左心室高电压、肥大或左右心室肥大。严重肺动脉高压者,则示右心肥大或伴劳损。

4. 超声心动图。可有左心房、左右心室内径增大,室间隔回声连续中断,可明确室间隔各部位的缺损。多普勒超声由缺损右心室面向缺孔和左心室面追踪可深测到湍流频谱。

5. 心导管检查。右心室水平血氧含量高于右心房0.9%容积以上,偶尔导管可通过缺损到达左心室。依分流量的多少,肺动脉或右心室压力有不同程度的增高。

四、治疗

本病为先天性疾病,无有效预防措施,应做到早发现、早诊断、早治疗。对于室间隔缺损不大者预后良好,其自然寿命甚至可达70岁以上;缺损小的甚至有可能在10岁以前自行关闭。缺损大者1～2岁时即可发生心力衰竭,有肺动脉高压者预后差。及时地进行手术治疗一般可以达到和正常人无异的效果。

1. 内科治疗。主要防治感染性心内膜炎、肺部感染和心力衰竭。

2. 外科治疗。直视下可行缺损修补术。缺损小、X线与心电图正常者不需手术;若有或无肺动脉高压,以左向右分流为主,手术以4～10岁效果最佳;若症状出现早或有心力衰竭,也可在婴幼儿期手术;显著肺动脉高压,有双向或右向左分流为主者,不宜手术。

手术方法:在气管插管全身麻醉下行正中胸骨切口,建立体外循环。阻断心脏循环后,切开右心室流出道前壁,虽可显露各类型室间隔缺损,但对心肌有一定损伤,影响右心功能和损伤右束支。目前多采用经右心房切开途径,这对膜部缺损显露更佳。高位缺损,则以经肺动脉途径为宜。对边缘有纤维组织的较小缺损可直接缝合,缺损小于1 cm者则用涤纶织片缝补。

（周慧　宋向宝　于春华　王丽云　孙振刚）

第三节 动脉导管未闭

动脉导管原本系胎儿时期肺动脉与主动脉间的正常血流通道，由于此时肺呼吸功能障碍，来自右心室的肺动脉血经导管进入降主动脉，而左心室的血液则进入升主动脉，故动脉导管为胚胎时期特殊循环方式所必需。出生后，肺膨胀并承担气体交换功能，肺循环和体循环各司其职，不久导管因废用即自行闭合。如持续不闭合而形成动脉导管未闭。应施行手术，中断其血流。动脉导管未闭是一种较常见的先天性心血管畸形，占先天性心脏病总数的 12%～15%，女性约两倍于男性。约 10%的病例并存其他心血管畸形。

一、病因

遗传是主要的内因。在胎儿期任何影响心脏胚胎发育的因素均可能造成心脏畸形，如孕母患风疹、流行性感冒、腮腺炎、柯萨奇病毒感染、糖尿病、高钙血症等，孕母接触放射线；孕母服用抗癌药物或甲糖宁等药物。

二、临床表现

动脉导管未闭的临床表现主要取决于主动脉至肺动脉分流血量的多少以及是否产生继发肺动脉高压和其程度。轻者可无明显症状，重者可发生心力衰竭。常见的症状有劳累后心悸、气急、乏力，易患呼吸道感染和生长发育迟缓。晚期肺动脉高压严重，产生逆向分流时可出现下半身发绀。动脉导管未闭体检时，典型的体征是胸骨左缘第 2 肋间听到响亮的连续性机器样杂音，伴有震颤。肺动脉第 2 音亢进，但常被响亮的杂音所掩盖。分流量较大者，在心尖区尚可听到因二尖瓣相对性狭窄产生的舒张期杂音。测血压示收缩压多在正常范围，而舒张压降低，因而脉压增宽，四肢血管有水冲脉和枪击声。

婴幼儿可仅听到收缩期杂音。晚期出现肺动脉高压时，杂音变异较大，可仅有收缩期杂音，或收缩期杂音亦消失而代之以肺动脉瓣关闭不全的舒张期杂音。

三、诊断

1. 心电图检查。轻者可无明显异常变化，典型表现示电轴左偏、左心室高电压或左心室肥大。肺动脉高压明显者，示左、右心室均肥大。晚期则以右心室肥大为主，并有心肌损害表现。

2. 胸部 X 线检查。心影增大，早期为左心室增大，晚期时右心室亦增大，分流量较多者左心房亦扩大。升主动脉和主动脉弓阴影增宽，肺动脉段突出。肺动脉分支增粗，肺野充血。有时透视下可见肺门“舞蹈”征。

3. 超声心动图检查。左心房、左心室增大，肺动脉增宽；如存在肺动脉高压，右心室亦可增大，在主动脉与肺动脉分叉之间可见异常的管道交通；彩色多普勒显示降主动脉至肺动脉的高速双期分流;连续多普勒可测得双期连续高速血流频谱。

4.升主动脉造影检查。左侧位连续摄片示升主动脉和主动脉弓部增宽,峡部内缘突出,造影剂经此处分流入肺动脉内,并显示出导管的外形、内径和长度。

5.右心导管检查或逆行性主动脉造影检查。对经过上述检查尚不能确诊者,可行右心导管检查或逆行性主动脉造影检查。前者可示肺动脉血氧含量高于右心室0.5%容积以上,同时可测定肺动脉压力及阻力情况,如插管通过动脉导管进入降主动脉更可确诊。逆行性主动脉造影,可见对比剂经动脉导管进入肺动脉的情况。

四、治疗

动脉导管未闭诊断确立后,如无禁忌证应择机施行手术,中断导管处血流。目前大多数动脉导管未闭的患者可用经心导管介入方法(使用 Amplatzer 蘑菇伞或弹簧圈封堵)得到根治。对于过于粗大、或早产儿的动脉导管未闭可考虑使用开胸缝扎的方法。

近年来,对早产儿因动脉导管未闭引起呼吸窘迫综合征者,可先采用促导管闭合药物治疗,如效果不佳,可主张手术治疗。

动脉导管闭合手术一般在学龄前施行为宜。如分流量较大、症状较严重,则应提早手术。年龄过大、发生肺动脉高压后,手术危险性增大,且疗效差。患细菌性动脉内膜炎时应暂缓手术;但若药物控制感染不力,仍应争取手术,术后继续药疗,感染常很快得以控制。

五、护理

1.基础护理:患儿住单人房间,测基础血压,注意消毒隔离及保暖,防止上呼吸道感染,保证充足睡眠。

2.心理护理:向患儿及家属介绍医疗新进展及手术方法,讲解一些易懂的相关知识。

3.术前常规检查及准备工作。常规检查血常规、血凝时间及肝肾功能等。

4.严格卧床。患儿去枕平卧4～6 h,应偏向一侧,保持下股伸直并制动,不合作时给予镇静剂。48 h后可下床活动,并嘱患儿多饮水。

5.密切观察病情变化,给患儿吸氧至麻醉清醒,氧流量1～2 L/min,常规心电监护24 h,密切观察患儿面色、心率、呼吸、血压的变化。

(黄俊蕾　逄晓燕　王婕　张萍)

第四节　法洛四联症

法洛四联症(TOF)是一种常见的先天性心脏畸形。其基本病理为室间隔缺损、肺动脉狭窄、主动脉骑跨和右心室肥厚。法洛四联症在儿童发绀型心脏畸形中居首位。

一、病因

法洛四联症的四种畸形是右室漏斗部或圆锥发育不良的后果，即当胚胎第 4 周时动脉干未反向转动，主动脉保持位于肺动脉的右侧，圆锥隔向前移位，与正常位置的窦部室间隔未能对拢，因而形成发育不全的漏斗部和嵴下型室间隔缺损，即膜周型室间隔缺损。若肺动脉圆锥发育不全，或圆锥部分完全缺如，则形成肺动脉瓣下型室间隔缺损，即干下型室间隔缺损。

二、临床表现

法洛四联症病儿的预后主要决定于肺动脉狭窄程度及侧支循环情况，重症四联症有 25％～35％在 1 岁内死亡，50％病人死于 3 岁内，70％～75％死于 10 岁内，90％病人会夭折，主要是由于慢性缺氧引起，红细胞增多症，导致继发性心肌肥大和心力衰竭而死亡。

1. 症状

(1)发绀。多在生后 3～6 个月出现，也有少数到儿童或成人期才出现。发绀在运动和哭闹时加重，平静时减轻。

(2)呼吸困难和缺氧性发作。多在生后 6 个月开始出现，由于组织缺氧，活动耐力较差，动则呼吸急促，严重者可出现缺氧性发作、意识丧失或抽搐。

(3)蹲踞。为法洛四联症病儿临床上一种特征性姿态。蹲踞可缓解呼吸困难和发绀。

2. 体征

患儿生长发育迟缓，常有杵状指、趾，多在发绀出现数月或数年后发生。胸骨左缘第 2～4 肋间可听到粗糙的喷射样收缩期杂音，常伴收缩期细震颤。极严重的右心室流出道梗阻或肺动脉闭锁病例可无心脏杂音。在胸前部或背部有连续性杂音时，说明有丰富的侧支血管存在，肺动脉瓣第二心音明显减弱或消失。

三、诊断

根据病史、体格检查并结合心电图和胸部 X 线改变，多能提示法洛四联症的诊断，确定诊断尚需进行以下检查。

1. 超声心动图。超声心动图对四联症的诊断和手术方法的选择有重要价值，可从不同切面观察到室间隔缺损的类型和大小，主动脉骑跨于室间隔之上，肺动脉狭窄部位和程度，二尖瓣大瓣与主动脉瓣的纤维连续性。彩色多普勒可显示右心室至主动脉的分流，测量左心室容积和功能等。超声检查还可显示有无其他合并畸形。如怀疑周围肺动脉狭窄，应进行心血管造影。

2. 心导管及心血管造影术。右心导管检查能测得两心室高峰收缩压、肺动脉与右心室之间压力阶差曲线，了解右心室流出道和肺动脉瓣狭窄情况。右心室造影可显示肺动脉狭窄类型和程度、室缺部位和大小，以及外周肺血管发育情况。左心室造影可显示左室发育情况。

3. 实验室检查

常出现红细胞计数、血红蛋白和血细胞比容升高，重症病例血红蛋白可达 200～250 g/L。动脉血氧饱和度明显下降，多在 65%～70%。血小板计数减少，凝血酶原时间延长。尿蛋白可阳性。

4. 影像学检查

(1)心电图。电轴右偏，右房肥大，右室肥厚。约有 20%的病人出现不完全性右束支传导阻滞。

(2)胸部 X 线检查。左心腰凹陷，心尖圆钝上翘，主动脉结突出，呈“靴状心”。肺野血管纤细。轻型病人肺动脉凹陷不明显，肺野血管轻度减少或正常。

四、治疗

1. 四联症矫正术。仰卧位，全麻，胸部正中切口，一般主张应用中度低温体外循环，新生儿则主张在深低温停循环和低流量体外循环下进行。一般采用 4℃冷血心脏停搏液行冠状动脉灌注诱导心脏停搏进行心肌保护。心内矫正操作包括室间隔缺损修补、妥善解除右室流出道梗阻。

2. 姑息手术。肺血管发育很差、左心室发育小以及婴儿冠状动脉畸形影响应用右心室流出道补片者，均应先行姑息性手术，以后再行二期纠治手术。姑息手术的选择：① 对年龄大的儿童多采用锁骨下动脉—肺动脉吻合术，或右心室流出道补片加宽术，后者适于两侧肺动脉过于狭小的病例。② 3 个月以内的婴儿则采用升主动脉—肺动脉吻合术或中心分流术。

五、护理

1. 法洛四联症出现缺氧发作的护理：① 立即予以膝胸体位；② 吸氧、镇静；③ 吗啡 0.1～0.2 mg/kg，皮下或肌内注射；④ β受体阻滞剂普萘洛尔每次 0.05～0.1 mg/kg 加入 10%葡萄糖稀释后缓慢静脉注射，必要时 15 分钟后再重复一次；⑤ 纠正代谢性酸中毒，给予碳酸氢钠($NaHCO_3$) 1 mmol/kg，缓慢静脉注入，10～15 分钟可重复应用；⑥ 严重意识丧失，血压不稳定，尽早行气管插管，人工呼吸。

2. 法洛四联症出现严重发绀的护理。红细胞比容达到 75%时，应考虑放血。青紫伴小细胞低色素性贫血应补充铁剂，减少缺氧发作。

(韩金美　杨春苗　匡秀红　王英英　孙振刚)

第十七章　心脏瓣膜病

第一节　二尖瓣狭窄

风湿热是临床上二尖瓣狭窄最常见病因，是急性风湿热引起心脏炎后所遗留的以瓣膜病为主的心脏病，为慢性风湿性心脏病。其中累及二尖瓣的占95%～98%，其中单纯二尖瓣病变占70%～80%，二尖瓣合并主动脉瓣病变占20%～30%；多与二尖瓣或主动脉瓣病变合并存在。近年来，由于加强了对风湿热的防治，风湿性心脏瓣膜病发病率明显下降。

一、病因

二尖瓣狭窄是风湿性心脏瓣膜病中最常见的类型，其中40%患者为单纯性二尖瓣狭窄。由于反复发生的风湿热，早期二尖瓣以瓣膜交界处及其基底部水肿，炎症及赘生物(渗出物)形成为主，后期在愈合过程中由于纤维蛋白的沉积和纤维性变，逐渐形成前后瓣叶交界处粘连、融合，瓣膜增厚、粗糙、硬化、钙化，以及腱索缩短和相互粘连，限制瓣膜活动能力和开放，致瓣口狭窄。罕见其他病因包括老年性二尖瓣环或环下钙化、先天性狭窄及结缔组织病等。

根据二尖瓣瓣口面积，可将二尖瓣狭窄分为轻、中、重度。

1. 正常：二尖瓣瓣口面积4～6 cm^2。

2. 轻度狭窄：二尖瓣瓣口面积1.5～2.0 cm^2。

3. 中度狭窄：二尖瓣瓣口面积1.0～1.5 cm^2。

4. 重度狭窄：二尖瓣瓣口面积<1.0 cm^2。

二、临床表现

1. 症状

(1)呼吸困难。肺静脉高压、肺淤血引起。早期，多在运动、发热、妊娠等心排血量增加时出现。随病程进展，轻微活动，甚至静息时即可出现呼吸困难。阵发房颤时心室率增快亦可诱发呼吸困难。

(2)咯血。长期肺静脉高压所致的支气管小血管破裂有关。

(3)咳嗽、声嘶。左心房极度增大压迫左主支气管或喉返神经引起。

(4)体循环栓塞、心衰及房颤出现相应临床症状。

2. 体征

(1)心脏心尖区第一心音增强。舒张期隆隆样杂音及开放拍击音(开瓣音)为二尖瓣狭窄的典型体征。第二心音与开瓣音间期表示二尖瓣狭窄程度,间期越短,狭窄越重。第一心音亢进及开瓣音的存在提示瓣膜弹性尚可。舒张期杂音响度与瓣口狭窄程度不一定成比例。在轻、中度狭窄患者,杂音响度与舒张期二尖瓣跨瓣压力阶差成正比,狭窄越重压力阶差越大,杂音越响。但在重度二尖瓣狭窄患者,杂音反而减轻,甚至消失,呈"哑型"二尖瓣狭窄。心前区可有轻度收缩期抬举性搏动及心尖部常触及舒张期震颤。

(2)二尖瓣面容及颈静脉压升高。重度二尖瓣狭窄可出现二尖瓣面容及颈静脉压升高。

3. 检查

(1)X线显示。① 心脏增大,典型表现为左房明显增大,左心缘变直,右心缘双房影,左主支气管上抬。肺动脉干、左心耳及右心室均增大时,后前位心影呈梨状,称为"二尖瓣型心脏"。② 主动脉球缩小。③ 二尖瓣环钙化。④ 肺淤血和肺间质水肿。

(2)超声心动图:是确诊二尖瓣狭窄首选无创性检查,可直接观察瓣叶活动、测量瓣口面积、房室腔大小及左房内血栓,或测算血流速度、跨瓣压差及瓣口面积。是确诊本病和评估病情的精确方法。① M型。二尖瓣前叶EF斜率减缓,A峰消失,呈"城垛样"改变;二尖瓣回声增强变宽;前后瓣同向运动。② 二维超声。舒张期瓣叶开放受限,前叶呈圆窿状,后叶活动差;短轴图可见瓣口缩小,开放呈鱼嘴状,可直接测量瓣口解剖面积。③ 多普勒。测算血流速度、跨瓣压差(包括肺动脉压)及瓣口面积。④ 经食管超声。可更清晰地显示心脏结构及左心耳及左心房内血栓。

(3)其他检查。

① 心电图示左房扩大,呈"二尖瓣"型P波(P波增宽伴切迹,以Ⅱ、ⅢaVF导联最明显),PVl终末负向量增大。电轴右偏和V1导联R波振幅增加提示右室肥大。1/3患者可见房颤。

② 心导管检查特征症状、体征与超声测算的瓣口面积不一致时,可精确测定肺动脉压及左室压,评估血流动力学状态。

三、诊断

中青年患者心尖区有隆隆样舒张期杂音伴X线或心电图示左房增大,一般可诊断为二尖瓣狭窄,确诊有赖于超声心动图。

四、治疗

1. 药物治疗。包括预防风湿热复发,防止感染以及合并症的治疗。

(1)心力衰竭。遵循心衰治疗的一般原则,利尿、强心、扩血管治疗。急性肺水肿时避免使用扩张小动脉为主的扩血管药。

(2)心房颤动。治疗原则为控制心室率,争取恢复窦性心律,预防血栓栓塞。① 急性发作伴快室率:血流动力学稳定者,可静注西地兰将心室率控制在100次/分钟以下。无效,可静注胺碘酮、心律平、β受体阻滞剂(美多心安、艾司洛尔)或钙拮抗剂(维拉帕米、地尔硫卓；急性发作伴肺水肿、休克、心绞痛或昏厥时，应立即电复律。② 慢性心房颤动：病程<1 年，左房内径<60 mm，无病态窦房结综合征或高度房室传导阻滞者，可考虑行药物(常用转复药物有奎尼丁、胺碘酮)或电复律术转复窦性心律。复律前应做超声检查以排除心房内附壁血栓。转复成功后用胺碘酮或奎尼丁维持窦性心律。不宜转复者，口服地高辛或联用地尔硫卓、倍他乐克、氨酰心安将心室率控制在静息时 70/分钟左右。

(3)抗凝适应证。① 左房血栓。② 曾有栓塞史。③ 人工机械瓣膜。④ 房颤。如无禁忌证，首选华法林，控制血浆凝血酶原时间(PT)延长 1.5～2 倍；国际标准化比率(INR)2.0～3.0。复律前 3 周和复律后 4 周需服用华法林抗凝治疗。

2. 手术治疗。手术选择：二尖瓣狭窄手术包括成形术及换瓣手术两大类，一般情况下首选成形术，病变难以成形或成形手术失败者，考虑进行瓣膜置换。

(1)经皮房间隔穿刺。二尖瓣球囊扩张术(PBMV)适应证。① 有症状，心功能Ⅱ、Ⅲ级。② 无症状，但肺动脉压升高(肺动脉收缩压静息>50 mmHg，运动>60 mmHg)。③ 中度狭窄，二尖瓣口面积 0.8 cm^2≤MVA≤1.5 cm^2。④ 二尖瓣柔软，前叶活动度好，无严重增厚，无瓣下病变，超声及影像无严重钙化。⑤ 左房内无附壁血栓。⑥ 无中重度二尖瓣反流；⑦ 近期无风湿活动(抗“O”、血沉正常)。

(2)闭式交界分离术。适应证同经皮球囊扩张术，现已被球囊扩张术及直视成形术所替代。

(3)直视二尖瓣成形术。适应证：心功能Ⅲ～Ⅳ级；中、重度狭窄；瓣叶严重钙化，病变累及腱索和乳头肌；左房血栓或再狭窄等，不适于经皮球囊扩张术。术后症状缓解期为 8～12 年，常需二次手术换瓣。

(4)瓣膜置换术成形术。难以纠正二尖瓣畸形时，选择瓣膜置换手术。适应证：① 明显心衰(NYHA 分级Ⅲ或Ⅳ级)或可能出现危及生命的并发症。② 瓣膜病变严重，如钙化、变形、无弹性的漏斗型二尖瓣狭窄及分离术后再狭窄。③ 合并严重二尖瓣关闭不全。

五、护理

应增加营养、增加品种，保证足够的蛋白质和维生素的摄取。如果心脏功能恢复不好，那么对盐、水的摄入量就需要控制。二尖瓣狭窄瓣膜手术后的运动量的控制：根据患者的体力情况进行适当的室内和室外活动，要量力而行，循序渐进，以不引起心慌气短为度。

(张芹　孙振刚　顾文琴　常学兰)

第二节　二尖瓣关闭不全

正常的二尖瓣关闭功能取决于瓣叶、瓣环、腱索、乳头肌、左心室这 5 个部分的完整结构和正常功能。这 5 个部分中的任一部分发生结构和功能的异常均可引起二尖瓣关闭不全。轻度反流，患者仅有轻微劳力性呼吸困难。重度反流(如乳头肌断裂)，很快出现急性左心衰竭，甚至心源性休克。

一、病因

1.慢性发病

(1)风湿热造成的瓣叶损害所引起者最多见。占全部二尖瓣关闭不全患者的1/3，且多见于男性。约有50%患者合并二尖瓣狭窄。

(2)冠状动脉粥样硬化性心脏病(冠心病)。心肌梗塞后以及慢性心肌缺血累及乳头肌及其邻近室壁心肌，引起乳头肌纤维化伴功能障碍。

(3)先天性畸形。二尖瓣裂缺，最常见于心内膜垫缺损或纠正型心脏转位；心内膜弹力纤维增生症；降落伞型二尖瓣畸形。

(4)二尖瓣环钙化。为特发性退行性病变，多见于老年女性患者。此外，高血压病、马方综合征、慢性肾功能衰竭和继发性甲状腺功能亢进的患者，亦易发生二尖瓣环钙化。

(5)左心室扩大。任何病因引起的明显左心室扩大，均可使二尖瓣环扩张，和乳头肌侧移，影响瓣叶的闭合，从而导致二尖瓣关闭不全。

(6)二尖瓣脱垂综合征。

(7)其他少见病因。结缔组织病如系统性红斑狼疮，类风湿性关节炎等；肥厚梗阻型心肌病；强直硬化性脊椎炎。

2.急性二尖瓣关闭不全

多因腱索断裂，瓣膜毁损或破裂，乳头肌坏死或断裂以及人工瓣膜替换术后开裂而引起，可见于感染性心内膜炎、急性心肌梗塞、穿通性或闭合性胸外伤及自发性腱索断裂。

二、临床表现

1.症状

(1)急性。轻度反流，仅有轻微劳力性呼吸困难。重度反流(如乳头肌断裂)，很快出现急性左心衰，甚至心源性休克。

(2)慢性。轻度二尖瓣关闭不全病人，可长期没有症状。当左心功能失代偿时，病人出现乏力、心悸、胸痛、劳力性呼吸困难等因心排血量减少导致的症状。随后，病情加重，出现端坐呼吸、夜间阵发性呼吸困难，甚至急性肺水肿，最后导致肺动脉高压，右心衰。

2.体征

(1)听诊。心尖部收缩期杂音是二尖瓣关闭不全最主要的体征，典型者为较粗糙全收缩期吹风样杂音，多向腋下及左肩胛间部传导，后瓣受损时可向心底部传导。二尖瓣脱垂时只有收缩中晚期杂音。

(2)其他。心尖搏动增强，向下移位；心尖区抬举样搏动及全收缩期震颤。并发肺水肿或右心衰时，出现相应体征。

三、诊断

1. 影像学检查

(1)X线检查。急性者心影正常或左房轻度增大不明显。慢性者可见左房、左室扩大，肺淤血，间质肺水肿征。可见二尖瓣环和瓣膜钙化。

(2)超声心动图。脉冲多普勒和彩色多普勒显像可确诊并评估二尖瓣反流程度。M型和二维超声心动图可观测房室大小、瓣叶形态及运动，明确病因。

2. 其他检查

(1)心电图。急性者心电图正常，窦性心动过速常见。慢性重度者可出现左房增大、左室肥厚或非特异性ST改变；房颤常见。

(2)心导管。用于临床表现与非侵入性检查结果不相符；或术前需要精确评估反流程度；或需要排除冠心病时。

四、治疗

1. 药物治疗

(1)急性。治疗目标为减少反流量、恢复前向血流、减轻肺淤血。硝普钠可同时扩张小动脉、小静脉，降低前、后负荷，应首选。低心排时，可联用正性肌力药（如多巴酚丁胺）或使用主动脉球囊反搏（IABP）。当病因为感染性心内膜炎、缺血性心脏病时，同时给予病因治疗。

(2)慢性。根据临床症状酌情给予利尿、扩血管、强心治疗。房颤者抗凝治疗同二尖瓣狭窄。

2. 手术治疗

临床症状，左心室大小及左心功能是考虑是否手术的决定因素。手术指证的一般原则。

(1)无症状的中度MR病人。符合以下任何一种情况即应手术：① 心功能减退，EF＜50%，LVEDD＞70 mm。② 活动受限，活动后肺嵌压出现异常升高。③ 肺动脉高压（静息肺动脉压＞50 mmHg；运动后＞60 mmHg）。④ 房颤。

(2)有症状。不论心功能正常与否均应手术。如EF，0.3，视病人具体情况处理。

五、护理

二尖瓣关闭不全，主要由于反复风湿热发作引起，故此，预防风湿热反复发作是阻止本病产生及发展的关键。风湿性二尖瓣关闭不全早期多无明显症状，待出现明显症状时病变发展已较严重，故早发现、早防治非常重要，如已患有明确的风湿性心瓣膜病二尖瓣关闭不全患者，应定期到医院诊治，病变严重者可行瓣膜手术治疗。根据病情行瓣膜成形术或瓣膜置换术。

（薛安琪 纪国华 周鹏 匡晓丽）

第三节 主动脉瓣狭窄

主动脉瓣狭窄主要由风湿热的后遗症、先天性主动脉瓣结构异常或老年性主动脉瓣钙化所致。患者在代偿期可无症状，瓣口重度狭窄的病人大多有倦怠、呼吸困难（劳力性或阵发性）、心绞痛、眩晕或晕厥，甚至突然死亡。

一、病因

主要由风湿热的后遗症、先天性主动脉瓣结构异常或老年性主动脉瓣钙化所致。由于左心室流出道的出口为主动脉口，成人主动脉瓣口面积≥3.0 cm^2，当主动脉瓣口面积缩小至正常的1/3或更多时，才会对血流产生阻塞。

二、临床表现

1. 心绞痛。60%有症状患者，常由运动诱发，休息后缓解。发生于劳累后，也可发生在静息时，表明与劳累和体力活动不一定有关。其产生的机制可能是由心肌肥厚，心肌需氧量增加以及继发于冠状动脉过度受压所致的供氧减少，左心室收缩期室壁张力过高有关。

2. 眩晕或晕厥。约30%的病人有眩晕或晕厥发生，其持续时间可短至1分钟、长达半小时以上。部分病人伴有阿—斯综合征或心律失常。眩晕或晕厥常发生于劳动后或身体向前弯曲时，有时在静息状态，突然体位改变或舌下含服硝酸甘油治疗心绞痛时诱发。其产生机制尚不清楚，可能与下列因素有关：① 劳动使周围血管扩张，而狭窄的主动脉口限制了心输出能力相应增加，导致脑供血不足。② 发生短暂严重心律失常，导致血流动力学的障碍。③ 颈动脉窦过敏。

3. 呼吸困难。劳力性呼吸困难往往是心功能能不全的表现，常伴有疲乏无力。随着心力衰竭的加重，可出现夜间阵发性呼吸困难、端坐呼吸、咳粉红色泡沫痰。

4. 猝死。占10%～20%，多数病例猝死前常有反复心绞痛或晕厥发作，但亦可为首发症状。其发生的原因可能与严重的、致命的心律失常，如心室颤动等有关。

5. 多汗和心悸。此类患者出汗特别多，由于心肌收缩增强和心律失常，患者常感到心悸，多汗常在心悸后出现，可能与自主神经功能紊乱，交感神经张力增高有关。

三、诊断

根据临床症状、查体心底部主动脉瓣区喷射性收缩期杂音、超声心动图检查证实主动脉瓣狭窄，可明确诊断。

1. X线检查。心影正常或左心室轻度增大，左心房可能轻度增大，升主动脉根部常见狭窄后扩张。在侧位透视下可见主动脉瓣钙化。晚期可有肺淤血征象。

2. 心电图检查。重度狭窄者有左心室肥厚伴ST-T继发性改变和左心房大。可有房室阻滞、室内阻滞(左束支阻滞或左前分支阻滞)、心房颤动或室性心律失常。

3.超声心动图检查。是明确诊断和判定狭窄程度的重要方法。M型诊断本病不敏感和缺乏特异性。二维超声心动敏感,可提供心腔大小、左室肥厚及功能。

4.左心导管检查。当超声心动图不能确定狭窄程度并考虑人工瓣膜置换时,应行心导管检查。最常用的方法是通过左心双腔导管同步测定左心室和主动脉压,或用单腔导管从左心室缓慢外撤至主动脉,连续记录压力曲线;如左心导管难以通过狭窄的主动脉瓣口则可取右心导管经右心穿刺室间隔进入左室与主动脉内导管同步测压。计算左心室—主动脉收缩期峰值压差,根据所得压差可计算出瓣口面积。>1.0 cm^2(<3.0 cm^2)为轻度狭窄,0.75～1.0 cm^2 为中度狭窄,<0.75 cm^2 为重度狭窄。如以压差判断,平均压差 50 mmHg 或峰压差达 70 mmHg 为重度狭窄。

四、治疗

1.轻度狭窄无症状,无需治疗,但需要定期复查。如一但出现晕厥、心绞痛、左心功能不全等症状考虑重度狭窄,内科治疗效果不明显,需要介入或手术治疗。

2.主动脉瓣膜成形术。主要适应证:① 儿童和青年的先天性主动脉狭窄;② 严重主动脉狭窄的心源性休克不能耐受手术者;③ 重度狭窄危及生命,而因心力衰竭手术风险大的过渡治疗措施;④ 严重主动脉瓣狭窄的妊娠妇女;⑤ 严重主动脉瓣狭窄拒绝手术者。

3.瓣膜置换治疗。主动脉瓣病变技术已十分成熟,手术的成功率在98%以上,而且效果良好。主要适应证:① 有晕厥或心绞痛病史者;② 心电图示左心室肥厚;③ 心功能Ⅲ～Ⅳ级;④ 左心室—主动脉间压力阶差>6.65 kPa(50 mmHg)。

(顾文琴　常学兰　陈嵩淞　周慧)

第四节　主动脉瓣关闭不全

主动脉瓣关闭不全是指主动脉瓣环、主动脉窦、主动脉瓣叶、瓣交界及主动脉窦管交界中的任何一个因素破坏,导致在心脏舒张期主动脉瓣叶关闭不良。主动脉瓣关闭不全术后晚期疗效的主要影响因素仍是左心腔大小和左心室功能。主动脉瓣置换术后,患者长期生存率也跟瓣膜相关并发症有密切关系。晚期死亡的主要原因为心力衰竭、心肌梗塞、抗凝相关的出血、人造瓣膜心内膜炎等。

一、病因

先天性(少见):先天性主动脉瓣叶畸形(以主动脉瓣二瓣化畸形为主)、先天性瓦氏窦瘤(Valsalva 窦瘤)、马凡综合征(遗传性疾病)等。后天性(常见):特发性主动脉瓣环扩张、组织钙化退行性变、风湿性心脏病、感染性心内膜炎、高血压病、黏液样变性病、升主动脉夹层。其他少见病因有：主动脉瓣叶脱垂、主动脉瓣机械性损伤、梅毒性主动脉炎、关节强直性脊柱炎、类风湿性关节炎等自体免疫性疾病。在发展中国家，风湿性心脏病是主要病因；发达国家，先天性（二瓣畸形）和退行性变（主动脉瓣环扩张）是主因。

二、临床表现

（一）症状

急性主动脉瓣关闭不全：急性左心衰竭和肺水肿。

慢性主动脉瓣关闭不全。① 左心室功能代偿期：可无任何症状，严重关闭不全者有心悸、胸部冲撞感及心尖部搏动感。② 左心室功能失代偿期：体力活动后乏力或疲倦，劳累性呼吸困难，劳力性心绞痛。严重左心功能减退可有明显的活动后乏力、呼吸困难，甚至端坐呼吸和夜间阵发性呼吸困难。

（二）体征

轻度：心脏大小及心尖搏动位置可在正常范围。听诊在胸骨左缘 3、4 肋间可闻及舒张早中期泼水样杂音，呈高调，递减型。

重度：心尖向左下移位，心浊音界向左下扩大。听诊可闻及心尖部舒张中晚期滚筒样杂音。如血流反流束冲击二尖瓣前叶时，可在心尖部闻及杂音。

明显关闭不全者可有典型的周围血管体征：动脉收缩压增高、舒张压降低、脉压差增大；颈动脉搏动明显增强，水冲脉，口唇指甲有毛细血管搏动征，股动脉枪击音。

三、诊断

根据患者的症状、体征、辅助检查一般可以作出诊断。经胸多普勒超声心动图是诊断主动脉瓣关闭不全最为敏感和准确的非侵入性技术，能发现听诊不能显示的轻度主动脉瓣关闭不全。主要作用有：可以明确有无主动脉瓣关闭不全及其严重程度；鉴别主动脉瓣关闭不全的病因，是主动脉瓣病变或主动脉根部病变，瓣膜病变性质，有无赘生物等；可以明确左室心腔大小和左心室收缩功能等重要参数；也可以了解有无其他合并的心脏畸形。如合并升主动脉扩张，必要时行 CT 或 MRI 检查。

四、治疗

（一）内科治疗

早期可用钙通道阻滞剂。无手术指证和围手术期处理的患者可采用内科药物治疗，主要应用强心、利尿和扩血管治疗。一般情况，禁用减慢心率和降低心肌收缩力的药物。

（二）外科手术治疗

手术原则：一旦有手术指证，应尽早安排手术，以免病情进一步恶化，增加术前、术后的并发症发生率和死亡率，乃至失去手术机会。主动脉瓣膜如果可以行成形术，应尽量做成形手术。但主动脉瓣关闭不全患者大多都是瓣膜器质性病变，故大多应作瓣膜置换术。人工瓣膜有机械瓣和生物瓣。人工机械瓣膜的体外耐久性实验，可以使用 30 年，但需终身抗凝，有较多的抗凝相关并发症，同时机械瓣环周围软组织会增生向环内生长，导致卡瓣。而生物瓣，虽可以不用抗凝，但会毁损，有资料表明使用牛心包生物瓣患者，十年免再次手术率21～49岁为63%，50～64岁组为71%，65～74岁组为93%，75～94组为99.5%，所以考虑到人体新陈代谢影响和对异物反应，生物瓣一般用于65岁以上患者。当然最终人工瓣膜的选择，除有以上原则外，也要根据患者心脏条件、生活方式和条件，生育情况及患者的意愿等综合考虑。

如合并升主动脉扩张或主动脉夹层动脉瘤，则可选择主动脉根部手术，包括：Wheat手术，Bentall手术，Cabrol手术，David手术，Yacoub手术等。如合并其他疾病如冠心病，可同时手术。

手术指证。

1.轻、中度主动脉瓣关闭不全患者，一般不需手术治疗，应定期进行多普勒超声心动图随诊监测。

2.无临床症状、无左心室收缩功能减退(EF值≥55%)的重度主动脉瓣关闭不全患者，对中国人而言，当左心室舒张末直径超过55～60 mm时，可以考虑手术治疗。

3.无临床症状，但合并左心室收缩功能减退(EF值<55%)或左心室收缩末径≥55 mm(或左心室收缩末径指数≥25 mm/m^2)的重度主动脉瓣关闭不全患者，具备明确的手术指证。

4.出现呼吸困难、劳力性疲倦、心绞痛等临床症状的重度主动脉瓣关闭不全患者，具备明确的手术指证。

5.由感染性心内膜炎、主动脉夹层和外伤引发的急性重症主动脉瓣关闭不全，因病情发展迅速，应根据患者情况尽快安排手术。

6.术前检查，发现并发其他疾病的，如升主动脉扩张，主动脉夹层，冠心病等，应该同时手术。

(张萍　韩金美　杨春苗　匡秀红)

第十八章 高血压

第一节 原发性高血压

一、病因

原发性高血压是指导致血压升高的病因不明，称之为原发性高血压。2005 年美国高血压学会(ASH)提出了高血压新定义，认为高血压是一个由许多病因引起的处于不断进展状态的心血管综合征，可导致心脏和血管功能与结构的改变。(把高血压从单纯的血压读数扩大到了包括总的心血管危险因素，建议将全身血管床作为整体进行研究，包括动脉粥样硬化、内皮功能损害、危险因素、亚临床疾病和心血管事件。)新的定义结合了有无危险因素、疾病早期的标记物和靶器官损伤，更准确地说明了由高血压所引起的心血管系统和其他器官的病理异常。因此，原发性高血压治疗的主要目的是最大限度地降低心血管的死亡和病残的总危险。

二、分类

目前我国采用正常血压(收缩压＜120 mmHg 和舒张压＜80 mmHg)、正常高值(收缩压 120～139 mmHg 和/或舒张压 80～89 mmHg)和高血压(收缩压≥140 mmHg 和/或舒张压≥90 mmHg)进行血压水平分类。以上分类适用于男、女性，18 岁以上任何年龄的成人。

血压水平分类和定义如下表所示：

分类

收缩压(mmHg)

舒张压(mmHg)

正常血压

＜120 和/或＜80

正常高值

120～139 和/或 80～89

高血压

≥140 和/或≥90

分类

收缩压(mmHg)

舒张压(mmHg)

1 级高血压(轻度)

140～159 和/或 90～99

2 级高血压(中度)

160～179 和/或 100～109

3 级高血压(重度)

≥180 和/或≥110

单纯收缩期高血压

≥140 和/或<90

三、治疗

1. 高血压药物治疗的目的:对高血压患者实施降压药物治疗是通过降低血压,有效预防或延迟脑卒中、心肌梗塞、心力衰竭、肾功能不全等心脑血管并发症发生;有效控制高血压的疾病进程,预防高血压急症、亚急症等重症高血压发生。

2. 降压达标的方式:将血压降低到目标水平(140/90 mmHg 以下;高风险患者130/80 mmHg;老年人收缩压 150 mmHg),可以显著降低心脑血管并发症的风险。

及时将血压降低到目标血压水平,但并非越快越好。大多数高血压患者,应根据病情在数周至数月内(而非数天)将血压逐渐降至目标水平。年轻、病程较短的高血压患者,降压速度可快一点;但老年人、病程较长或已有靶器官损害或并发症的患者,降压速度则应慢一点。

3. 降压药物治疗的时机:高危、很高危或 3 级高血压患者,应立即开始降压药物治疗。确诊的 2 级高血压患者,应考虑开始药物治疗;1 级高血压患者,可在生活方式干预数周后,血压仍≥140/90 mmHg 时,再开始降压药物治疗。

4. 降压药物应用的基本原则:降压治疗药物应用应遵循以下 4 项原则,即小剂量开始,优先选择长效制剂,联合应用及个体化。

(1)小剂量:初始治疗时通常应采用较小的有效治疗剂量,并根据需要,逐步增加剂量。

(2)尽量应用长效制剂:尽可能使用一天一次给药而有持续 24 小时降压作用的长效药物,以有效控制夜间血压与晨峰血压,更有效预防心脑血管并发症发生。

(3)联合用药:以增加降压效果又不增加不良反应,在低剂量单药治疗疗效不满意时,可以采用两种或多种降压药物联合治疗。事实上,2 级以上高血压为达到目标血压常需联合治疗。对血压≥160/100 mmHg 或中危及以上患者,起始即可采用小剂量两种药联合治疗,或用小剂量固定复方制剂。

(4)个体化:根据患者具体情况和耐受性及个人意愿或长期承受能力,选择适合患者的降压药物。

5. 常用降压药名称、剂量及用法。常用降压药物包括钙通道阻滞剂、血管紧张素转换酶抑制剂(ACEI)、血管紧张素Ⅱ受体阻滞剂(ARB)、利尿剂和 β 受体阻滞剂五类。此外，α-受体阻滞剂或其他种类降压药有时亦可应用于某些高血压人群。

钙通道阻滞剂、ACEI、ARB、利尿剂和β受体阻滞剂及其低剂量固定复方制剂，均可作为降压治疗的初始用药或长期维持用药。

(1)钙通道阻滞剂：主要通过阻断血管平滑肌细胞上的钙离子通道发挥扩张血管降低血压的作用。包括二氢吡啶类钙拮抗剂和非二氢吡啶类钙拮抗剂。前者如硝苯地平、尼群地平、拉西地平、氨氯地平和非洛地平等。我国以往完成的较大样本的降压治疗临床试验多以二氢吡啶类钙拮抗剂为研究用药，并证实以二氢吡啶类钙拮抗剂为基础的降压治疗方案可显著降低高血压患者脑卒中风险。此类药物可与其他4类药联合应用，尤其适用于老年高血压、单纯收缩期高血压、伴稳定性心绞痛、冠状动脉或颈动脉粥样硬化及周围血管病患者。常见副作用包括反射性交感神经激活导致心跳加快、面部潮红、脚踝部水肿、牙龈增生等。二氢吡啶类CCB没有绝对禁忌证，但心动过速与心力衰竭患者应慎用，如必须使用，则应慎重选择特定制剂，如氨氯地平等长效药物。急性冠脉综合征患者一般不推荐使用短效硝苯地平。

临床上常用的非二氢吡啶类钙拮抗剂主要包括维拉帕米和地尔硫卓两种药物，也可用于降压治疗，常见副作用包括抑制心脏收缩功能和传导功能，有时也会出现牙龈增生。2～3度房室传导阻滞、心力衰竭患者，禁止使用。因此，在使用非二氢吡啶类CCB前应详细询问病史，应进行心电图检查，并在用药2～6周内复查。

(2)ACEI：作用机理是抑制血管紧张素转化酶阻断肾素血管紧张素系统发挥降压作用。常用药包括卡托普利、依那普利、贝那普利、雷米普利、培哚普利等，在欧美国家人群中进行了大量的大规模临床试验，结果显示此类药物对于高血压患者具有良好的靶器官保护和心血管终点事件预防作用。ACEI单用降压作用明确，对糖脂代谢无不良影响。限盐或加用利尿剂可增加ACEI的降压效应。尤其适用于伴慢性心力衰竭、心肌梗塞后伴心功能不全、糖尿病肾病、非糖尿病肾病、代谢综合征、蛋白尿或微量白蛋白尿患者。最常见不良反应为持续性干咳，多见于用药初期，症状较轻者可坚持服药，不能耐受者可改用ARB。其他不良反应有低血压、皮疹，偶见血管神经性水肿及味觉障碍。长期应用有可能导致血钾升高，应定期监测血钾和血肌酐水平。禁忌证为双侧肾动脉狭窄、高钾血症及妊娠妇女。

(3)ARB：作用机理是阻断血管紧张素Ⅱ型受体发挥降压作用。常用药包括氯沙坦、缬沙坦、厄贝沙坦、替米沙坦等，也在欧美国家进行了大量较大规模的临床试验研究，结果显示，ARB可降低高血压患者心血管事件危险；降低糖尿病或肾病患者的蛋白尿及微量白蛋白尿。尤其适用于伴左室肥厚、心力衰竭、心房颤动预防、糖尿病肾病、代谢综合征、微量白蛋白尿或蛋白尿患者，以及不能耐受ACEI的患者。不良反应少见，偶有腹泻，长期应用可升高血钾，应注意监测血钾及肌酐水平变化。双侧肾动脉狭窄、妊娠妇女、高钾血症者禁用。

(4)利尿剂：通过利钠排水、降低高血容量负荷发挥降压作用。主要包括噻嗪类利尿剂、袢利尿剂、保钾利尿剂与醛固酮受体拮抗剂等几类。用于控制血压的利尿剂主要是噻嗪类利尿剂。在我国，常用的噻嗪类利尿剂主要是氢氯噻嗪和吲达帕胺。PATS研究证实吲达帕胺治疗可明显减少脑卒中再发危险。小剂量噻嗪类利尿剂(如氢氯噻嗪6.25～25毫克)对代谢影响很小,与其他降压药(尤其ACEI或ARB)合用可显著增加后者的降压作用。此类药物尤其适用于老年和高龄老年高血压、单独收缩期高血压或伴心力衰竭患者,也是难治性高血压的基础药物之一。其不良反应与剂量密切相关,故通常应采用小剂量。噻嗪类利尿剂可引起低血钾,长期应用者应定期监测血钾,并适量补钾。痛风者禁用;对高尿酸血症,以及明显肾功能不全者慎用,后者如需使用利尿剂,应使用袢利尿剂,如呋噻米等。

保钾利尿剂如阿米洛利、醛固酮受体拮抗剂如螺内酯等有时也可用于控制血压。在利钠排水的同时不增加钾的排出,在与其他具有保钾作用的降压药如ACEI或ARB合用时需注意发生高钾血症的危险。螺内酯长期应用有可能导致男性乳房发育等不良反应。

(5)β受体阻滞剂:主要通过抑制过度激活的交感神经活性、抑制心肌收缩力、减慢心率发挥降压作用。常用药物包括美托洛尔、比索洛尔、卡维地洛和阿替洛尔等。美托洛尔、比索洛尔对β1受体有较高选择性,因阻断β2受体而产生的不良反应较少,既可降低血压,也可保护靶器官、降低心血管事件风险。β受体阻滞剂尤其适用于伴快速性心律失常、冠心病心绞痛、慢性心力衰竭、交感神经活性增高以及高动力状态的高血压患者。常见的不良反应有疲乏、肢体冷感、激动不安、胃肠不适等,还可能影响糖、脂代谢。高度心脏传导阻滞、哮喘患者为禁忌证。慢性阻塞型肺病、运动员、周围血管病或糖耐量异常者慎用;必要时也可慎重选用高选择性β受体阻滞剂。长期应用者突然停药可发生反跳现象,即原有的症状加重或出现新的表现,较常见有血压反跳性升高,伴头痛、焦虑等,称之为撤药综合征。

(6)a受体阻滞剂:不作为一般高血压治疗的首选药,适用高血压伴前列腺增生患者,也用于难治性高血压患者的治疗,开始用药应在入睡前,以防体位性低血压发生,使用中注意测量坐立位血压,最好使用控释制剂。体位性低血压者禁用。心力衰竭者慎用。

(7)肾素抑制剂:为一类新型降压药,其代表药为阿利吉伦,可显著降低高血压患者的血压水平,但对心脑血管事件的影响尚待大规模临床试验的评估。

四、护理

1.促进身心休息。提高机体活动能力。高血压初期可适当休息,保证足够睡眠,安排合适的运动,如散步、打太极拳、气功等,不宜登高、提取重物、跑步等。血压较高、症状较多或有并发症的病人需卧床休息,协助生活料理。避免脑力过度兴奋,可组织病人听音乐、看画报、下棋、做体操等调节紧张情绪。对于易激动的病人,做好家属工作,减少不良刺激,保证病人有安静舒适的休养环境。

2.头痛头晕护理。及时进行病情解释,松弛因对疾病思考过多造成的压力,使头痛减轻;给以合适的治疗控制血压;用药期间应指导病人起床不宜太快、动作不宜过猛,防止头晕加重;外出活动应有人陪伴以防晕倒引起外伤。

3.减少压力,保持心理平衡。长期的抑郁或情绪激动、急剧而强烈的精神创伤可使交感—肾上腺素活动增加，血压升高。因此病人保持良好的心理状态十分重要，可通过了解病人的性格特征及有关社会心理因素进行心理疏导，说明疾病过程，教会病人训练自我控制能力，消除紧张和压抑的心理。

（袁彩玲　顾文琴　常学兰　陈嵩淞）

第二节　继发性高血压

一、病因

继发性高血压(Secondary Hypertension，SH)是病因明确的高血压。当查出病因并有效去除或控制病因后，作为继发症状的高血压可被治愈或明显缓解；继发性高血压在高血压人群中占5%～10%；常见病因为肾实质性、内分泌性、肾血管性高血压和睡眠呼吸暂停综合征，由于精神心理问题而引发的高血压也时常可以见到。以前因为认识不足，故诊断的病例数较少。继发性高血压患者发生心血管病、脑卒中、蛋白尿及肾功能不全的危险性往往更高，而病因又常被忽略以致延误诊断。提高对继发性高血压的认识，及时明确病因，并积极针对病因治疗，将会大大降低因高血压及并发症造成的高致死及致残率。近年来对继发性高血压的鉴别已成为高血压诊断治疗的重要方面。

二、治疗

(一)肾实质性高血压

病因为原发或继发性肾脏实质病变，是最常见的继发性高血压之一，其血压升高常为难治性，是青少年患高血压急症的主要病因；常见的肾脏实质性疾病包括急、慢性肾小球肾炎、多囊肾；慢性肾小管—间质病变(慢性肾盂肾炎、梗阻性肾病)；代谢性疾病肾损害(痛风性肾病、糖尿病肾病)；系统性或结缔组织疾病肾损害(狼疮性肾炎、硬皮病)；也少见于遗传性肾脏疾病(Liddle综合征)、肾脏肿瘤(肾素瘤)等。

肾实质性高血压的诊断依赖于以下因素。

(1)肾脏实质性疾病病史；蛋白尿、血尿及肾功能异常多发生在高血压之前或同时出现。

(2)体格检查往往有贫血貌、肾区肿块等。

(3)常用的实验室检查包括：血、尿常规；血电解质(钠、钾、氯)、肌酐、尿酸、血糖、血脂的测定；24 h尿蛋白定量或尿白蛋白/肌酐比值(ACR)、12 h尿沉渣检查，如发现蛋白尿、血尿及尿白细胞增加，则需进一步行中段尿细菌培养、尿蛋白电泳、尿相差显微镜检查，明确尿蛋白、红细胞来源及排除感染；肾脏B超：了解肾脏大小、形态及有无肿瘤；如发现肾脏体积及形态异常，或发现肿物，则需进一步做肾脏CT/MRI以确诊并查病因；眼底检查；必要时应在有条件的医院行肾脏穿刺及病理学检查，这是诊断肾实质性疾病的

"金标准"。

(4)肾实质性高血压需与高血压引起的肾脏损害和妊娠高血压相鉴别,前者肾脏病变的发生常先于高血压或与其同时出现;血压水平较高且较难控制、易进展为恶性高血压;蛋白尿/血尿发生早、程度重、肾脏功能受损明显。妊娠20周内出现高血压伴蛋白尿或血尿、而且易发生先兆子痫或子痫、分娩后仍有高血压则多为肾实质性的高血压。

肾实质性高血压治疗应包括低盐饮食(每日<6 g);大量蛋白尿及肾功能不全者,宜选择摄入高生物价蛋白,并限制在0.3～0.6 g/(kg·d);在针对原发病进行有效的治疗同时,积极控制血压在<130/80 mmHg,有蛋白尿的患者应首选ACEI或ARB作为降压药物;长效钙通道阻滞剂、利尿剂、β受体阻滞剂、α受体阻滞剂均可作为联合治疗的药物;如肾小球滤过率<30 mL/min或有大量蛋白尿时,噻嗪类利尿剂无效,应选用袢利尿剂治疗。

(二)内分泌性高血压

内分泌组织增生或肿瘤所致的多种内分泌疾病,由于其相应激素如醛固酮、儿茶酚胺、皮质醇等分泌过度增多,导致机体血流动力学改变而使血压升高。这种由内分泌激素分泌增多而致的高血压称为内分泌性高血压,也是较常见的继发性高血压,如能切除肿瘤,去除病因,高血压可被治愈或缓解。

1.原发性醛固酮增多症(原醛症)。原醛症是由于肾上腺自主分泌过多醛固酮,而导致水钠潴留、高血压、低血钾和血浆肾素活性受抑制的临床综合征,常见原因是肾上腺腺瘤、单侧或双侧肾上腺增生,少见原因为腺癌和糖皮质激素可调节性醛固酮增多症(GRA)。以往将低血钾作为诊断的必备条件,认为原醛症在高血压中的患病率为1%,但近年的报告显示:原醛症在高血压中占5%～15%,在难治性高血压中接近20%,仅部分患者有低血钾。建议对早发高血压或血压水平较高,特别是血压≥180/110 mmHg的患者;服用3种以上降压药物而血压不能达标的难治性高血压;伴有持续性或利尿剂引起的低血钾(血钾<3.5 mmol//L)或肾上腺瘤的高血压;有40岁以前发生过脑血管意外家族史的高血压患者和原醛症一级亲属中的高血压患者进行原醛症的筛查。

建议上述病人到有条件的医院做血浆醛固酮与肾素活性测定并计算比值(ARR)进行初步筛查,阳性者进一步进行确诊试验;确诊试验包括口服盐负荷试验(Oral Sodium loading test)、盐水输注试验(Saline infusion test)、卡托普利试验(Captopril Challenge test)等,试验前应停用对测定有影响的药物;低血钾、心功能不全和严重高血压的病人禁做高钠负荷试验,如上述1～2个试验证实醛固酮不被抑制则可确诊。可进一步行肾上腺CT薄层(2～3 mm)扫描来进行原醛症亚型分类及定位,鉴别腺瘤与增生,除外肾上腺皮质癌;MRI对原醛症亚型的诊断并不强于CT,分辨率较差,不推荐使用。确诊后如选择手术治疗,病人也希望手术时,需进一步行选择性肾上腺静脉取血标本(AVS)来测定醛固酮水平,以鉴别是单侧肾上腺腺瘤或双侧肾上腺增生病变,但AVS难度较大,价格较贵,为侵入性检查,故应强调适应证并主张在有经验和条件的医院进行,并避免肾上腺出血等并发症的发生。如确诊原醛症患者年龄<20岁,且有原醛症或有年轻人卒中的家族史,则应做基因检测以确诊或排除GRA。

确诊为单侧醛固酮分泌瘤或单侧肾上腺增生患者，服用盐皮质激素受体拮抗剂，待血压、血钾正常后行腹腔镜单侧肾上腺手术切除术，如为肾上腺肿瘤所致则手术切除肿瘤后高血压可得到纠正，也可用导管消融术治疗。如患者不能手术，推荐用盐皮质激素受体拮抗剂进行长期治疗；如为双侧肾上腺增生，推荐用盐皮质激素受体拮抗剂治疗，螺内酯（安体舒通）为一线用药，依普利酮为选择用药；推荐用小剂量肾上腺糖皮质激素治疗 GRA 患者，以纠正高血压和低血钾。成人地塞米松开始剂量为 0.125～0.25 mg/d，强的松开始剂量为 2.5～5 mg/d；仅有少数原醛症病人的报告使用其他药物如 CCB、ACEI、ARB，这些药物有抗高血压作用，但无明显拮抗高醛固酮的作用。

2. 嗜铬细胞瘤。嗜铬细胞瘤是一种起源于肾上腺嗜铬细胞的过度分泌儿茶酚胺，引起持续性或阵发性高血压和多个器官功能及代谢紊乱的肿瘤。嗜铬细胞瘤可起源于肾上腺髓质、交感神经节或其他部位的嗜铬组织。嗜铬细胞瘤 90%以上为良性肿瘤，80%～90%嗜铬细胞瘤发生于肾上腺髓质嗜铬质细胞，其中 90%左右为单侧单个病变。起源肾上腺以外的嗜铬细胞瘤约占 10%，恶性嗜铬细胞瘤约占 5%～10%，可造成淋巴结、肝、骨、肺等转移。嗜铬细胞瘤间断或持续的释放儿茶酚胺激素作用于肾上腺素能受体后，可引起持续性或阵发性高血压，伴典型的嗜铬细胞瘤三联征，即阵发性"头痛、多汗、心悸"，同样可造成严重的心、脑、肾血管损害；肿瘤释放的大量儿茶酚胺入血可导致剧烈的临床症候如高血压危象、低血压休克及严重心律失常等称为嗜铬细胞瘤危象。但是如果能早期、正确诊断并行手术切除肿瘤，它又是临床可治愈的一种继发性高血压，所以建议如下：

（1）高血压：为阵发性、持续性或持续性高血压伴阵发性加重；压迫腹部、活动、情绪变化或排大、小便可诱发高血压发作；一般降压药治疗常无效。

（2）高血压发作时伴头痛、心悸、多汗三联症表现。

（3）高血压患者同时有体位性低血压。

（4）高血压患者伴糖、脂代谢异常、腹部肿物。

（5）高血压伴有心血管、消化、泌尿、呼吸、神经系统等相关体征，但不能用该系统疾病解释的高血压患者应进行嗜铬细胞瘤的临床评估及确诊检查。

嗜铬细胞瘤的诊断依赖于肿瘤的准确定位和功能诊断，CT、MRI 可以发现肾上腺或腹主动脉旁交感神经节的肿瘤，对肾上腺外嗜铬细胞瘤诊断的敏感性较低，而 MIBG 扫描弥补了 CT、MRI 的缺点，尤其是对肾上腺外、复发或转移肿瘤的定位具有一定的优势，对于嗜铬细胞瘤的定位诊断具有重要的价值；嗜铬细胞瘤的功能诊断主要依赖于生化检测体液中的儿茶酚胺含量，其中包括肾上腺素、去甲肾上腺素和多巴胺及其代谢产物；间甲肾上腺素类物质（MNs）是儿茶酚胺的代谢产物，具有半衰期较长，不易产生波动，受药物影响小的优点，被认为其诊断价值优于儿茶酚胺的测定。多数嗜铬细胞瘤为良性，手术切除是最有效的治疗方法，但手术有一定的危险性，术前需做好充分的准备；131I-MIBG 治疗是手术切除肿瘤以外最有价值的治疗方法，主要用于恶性及手术不能切除的嗜铬细胞瘤的治疗。α 肾上腺素能受体阻滞剂和/或 β 肾上腺素能受体阻滞剂可用于控制嗜铬细胞瘤的血压、心动过速、心律紊乱和改善临床症状。

3. 库欣综合征。库欣综合征即皮质醇增多症，其主要病因分为 ACTH 依赖性或非依赖性库欣综合征两大类；前者包括垂体 ACTH 瘤或 ACTH 细胞增生（即库欣病）、分泌 ACTH 的垂体外肿瘤（即异位 ACTH 综合征）；后者包括自主分泌皮质醇的肾上腺腺瘤、腺癌或大结节样增生。

建议伴有下述临床症状与体征的肥胖高血压患者进行库欣综合征临床评估及确诊检查，它们是：

（1）向心性肥胖、水牛背、锁骨上脂肪垫；满月脸、多血质；皮肤菲薄、淤斑、宽大紫纹、肌肉萎缩；

（2）高血压、低血钾、碱中毒；

（3）糖耐量减退或糖尿病；

（4）骨质疏松、或有病理性骨折、泌尿系结石；

（5）性功能减退，男性阳痿，女性月经紊乱、多毛、不育等；

（6）儿童生长、发育迟缓；

（7）神经、精神症状；

（8）易感染、机体抵抗力下降。

（三）肾动脉狭窄

肾动脉狭窄的根本特征是肾动脉主干或分支狭窄，导致患肾缺血，肾素血管紧张素系统活性明显增高，引起高血压及患肾功能减退。肾动脉狭窄是引起高血压和/或肾功能不全的重要原因之一，患病率占高血压人群的 1%～3%。目前，动脉粥样硬化是引起我国肾动脉狭窄的最常见病因，据估计约为 70%，其次为大动脉炎（约 25%）及纤维肌性发育不良（约 5%）。鉴于我国成人高血压患病率约达 18%，推测肾动脉狭窄的患病总数相当大。因此，安全准确地鉴别出肾动脉狭窄患者，并予以恰当的治疗具有十分重要的意义。

肾动脉狭窄诊断目的包括：① 明确病因；② 明确病变部位及程度；③ 血流动力学意义；④ 血管重建是否能获益。由于肾动脉狭窄的临床表现多无特异性，常依赖实验室检查作出诊断。虽可供选择的检查很多，但为了优化诊断流程，减少费用，仍需结合临床线索作进一步诊断性检查。

其临床线索包括：

（1）恶性或顽固性高血压；

（2）原来控制良好的高血压失去控制；

（3）高血压并有腹部血管杂音；

（4）高血压合并血管闭塞证据（冠心病，颈部血管杂音，周围血管病变）；

（5）无法用其他原因解释的血清肌酐升高；

（6）血管紧张素转换酶抑制剂或紧张素Ⅱ受体拮抗剂降压幅度非常大或诱发急性肾功能不全；

（7）与左心功能不匹配的发作性肺水肿；

（8）高血压并两肾大小不对称。

目前有许多无创诊断方法，主要包括两方面：肾动脉狭窄的解剖诊断（多普勒超声、磁共振血管造影、计算机断层血管造影）和功能诊断（卡托普利肾图、分肾肾小球滤过率、分肾静脉肾素活性），可根据临床需要和实际能获得的检查项目及医院的技术实力予以选择。经动脉血管造影目前仍是诊断肾动脉狭窄的金标准，用于确定诊断及提供解剖细节。如肾动脉主干或分支直径狭窄。

（四）主动脉缩窄

主动脉狭窄系少见病，包括先天性主动脉缩窄及获得性主动脉狭窄。先天性主动脉缩窄表现为主动脉的局限性狭窄或闭锁，发病部位常在主动脉峡部原动脉导管开口处附近，个别可发生于主动脉的其他位置；获得性主动脉狭窄主要包括大动脉炎、动脉粥样硬化及主动脉夹层剥离等所致的主动脉狭窄。主动脉狭窄只有位于主动脉弓、降主动脉和腹主动脉上段才会引发临床上的显性高血压，升主动脉狭窄引发的高血压临床上常规的血压测量难以发现，而肾动脉开口水平远端的腹主动脉狭窄一般不会导致高血压。本病的基本病理生理改变为狭窄所致血流再分布和肾组织缺血引发的水钠潴留和 RAS 激活，结果引起左心室肥厚、心力衰竭、脑出血及其他重要脏器损害。由于主动脉狭窄远端血压明显下降和血液供应减少，可导致肾动脉灌注不足。因此，这类高血压的发生虽然主要因机械阻力增加所致，但与肾脏缺血后释放肾素增多也有关。

主动脉缩窄主要表现上肢高血压，而下肢脉弱或无脉，双下肢血压明显低于上肢（ABI<0.9），听诊狭窄血管周围有明显血管杂音。无创检查如多普勒超声、磁共振血管造影、计算机断层血管造影可明确狭窄的部位和程度。一般认为如果病变的直径狭窄≥50%，且病变远近端收缩压差≥20 mmHg，则有血流动力学的功能意义。

（五）阻塞性睡眠呼吸暂停低通气综合征

睡眠呼吸暂停低通气综合征是指由于睡眠期间咽部肌肉塌陷堵塞气道，反复出现呼吸暂停或口鼻气流量明显降低，临床上主要表现为睡眠打鼾，频繁发生呼吸暂停的现象，可分为阻塞性、中枢性和混合性三型，以阻塞性睡眠呼吸暂停低通气综合征（OSAHS）最为常见，占 SAHS 的 80%～90%，是顽固性高血压的重要原因之一；至少 30%的高血压患者合并 OSAHS，而 OSAHS 患者中高血压发生率高达 50%～80%，远远高于普通人群的 11%～12%。其诊断标准为每晚 7 小时睡眠中，呼吸暂停及低通气反复发作在 30 次以上和（或）呼吸暂停低通气指数≥5 次/小时；呼吸暂停是指口鼻气流停止 10 秒以上；低通气是指呼吸气流降低到基础值的 50%以下并伴有血氧饱和度下降超过 4%。其临床表现为：

1. 夜间打鼾，往往是鼾声—气流停止—喘气—鼾声交替出现，严重者可以憋醒。

2. 睡眠行为异常，可表现为夜间惊叫恐惧、呓语、夜游。

3. 白天嗜睡、头痛、头晕、乏力，严重者可随时入睡。部分患者精神行为异常，注意力不集中、记忆力和判断力下降、痴呆等。

4. 个性变化，烦躁、激动、焦虑；部分患者可出现性欲减退、阳痿；患者多有肥胖、短颈、鼻息肉；鼻甲、扁桃体及悬雍垂肥大；软腭低垂、咽腔狭窄、舌体肥大、下颌后缩及小颌畸形；OSAHS 常可引起高血压、心律失常、急性心肌梗塞等多种心血管疾病。

多导睡眠监测是诊断 OSAHS 的“金标准”；呼吸暂停低通气指数（AHI）是指平均每小时呼吸暂停低通气次数，依据 AHI 和夜间 SaO_2 值，分为轻、中、重度。轻度：AHI 5～20，最低 $SaO_2 \geqslant 86\%$；中度：AHI 21～60，最低 SaO_2 80%～85%；重度：AHI>60，最低 $SaO_2 \leqslant 79\%$。

减轻体重和生活模式改良对 OSAHS 很重要，口腔矫治器对轻、中度 OSAHS 有效；而中、重度 OSAHS 往往需用 CPAP；注意选择合适的降压药物；对有鼻、咽、腭、颌解剖异常的患者可考虑相应的外科手术治疗。

（六）药物性高血压

药物性高血压是常规剂量的药物本身或该药物与其他药物之间发生相互作用而引起血压升高，当血压≥140/90 mmHg 时即考虑药物性高血压。主要包括：① 激素类药物；② 中枢神经类药物；③ 非类固醇类抗炎药物；④ 中草药类；⑤ 其他。原则上，一旦确诊高血压与用药有关，应该停用这类药物，换用其他药物或者采取降压药物治疗。

（韩金美　杨春苗　匡秀红　王丽云）

第十九章 心脏疾病

第一节 冠状动脉粥样硬化性心脏病

冠状动脉粥样硬化性心脏病简称冠心病。指由于脂质代谢不正常，血液中的脂质沉着在原本光滑的动脉内膜上，在动脉内膜一些类似粥样的脂类物质堆积而成白色斑块，称为动脉粥样硬化病变。这些斑块渐渐增多造成动脉腔狭窄，使血流受阻，导致心脏缺血，产生心绞痛。

一、病因

冠心病的主要病因是冠状动脉粥样硬化，但动脉粥样硬化的原因尚不完全清楚，可能是多种因素综合作用的结果。认为本病发生的危险因素有：年龄和性别（45 岁以上的男性，55 岁以上或者绝经后的女性），家族史（父兄在 55 岁以前，母亲/姐妹在 65 岁前死于心脏病），血脂异常（低密度脂蛋白胆固醇 LDL-C 过高，高密度脂蛋白胆固醇 HDL-C 过低），高血压，尿糖病，吸烟，超重，肥胖，痛风，不运动等。

如果动脉壁上的斑块形成溃疡或破裂，就会形成血栓，使整个血管血流完全中断，发生急性心肌梗塞，甚至猝死。冠心病的少见发病机制是冠状动脉痉挛（血管可以没有粥样硬化），产生变异性心绞痛，如果痉挛超过 30 分钟，也会导致急性心肌梗塞（甚至猝死）。

二、临床表现

临床分为隐匿型、心绞痛型、心肌梗塞型、心力衰竭型（缺血性心肌病）、猝死型五个类型。其中最常见的是心绞痛型，最严重的是心肌梗塞和猝死两种类型。

心绞痛是一组由于急性暂时性心肌缺血、缺氧所引起的征候群。

（1）胸部压迫窒息感、闷胀感、剧烈的烧灼样疼痛，一般疼痛持续 1～5 分钟，偶有长达 15 分钟，可自行缓解。

（2）疼痛常放射至左肩、左臂前内侧直至小指与无名指。

（3）疼痛在心脏负担加重（例如体力活动增加、过度的精神刺激和受寒）时出现，在休息或舌下含服硝酸甘油数分钟后即可消失。

（4）疼痛发作时，可伴有（也可不伴有）虚脱、出汗、呼吸短促、忧虑、心悸、恶心或头晕症状。

心肌梗塞是冠心病的危急症候，通常多有心绞痛发作频繁和加重作为基础，也有无心绞痛史而突发心肌梗塞的病例(此种情况最危险,常因没有防备而造成猝死)。心肌梗塞的表现为:① 突发胸骨后或心前区剧痛,向左肩、左臂或他处放射,且疼痛持续半小时以上,经休息和含服硝酸甘油不能缓解;② 呼吸短促、头晕、恶心、多汗、脉搏细微;③ 皮肤湿冷、灰白、重病病容;④ 大约十分之一的病人的唯一表现是晕厥或休克。

三、诊断

大部分冠心病病人,没有症状发作时的心电图都是正常的,或基本正常。所以,心电图正常不能排除冠心病。那么,冠心病心绞痛的心电图特点—当出现心绞痛症状时,发生暂时的T波倒置,或ST段压低(下移);当症状消失后(经过休息或含化硝酸甘油片),心电图恢复正常。当然,少数情况下发生较严重的缺血(如时间超过15分钟),心电图异常可以持续较长时间(数天)。

相反,病人没有明显的症状,而心电图长期的异常(多数为T波倒置,或伴ST段压低),多数不是冠心病,可能为心肌病,高血压性心脏病,也常见于正常人。有些人心电图T波倒置30多年,也没有发现什么器质性的心脏疾病。

1. 把心电图的轻微异常(T波的低平或倒置)诊断为“心肌缺血”,如果这些所谓的异常与胸痛、胸闷症状没有关联,一般没有临床意义。千万不能随意扣帽子“心肌缺血”。

2. 平板运动试验(心电图运动试验)。它诊断冠心病的准确性在70%左右。当然,运动试验有一定风险,有严格的适应证和禁忌证。如急性心肌梗塞、不稳定性心绞痛、没有控制的高血压、心力衰竭、急性心肺疾病等属于运动试验的绝对禁忌证。

3. 心肌核素灌注扫描(核医学)。它诊断冠心病(心绞痛)的准确性也是70%。但确诊心肌梗塞的准确性接近100%。

4. 冠状动脉CTA。它诊断冠心病的准确性达90%以上,可以检测出其他检查无法发现的早期动脉硬化症。

5. 动态心电图(Holter)

(1)记录各种心律失常。

(2)十二导联Holter:记录无痛性心肌缺血;比较胸痛时有无S-T段压低,以明确胸痛的性质。

(3)胸痛时伴S-T段抬高,有助于确诊冠状动脉痉挛(变异型心绞痛)。

6. 超声心动图:是诊断心脏疾病极其有价值的一项检查

(1)确诊或排除多种器质性心脏病(先心病,风心病,心肌病);

(2)冠心病心绞痛:绝大多数病人超声心动图是正常的;

(3)急性心肌梗塞、陈旧性心肌梗塞:有明确的室壁运动异常,超声心动图可以确诊这两类疾病。

四、治疗

(一)药物治疗

硝酸酯类,如硝酸甘油、消心痛、欣康、长效心痛治。

他汀类降血脂药，如立普妥，舒降之，洛伐他丁，可延缓或阻止动脉硬化进展。

抗血小板制剂，阿司匹林每日 100～300 mg，终生服用。过敏时可服用抵克立得或波立维。

β-受体阻滞剂，常用的有倍他乐克，阿替乐尔，康可。

钙通道阻滞剂，冠状动脉痉挛的病人首选，如合心爽，拜心同。

(二)手术治疗

冠状动脉搭桥术(主动脉—冠状动脉旁路移植手术)：是从患者自身其他部位取一段血管，然后将其分别接在狭窄或堵塞了的冠状动脉的两端，使血流可以通过“桥”绕道而行，从而使缺血的心肌得到氧供，而缓解心肌缺血的症状。

这一手术属心脏外科手术，创伤较大，但疗效确切。主要用于不适合支架术的严重冠心病患者(左主干病变，慢性闭塞性病变，糖尿病多支血管病变)。

(三)介入治疗

介入治疗不是外科手术而一种心脏导管技术，具体来讲是通过大腿根部的股动脉或手腕上的桡动脉，经过血管穿刺把支架或其他器械放入冠状动脉里面，达到解除冠状动脉狭窄的目的。

介入治疗的创伤小，效果确切，风险小(1%)。普通金属裸支架的再狭窄率为 15%～30%。药物涂层支架的应用进一步改善了支架术的长期疗效，一般人群再狭窄率 3%，糖尿病/复杂病变约为 10%，其效果可与冠状动脉搭桥手术相媲美。

(四)其他治疗

运动锻炼疗法：谨慎安排进度适宜的运动锻炼有助于促进侧支循环的发展，提高体力活动的耐受量而改善症状。

五、护理

预防冠心病首先要从生活方式和饮食做起，主要目的是控制血压、血脂、血糖等，降低心脑血管疾病复发的风险。

(1)起居有常。早睡早起，避免熬夜工作，临睡前不看紧张、恐怖的小说和电视。

(2)身心愉快。忌暴怒、惊恐、过度思虎以及过喜。

(3)控制饮食。饮食且清淡，易消化，少食油腻、脂肪、糖类。要用足够的蔬菜和水果，少食多餐，晚餐量少，为宜喝浓茶、咖啡。

(4)戒烟少酒。吸烟是造成心肌梗塞、中风的重要因素，应绝对戒烟。少量饮啤酒、黄酒、葡萄酒等低度酒可促进血脉流通，气血调和，但不能喝烈性酒。

(5)劳逸结合。避免过重体力劳动或突然用力，饱餐后不宜运动。

(6)体育锻炼。运动应根据各人自身的身体条件、兴趣爱好选择，如打太极拳、乒乓球、健身操等。要量力而行，使全身气血流通，减轻心脏负担。

(常学兰　陈嵩淞　薛安琪　宋向宝)

第二节 心绞痛

心绞痛是指由于冠状动脉粥样硬化狭窄导致冠状动脉供血不足，心肌暂时缺血与缺氧所引起的以心前区疼痛为主要临床表现的一组综合征。冠心病目前在我国的发病率呈逐年上升趋势，严重危害着人民群众的健康和生活。所以普及宣传冠心病的知识，积极有效地防止冠心病是对于提高人民群众的健康具有重要意义的。

一、病因

冠心病的病因不十分清楚，一般认为是多因素综合引起的结果。心绞痛的主要病理改变是不同程度的冠状动脉粥样硬化。目前认为引起的冠状动脉粥样硬化的危险因素有血脂代谢紊乱、高血压、糖尿病、吸烟、肥胖、高尿酸血症、高纤维蛋白原血症、遗传因素等等。此外男性、老年、不爱运动者多发。其中前五项在我国发病率高、影响严重，是我们主要控制的对象。

二、临床表现

(一)疾病症状

1. 稳定型心绞痛：心绞痛以发作性胸痛为主要临床表现，疼痛的部位主要在心前区，有手掌大小范围，界限不很清楚。常放射至左肩、左臂内侧达无名指和小指，有时也可发生颈、咽或下颌部不适；胸痛常为压迫、发闷或紧缩性，也可有烧灼感，但不尖锐，不像针刺或刀扎样痛，发作时，患者往往不自觉地停止原来的活动，直至症状缓解；发作常由体力劳动或情绪激动(如愤怒、焦急、过度兴奋等)所激发，饱食、寒冷、吸烟、心动过速等亦可诱发。典型的心绞痛常在相似的条件下，早晨多发；疼痛一般持续 3～5 钟后会逐渐缓解，舌下含服硝酸甘油也能在几分钟内使之缓解。可数天或数星期发作一次，亦可一日内发作多次。

2. 不稳定型心绞痛：和非 ST 段抬高性心肌梗塞的共同表现特点为心前区痛，但是疼痛表现形式多样，发作诱因可有可无，可以劳力性诱发，也可以自发性疼痛。发作时间一般比稳定性心绞痛长，可达到 30 分钟，疼痛部位和放射部位与稳定性心绞痛类似，应用硝酸甘油后多数能缓解。但是也经常有发作不典型者，表现为胸闷、气短、周身乏力、恶心、呕吐等，尤其是老年女性和糖尿病患者。

(二)疾病体征

1. 稳定型心绞痛：体检常无特殊发现，发作时常见心率增快、血压升高，表情焦虑、皮肤凉或出汗，有时出现第四或第三心音奔马律。

2. 不稳定型心绞痛：和非 ST 段抬高性心肌梗塞的体征经常不明显，缺乏特异性。一般心脏查体可发现心音减弱，有时可以听到第三或第四心音以及心尖部的收缩期杂音，严重者可发现伴随的周身异常改变。

三、诊断

1. 稳定型心绞痛。根据典型的发作特点，稳定型心绞痛通常发作在1～3个月内并无改变，即每日和每周疼痛发作次数大致相同，诱发疼痛的劳力和情绪激动程度相同，每次发作疼痛的性质和部位无改变，疼痛时限相仿（3～5 min），用硝酸甘油后，也在相同时间内发生疗效，结合年龄和存在冠心病易患因素，除外其他原因所致的心绞痛，一般即可建立诊断。

2. 不稳定型心绞痛。根据患者心前区疼痛的症状的特点和心电图心肌缺血的改变，结合年龄和冠心病的危险因素诊断较易。

四、治疗

（一）稳定型心绞痛

稳定型心绞痛的综合治疗措施包括：减少冠状动脉粥样硬化危险因素、药物治疗、冠脉内介入治疗、外科手术和冠状动脉旁路移植术。

1. 一般治疗。发作时立刻休息，一般患者在停止活动后症状即可消除。平时应尽量避免各种确知足以诱致发作的因素，如过度的体力活动、情绪激动、饱餐等，冬天注意保暖。调节饮食特别一次进食不宜过饱，避免油腻饮食，禁绝烟酒。调整日常生活与工作量；减轻精神负担；保持适当的体力活动，以不致发生疼痛症状为度；处理诱发或恶化心绞痛的伴随疾病，治疗高血压、糖尿病、血脂紊乱等，减少冠状动脉粥样硬化危险因素。

2. 药物治疗。用于稳定型心绞痛的药物包括调脂药物、抗血小板制剂、β受体阻滞剂、血管紧张素转换酶抑制剂、硝酸酯类和钙拮抗剂等。能够控制和改善心绞痛发作的药物主要是硝酸酯类（包括硝酸甘油、消心痛等）、β受体阻滞剂（比索洛尔、美托洛尔）和钙拮抗剂（合贝爽）。另外高血压的降压治疗、调血脂的他汀类药物治疗以及抗血小板的阿司匹林治疗对于降低稳定型心绞痛患者死亡率和致残率的证据充分，也作为心绞痛的主要药物治疗措施。

3. 介入治疗。主要是冠状动脉内的支架植入术，尤其是新型支架的应用，介入治疗不仅可以改善生活质量，而且可明显降低病人的心肌梗塞和死亡率。

冠脉内介入治疗的适应证：① 单支冠脉严重狭窄，有心肌缺血的客观依据，病变血管供血面积较大者；② 多支冠脉病变，但病变较局限者；③ 近期内完全闭塞的血管，血管供应区内有存活心肌，远端可见侧支循环者；④ 左心室功能严重减退（左心室射血分数＜30%）者，冠状动脉病变适合的情况；⑤ 冠脉搭桥术后心绞痛；⑥ PTCA术后再狭窄。

4. 外科治疗：主要是施行主动脉—冠状动脉旁路移植手术，取患者自身的大隐静脉作为旁路移植材料。一端吻合在主动脉，另一端吻合在有病变的冠状动脉段的远端，或游离内乳动脉远端吻合，引主动脉的血流以改善该冠状动脉所供血心肌的血流供应。

手术适应证：① 冠状动脉多支血管病变，尤其是合并糖尿病的患者；② 冠状动脉左主干病变；③ 不适合于行介入治疗的病人；④ 心肌梗塞合并室壁瘤，需要进行室壁瘤切除的病人；⑤ 狭窄段的远段管腔要通畅，血管供应区有存活心肌。

(二)不稳定性心绞痛

不稳定性心绞痛是严重的具有潜在危险性的疾病，对其处理的第一步首先应是快速检查评估危险性，并立即开始抗缺血治疗。对中危和高危的病人应立即住院进一步评估、监测、综合治疗，对于低危患者可以在急诊观察一段时间后，行无创性检查评价心肌缺血，结果阴性可以门诊随访观察治疗。

1. 中、高危患者的处理。应该住院按急性心肌梗塞进行处理，这类病人症状发作频繁，一般可有心衰、血压低，心电图改变明显，心脏生化标记物升高。主要措施包括：

(1)一般处理：卧床休息、镇静，CCU 监护，对高危者应该至少监护 24 小时。

(2)抗心肌缺血治疗。硝酸酯类、β 受体阻滞剂及钙拮抗剂是常用的治疗药物，都可以缓解不稳定型心绞痛的症状。

(3)抗血栓治疗。目前主要有抗血小板和抗凝两种治疗方法，抗血小板的常用药物有阿斯匹林、氯吡格雷、血小板糖蛋白Ⅱb/Ⅲa 受体阻滞剂。抗凝的主要药物有肝素和低分子肝素，戊糖和水蛭素也已用于临床。

(4)其他药物治疗：硝酸甘油不能缓解的胸痛或出现肺瘀血或躁动时，可静脉应用吗啡类镇静药。ACEI 类用于有左心收缩功能障碍、血压仍偏高，以及合并糖尿病的患者。他汀类适用于各种类型冠心病的 1 级和 2 级预防及稳定斑块，也越来越更广泛地应用于冠心病的治疗。

(5)冠状动脉造影和冠状动脉血运重建治疗。目前总的趋势倾向于采取早期介入治疗方案，特别是对于 24 h 内有心肌缺血发作的患者，早期行冠状动脉造影，明确冠状动脉病变，进行早期血管重建治疗包括心脏支架植入术和外科手术搭桥术，都是积极有效地措施。

五、护理

心绞痛根本的预防措施是要控制引发冠心病的危险因素，如血压，血脂，血糖，吸烟等等，这就要对患者进行长期的综合教育和管理，使患者明白心脏康复的重要性，达到心脏康复的目的。心脏康复是要求保证使心脏病人获得最佳的体力、精神及社会状况的总和，从而使病人通过自己的努力在社会上重新恢复尽可能的正常位置，并能自主生活。

心脏康复的目标是使患者恢复到最佳生理、心理和职业状态，防止冠心病或有高度易患因素的患者动脉粥样硬化的进展，并且减少冠心病猝死或再梗塞的危险性，缓解心绞痛。心脏康复的最终目的是尽量延长患者的寿命，并恢复患者的活动和工作能力。

心绞痛的预防，主要从以下三方面进行。

1. 从根本上预防：也就是控制血压、血脂、血糖等风险因素，戒烟、戒酒，保护受损的血管内皮进一步受损。

2. 从发作机制上预防：心绞痛患者要常规服用阿司匹林，它对血小板聚集有抑制作用，阻止血栓形成，同时还要服用他汀类降脂药，防止脂质的继续沉积和稳定斑块。

3. 常规服药预防：也就是冠心病预防的 ABCDE，包括：① 是应用阿司匹林和抗心绞痛治疗；② 为控制血压和应用 β 受体阻滞剂；③ 是控制胆固醇和戒烟；④ 是控制饮食和治疗糖尿病；⑤ 是运动锻炼和宣传教育。

（周鹏　逄晓燕　张萍　韩金美）

第三节　心肌梗塞

急性心肌梗塞是冠状动脉急性、持续性缺血缺氧所引起的心肌坏死。临床上多有剧烈而持久的胸骨后疼痛，休息及硝酸酯类药物不能完全缓解，伴有血清心肌酶活性增高及进行性心电图变化，可并发心律失常、休克或心力衰竭，常可危及生命。本病在欧美最常见，美国每年约有 150 万人发生心肌梗塞。中国近年来呈明显上升趋势，每年新发至少 50 万人，现患至少 200 万人。

一、病因

患者多发生在冠状动脉粥样硬化狭窄基础上，由于某些诱因致使冠状动脉粥样斑块破裂，血中的血小板在破裂的斑块表面聚集，形成血块（血栓），突然阻塞冠状动脉管腔，导致心肌缺血坏死；另外，心肌耗氧量剧烈增加或冠状动脉痉挛也可诱发急性心肌梗塞，常见的诱因如下。

1. 过劳。过重的体力劳动，尤其是负重登楼，过度体育活动，连续紧张劳累等，都可使心脏负担加重，心肌需氧量突然增加，而冠心病患者的冠状动脉已发生硬化、狭窄，不能充分扩张而造成心肌缺血。剧烈体力负荷也可诱发斑块破裂，导致急性心肌梗塞。

2. 激动。由于激动、紧张、愤怒等激烈的情绪变化诱发。

3. 暴饮暴食。不少心肌梗塞病例发生于暴饮暴食之后。进食大量含高脂肪高热量的食物后，血脂浓度突然升高，导致血黏稠度增加，血小板聚集性增高。在冠状动脉狭窄的基础上形成血栓，引起急性心肌梗塞。

4. 寒冷刺激。突然的寒冷刺激可能诱发急性心肌梗塞。因此，冠心病患者要十分注意防寒保暖，冬春季节寒冷是急性心肌梗塞发病较高的原因之一。

5. 便秘。便秘在老年人当中十分常见。临床上，因便秘时用力屏气而导致心肌梗塞的老年人并不少见。必须引起老年人足够的重视，要保持大便通畅。

6. 吸烟、大量饮酒。吸烟和大量饮酒可通过诱发冠状动脉痉挛及心肌耗氧量增加而诱发急性心肌梗塞。

二、临床表现

约半数以上的急性心肌梗塞患者，在起病前 1～2 天或 1～2 周有前驱症状，最常见的是原有的心绞痛加重，发作时间延长，或对硝酸甘油效果变差；或继往无心绞痛者，突然出现长时间心绞痛。典型的心肌梗塞症状包括以下方面。

1. 突然发作剧烈而持久的胸骨后或心前区压榨性疼痛。休息和含服硝酸甘油不能缓解，常伴有烦躁不安、出汗、恐惧或濒死感。

2. 少数患者无疼痛。一开始即表现为休克或急性心力衰竭。

3. 部分患者疼痛位于上腹部。可能误诊为胃穿孔、急性胰腺炎等急腹症；少数患者表现颈部、下颌、咽部及牙齿疼痛，易误诊。

4. 神志障碍。可见于高龄患者。

5. 全身症状。难以形容的不适、发热。

6. 胃肠道症状。表现恶心、呕吐、腹胀等，下壁心肌梗塞患者更常见。

7. 心律失常。见于75%～95%患者，发生在起病的1～2周内，以24小时内多见，前壁心肌梗塞易发生室性心律失常，下壁心肌梗塞易发生心率减慢、房室传导阻滞。

8. 心力衰竭。主要是急性左心衰竭，在起病的最初几小时内易发生，也可在发病数日后发生，表现为呼吸困难、咳嗽、发绀、烦躁等症状。

9. 低血压、休克。急性心肌梗塞时由于剧烈疼痛、恶心、呕吐、出汗、血容量不足、心律失常等可引起低血压，大面积心肌梗塞（梗死面积大于40%）时心排血量急剧减少，可引起心源性休克，收缩压＜80 mmHg，面色苍白，皮肤湿冷，烦躁不安或神志淡漠，心率增快，尿量减少（＜20 mL/h）。

三、诊断

1. 心电图。特征性改变为新出现Q波及ST段抬高和ST-T动态演变。

2. 心肌坏死血清生物标志物升高。肌酸激酶同工酶（CK-MB）及肌钙蛋白（T或I）升高是诊断急性心肌梗塞的重要指标。可于发病3～6小时开始增高，CK-MB于3～4 d恢复正常，肌钙蛋白于11～14天恢复正常。采用心肌钙蛋白I/肌红蛋白/肌酸激酶同工酶（CK-MB）的快速诊断试剂，可作为心肌梗塞突发时的快速的辅助诊断，被越来越多的应用。GOT和LDH诊断特异性差，目前已很少应用。

3. 其他。血白细胞数增多，中性粒细胞数增多，嗜酸性粒细胞数减少或消失，血沉加快，血清肌凝蛋白轻链增高。

四、治疗

急性心肌梗塞发病突然，应及早发现，及早治疗，并加强入院前处理。治疗原则为挽救濒死的心肌，缩小梗死面积，保护心脏功能，及时处理各种并发症。

1. 监护和一般治疗。无并发症者急性期绝对卧床1～3天，吸氧、持续心电监护，观察心率、心律变化及血压和呼吸，低血压、休克患者必要时监测肺毛细血管楔入压和静脉压。低盐、低脂、少量多餐、保持大便通畅。无并发症患者3天后逐步过渡到坐在床旁椅子上吃饭、大小便及室内活动。一般可在2周内出院。有心力衰竭、严重心律失常、低血压等患者卧床时间及出院时间需酌情延长。

2.镇静止痛。小量吗啡静脉注射为最有效的镇痛剂，也可用杜冷丁。烦躁不安、精神紧张者可给予地西泮(安定)口服。

3.调整血容量。入院后尽快建立静脉通道，前3天缓慢补液，注意出入量平衡。

4.再灌注治疗，缩小梗死面积。再灌注治疗是急性ST段抬高心肌梗塞最主要的治疗措施。在发病12小时内开通闭塞冠状动脉，恢复血流，可缩小心肌梗塞面积，减少死亡。越早使冠状动脉再通，患者获益越大。“时间就是心肌，时间就是生命”。因此，对所有急性ST段抬高型心肌梗塞患者就诊后必须尽快做出诊断，并尽快做出再灌注治疗的策略。

(1)直接冠状动脉介入治疗(PCI)。在有急诊PCI条件的医院，在患者到达医院90分钟内能完成第一次球囊扩张的情况下，对所有发病12小时以内的急性ST段抬高型心肌梗塞患者均应进行直接PCI治疗，球囊扩张使冠状动脉再通，必要时置入支架。急性期只对梗死相关动脉进行处理。对心源性休克患者不论发病时间都应行直接PCI治疗。因此，急性ST段抬高型心肌梗塞患者应尽可能到有PCI条件的医院就诊。

(2)溶栓治疗。如无急诊PCI治疗条件，或不能在90分钟内完成第一次球囊扩张时，若患者无溶栓治疗禁忌证，对发病12小时内的急性ST段抬高型心肌梗塞患者应进行溶栓治疗。常用溶栓剂包括尿激酶、链激酶和重组组织型纤溶酶原激活剂(rt-PA)等，静脉注射给药。溶栓治疗的主要并发症是出血，最严重的是脑出血。溶栓治疗后仍宜转至有PCI条件的医院进一步治疗。

非ST段抬高型心肌梗塞患者不应进行溶栓治疗。

5.药物治疗。持续胸痛患者若无低血压可静脉滴注硝酸甘油。所有无禁忌证的患者均应口服阿司匹林，置入药物支架患者应服用氯吡格雷一年，未置入支架患者可服用一月。应用rt-PA溶栓或未溶栓治疗的患者可用低分子肝素皮下注射或肝素静脉注射3～5天。对无禁忌证的患者应给予阻滞剂。对无低血压的患者应给予肾素—血管紧张素转氨酶抑制剂(ACEI)，对ACEI不能耐受者可应用血管紧张素Ⅱ受体阻滞剂(ARB)。对β受体阻滞剂有禁忌证(如支气管痉挛)而患者持续有缺血或心房颤动、心房扑动伴快速心室率，而无心力衰竭、左室功能失调及房室传导阻滞的情况下，可给予维拉帕米或地尔硫卓。所有患者均应给与他汀类药物。

6.抗心律失常。偶发室性早搏可严密观察，不需用药；频发室性早搏或室性心动过速(室速)时，立即用利多卡因静脉注射继之持续静脉点滴；效果不好时可用胺碘酮静脉注射。室速引起血压降低或发生室颤时，尽快采用直流电除颤。对缓慢心律失常，可用阿托品肌肉注射或静脉注射；Ⅱ°～Ⅲ°房室传导阻滞时，可安置临时起搏器。室上性心律失常：房性早搏不需特殊处理，阵发性室上性心动过速和快心室率心房颤动可给予维拉帕米、地尔硫卓、美托洛尔、洋地黄制剂或胺碘酮静脉注射。对心室率快、药物治疗无效而影响血液动力学者，应直流电同步电转复。

7.急性心肌梗塞合并心源性休克和泵衰竭的治疗。肺水肿时应吸氧，静脉注射吗啡、速尿，静脉点滴硝普钠。心源性休克可用多巴胺、多巴酚丁胺或阿拉明静脉滴注，如能维持血压，可在严密观察下加用小量硝普钠。药物反应不佳时应在主动脉内气囊反搏术支持下行直接 PCI,若冠状动脉造影病变不适于 PCI,应考虑急诊冠状动脉搭桥手术。

8. 出院前评估及出院后生活与工作安排。出院前可进行 24 小时动态心电监测、超声心动图、放射性核素检查,发现有症状或无症状性心肌缺血和严重心律失常,了解心功能,从而估计预后,决定是否需血管重建治疗,并指导出院后活动量。

出院后 2~3 个月,可酌情恢复部分工作或轻工作,以后,部分患者可恢复全天工作,但要避免过劳或过度紧张。

9. 家庭康复治疗。急性心肌梗塞患者,在医院度过了急性期后,对病情平稳、无并发症的患者,医生会允许其回家进行康复治疗。

(1)按时服药,定期复诊;保持大便通畅;坚持适度体育锻炼。

(2)不要情绪激动和过度劳累;戒烟限酒和避免吃得过饱。

五、护理

心肌梗塞后必须做好二级预防,预防心肌梗塞再发。患者应采用合理膳食(低脂肪、低胆固醇饮食),戒烟、限酒,适度运动,心态平衡。坚持服用抗血小板药物(如阿司匹林)、β 受体阻滞剂,他汀类调脂药及 ACEI 制剂,控制高血压及糖尿病等危险因素,定期复查。

对公众及冠心病患者应普及有关心肌梗塞知识,预防心肌梗塞发生,万一发生能早期诊断,及时治疗。除上述二级预防所述各项内容外,在日常生活中还要注意以下几点。

1. 避免过度劳累。尤其避免搬抬过重的物品。在老年冠心病患者可能诱发心肌梗塞。

2. 放松精神。愉快生活,对任何事情要能坦然处之。

3. 洗澡时要特别注意。不要在饱餐或饥饿的情况下洗澡。水温最好与体温相当,洗澡时间不宜过长,冠心病程度较严重的患者洗澡时,应在他人帮助下进行。

4. 气候变化时要当心。在严寒或强冷空气影响下,冠状动脉可发生痉挛而诱发急性心肌梗塞。所以每遇气候恶劣时,冠心病患者要注意保暖或适当防护。

5. 要懂得和识别心肌梗塞的先兆症状并给予及时处理。心肌梗塞患者约 70%有先兆症状,主要表现如下。

(1)既往无心绞痛的患者突然发生心绞痛,或原有心绞痛的患者发作突然明显加重,或无诱因自发发作。

(2)心绞痛性质较以往发生改变、时间延长,使用硝酸甘油不易缓解。

(3)疼痛伴有恶心、呕吐、大汗或明显心动过缓或过速。

(4)心绞痛发作时伴气短、呼吸困难。

(5)冠心病患者或老年人突然出现不明原因的心律失常、心力衰竭、休克或晕厥等情况时都应想到心肌梗塞的可能性。

(匡晓丽 韩金美 杨春苗 匡秀红)

第四节 肥厚性心肌病

肥厚型心肌病是以心肌肥厚为特征。根据左心室流出道有无梗阻可分为梗阻性和非梗阻性肥厚型心肌病。不对称性室间隔肥厚致主动脉瓣下狭窄者称特发性肥厚型主动脉瓣下狭窄。

一、病因

1. 遗传:一个家族中可有多人发病,提示与遗传有关。

2. 内分泌紊乱:嗜酪细胞瘤患者并存肥厚型心肌病者较多,人类静脉滴注大量去甲肾上腺素可致心肌坏死。动物实验,静脉滴注儿茶酚胺可致心肌肥厚。因而有人认为肥厚型心肌病是内分泌紊乱所致。

二、临床表现

本病男女间有显著差异,随着年龄增长,症状更加明显,主要症状有:

1. 呼吸困难:劳力性呼吸困难,严重呈端坐呼吸或阵发性夜间呼吸困难。

2. 心绞痛:常有典型心绞痛,劳力后发作。胸痛持续时间较长,用硝酸甘油含化不但无效且可加重。

3. 晕厥与头晕:多在劳累时发生。血压下降所致,发生过速或过缓型心律失常时,也可引起晕厥与头晕。

4. 心悸:患者感觉心脏跳动强烈,尤其左侧卧位更明显,可能由于心律失常或心功能改变所致。

三、诊断

1. X线检查。心脏大小正常或增大,心脏大小与心脏及左心室流出道之间的压力阶差呈正比,压力阶差越大,心脏亦越大。心脏左心室肥厚为主,主动脉不增宽,肺动脉段多无明显突出,肺淤血大多较轻,常见二尖瓣钙化。

2. 心电图。由于心脏缺血,心肌复极异常,ST-T改变常见,左心室肥厚及左束支传导阻滞也较多见,可能由于室间隔肥厚与心肌纤维化而出现Q波,本病也常有各种类型心律失常。

3. 超声心动图:是一项重要的非侵入性诊断方法。主要表现有:① 室间隔异常增厚,舒张期末的室间隔厚度可达15 mm。② 室间隔运动幅度明显降低,一般≤5 mm。③ 室间隔厚度/左室后壁厚度比值可达(1.5～2.5)∶1,一般认为比值>1.5∶1已有诊断意义。④ 左心室收缩末内径比正常人小。⑤ 收缩起始时室间隔与二尖瓣前叶的距离常明显缩小。⑥ 二尖瓣收缩期前向运动,向室间隔靠近,在第二心音之前终止。⑦ 主动脉收缩中期关闭。以上7项应综合分析,方能得出正确结论,应注意高血压病,甲状腺机能低下，均可引起类似表现。

4. 心导管检查。心导管检查及心血管造影：心导管检查，左心室与左心室流出道之间出现压力阶差，左心室舒张末期压力增高，压力阶差与左心室流出道梗阻程度呈正相关。心血管造影，室间隔肌肉肥厚明显时，可见心室腔呈狭长裂缝样改变，对诊断有意义。

四、治疗

1. 内科治疗

长期以来肥厚性心肌病的药物治疗主要是应用以下药物。

(1)钙阻滞剂：应用长效缓释剂如维拉帕米、硫氮卓酮长期治疗，可以使病情缓解，或进展减慢。

(2)β阻滞剂。

(3)莨菪碱类：调微一号(即克朗宁、冠脉苏)长期服用也有一定效果。但青光眼或有严重前列腺肥大时不用，我院十余年来使用此药或与钙阻滞剂合用或交替使用，疗效良好。对有频发室性心律失常也可使用胺碘酮服用，或埋存 DDD 起搏器有良效。

2. 外科治疗

(1)如为梗阻型，心腔内压力阶差＞30 mmHg，可考虑将室间隔肥厚心肌切除，疗效好，国外报道死亡率仅有 2%～3%。

(2)若有明显二尖瓣关闭不全，也可进行人工瓣膜置换术。

(3)若有充足供心来源，本病中晚期患者也可进行心脏移植术。

（张萍　韩金美　杨春苗　薛安琪）

第五节　扩张性心肌病

扩张型心肌病(DCM)是一种原因未明的原发性心肌疾病。本病的特征为左或右心室或双侧心室扩大，并伴有心室收缩功能减退，伴或不伴充血性心力衰竭。室性或房性心律失常多见。病情呈进行性加重，死亡可发生于疾病的任何阶段。

一、病因

1. 感染。动物实验中病毒不仅可以引起病毒性心肌炎，且可以引起类似扩张型心肌病的病变。近年来用分子生物学技术在本病患者的心肌活检标本中发现有肠道病毒或巨细胞病毒的 RNA，说明本病与病毒性心肌炎关系密切。

2. 基因及自身免疫。过去认为大多数 DCM 病例是散发或特发的，但现在发现家族性的至少占 40%～60%。家系分析显示大多数 DCM 家族为常染色体显性遗传，少数为常染色体隐性遗传、线粒体和 X 连锁遗传。另一方面，免疫反应的改变可增高对疾病的易感性，亦可导致心肌自身免疫损伤。

3. 细胞免疫。本病患者中自然杀伤细胞活性减低，减弱机体的防御能力，抑制性 T 淋巴细胞数量及功能减低，由此发生细胞介导的免疫反应，引起血管和心肌损伤。

二、临床表现

以中年人居多。起病多缓慢，有时可达 10 年以上。症状以充血性心力衰竭为主，其中以气短和水肿最为常见。最初在劳动或劳累后气短，以后在轻度活动或休息时也有气短，或有夜间阵发性呼吸困难。患者常感乏力。

体检见心率加速，心尖搏动向左下移位，可有抬举性搏动，心浊音界向左扩大，常可听得第三音或第四音，心率快时呈奔马律。由于心腔扩大，可有相对性二尖瓣或三尖瓣关闭不全所致的收缩期吹风样杂音，此种杂音在心功能改善后减轻。晚期病例血压降低，脉压小，出现心力衰竭时舒张压可轻度升高。交替脉的出现提示左心衰竭。脉搏常较弱。

心力衰竭时两肺可有啰音。右心衰竭时肝脏肿大，水肿的出现从下肢开始，晚期可有胸、腹腔积液，出现各种心律失常，高度房室传导阻滞、心室颤动、窦房阻滞可导致阿—斯综合征，成为致死原因之一。此外，尚可有脑、肾、肺等处的栓塞。

三、诊断

扩张性心肌病是一个排除性诊断，即排除其他特异性原因造成的心脏扩大，心功能不全，根据临床表现及辅助检查即可做出诊断。

1. X 线检查。心脏扩大为突出表现，以左心室扩大为主，伴以右心室扩大，也可有左心房及右心房扩大。

2. 心电图。不同程度的房室传导阻滞，右束支传导阻滞常见。广泛 ST-T 改变，左心室高电压，左房肥大，由于心肌纤维化可出现病理性 Q 波，各导联低电压。

3. 超声心动图。左心室明显扩大，左心室流出道扩张，室间隔及左室后壁搏动幅度减弱。

4. 同位素检查。同位素心肌灌注显影，主要表现有心腔扩大，尤其是两侧心室扩大，心肌显影呈称漫性稀疏。

5. 心内膜心肌活检。扩张型心肌病临床表现及辅助检查，均缺乏特异性，近年来国内外开展了心内膜心肌活检，诊断本病敏感性较高，特异性较低。

四、治疗

1. 治疗原则

(1)保持正常休息，必要时使用镇静剂，心衰时低盐饮食；

(2)防治心律失常和心功能不全；

(3)有栓塞史者作抗凝治疗；

(4)有多量胸腔积液者，作胸腔穿刺抽液；

(5)严重患者可考虑人工心脏辅助装置或心脏移植，可以行心脏再同步治疗(CRT)；

(6)对症、支持治疗。

2.心衰治疗

(1)必须十分强调休息及避免劳累，若有心脏扩大、心功能减退者更应注意，宜长期休息，以免病情恶化。

(2)有心力衰竭者采用强心药、利尿药和扩血管药。由于心肌损坏较广泛，洋地黄类、利尿药有益；在低肾小球滤过时，氢氯噻嗪可能失效。此时，需用襻利尿药，如呋塞米。扩血管药，如血管紧张素转换酶抑制剂。用时须从小剂量开始，注意避免低血压。心力衰竭稳定时用β受体阻滞剂有利于改善预后。

(3)有心律失常，尤其有症状者需用抗心律失常药或电学方法治疗，对快速室性心律与高度房室传导阻滞而有猝死危险者治疗应积极。

(4)对预防栓塞性并发症可用口服抗凝药或抗血小板聚集药。

(5)对长期心力衰竭，内科治疗无效者应考虑心脏移植，术后积极控制感染，改善免疫抑制，纠正排斥，1年后生存率可达85%以上。

3.用药注意事项

(1)心肌病变时对洋地黄类药物敏感，应用剂量宜较小，并注意毒性反应，或使用非强心苷正性肌力药物；

(2)应用利尿剂期间必须注意电解质平衡；

(3)使用抑制心率的药物或电转复快速型心律失常时，应警惕同时存在病窦综合征的可能；

(4)对合并慢性完全性房室传导阻滞、病窦综合征者可安装永久性人工心脏起搏器；

(5)在应用抗心律失常药物期间，应定期复查心电图；

(6)使用抗凝药期间，应注意出血表现，定期复查出凝血时间、凝血酶原时间及INR。

4.特殊治疗

扩张型心肌病的心脏移植治疗可延长生命，心脏移植后，预后大为改观。

(张芹　袁彩玲　顾文琴　陈云荣)

第六节　急性心包炎

急性心包炎是由心包脏层和壁层急性炎症引起的综合征。临床特征包括胸痛、心包摩擦音和一系列异常心电图变化。病因较多，可来自心包本身疾病，也可为全身性疾病的一部分，临床上以结核性、非特异性、肿瘤者为多见，全身性疾病如系统性红斑狼疮、尿毒症等病变易累及心包引起心包炎。其治疗包括对原发疾病的病因治疗、解除心脏压塞和对症治疗，自然病程及预后取决于病因。

一、病因

急性心包炎的病因很多，部分病因不明。常见的病因有特发性（非特异性），感染性（病毒、细菌、结核等），免疫—炎症性，肿瘤及创伤等。其中以非特异性、结核性、化脓性和风湿性心包炎较为常见。国外资料表明，非特异性心包炎已成为成年人心包炎的主要类型；国内报告则以结核性心包炎居多，其次为非特异性心包炎。恶性肿瘤和急性心肌梗塞引起的心包炎在逐渐增多。随着抗生素和化学治疗的进展，结核性、化脓性和风湿性心包炎的发病率已明显减少。除系统性红斑狼疮性心包炎外，男性发病率明显高于女性。

二、临床表现

1.症状

（1）心前区疼痛。常于体位改变、深呼吸、咳嗽、吞咽、卧位尤其当抬腿或左侧卧位时加剧，坐位或前倾位时减轻。疼痛通常局限于胸骨下或心前区，常放射到左肩、背部、颈部或上腹部，偶向下颌、左前臂和手放射。有的心包炎疼痛较明显，如急性非特异性心包炎；有的则轻微或完全无痛，如结核性和尿毒症性心包炎。

（2）心脏压塞的症状。可出现呼吸困难、面色苍白、烦躁不安、发绀、乏力、上腹部疼痛、水肿、甚至休克。

（3）心包积液对邻近器官压迫的症状。肺、气管、支气管和大血管受压迫引起肺淤血，肺活量减少，通气受限制，加重呼吸困难，使呼吸浅而速。患者常自动采取前卧坐位，使心包渗液向下及向前移位，以减轻压迫症状。气管受压可产生咳嗽和声音嘶哑。食管受压可出现咽下困难症状。

（4）全身症状。心包炎本身亦可引起畏寒、发热、心悸、出汗、乏力等症状，与原发疾病的症状常难以区分。

2.体征

（1）心包摩擦音：是急性纤维蛋白性心包炎的典型体征。在胸骨左缘第三、四肋间、胸骨下部和剑突附近最清楚。常仅出现数小时、或持续数天、数星期不等。当渗液出现两层心包完全分开时，心包摩擦音消失；如两层心包有部分粘连，虽有大量心包积液，有时仍可闻及摩擦音。在心前区听到心包摩擦音，就可作出心包炎的诊断。

（2）心包积液。积液量在 200～300 mL 以上或渗液迅速积聚时产生以下体征。① 心脏体征。心尖搏动减弱、消失或出现于心浊音界左缘内侧处。心浊音界向两侧扩大、相对浊音区消失，患者由坐位转变为卧位时第二、三肋间的心浊音界增宽。心音轻而远，心率快。少数患者在胸骨左缘第三、四肋间可听得舒张早期额外者（心包叩击音），此音在第二心音后 0.1 秒左右，声音较响，呈拍击样。② 左肺受压迫的征象。有大量心包渗液时，心脏向后移位，压迫左侧肺部，可引起左肺下叶不张。左肩胛骨下常有浊音区，语颤增强，并可听到支气管呼吸音。③ 心脏压塞的征象。快速心包积液，即使仅 100 mL，可引起急性心脏压塞，出现明显的心动过速，如心排血量显著下降，可产生休克。当渗液积聚较慢时，除心率加速外，静脉压显著升高，可产生颈静脉怒张，搏动和吸气时扩张，肝肿大伴触痛，腹腔积液，皮下水肿和肝—颈静脉反流征阳性等体循环淤血表现。可出现奇脉。

三、诊断

在心前区听到心包摩擦音，则心包炎的诊断即可确立。在可能并发心包炎的疾病过程中，如出现胸痛、呼吸困难、心动过速和原因不明的体循环静脉淤血或心影扩大，应考虑为心包炎伴有渗液的可能。心电图异常表现者，应注意与早期复极综合征、急性心肌缺血等进行鉴别。

尽管目前尚没有统一的诊断标准，但既往的研究提示诊断急性心包炎需要满足以下四个条件中的至少两条：① 特征性的胸痛；② 心包摩擦音；③ 具有提示性的心电图改变；④ 新出现的或者加重的心包积液。

1. 心电图。急性心包炎的心电图典型演变可分四期。① ST 段呈弓背向下抬高，T 波高。一般急性心包炎为弥漫性病变，故出现于除 aVR 和 V1 外所有导联，持续 2 天至 2 周左右。V6 的 ST/T 比值≥0.25。② 几天后 ST 段回复到基线，T 波减低、变平。③ T 波呈对称型倒置并达最大深度，无对应导联相反的改变(除 aVR 和 V1 直立外)。可持续数周、数月或长期存在。④ T 波恢复直立，一般在 3 个月内。病变较轻或局限时可有不典型的演变，出现部分导联的 ST 段、T 波的改变和仅有 ST 段或 T 波改变。

2. 超声心动图检查。检查是否存在心包积液，有助于确诊急性心包炎。可估计心包积液的量，提示有无心脏压塞，是否合并其他心脏疾病，如心肌梗塞、心力衰竭。心脏压塞时的特征为：右心房及右心室舒张期塌陷；吸气时右心室内径增大，左心室内径减少，室间隔左移等。

3. 血液化验。感染者可能有血白细胞计数增多、红细胞沉降率增快及 C 反应蛋白浓度增加。肌钙蛋白可以轻度升高，可能与心外膜心肌受到炎症刺激有关，大部分急性心包炎患者合并肌钙蛋白升高者，冠脉造影正常。

4. X 线检查。可见心脏阴影向两侧扩大，心脏搏动减弱；尤其是肺部无明显充血现象而心影明显增大是心包积液的有力证据，可与心力衰竭相鉴别。成人液体量小于 250 毫升，X 线难以检出心包积液。

5. 心脏 CT 或心脏 MRI。心脏 CT 和心脏 MRI 越来越多地用来诊断心包炎，二者均可以非常敏感地探测到心包积液和测量心包的厚度。心脏 CT 可以测量急性心包炎时心包的增厚，但这并不是诊断急性心包炎的指标。最敏感的诊断急性心包炎的方法是心包 MRI 延迟显像。

四、治疗

急性心包炎的治疗包括对原发疾病的病因治疗、解除心脏压塞和对症治疗。风湿性心包炎时应加强抗风湿治疗；结核性心包炎时应尽早开始抗结核治疗，并给予足够的剂量和较长的疗程，直到结核活动停止后一年左右再停药，如出现心脏压塞症状，应进行心包穿刺放液；如渗液继续产生或有心包缩窄表现，应及时做心包切除，以防止发展为缩窄性心包炎；化脓性心包炎时应选用足量对致病菌有效的抗生素，并反复心包穿刺抽脓和心包腔内注入抗生素，如疗效不著，即应及早考虑心包切开引流，如引流发现心包增厚，则可作广泛心包切除；非特异性心包炎时肾上腺皮质激素可能有效，如反复发作亦可考虑心包切除。

同时，患者宜卧床休息。胸痛时给予镇静剂，必要时使用吗啡类药物或左侧星状神经节封闭。

五、护理

积极控制结核病和 HIV 的流行能显著减少结核性和 HIV 相关的心包炎发病率；急性心肌梗塞患者早期冠脉再灌注治疗能减少梗死面积和心包炎发生率；积极治疗各种肾脏疾病，防止发展成终末型肾病是减少尿毒症性心包炎最经济有效的措施。

（周慧　宋向宝　周鹏　刘秀花）

第七节　缩窄性心包炎

缩窄性心包炎是由于心包慢性炎症所导致心包增厚、粘连甚至钙化，使心脏舒张、收缩受限，心功能减退，引起全身血液循环障碍的疾病，多数由结核性心包炎所致。急性化脓性心包炎迁延不愈者约占 10%，其他亦可由风湿、创伤、纵隔放疗等引起。早期施行心包切除术可避免发展到心源性恶液质、严重肝功能不全、心肌萎缩等。积极防治急性心包炎可以避免发展至心包缩窄。

一、病因

缩窄性心包炎继发于急性心包炎，其病因在我国仍以结核性为最常见；其次为化脓性和创伤性心包炎后演变而来。少数与心包肿瘤、急性非特异性心包炎及放射性心包炎等有关。也有部分患者其病因不明。

二、临床表现

1. 心包缩窄。形成的时间长短不一，通常将急性心包炎发生后 1 年内演变为心包缩窄者称急性缩窄，1 年以上者称为慢性缩窄，演变过程有以下 3 种形式。

(1)持续型。急性心包炎经治疗后在数天内其全身反应和症状，如发热，胸痛等可逐渐缓解，甚至完全消失，但肝大、颈静脉怒张等静脉淤血体征反而加重，故在这类患者中很难确定急性期和慢性期的界限，这与渗液在吸收的同时，心包增厚和缩窄形成几乎同时存在有关。

(2)间歇型。心包炎急性期的症状和体征可在一定时间完全消退，患者以为病变痊愈，但数月后重新出现心包缩窄的症状和体征，这与心包的反应较慢，在较长时间内形成缩窄有关。

(3)缓起型。这类患者急性心包炎的临床表现较轻甚至无病史，但有渐进性疲乏无力、腹胀、下肢水肿等症状，在1～2年内出现心包缩窄。

2. 体征

(1)血压低，脉搏快，1/3出现奇脉，30%合并心房颤动。

(2)静脉压明显升高，即使利尿后静脉压仍保持较高水平，颈静脉怒张，吸气时更明显，扩张的颈静脉舒张早期突然塌陷，均属非特异性体征。

(3)心脏视诊见收缩期心尖回缩，舒张早期心尖搏动，触诊有舒张期搏动撞击感，叩诊心浊音界正常或扩大，胸骨左缘3～4肋间听到心包叩击音，无杂音。

(4)其他体征：如黄疸，肺底湿罗音，肝大，腹腔积液比下肢水肿更明显，与肝硬化表现相似。

三、诊断

典型缩窄性心包炎根据临床表现及实验室检查诊断并不困难。临床上常需要与肝硬化、充血性心力衰竭及结核性腹膜炎相鉴别。限制型心肌病的临床表现和血流动力学改变与本病很相似，两者鉴别可能十分困难，必要时需通过心内膜心肌活检来诊断。

1. X线检查。示心影大小正常，左右心缘变直，主动脉弓小或难以辨认；上腔静脉常扩张，有时可见心包钙化；心电图中有QRS低电压、T波低平或倒置。超声心动图对缩窄性心包炎的诊断价值远较对心包积液为低。超声检查时可见心包增厚、室壁活动减弱等，但均非特异而恒定的征象。

2. 右心导管检查。特征性表现是肺毛细血管压力、肺动脉舒张压力、右心室舒张末期压力、右心房压力均升高且都在同一高水平；右心房压力曲线呈M或W波形，右心室收缩压轻度升高，呈舒张早期下陷高原形曲线。

四、治疗

早期施行心包切除术以避免发展到心源性恶液质、严重肝功能不全、心肌萎缩等。通常在心包感染被控制、结核活动已静止即应手术，并在术后继续用药1年。已知或疑为结核性缩窄性心包炎，术前应抗结核治疗1～4周，如诊断肯定，在心包切除术后应继服药6～12个月。有学者认为术前应用洋地黄可减少心律失常和心衰，降低死亡率。对不能手术治疗者，主要是利尿和支持治疗，必要时抽除胸、腹腔积液。

（匡秀红　王丽云　匡晓丽　袁彩玲）

第六篇

血液系统疾病

第二十章 贫 血

第一节 缺铁性贫血

缺铁性贫血是指机体对铁的需求与供给失衡，导致体内贮存铁耗尽，继之红细胞内铁缺乏从而引起的贫血。缺铁性贫血是最常见的贫血。当需铁量增加而铁摄入不足、铁吸收障碍、铁丢失过多均可引起缺铁性贫血，患者可有乏力、易倦、头晕、儿童生长发育迟缓、智力低下、易感染等症状，应积极防治。

一、病因

1. 需铁量增加而铁摄入不足：多见于婴幼儿、青少年、妊娠和哺乳期妇女。婴幼儿需铁量增加，若不补充蛋类、肉类等含铁量较高的辅食，易造成缺铁。青少年偏食易缺铁。女性月经增多、妊娠或哺乳，需铁量增加，若不补充高铁食物，易造成缺铁性贫血。

2. 铁吸收障碍：常见于胃大部切除术后，胃酸分泌不足且食物快速进入空肠，绕过铁的主要吸收部位(十二指肠)，使铁吸收减少。此外，多种原因造成的胃肠道功能紊乱，如长期不明原因腹泻、慢性肠炎、克隆氏病等均可因铁吸收障碍而发生缺铁性贫血。

3. 铁丢失过多：慢性长期铁丢失而得不到纠正则造成缺铁性贫血。如：慢性胃肠道失血(包括痔疮、胃十二指肠溃疡、食管裂孔疝、消化道息肉、胃肠道肿瘤、寄生虫感染、食管/胃底静脉曲张破裂等)，月经量过多(宫内放置节育环、子宫肌瘤及月经失调等妇科疾病)，咯血和肺泡出血(肺含铁血黄素沉着症、肺出血—肾炎综合征、肺结核、支气管扩张、肺癌等)，血红蛋白尿(阵发性睡眠性血红蛋白尿、冷抗体型自身免疫性溶血、心脏人工瓣膜、行军性血红蛋白尿等)及其他(遗传性出血性毛细血管扩张症、慢性肾功能衰竭行血液透析、多次献血等)。

二、临床表现

1. 失铁原发病表现：如妇女月经量多、消化道溃疡、肿瘤、痔疮导致的黑便、血便、腹部不适；肠道寄生虫感染导致的腹痛、大便性状改变、肿瘤性疾病的消瘦、血管内溶血的血红蛋白尿等。

2. 贫血表现：乏力、易倦、头晕、头痛、眼花、耳鸣、心悸、气短、纳差；苍白、心率增快。

3. 组织缺铁表现：精神行为异常，如烦躁、易怒、注意力不集中、异食癖；体力、耐力下降；易感染；儿童生长发育迟缓、智力低下；口腔炎、舌炎、舌乳头萎缩、口角皲裂、吞咽困难；毛发干枯、脱落；皮肤干燥、皱缩；指(趾)甲缺乏光泽、脆薄易裂，重者指(趾)甲变平，甚至凹下呈勺状(反甲)。

三、诊断

1. 血象:呈小细胞低色素性贫血。平均红细胞体积(MCV)低于 80 fl,平均红细胞血红蛋白含量(MCH)小于 27 pg,平均红细胞血红蛋白浓度(MCHC)小于 0.32。血片中可见红细胞体小、中心浅染区扩大。网织红细胞计数多正常或轻度增高。白细胞和血小板计数可正常或减低。

2. 骨髓象:增生活跃或明显活跃;以红系增生为主,粒系、巨核系无明显异常;红系中以中、晚幼红细胞为主,其体积小、核染色质致密、胞浆少、边缘不整齐,有血红蛋白形成不良表现("核老浆幼")。

3. 铁代谢:骨髓涂片用亚铁氰化钾(普鲁士兰反应)染色后,在骨髓小粒中无深蓝色的含铁血黄素颗粒,在幼红细胞内铁小粒减少或消失,铁粒幼细胞少于 0.15;血清铁蛋白降低(12 μg/L);血清铁降低(8.95 μmol/L),总铁结合力升高(64.44 μmol/L),转铁蛋白饱和度降低(15%)。

四、治疗

治疗缺铁性贫血的原则是根除病因,补足贮铁。

1. 病因治疗。婴幼儿、青少年和妊娠妇女营养不足引起的缺铁性贫血,应改善饮食。月经多引起的缺铁性贫血应看妇科调理月经。寄生虫感染应驱虫治疗。恶性肿瘤,应手术或放、化疗;上消化道溃疡,应抑酸治疗等。

2. 补铁治疗。治疗性铁剂有无机铁和有机铁两类。无机铁以硫酸亚铁为代表,有机铁则包括右旋糖酐铁、葡萄糖酸亚铁、山梨醇铁、富马酸亚铁和多糖铁复合物等。无机铁剂的副反应较有机铁剂明显。首选口服铁剂。如:硫酸亚铁 0.3 g,每日 3 次;或右旋糖酐铁 50 mg,每日 2~3 次。餐后服用胃肠道反应小且易耐受。进食谷类、乳类和茶抑制铁剂吸收,鱼、肉类、维生素 C 可加强铁剂吸收。口服铁剂有效的表现先是外周血网织红细胞增多,高峰在开始服药后 5~10 天,2 周后血红蛋白浓度上升,一般 2 个月左右恢复正常。铁剂治疗应在血红蛋白恢复正常后至少持续 4~6 个月,待贮铁指标正常后停药。若口服铁剂不能耐受或胃肠道正常解剖部位发生改变而影响铁的吸收,可用铁剂肌肉注射。右旋糖酐铁是最常用的注射铁剂,首次给药需用 0.5 mL 作为试验剂量,1 h 后无过敏反应,可给足量治疗,第一天给 50 mg,以后每日或隔日给 100 mg,直至总需量。注射用铁的总需量按公式计算:(需达到的血红蛋白浓度-患者的血红蛋白浓度)×0.33×患者体重(Kg)。

五、护理

1. 饮食上特别注意给予高铁、高维生素 C 的食物。如动物肝脏、瘦肉、血、蛋黄、豆类、木耳、香菇、海带等食物。纠正偏食的习惯。

2. 注意观察病人上皮组织中皮肤、指甲、趾甲、舌、口腔、食道方面及精神方面的与缺铁有关的异常症状、体征变化,并给予对症处理。

(顾文琴 常学兰 陈嵩淞 周慧)

第二节 巨幼红细胞性贫血

巨幼红细胞性贫血系脱氧核糖核酸(DNA)合成的生物化学障碍及DNA复制速度减缓所致的疾病。影响到骨髓造血细胞——红细胞系、粒细胞系及巨核细胞系而形成贫血,甚至全血细胞减少。骨髓造血细胞的特点是胞核与胞质的发育及成熟不同步,前者较后者迟缓,其结果形成了形态、质和量以及功能均异常的细胞,即细胞的巨幼变。

一、病因

(一)叶酸缺乏的病因

1. 摄入不足:叶酸每天的需要量为200~400 mg。人体内叶酸的储存量仅够4个月之需。食物中缺少新鲜蔬菜、过度烹煮或腌制均可使叶酸丢失。乙醇可干扰叶酸的代谢,酗酒者常会有叶酸缺乏。小肠(特别是空肠段)炎症、肿瘤、手术切除均可导致叶酸的吸收不足。

2. 需要增加:妊娠期妇女每天叶酸的需要量为400~600 mg。生长发育的儿童及青少年以及慢性反复溶血、白血病、肿瘤、甲状腺功能亢进及长期慢性肾功能衰竭用血液透析治疗的患者,叶酸的需要都会增加,如补充不足就可发生叶酸缺乏。

3. 药物的影响:如甲氨蝶呤、氨苯蝶啶、乙胺嘧啶能抑制二氢叶酸还原酶的作用而影响四氢叶酸的生成。苯妥英钠、苯巴比妥对叶酸的影响机制不明,可能是增加叶酸的分解或抑制DNA合成。

4. 其他:先天性缺乏5,10-甲酰基四氢叶酸还原酶患者,常在10岁左右才被诊断,有些加强护理病房(ICU)的患者常可出现急性叶酸缺乏。

(二)维生素B_{12}缺乏的病因

1. 摄入减少:人体内维生素B_{12}的储存量为2~5 mg,每天的需要量仅为0.5~1 mg。正常时,每天有5~10 mg的维生素B_{12}随胆汁进入肠腔,胃壁分泌的内因子可足够地帮助重吸收胆汁中的维生素B_{12}。故素食者一般需10~15年才会发展为维生素B_{12}缺乏。老年人和胃切除患者胃酸分泌减少,常会有维生素B_{12}缺乏。由于有胆汁中的维生素B_{12}的再吸收(肝肠循环),这类患者也和素食者一样,需经过10~15年才出现维生素B_{12}缺乏的临床表现。故一般由于膳食中维生素B_{12}摄入不足而致巨幼细胞贫血者较为少见。

2. 内因子缺乏:主要见于萎缩性胃炎、全胃切除术后和恶性贫血患者。发生恶性贫血的机制目前还不清楚。患者常有特发的胃黏膜完全萎缩和内因子的抗体存在,故有人认为恶性贫血属免疫性疾患。这类患者由于缺乏内因子，食物中维生素 B_{12} 的吸收和胆汁中维生素 B_{12} 的重吸收均有障碍。

3. 严重的胰腺外分泌不足的患者容易导致维生素 B_{12} 的吸收不良。这是因为在空肠内维生素 B_{12}-R 蛋白复合体需经胰蛋白酶降解，维生素 B_{12} 才能释放出来，与内因子相结合。这类患者一般在 3～5 年后会出现维生素 B_{12} 缺乏的临床表现。由于慢性胰腺炎患者通常会及时补充胰蛋白酶，故在临床上合并维生素 B_{12} 缺乏的并不多见。

4. 小肠内存在异常高浓度的细菌和寄生虫也可影响维生素 B_{12} 的吸收。因为这些有机物可大量摄取和截留维生素 B_{12}。小肠憩室或手术后的盲端襻中常会有细菌滋生以及肠内产生的鱼绦虫，都会与人体竞争维生素 B_{12}，从而引起维生素 B_{12} 缺乏。

5. 先天性转钴蛋白Ⅱ（TCⅡ）缺乏及接触氧化亚氮（麻醉剂）等也可影响维生素 B_{12} 的血浆转运和细胞内的利用，亦可造成维生素 B_{12} 缺乏。

二、临床表现

(一)巨幼红细胞贫血的一般临床表现

1. 贫血：贫血起病隐伏，特别是维生素 B_{12} 缺乏者常需数月。而叶酸由于体内储存量少，可较快出现缺乏。某些接触氧化亚氮者、ICU 病房或血液透析的患者，以及妊娠妇女可在短期内出现缺乏，临床上一般表现为中度至重度贫血，除贫血的症状如乏力、头晕、活动后气短心悸外，严重贫血者可有轻度黄疸，可同时有白细胞和血小板减少，患者偶有感染及出血倾向。

2. 胃肠道症状：胃肠道症状表现为反复发作的舌炎、舌面光滑、乳突及味觉消失、食欲不振、腹胀、腹泻及便秘偶见。

3. 神经系统症状：维生素 B_{12} 缺乏特别是恶性贫血的患者常有神经系统症状，主要是由于脊髓后、侧索和周围神经受损所致。表现为乏力、手足对称性麻木、感觉障碍、下肢步态不稳、行走困难。小儿及老年人常表现脑神经受损的精神异常、无欲、抑郁、嗜睡或精神错乱。部分巨幼红细胞贫血患者的神经系统症状可发生于贫血之前。

(二)几种巨幼红细胞贫血特殊类型的临床表现

1. 麦胶肠病及乳糜泻：麦胶肠病在儿童患者中称为乳糜泻，常见于温带地区。特点为小肠黏膜的绒毛萎缩，上皮细胞由柱状变成骰状，黏膜层有淋巴细胞浸润。发病与进食某些谷类物质中的麦胶有关。患者同时对多种营养物质，如脂肪、蛋白质、糖类、维生素以及矿物质的吸收均有障碍。临床表现为乏力、间断腹泻、体重减轻、腹胀、舌炎和贫血。大便呈水样或糊状量、泡沫多、很臭、有多量脂肪。血象及骨髓象为典型的巨幼细胞贫血。血清和红细胞叶酸水平降低。治疗主要是对症及用叶酸治疗可以取得较好的效果，贫血纠正后宜用小剂量叶酸维持治疗。不进含麦胶的食物亦很重要。

2. 热带口炎性腹泻(热带营养性巨幼细胞贫血)：本病病因不清楚。多见于印度东南亚、中美洲以及中东等热带地区的居民和旅游者。临床症状与麦胶肠病相似。血清叶酸及红细胞叶酸水平降低，用叶酸治疗加广谱抗生素能使症状缓解及贫血纠正。缓解后应用小剂量叶酸维持治疗以防止复发。

3.乳清酸尿症：乳清酸尿症是一种遗传性嘧啶代谢异常的疾病。除有巨幼红细胞贫血外，尚有智力低下及尿中出现乳清酸结晶。患者的血清叶酸或维生素 B_{12} 的浓度并不低，用叶酸或维生素 B_{12} 治疗无效，用尿嘧啶治疗可纠正贫血。

4.恶性贫血：恶性贫血是由于胃黏膜萎缩、胃液中缺乏内因子，因而不能吸收维生素 B_{12} 而发生的巨幼细胞贫血。发病机制尚不清楚，似与种族和遗传有关。恶性贫血的发生是遗传和自身免疫等因素间复杂的相互作用的结果。也有人认为这些抗胃壁细胞的抗体是不明原因引起胃黏膜破坏后释放出抗原所引起。

5.幼年恶性贫血：幼年恶性贫血指婴儿先天性缺少内因子的纯合子状态，不能吸收维生素 B_{12} 而发生的恶性贫血。

三、诊断

（一）症状

1.有叶酸及维生素 B_{12} 缺乏的病因及临床表现。

2.外周血呈大细胞性贫血（MCV＞100 fl）。大多红细胞呈大卵圆形，中性粒细胞核分叶过多，5 叶者、＞5％或有 6 叶者出现。

3.骨髓呈现典型的巨型改变。巨幼红细胞＞10％，粒细胞系统及巨核细胞系统亦有巨型改变。

4.血清叶酸水平降低，＜6.81 nmol/L；红细胞叶酸水平＜227 nmol/L；维生素 B_{12} 水平降低，＜75 pmol/L。

（二）辅助检查

1.血象为大细胞正色素性贫血（MCV＞100 fl），血象往往呈现全血细胞减少。中性粒细胞及血小板均可减少，但比贫血的程度为轻。血涂片中可见多数大卵圆形的红细胞，中性粒细胞分叶过多，可有 5 叶或 6 叶以上的分叶。偶可见到巨大血小板，网织红细胞计数正常或轻度增高。

2.骨髓象：骨髓呈增生活跃，红系细胞增生明显增多，各系细胞均有巨幼变，以红系细胞最为显著。红系各阶段细胞均较正常大，胞质比胞核发育成熟（核质发育不平衡），核染色质呈分散的颗粒状浓缩。类似的形态改变亦可见于粒细胞及巨核细胞系，以晚幼和杆状核粒细胞更为明显。

3.生化检查

（1）血清叶酸和维生素 B_{12} 水平测定：二者均可用微生物法或放射免疫法测定。血清叶酸的正常范围约为 5.7～45.4 nmol/L（2.5～20 ng/mL），血清维生素 B_{12} 的正常范围为 150～666 pmol/L（200～900 pg/mL）。由于部分正常人中可有血清维生素 B_{12} 低于 150 pmol/L（200 pg/mL）；又因为这两类维生素的作用均在细胞内，而不是在血浆中，故此项测定仅可作为初筛试验。单纯的血清叶酸或维生素 B_{12} 测定不能确定叶酸或维生素 B_{12} 缺乏的诊断

(2)红细胞叶酸测定:可用微生物法或放射免疫法测定。正常范围是 317.8～567.5 nmol/L(140～250 ng/mL)。红细胞叶酸不受短期内叶酸摄入的影响,能较准确地反映体内叶酸的储备量。小于 227 nmol/L(100 ng/mL)时表示有叶酸缺乏。

(3)血清高半胱氨酸和甲基丙二酸水平测定:用以诊断及鉴别叶酸缺乏或维生素 B_{12} 缺乏。血清高半胱氨酸(正常值为 5～16 μmol/L)水平在叶酸缺乏及维生素 B_{12} 缺乏时均升高可达 50～70 μmol/L。而血清甲基丙二酸水平升高(正常值为 70～270 nmol/L)仅见于维生素 B_{12} 缺乏时,可达 3 500 nmol/L。

四、治疗

1. 治疗基础疾病,去除病因

2. 营养知识教育,纠正偏食及不良的烹调习惯。

3. 补充叶酸或维生素 B_{12}。

(1)叶酸缺乏:口服叶酸 5～10 mg,3 次/d。胃肠道不能吸收者可肌内注射四氢叶酸钙 5～10 mg,1 次/d,直至血红蛋白恢复正常。一般不需维持治疗。

(2)维生素 B_{12} 缺乏:肌内注射维生素 B_{12} 100 mg,每日一次(或 200 mg,隔天 1 次),直至血红蛋白恢复正常。恶性贫血或胃全部切除者需终生采用维持治疗,每月注射 100 mg 一次。维生素 B_{12} 缺乏伴有神经症状者对治疗的反应不一,有时需大剂量 500～1 000 mg/(次·周)长时间(半年以上)的治疗。对于单纯维生素 B_{12} 缺乏的患者,不宜单用叶酸治疗,否则会加重维生素 B_{12} 的缺乏,特别是要警惕会有神经系统症状的发生或加重。

(3)严重的巨幼红细胞贫血:患者在补充治疗后,要警惕低钾血症的发生。因为在贫血恢复的过程中,大量血钾进入新生成的细胞内,会突然出现低钾血症,对老年患者和有心血管疾患、纳差者应特别注意,及时补充钾盐。

五、护理

1. 加强营养知识教育,纠正偏食及不良的烹调习惯。

2. 不酗酒。

3. 血液透析、胃肠手术患者加强营养、补充叶酸、维生素 B_{12}。

4. 服用影响叶酸、维生素 B_{12} 吸收利用的药物时应及时补充叶酸、维生素 B_{12}。

5. 婴儿应提倡母乳喂养,合理喂养及时添加辅食。

6. 孕妇应多食新鲜蔬菜和动物蛋白质,妊娠后期可补充叶酸。

(韩金美　杨春苗　匡秀红　王丽云)

第三节　再生障碍性贫血

再生障碍性贫血(aplastic anemia,AA)是一种骨髓造血功能衰竭症,主要表现为骨髓造血功能低下、全血细胞减少和贫血、出血、感染征候群。临床上骨髓穿刺及骨髓活检等检查用于确诊再生障碍性贫血。再生障碍性贫血罕有自愈者,一旦确诊,应积极治疗。

一、病因

1.药物。药物是最常见的发病因素。

2.苯。在工业生产和日常生活中,人们与苯(C6H6)及其衍生物有广泛的接触机会,苯具有挥发性,易被吸入人体,在接触苯的人员中血液学异常者较常见。

3.病毒性肝炎。一般认为病毒性肝炎患者中 HAAA 的发生率为 0.05%~0.9%,在再生障碍性贫血患者中的构成比为 3.2%~23.9%,80%的 HAAA 由丙型肝炎病毒引起,少数为乙型肝炎病毒(HBV)所致。

4.放射线。放射线诱发的骨髓衰竭是非随机的,具有剂量依赖性,并与组织特异的敏感性有关,造血组织对放射线较敏感,致死或亚致死剂量(4.5~10 Gy)的全身照射可发生致死性的急性再生障碍性贫血,而极少引起慢性再生障碍性贫血。

5.免疫因素。再生障碍性贫血可继发于胸腺瘤、系统性红斑狼疮和类风湿性关节炎等,患者血清中可找到抑制造血干细胞的抗体,部分原因不明的再生障碍性贫血可能也存在免疫因素。

6.遗传因素。Fanconi 贫血系常染色体隐性遗传性疾病,有家族性。贫血多发现在 5~10 岁,多数病例伴有先天性畸形,特别是骨骼系统,如拇指短小或缺如、多指、桡骨缩短、体格矮小、小头、眼裂小、斜视、耳聋、肾畸形及心血管畸形等,皮肤色素沉着也很常见,本病 HBF 常增高,染色体异常发生率高,DNA 修复机制有缺陷,因此恶性肿瘤特别是白血病的发生率显著增高,10%患儿双亲有近亲婚配史。

7.其他因素。罕有病例报告,再生障碍性贫血在妊娠期发病,分娩或人工流产后缓解,第二次妊娠时再发,但多数学者认为可能是巧合,此外,再生障碍性贫血尚可继发于慢性肾功能衰竭,严重的甲状腺或前(腺)脑垂体功能减退症等。

二、临床表现

1.贫血:有苍白、乏力、头昏、心悸和气短等症状。急重型者多呈进行性加重,而轻型者呈慢性过程。

2.感染:以呼吸道感染最常见,其次有消化道、泌尿生殖道及皮肤黏膜感染等。感染菌种以革兰氏阴性杆菌、葡萄球菌和真菌为主,常合并败血症。急重型者多有发热,体温在 39℃以上,个别患者自发病到死亡均处于难以控制的高热之中。轻型者高热比重型少见,感染相对易控制,很少持续 1 周以上。

3.出血:急重型者均有程度不同的皮肤黏膜及内脏出血。皮肤表现为出血点或大片瘀斑,口腔黏膜有血泡,有鼻衄、龈血、眼结膜出血等。深部脏器可见呕血、咯血、便血、尿血,女性有阴道出血;其次为眼底出血和颅内出血,后者常危及患者生命。轻型者出血倾向较轻,以皮肤黏膜出血为主,内脏出血少见。

三、诊断

(一)辅助检查

1. 全血细胞计数、网织红细胞计数、血涂片。再生障碍性贫血全血细胞计数表现为两系或三系血细胞减少,成熟淋巴细胞比例正常或相对增多。血红蛋白水平、中性粒细胞绝对值及血小板计数成比例的降低,但在再生障碍性贫血早期可表现为一系减少,常常是血小板减少。贫血常伴网织红细胞减少,多数再生障碍性贫血是正细胞正色素性贫血,少部分可见到大红细胞以及红细胞不均一性。中性粒细胞无病态造血,胞浆可见中毒颗粒。血小板数量减少,但涂片中无异常血小板。胎儿血红蛋白水平测定对于判断成人再生障碍性贫血者是否为遗传性也有重要意义。

2. 骨髓检查。骨髓穿刺及骨髓活检是必需的检查。多部位(不同平面)骨髓增生减低,可见较多脂肪滴,粒、红系及巨核细胞减少,淋巴细胞及网状细胞、浆细胞比例增高,多数骨髓小粒空虚。红系可见病态造血,不能以此诊断为 MDS。骨髓活检至少取 2 cm 标本,显示造血组织减少。骨髓活检可以评估细胞比例、残存造血组织情况,及是否存在骨髓浸润、骨髓纤维化等至关重要。多数再生障碍性贫血表现为全切片增生减低,少数可见局灶性增生灶。再生障碍性贫血患者的骨髓活检中网硬蛋白不增加亦无异常细胞。

四、症状

1. 全血细胞减少,网织红细胞绝对值减少。

2. 一般无脾大。

3. 骨髓检查至少一个部位增生减低或重度减低。

4. 能除外其他引起全血细胞减少的疾病,如阵发性睡眠性血红蛋白尿症,骨髓增生异常综合征,急性造血功能停滞,骨髓纤维化,急性白血病,恶性组织细胞病等。

5. 一般抗贫血药物治疗无效。

五、治疗

再生障碍性贫血的治疗包括病因治疗、支持疗法和促进骨髓造血功能恢复的各种措施。慢性型一般以雄激素为主,辅以其他综合治疗,经过长期不懈的努力,才能取得满意疗效,不少病例血红蛋白恢复正常,但血小板长期处于较低水平,临床无出血表现,可恢复轻工作。急性型预后差,上述治疗常无效,诊断一旦确立宜及早选用骨髓移植或抗淋巴细胞球蛋白等治疗。

(一)支持疗法

凡有可能引起骨髓损害的物质均应设法去除,禁用一切对骨髓有抑制作用的药物。积极做好个人卫生和护理工作。对粒细胞缺乏者宜保护性隔离,积极预防感染。输血要掌握指证,准备做骨髓移植者,移植前输血会直接影响其成功率,尤其不能输家族成员的血。一般以输入浓缩红细胞为妥。严重出血者宜输入浓缩血小板,采用单产或 HLA 相合的血小板输注可提高疗效。反复输血者宜应用去铁胺排铁治疗。

（二）雄激素

为治疗慢性再生障碍性贫血首选药物。常用雄激素有四类。① 17α-烷基雄激素类：如司坦唑（康力龙）、甲氧雄烯醇酮、羟甲烯龙、氟甲睾酮、大力补等；② 睾丸素酯类：如丙酸睾酮、庚酸睾酮、环戊丙酸睾酮、十一酸睾酮（安雄）和混合睾酮酯（丙酸睾酮、戊酸睾酮和十一烷酸睾酮）又称"巧理宝"；③ 非 17α-烷基雄激素类：如苯丙酸诺龙和葵酸诺龙等；④ 中间活性代谢产物：如本胆脘醇酮和达那唑等。睾酮进入体内，在肾组织和巨噬细胞内，通过 5α-降解酶的作用，形成活力更强的 5α-双氢睾酮，促使肾脏产生红细胞生成素，巨噬细胞产生粒巨噬细胞集落刺激因子；在肝脏和肾髓质内存在 5β-降解酶，使睾酮降解为 5β-双氢睾酮和本胆烷醇酮，后两者对造血干细胞具有直接刺激作用，促使其增殖和分化。因此雄激素必须在一定量残存的造血干细胞基础上，才能发挥作用，急性、严重再生障碍性贫血常无效。慢性再生障碍性贫血有一定的疗效，但用药剂量要大，持续时间要长。丙酸睾丸酮 50～100 mg/d 肌肉注射，康力龙 6～12 mg/d 口服，安雄 120～160 mg/d口服，巧理宝 250 mg 每周二次肌肉注射，疗程至少 6 个月以上。国内报告的有效率为 34.9%～81%，缓解率 19%～54%。红系疗效较好，一般治后一个月网织红细胞开始上升，随后血红蛋白上升，2 个月后白细胞开始上升，但血小板多难以恢复。部分患者对雄激素有依赖性，停药后复发率达 25%～50%。复发后再用药，仍可有效。丙酸睾酮的男性化副作用较大，出现痤疮、毛发增多、声音变粗、女性闭经、儿童骨成熟加速及骨骺早期融合，且有一定程度的水钠潴留。丙睾肌注多次后局部常发生硬块，宜多处轮换注射。17α 烷基类雄激素男性化副反应较丙睾为轻，但肝脏毒性反应显著大于丙睾，多数病人服药后出现谷丙转氨酶升高，严重者发生肝内胆汁瘀积性黄疸，少数甚至出现肝血管肉瘤和肝癌，但停药后可消散。

（三）骨髓移植

骨髓移植是治疗干细胞缺陷引起再生障碍性贫血的最佳方法，且能达到根治的目的。一旦确诊严重型或极严重型再生障碍性贫血，年龄＜20 岁，有 HLA 配型相符供者，在有条件的医院应首选异基因骨髓移植，移植后长期无病存活率可达 60%～80%，但移植需尽早进行，因初诊者常输红细胞和血小板，这样易使受者对献血员次要组织相容性抗原致敏，导致移植排斥发生率升高。对确诊后未输过血或输血次数很少者，预处理方案可用环磷酰胺每天 50 mg/kg 连续静滴 4 天。国内已开始应用异基因骨髓移植治疗严重再生障碍性贫血，并已有获得成功报道。凡移植成功者则可望治愈。胎肝细胞悬液输注治疗再生障碍性贫血国内已广泛开展，有学者认为可促进或辅助造血功能恢复，其确切的疗效和机理尚有待于进一步研究。

（四）免疫抑制剂

适用于年龄大于 40 岁或无合适供髓者的严重型再生障碍性贫血。最常用的是抗胸腺球蛋白（ATG）和抗淋巴细胞球蛋白（ALG）。其机理主要可能通过去除抑制性 T 淋巴细胞对骨髓造血的抑制，也有人认为尚有免疫刺激作用，通过产生较多造血调节因子促进干细胞增殖。此外，可能对造血干细胞本身还有直接刺激作用。剂量因来源不同而异，马 ALG 10～15 mg/(kg·d)，兔 ATG 2.5～4.0 mg/(kg·d)，共 5 天，用生理盐水稀释后，先皮试，然后缓慢从大静脉内滴注，如无反应，则全量在 8～12 小时内滴完；同时静滴氢化考的松，1/2 剂量在 ALG/ATG 滴注前，另 1/2 在滴注后用。患者最好给予保护性隔离。为预防血清病，宜在第 5 天后口服强的松 1 mg/(kg·d)，第 15 天后减半，到第 30 天停用。不宜应用大剂量肾上腺皮质激素，以免引起股骨头无菌性坏死。疗效要 1 个月以后，有的要 3 个月以后才开始出现。严重型再生障碍性贫血的有效率可达 40%～70%，有效者 50%可获长期生存。不良反应有发热、寒颤、皮疹等过敏反应，以及中性粒细胞和血小板减少引起感染和出血，滴注静脉可发生静脉炎，血清病在治疗后 7～10 天出现。

（五）中医药

治宜补肾为本，兼益气活血。常用中药为鹿角胶、仙茅、仙灵脾、黄芪、生熟地、首乌、当归、苁蓉、巴戟、补骨脂、菟丝子、枸杞子、阿胶等。国内治疗慢性再生障碍性贫血常用雄激素合并中医补肾法治疗。

（六）造血细胞因子和联合治疗

再生障碍性贫血是造血干细胞疾病引起的贫血，内源性血浆 EPO 水平均在 500 U/L以上，采用重组人 EPO 治疗再生障碍性贫血必需大剂量才可能有效，一般剂量是不会取得任何效果。重组人集落刺激因子包括 G-CSF，GM-CSF 或 IL-3 治疗再生障碍性贫血对提高中性粒细胞，减少感染可能有一定效果，但对改善贫血和血小板减少效果不佳，除非大剂量应用。但造血细胞因子价格昂贵，因此目前仅限于重型再生障碍性贫血免疫抑制剂治疗时的辅助用药，如应用 ALG/ATG 治疗重型再生障碍性贫血，常因出现严重粒细胞缺乏而并发感染，导致早期死亡。若该时合并应用 γhG-CSF 可改善早期粒缺，降低病死率。联合治疗可提高对重型再生障碍性贫血治疗效果，包括 ALG/ATG 和 CSA 联合治疗，CSA 和雄激素联合治疗等，欧洲血液和骨髓移植组采用 ALG，CSA，甲基强的松龙和 γhG-CSF 联合治疗，对重型再生障碍性贫血有效率已提高到 82%。

六、护理

（一）贫血的护理

1. 病情观察：详细询问病人贫血症状、持续时间。观察口唇、甲床苍白程度、心率。了解检查结果，如血红蛋白及网织红细胞数。

2. 评估病人目前的活动耐力。

3. 制定活动计划：一般重度以上贫血（血红蛋白＜60 g/L）要以卧床休息为主。中轻度贫血应休息与活动交替进行。活动中如出现心慌、气短应立刻停止活动。

4. 药物护理：遵医嘱给予患者丙酸睾丸酮，坚持用药。不良反应及护理：① 该药为油剂，需深层注射；由于吸收慢，注射部位易发生肿块，要经常检查注射部位，发现硬块要及时理疗。② 男性化，如毛须增多、声音变粗、痤疮、女性闭经等。③ 肝功能受损，用药过程中应定期检查肝功能。

5. 输血：慢性严重贫血可输注红细胞悬液。输血操作应严格按程序进行并观察输血反应。

(二)脑出血的护理

1. 嘱病人多卧床休息，观察病人有无脑出血先兆，如头痛、呕吐、精神烦躁不安等。

2. 若发生颅内出血，处理如下：① 迅速通知医生；② 病人平卧位，头偏一侧，保持呼吸道通畅；③ 开放静脉，按医嘱给予脱水剂、止血药或输浓缩血小板液；④ 观察病人意识状态、瞳孔大小、血压、脉搏及呼吸频率、节律。

(三)心理护理

鼓励患者适当运动，增强体质，提高自身免疫力对再生障碍性贫血患者的康复没有坏处，春晨很适合做些户外运动，再生障碍性贫血患者可以在温暖的早晨呼吸新鲜空气，保持好的心情，好的治疗状态，相信对病情的康复不无裨益。

（张芹　袁彩玲　顾文琴　陈嵩淞）

第四节　溶血性贫血

溶血性贫血(hemolytic anemia)是一种良性疾病，系指红细胞破坏加速，而骨髓造血功能代偿不足时发生的一类贫血。骨髓具有正常造血 6～8 倍的代偿能力，如果骨髓增加红细胞生成，足以代偿红细胞的生存期缩短，则不会发生贫血。这种状态称为“溶血”或失代偿性溶血性疾病。溶血性贫血常伴有黄疸，称为“溶血性黄疸”。

一、病因

1. 红细胞自身异常所致的溶血性贫血。
2. 红细胞外部异常所致的溶血性贫血。

二、临床表现

急性溶血性贫血短期内在血管内大量溶血。起病急骤，临床表现为严重的腰背及四肢酸痛，伴头痛、呕吐、寒战，随后高热、面色苍白和血红蛋白尿、黄疸。严重者出现周围循环衰竭和急性肾衰竭。

慢性溶血性贫血临床表现有贫血、黄疸、脾大。长期高胆红素血症可并发胆石症和肝功能损害。慢性重度溶血性贫血时，长骨部分的黄髓可以变成红髓。儿童时期骨髓都是红髓，严重溶血时骨髓腔可以扩大，X 线摄片示骨皮质变薄，骨骼变形。髓外造血可致肝、脾大。

三、诊断

1. 详细询问病史，了解有无引起溶血性贫血的物理、机械、化学、感染和输血等红细胞外部因素。若有家族贫血史，则提示遗传性溶血性贫血的可能。

2. 有急性或慢性溶血性贫血的临床表现，实验室检查有红细胞破坏增多或血红蛋白降解、红系代偿性增生和红细胞缺陷寿命缩短，三方面实验室检查的依据并有贫血，此时即可诊断溶血性贫血。

3. 溶血主要发生在血管内，提示异型输血、PNH、阵发性冷性血红蛋白尿等溶血性贫血的可能较大；溶血主要发生在血管外，提示自身免疫性溶血性贫血、红细胞膜、酶、血红蛋白异常所致的溶血性贫血机会较多。

4. 抗人球蛋白试验(Coombs 试验)阳性者考虑温抗体型自身免疫性溶血性贫血，并进一步确定原因。阴性者考虑 Coombs 试验阴性的温抗体型自身免疫性溶血性贫血；非自身免疫性的其他溶血性贫血。

四、治疗

(一)病因治疗

去除病因和诱因极为重要。如：冷型抗体自体免疫性溶血性贫血应注意防寒保暖；蚕豆病患者应避免食用蚕豆和具氧化性质的药物，药物引起的溶血，应立即停药；感染引起的溶血，应予积极抗感染治疗；继发于其他疾病者，要积极治疗原发病。

(二)糖皮质激素和其他免疫抑制剂

若自体免疫溶血性贫血、新生儿同种免疫溶血病、阵发性睡眠性血红蛋白尿等，每日强的松 1 mg/kg，每日清晨顿服，或氢化考的松每日 200～300 mg，静滴；若自体免疫溶血性贫血可用环磷酰胺、硫唑嘌呤或达那唑等。

(三)脾切除术

脾切除适应证：① 遗传性球形红细胞增多症脾切除有良好疗效；② 自体免疫溶血性贫血应用糖皮质激素治疗无效时，可考虑脾切除术；③ 地中海贫血伴脾功能亢进者可作脾切除术；④ 其他溶血性贫血，如丙酮酸激酶缺乏，不稳定血红蛋白病等，亦可考虑作脾切除术，但效果不肯定。

(四)输血

贫血明显时，输血是主要疗法之一。但在某些溶血情况下，也具有一定的危险性，例如给自体免疫性溶血性贫血患者输血可发生溶血反应，给 PNH 病人输血也可诱发溶血，大量输血还可抑制骨髓自身的造血机能，所以应尽量少输血。有输血必要者，最好输红细胞或用生理盐水洗涤三次后的红细胞。一般情况下，若能控制溶血，可借自身造血机能纠正贫血。

(五)其他

并发叶酸缺乏者，口服叶酸制剂，若长期血红蛋白尿而缺铁表现者应补铁。但对

PNH 病人补充铁剂时应谨慎，因铁剂可诱使 PNH 病人发生急性溶血。

五、护理

（一）病情观察

1. 密切观察日夜间尿的颜色、黄疸程度。

2. 疼痛的部位、性质、程度。

3. 面色、睑结膜、甲床颜色以及脉搏。

（二）症状护理

1. 腰背部及四肢酸痛的护理。卧床休息，协助病人满足生活需要，局部可热敷。

2. 黄疸的护理。注意伴随的症状及有无出血倾向，嘱病人不要搔抓皮肤，保持皮肤清洁。

3. 合并急性肾功能衰竭的护理。按急性肾功能衰竭护理常规执行。

4. 合并胆石症的护理

（1）密切观察病人疼痛的部位和程度。

（2）禁食高脂肪油炸食物。

（3）观察有无腹痛、头痛、肢体痛。

（三）一般护理

1. 针对阵发性睡眠性血红蛋白尿的病人，禁止进食酸性食物和药物。

2. 服用激素药物注意监测血糖的变化及大便情况。

3. 为病人提供各种医学信息，使病人得到希望，积极配合治疗。

（张萍　韩金美　杨春苗　匡晓丽）

第二十一章　出血性疾病

第一节　过敏性紫癜

过敏性紫癜(Henoch-Sch. nlein purpura,HSP)是一种小血管炎,以皮肤紫癜、关节炎、腹痛、血尿为主要表现。多数情况下过敏性紫癜是一种良性的自限性疾病。

一、病因

病因尚不清楚,可能由于某种致敏原引起的变态反应所致,但直接致敏原尚不明确。起病前常有由溶血性链球菌引起的上呼吸道感染,经1～3周潜伏期后发病。此外,病毒如麻疹、流行性腮腺炎等,寄生虫如蛔虫,钩虫等,食物如鸡蛋、鱼、虾等,药物如氯霉素、水杨酸盐等,其他如虫咬、花粉等,均可能成为致敏原,使体内发生自身免疫反应,以致毛细血管发生炎性改变。

二、临床表现

1. 皮疹:分布是对称的,严重的疾病可以影响腹部和臀部、肘部。以明亮的红色皮疹开始,略高于表面,可伴有瘙痒和荨麻疹,反复出现。

2. 关节常发症状:一半的患者会感到关节痛、膝关节、踝关节多见,可以限制功能,可以恢复正常,一般在几天内。

3. 胃肠道症状:1/3病例腹痛,阵发性,间歇性,主要为肚脐周围疼痛,可伴有呕吐,呕血,黑便,个别可出现肠梗阻,肠穿孔,肠套叠。

4. 其他:如鼻出血,咯血,心肌炎,头痛发作等。

三、诊断

(一)辅助检查

1. 实验室检查。有助于排除其他诊断的实验室检查,包括尿常规、血细胞计数、尿素氮水平、肌酐水平、凝血酶原时间(PT)、活化部分凝血活酶时间(APTT)和脂肪酶的水平。

(1)尿液检查:10%～20%的患者可以出现血尿和/或蛋白尿。

(2)血小板计数和凝血检测:血小板计数通常是在正常范围内,可以升高,但不会下降。除外特发性血小板减少性紫癜(ITP)。血小板计数正常和凝血功能(即PT、APTT、纤维蛋白裂解产物)正常,可以除外血栓性血小板减少性紫癜(TTP)。

(3)脂肪酶水平正常,用于除外急性胰腺炎。

(4)白细胞计数可以正常或升高。有时会出现嗜酸性粒细胞增多。

(5)血沉可以正常或升高。

(6)血尿素氮和肌酐水平升高:可以是过敏性紫癜的肾损害,也可以是肾前性原因造成的。

2. 影像学检查

(1)腹部超声检查可用于过敏性紫癜(HSP)相关的肠套叠。

(2)多普勒超声或放射性核素睾丸扫描结果显示:过敏性紫癜时血流量正常或增加;睾丸扭转时血流减少。

(二)症状

1. 患者出现皮疹(95%),尤其是下肢,但也可能不是首发症状。

2. 皮下水肿(20%~50%)。

3. 腹痛和呕吐(85%)。

4. 关节疼痛(60%~80%),尤其是累及膝盖和脚踝。

5. 阴囊水肿(2%~35%)。

6. 便血。

四、治疗

1. 支持治疗为主,包括充分水化,以及监测腹部和肾脏并发症。大多数患者几周内可以康复,无需治疗。

2. 药物治疗

(1)非甾体类抗炎药(NSAIDs):有助于缓解关节疼痛而并不加重皮肤紫癜。但是,肾功能不全的患者 NSAIDs 需要慎用。临床医生经常使用糖皮质激素治疗皮下水肿和肾炎。但是,尚无前瞻性对照研究可以证明其有效性。随机对照研究不支持激素用于预防和治疗肾脏疾病,但是也有学者主张应用糖皮质激素。

(2)强的松的剂量为 1 mg/(kg · d),服用 2 周,然后在 2 周内减停,可缩短腹部和关节疼痛的持续时间,但要注意糖皮质激素的副作用。

3. 其他治疗方案。也可以联合以下药物或处理方法:硫唑嘌呤、环磷酰胺、环孢素、双嘧达莫、血浆置换、高剂量静脉注射免疫球蛋白(IVIG)、达那唑或鱼油。重症过敏性紫癜性肾炎的治疗方案可以有:甲基强的松龙冲击 30 mg/(kg · d),共 3 天;然后口服强的松在 2 mg/(kg · d)共 2 个月,环磷酰胺 2 mg/(kg · d)共 2 个月,以及双嘧达莫 5 mg/(kg · d)共 6 个月。最近的研究报道:成人重症过敏性紫癜糖皮质激素再加上血浆置换治疗可以获得良好疗效。

五、护理

1. 常规护理:向患者做健康指导,让患者了解自己病情,了解有关该病的知识,了解合理饮食及减少活动的必要性。消除患者的顾虑,树立治疗信心。

2. 向患者介绍本病的一般治疗用药情况。

3. 向患者介绍过敏原检测或者脱敏治疗对于该病恢复的意义。

（孙振刚　常学兰　陈嵩淞　周慧）

第二节　特发性血小板减少性紫癜

特发性血小板减少性紫癜(idiopathic thrombocytopenic purpura，ITP)，是因免疫机制使血小板破坏增多的临床综合征，又称自身免疫性血小板减少性紫癜(autoimmune thrombocytopenic purpura，AITP)，是较为常见的出血性疾病，也是最常见的一种血小板减少性紫癜。其特点为外周血小板减少，血小板寿命缩短，骨髓巨核细胞正常或增多，血小板更新率加速。根据临床表现、发病年龄、血小板减少的持续时间和治疗效果，分为急性型和慢性型，急性型多见于儿童，常为自限性，慢性型好发于青年女性。

一、病因

约80％病儿在发病前3周左右有病毒感染史，多为上呼吸道感染，还有约20％病人的先驱病是风疹、麻疹、水痘、腮腺炎、传染性单核细胞增多症、肝炎、巨细胞包涵体病等疾病。约1％病例因注射活疫苗后发病。目前认为病毒感染引起ITP不是由于病毒的直接作用而是有免疫机制参与；因为常在病毒感染后2～3周发病，且患者血清中大多数存在血小板表面包被抗体(PAIgG)增加，引起血小板被吞噬细胞所破坏。急性型比慢性型抗体量更高，血小板破坏更多。有的病人同时发生血小板减少性紫癜和自身免疫性溶血；新生儿患者均半数母亲患有同样疾病。这些现象都支持ITP是免疫性疾病。

二、临床表现

1. 起病。慢性ITP以中青年女性为多见，男∶女为1∶3，一般起病缓慢或隐袭。急性型常见于儿童，男女比例相近，以秋冬季发病多见。约80％病人在起病前1～3周有上呼吸道感染特别是病毒感染史，如风疹、水痘、麻疹等。起病急骤，可有畏寒、发热。

2. 出血。出血症状相对较轻，常呈持续性或反复发作，持续发作是血小板减少，可持续数周或数月。缓解时间长短不一，可为一月、数月或数年。主要表现为皮肤、黏膜大小不等的瘀点、瘀斑，分布不均，可发生于任何部位，常先出现于四肢，尤以四肢远端多见。黏膜出血程度不一，以鼻及齿龈为多见，口腔黏膜出血、血疱次之，血尿及胃肠道出血也可见到。女性患者常以月经过多为主要表现。本病在搔抓皮肤或外伤后，可发生皮肤瘀斑，但关节和视网膜出血少见。出血症状一般与血小板计数相关。当外周血小板计数 $<20\times10^9/L$，可并发严重的出血症状。在老年患者(>60岁)，当外周血小板计数相同条件下，其出血严重程度明显高于年轻ITP患者。本病出血原因主要为血小板减少。此外，血小板功能障碍也可能起作用。慢性型出血症状相对较轻，常反复发作，每次发作持续数周或数月，甚至迁延数年，很少自然缓解者，经治疗后能达长期缓解者仅 10%～15%。

3. 其他。出血过多、病程持续过久者可有贫血。本病一般脾不大，但反复发作者可有轻度脾肿大。

三、诊断

本病应根据出血症状、多次化验检查血小板减少、出血时间延长、体格检查脾不增大或轻度增大，骨髓巨核细胞增多或正常，伴有成熟障碍，抗血小板抗体增高，排除继发性血小板减少症为主要诊断标准。1986 年中华血液学会全国血栓与止血学术会议对本病的诊断标准如下：① 多次化验检查血小板减少。② 脾脏不增大或仅轻度增大。③ 骨髓检查巨核细胞增多或正常，并有成熟障碍。

对诊断是否必须有骨髓检查争议很大，美国血液学协会认为如果患者年龄小于 60 岁，临床表现典型就不必行骨髓检查，但对要行脾切除或对肾上腺皮质激素治疗效果不佳者，应行骨髓检查。许多儿科医生都主张患儿在接受肾上腺皮质激素治疗前必须进行骨髓检查以排除急性白血病。另外，对临床表现不典型的患者，若表现为倦怠、无力、持续性发热、骨关节疼痛，不能解释的大红细胞症或中性白细胞减少症，则必须行骨髓检查。

四、治疗

（一）一般疗法

急性病例主要于发病 1～2 周内出血较重，因此发病初期，应减少活动，避免创伤，尤其是头部外伤，重度者卧床休息。应积极预防及控制感染，阿司匹林可致出血，亦须避免。给予足量液体和易消化饮食，避免口腔黏膜损伤。为减少出血倾向，常给大量维生素 C 及 P。局部出血者压迫止血。一般病例不需给予特殊治疗。若出血严重或疑有颅内出血者，应积极采取各种止血措施。慢性病例出血不重或在缓解期均不需特殊治疗，但应避免外伤，预防感染，有时轻微呼吸道感染即可引起严重复发。对出血严重或久治不愈者应进行如下特殊疗法。

（二）输新鲜血或血小板

仅可作为严重出血时的紧急治疗。因患者血中存在抗血小板抗体，输入的血可很快破坏，寿命短暂（几分钟至几小时）。故输血或血小板不能有效提高血小板数。但有人认为输入血小板后可迅速降低毛细血管脆性，而减轻出血倾向。

（三）肾上腺皮质激素

1. 降低毛细胞细血管通透性，减少出血倾向

2. 减低免疫反应，并可减少 PAIgG 的产生及抑制脾脏单核巨噬细胞对附有抗体血小板的吞噬作用。故在 ITP 患者早期应用大量激素后，出血现象可较快好转。目前仍主张在发病 1 个月内（特别是 2 周内）病情为中度以上或发病时间虽长，但病情属重度以上的病人应给予激素治疗。用药原则是早期、大量、短程。一般用强的松 60 mg/(m^2 · d)

(2 mg/(kg・d))分2～3次或清晨一次口服。若出血严重,强的松可用至120 mg/(m^2・d)口服或用氢化可的松400 mg/(m^2・d)或氟美松10～15 mg/(m^2・d)静脉点滴,待出血好转即改为强的松60 mg/(m^2・d)。一般用药3周左右,最长不超过4周,逐渐减量至停药。

(四)大剂量丙种球蛋白静点

对重度以上出血病儿,亦可静脉点滴输入大剂量精制丙种球蛋白(IgG),约0.4 g/(kg・d),连用5天。有70%～80%的病人可提高血小板计数,特别对慢性患者有暂代切脾手术的倾向。但此种精制品费用昂贵,一时不易推广。

(五)免疫抑制剂:激素治疗无效者尚可试用

1.长春新碱每次1.5～2 mg/m^2(最大剂量每次2 mg)静脉注射,每周一次;或每次0.5～1 mg/m^2加生理盐水250 mL缓慢静脉滴注,连用4～6周为1疗程。用药后血小板可见上升,但多数病人停药后又下降,仅少数可长期缓解。因疗效短暂,故较适用于手术前准备。

2.环磷酰胺2～3 mg/(kg・d)口服或每次300～600 mg/m^2静脉注射,每周1次。有效时多在2～6周,如8周无效可停药。有效者可继续用药4～6周。

3.硫唑嘌呤1～3 mg/(kg・d),一般一个月后方可显效。这些免疫抑制剂可与皮质激素合用。

(六)其他药物

近年来国内外试用炔羟雄烯异恶唑(达那唑),这一非男性化人工合成雄激素,治疗顽固性慢性ITP患者,即刻效果尚好,维持效果时间较短,故对准备切脾手术而需血小板暂时上升者有一定价值。其作用现认为可调整T细胞的免疫调节功能,从而降低抗体的产生,并可减少巨噬细胞对血小板的消除。

(七)脾切除疗法

脾切除对慢性ITP的缓解率为70%～75%。但应严格掌握手术指征,尽可能推迟切脾时间。

五、护理

1.休息活动:急性型或慢性型急性发作期应卧床休息,减少活动。血小板明显减少出血倾向严重者或已有内脏出血及合并高热的病人应绝对卧床休息,提供细致的生活护理。

2.营养:给予高蛋白、高维生素易消化的饮食,若伴有贫血应选用含铁丰富的食物,忌用温补,应以偏凉或性平者为好,多选用蔬菜水果性凉者对止血有利。注意忌油腻、生硬食物并忌用刺激性食品,如辣椒、酒等。消化道出血者酌情改进流食或禁食,以静脉补充营养。

3.心理:出血症状常使病人恐惧不安,应给予安慰使之避免情绪过度紧张而激发或加重出血,必要时按医嘱给予镇静剂。

4. 预防出血:病人服装应柔软、宽松,避免穿着过紧的衣裤加重皮肤紫癜。应指导病人学会自我防护,避免外伤引起出血,防摔碰损伤,纠正挖鼻、耳的习惯,不吃硬韧易塞牙的食物,否则剔牙易引发出血。进行医疗技术操作时动作要轻,尽量避免不必要的手术治疗或穿刺及各种注射,如必须注射给药时,局部应有效的加压,以免形成局部血肿。注意禁用抑制血小板功能的药物,如潘生丁、阿斯匹林、右旋糖酐等。忌用一切可能引起血小板减少的药物,如磺胺类、解热止痛药、奎宁、奎尼丁、氯丙嗪、地高辛等。

5. 观察病情:特别对急性或慢性型发作期的病人随时注意观察皮肤、黏膜、消化道、泌尿生殖道及颅脑等部位的出血倾向,一旦发生大出血的征象应立即通知医师并给予及时的对症处理,做好抢救物资的准备,应有专人护理,定时测量记录血压、脉搏、呼吸、瞳孔及神志等生命体征,随时做好救治处置的配合。

(1)口腔黏膜、舌、齿龈出血:加强口腔护理,预防口腔感染。定时以复方硼酸溶液或洗必泰漱口,保持口腔环境的清洁度减少继发感染。齿龈及舌体易出现血泡、小血泡,一般无须处理。大血泡可用无菌空针抽吸积血后,局部以纱布卷加压至出血停止。

(2)鼻衄:少量鼻出血用简易止血法,即用干棉球或可醮 1∶1 000 肾上腺素后填塞出血侧鼻腔,可同时加冷敷;大量鼻出血在简易止血的同时请五官科专科医师实施止鼻血术,迅速做好物品的准备并协助医师操作,注意观察病人的生命体征变化。止鼻血术后,继续观察止血效果及有无再次发生出血。

(3)消化道出血:头晕、口渴、恶心等症状常是呕血的先兆;肠鸣音增强,腹胀常是便血的先兆,应注意观察。一旦发生消化道出血,应严密观察记录腹胀恶心、呕吐、排便的次数以及呕吐物、大便的颜色和性状。应专人护理,每 30 min 测量血压、脉搏、心率一次,同时要注意观察病人尿量,皮肤色泽及肢端温度变化等失血性休克的早期征象,及时通知医师并配合抢救处置,做好输液、输血准备工作。病人呕吐时注意使头向一侧,防止呕吐物呛入气管引起窒息或吸入性肺炎。呕吐后随时擦净口唇处血迹并漱口,及时清理床边污物,保持整洁。消化道出血量小,无严重呕吐者可给予冷流质饮食,出血量大的应禁食。

(4)颅内出血:严密观察颅内出血引起颅内压增高的征象,如突然剧烈头痛、呕吐或可有大小便失禁,偏瘫和意识障碍应及时报告医师并注意测量、记录血压、脉搏、呼吸、体温及瞳孔的异常变化。配合医师进行腰椎穿刺行脑脊液压力的监测及脑脊液检验。病人头痛、呕吐和烦躁不安应配合医师积极采用降颅内压措施,但注意禁用吗啡、哌替啶及冬眠灵等药物。如果病人因颅内压增高而出现癫痫发作,应防止病人碰伤和摔伤。将病人衣领腰带松开,用纱布裹金属压舌板放置于病人上下臼齿间,以防咬伤舌。昏迷者保持呼吸道通畅,及时清除呼吸道分泌物并给予氧气吸入,按医嘱给予中枢兴奋剂、脱水剂等。对于伴有中枢性高热的病人,体温在 39℃以上头部以冰帽冷敷,同时也可将冰袋放于腋窝、腹股沟等血管丰富处。病人因出血倾向严重不要用酒精擦浴法及针刺法降温。

(杨春苗　匡秀红　王丽云　周鹏)

第三节　血友病

血友病是一组遗传性凝血因子缺乏引起的出血性疾病。在我国,血友病的社会人群发病率为(5～10)/10万,婴儿发生率约1/5 000。典型血友病患者常自幼年发病、自发或轻度外伤后出现凝血功能障碍,出血不能自发停止;从而在外伤、手术时常出血不止,严重者在较剧烈活动后也可自发性出血。血友病是女性携带导致下一代男性发病,可以进行妊娠后的产前诊断,进行优生优育。

一、病因

血友病甲、乙均属于性连锁隐性遗传性疾病,而丙型血友病(遗传性Ⅺ缺乏症)则为常染色体隐性遗传性疾病。在我国多数为甲型血友病为主,致病基因位于女性X染色体上,也就是女性携带基因,导致下一代男性发病,而下一代女性均为正常人。所以,血友病患者常有家族史,常见的遗传模式是:女性从上一代获得发病基因(携带者,不发病),然后遗传给下一代男性,也称"隔代遗传"。

二、临床表现

典型血友病患者常自幼年发病、自发或轻度外伤后出现凝血功能障碍,出血不能自发停止;从而在外伤、手术时常出血不止,严重者在较剧烈活动后也可自发性出血,特别是关节、肌肉等出血,导致严重的关节肿胀及肌肉缺血坏死,长期发作可以影响骨关节的生长发育,导致关节畸形及肌肉萎缩,以致四肢(主要为下肢)活动困难,严重者不能行走。血友病的出血特点为:

1. 出血不止:多为轻度外伤、小手术后。

2. 与生俱来,伴随终身。

3. 常表现为软组织或深部肌肉内血肿。

4. 负重关节膝、踝关节等反复出血甚为突出,最终可致关节畸形,可伴骨质疏松、关节骨化及相应肌肉萎缩(血友病关节)。

5. 出血的轻重与血发病类型及相关因子缺乏程度有关。

此外,可以出现血肿压迫症状及体征,常见的有:血肿压迫周围神经可致局部疼痛、麻木及肌肉萎缩;压迫血管、输尿管引起症状;压迫胸腹腔等脏器,影响内脏功能。

三、诊断

1. 血常规检查:血小板计数正常,严重出血者血红蛋白减少。

2. 凝血功能检测:凝血酶(PT)时间正常,部分凝血活酶时间(APTT)延长,重型明显延长,轻型稍延长,亚临床型正常。

3. 其他检测:临床确诊常需要检测Ⅷ凝血活性。对任何程度的血友病患者,完全确诊可以进一步通过基因检查等手段，如常用 PCR 及基因芯片技术等。此外，尚应排除其他原因导致的凝血因子缺乏症，如灭鼠药物中毒导致的凝血因子缺乏出血，抗凝药物如华法令等引起的出血。

四、治疗

(一)一般止血治疗

如使用抗纤溶药物及一般促进血小板聚集的止血药物等。对于严重的出血导致的关节及肌肉血肿，可以用绷带加压包扎或者沙袋等局部压迫和冷敷止血。

(二)凝血因子替代疗法

为主要疗法，即补充缺失的凝血因子。主要方法有：

1. 新鲜冰冻血浆（含有人体血液中所有的凝血因子），根据病情每日每次 200～400 mL 不等。

2. 血浆冷沉淀物（主要含Ⅷ及纤维蛋白原等，其中Ⅷ浓度较血浆高 5～10 倍），根据病情，每次每日输注 10～20 IU（国际单位）不等。

3. 凝血酶原复合物（含Ⅹ，Ⅸ，Ⅶ，Ⅱ），为一般的替代治疗。

4. 血液提取的Ⅷ浓缩制剂，或基因重组活化的Ⅷ制剂（不同厂家，规格不同）。

5. 重组的人活化因子Ⅶ（rFⅦa，活化的七因子）：可用于预防或治疗Ⅷ或Ⅸ缺乏的严重血友病患者的出血，常用剂量是 90 g/kg，每 2～3 h 静脉注射，直至出血停止。

(三)药物治疗

疗效低于凝血因子替代治疗，如使用：去氨加压素（Desmopressin，DDAVP）、达那唑以及糖皮质激素改善血管通透性等。

(四)家庭治疗

血友病患者的家庭治疗在国外已广泛应用。血友病患者及其家属应接受相关疾病的病理、生理、诊断及治疗知识的教育，家庭治疗最初应在专业医师的指导下进行。除传授注射技术外，还包括血液病学、矫形外科、精神、心理学以及艾滋病、病毒性肝炎的预防知识等。

(五)外科治疗

有关节出血者应在替代治疗的同时，进行固定及理疗等处理。对反复关节出血而致关节强直及畸形的患者，可在补充足量凝血因子的前提下，行关节成型或人工关节置换术。

(六)其他治疗

如通过不同的基因疗法，使患者体内表达足量的凝血因子等，目前这些方法尚处于临床试验阶段，还没有完全用于临床。

五、护理

(一)病情观察

1. 观察有无自发性或轻微受伤后出血现象，如皮下大片瘀斑、肢体肿胀、皮肤出血、关节腔出血、关节疼痛、活动受限等。

2. 观察有无深部组织血肿压迫重要器官或重要脏器出血，如腹痛、消化道出血、颅内出血。

3. 观察实验室检查结果，如凝血时间、部分凝血酶原时间纠正试验等。

(二)对症护理

1. 外伤或小手术后引起的出血可局部加压或冷敷止血，也可用肾上腺素等药物止血。

2. 关节出血时护理。

(1)卧床休息，停止活动。

(2)局部冷敷止血，适当包扎，将肢体固定在功能位置。

(3)抬高患肢。

(4)按医嘱及时补充凝血因子。

(5)出血量多必须作穿刺时，注意无菌技术操作。

(6)肿胀消退后，逐步帮助恢复关节活动和功能。

3. 其他脏器严重出血时应及时补充血容量，补充凝血因子做急救处理。如输入成分血，抗血友病球蛋白浓缩剂或凝血酶原复合物等，并注意观察有无发热、肝炎等并发症。

(三)一般护理

1. 做好预防出血的宣教工作，嘱患者动作轻柔、剪短指甲、衣着宽松，谨防外伤及关节损伤。

2. 避免各种手术，必要手术时应先补充凝血因子，纠正凝血时间直至伤口愈合。

3. 尽可能采用口服给药，避免或减少肌内注射，必要注射时采用细针头，并延长压迫止血时间。

4. 有出血倾向时应限制活动，卧床休息，出血停止后逐步增加活动量。

5. 对长久反复出血影响生活质量的患者应做好耐心劝慰，并指导其预防出血的方法，积极配合治疗和护理。

(薛安琪　陈云荣　张萍　韩金美)

第四节　弥散性血管内凝血

弥散性血管内凝血(disseminated or diffuse intravascular coagulation，DIC)是指在某些致病因子作用下凝血因子和血小板被激活，大量可溶性促凝物质入血，从而引起一个以凝血功能失常为主要特征的病理过程或病理综合征。在微循环中形成大量微血栓，同时大量消耗凝血因子和血小板，继发性纤维蛋白溶解(纤溶)过程加强，导致出血、休克、器官功能障碍和贫血等临床表现的出现。

一、病因

1.妊娠并发症:羊水栓塞、胎盘早剥、死胎滞留、流产感染、宫内引产、先兆子宫破裂。

2.感染:流行性出血热、出疹性病毒感染(天花,水痘,麻疹)、传染性单核细胞增多症、巨细胞病毒感染、斑疹伤寒、固紫色阴性杆菌感染(胆道感染,伤寒,暴发性细菌性痢疾,败血症等)、固紫色阳性球菌感染(溶血性链球菌引起的暴发性紫癜,金黄色葡萄球菌败血症等)、流行性脑脊髓膜炎的华佛氏综合征、恶性疟疾。

3.大量组织损伤与手术:大面积烧伤、严重的复合性外伤、体外循环、胸部、盆腔及前列腺手术等。

4.肿瘤及血液病:前列腺癌、肺癌、消化道各种黏液腺癌(尤其是广泛移转的晚期肿瘤)、各种急性白血病(尤其是早幼粒细胞白血病)、血栓性血小板减少性紫癜、溶血性贫血。

5.心、肺、肾、肝等内脏疾患:肺源性心脏病、紫绀型先天性心脏病、严重的心力衰竭、肝硬化、急性或亚急性肝坏死、急进性肾小球肾炎、溶血尿毒综合征、出血坏死性小肠炎、出血坏死性胰腺炎、糖尿病酸中毒、系统性红斑狼疮、结节性动脉周围炎等结缔组织病。

6.其他:各种原因引起的休克、输血及输液反应、中暑、肾移值后排斥反应、毒蛇咬伤、巨大血管瘤、药物反应及中毒等。

二、临床表现

DIC 的临床表现复杂多样,与基础疾病有关。但主要表现是出血、休克、器官功能障碍和贫血。

1.微血栓形成及缺血性组织坏死。小动脉、毛细血管或小静脉内血栓可引起各种器官微血栓阻塞,导致器官灌注不足而发生功能障碍,严重者甚至发生衰竭,引起缺血坏死。皮肤末端小动脉阻塞时出血性死斑。暴发型则表现为手指或足趾坏疽。肾脏受累肾皮质坏死引起血尿、少尿甚至无尿,继发肾小管坏死,肾功能进一步受损。肺间质出血对呼吸功能影响,伴有不同程度的低氧血症。胃及十二指肠黏膜下坏死可产生浅表性溃疡,导致消化道出血。患者可出现肝细胞性黄疸,长期存在感染和低血压常使肝损害进一步加重。肾上腺皮质出血及坏死造成急性肾上腺皮质功能衰竭,称为华—佛综合征(Waterhouse-Friderichsen syndrome);垂体微血栓引起的垂体出血、坏死,导致垂体功能衰竭,即席汉综合征(Sheehan syndrome)。

2.出血症状。出血是 DIC 最初及最常见的临床表现,患者可有多部位出血倾向,最常见出血部位是皮肤,其次为肾、黏膜、胃肠道,表现为皮肤瘀斑、紫癜、咯血、消化道出血等。轻者仅表现为局部(如注射针头处)渗血,重者可发生多部位出血。

3.微血管病性溶血性贫血。由于出血和红细胞破坏,DIC 患者可伴有微血管病性溶血性贫血。不稳定的、疏松的纤维蛋白丝在小血管沉积,循环中的红细胞流过由纤维蛋白丝构成的网孔时,常会粘着或挂在纤维蛋白丝上,加上血流的不断冲击,引起红细胞破裂。外周血涂片中可见红细胞碎片。临床表现为贫血、血红蛋白血症及血红蛋白尿。

4. 休克。广泛的微血栓形成使回心血量明显减少，加上广泛出血造成的血容量减少等因素，使心输出量减少，加重微循环障碍而引起休克。DIC 形成过程中产生多种血管活性物质（激肽、补体 C3a 和 C5a），造成微血管平滑肌舒张，血管扩张，通透性增高，回心血量减少。

三、诊断

DIC 的诊断基本上根据 DIC 的病因学、发病学和临床表现特点，通过确定引起 DIC 的原发病，临床症状和实验室检查结果作综合分析，进行判断，总的来说，DIC 的诊断有三原则。

1. 应有引起 DIC 的原发病。

2. 存在 DIC 的特征性临床症状和体征，如出血，循环功能障碍，某个或某些器官功能不全的症状或检查阳性结果。

3. 实验室检查出凝血指标的阳性结果，最基本的是血小板明显减少，Fbg 明显减少（过度代偿型除外），凝血酶原时间（prothrombintime，PT）明显延长，凝血时间延长，3P 试验阳性和血凝块溶解时间缩短等。若检查结果出现矛盾，需要增加更具特异性的指标，例如，可定量测定血浆 β 血小板球蛋白（β-thromboglobulin，βTG）和血小板第 4 因子（Platelet factor4，PF4）的浓度以了解体内血小板的活化程度；测定血浆凝血酶-ATⅢ复合物（thrombin-anfithmmbin Ⅲ complex，TAT）：以了解血液中凝血酶生成的动态变化；测定血浆 D-聚体或纤溶酶-α2-抗纤溶酶复合物（plasmin-α2-antiplasmin complex，PAP）含量以了解是否存在继发性纤溶及估计继发性纤溶的程度等。在诊断 DIC 时，实验室诊断十分重要，由于 DIC 病因复杂，影响因素众多，发病不同阶段凝血，抗凝和纤溶系统各种指标的变化多样化，故对 DIC 的实验室诊断标准，不同国家和地区有一定差别，但大多是以 Colman 早期所订标准为基础的，Colman 的诊断标准是：血小板计数低于正常，PT 延长，Fbg 低于 2 g/L。如果这三项中只有两项符合，必须补做一项纤溶指标，例如 3P 试验是否阳性，凝血酶时间（TT）是否延长达 3 s 以上，或血浆优球蛋白溶解时间（ELT）是否缩短（＜70 min）。

四、治疗

（一）防治原发病

预防和去除引起 DIC 的病因是防治 DIC 的根本措施。例如控制感染，去除死胎或滞留胎盘等。某些轻度 DIC，只要及时去除病因，病情即可迅速恢复。

（二）替代治疗

患者若有明显出血或消耗性低凝期和继发纤溶期，血小板数、纤维蛋白原及凝血因子水平均降低，应适当补充凝血因子，输注新鲜冰冻血浆、冷沉淀、浓缩血小板悬液或新鲜全血或凝血酶原复合物。推荐剂量 8 U 血小板浓缩物、8 U 冷沉淀、2 U 新鲜冰冻血浆、每 8 h 根据血小板数、纤维蛋白原、APTT、PT、输入的容量而调整替代治疗剂量。

(三)肝素治疗

尽管在 DIC 治疗上使用肝素已有较长历史,但对肝素的使用仍有较大争议。目前一般认为肝素使用指证为:① 持续出血、经替代治疗血小板和凝血因子不上升。② 证实有纤维蛋白的沉积,如皮肤坏死、暴发性紫癜、肢端缺血或静脉血栓栓塞。③ 对下列疾病一般认为肝素治疗有效:死胎滞留伴低纤维蛋白原血症诱导分娩前,流产,血型不合输血诱发 DIC 等。目前推荐的普通肝素计量为 5～10 U/(kg·h)。出血倾向明显者可采用低分子量肝素 30～50 IU 抗 Xau/kg 每 12 h 一次皮下注射。

(四)纤溶抑制物

纤溶抑制物阻断 DIC 的代偿机制、妨碍组织灌注,阻止血块溶解的同时,常带来肾损害,近年来不主张应用。在纤溶过盛及危及生命出血时,推荐剂量氨甲环酸每次 100～200 mg,每日 2～3 次静脉输注。因氨甲环酸尿路中浓度高,易因血块形成梗阻尿路,故 DIC 伴有血尿或尿道手术后慎用。24 h 临床不改善,不建议继续应用。

五、护理

(一)病情观察

1. 观察出血症状。可有广泛自发性出血,皮肤黏膜瘀斑,伤口、注射部位渗血,内脏出血如呕血、便血、泌尿道出血、颅内出血意识障碍等症状。应观察出血部位、出血量。

2. 观察有无微循环障碍症状。皮肤黏膜紫绀缺氧、尿少尿闭、血压下降、呼吸循环衰竭等症状。

3. 观察有无高凝和栓塞症状。如静脉采血血液迅速凝固时应警惕高凝状态,内脏栓塞可引起相关症状,如肾栓塞引起腰痛、血尿、少尿,肺栓塞引起呼吸困难、紫绀,脑栓塞引起头痛、昏迷等。

4. 观察有无黄疸溶血症状。

5. 观察实验室检查结果,如血小板计数、凝血酶原时间、血浆纤维蛋白含量、3P 试验等。

6. 观察原发性疾病的病情。

(二)对症护理

1. 出血的护理

(1)按本系统疾病护理的出血护理常规。

(2)按医嘱给予抗凝剂、补充凝血因子、成分输血或抗纤溶药物治疗。正确、按时给药,严格掌握剂量如肝素,严密观察治疗效果,监测凝血时间等实验室各项指标,随时按医嘱调整剂量,预防不良反应。

2. 微循环衰竭的护理

(1)意识障碍者要执行安全保护措施。

(2)保持呼吸道通畅,氧气吸入,改善缺氧症状。

(3)定时测量体温、脉搏、呼吸、血压、观察尿量、尿色变化。

(4)建立静脉通道,按医嘱给药,纠正酸中毒,维持水、电解质平衡,维持血压。

(5)做好各项基础护理,预防并发症。

(6)严密观察病情变化,若有重要脏器功能衰竭时应作相关护理,详细记录。

(三)一般护理

1. 按原发性疾病护理常规。
2. 卧床休息,保持病室环境安静清洁。
3. 给予高营养,易消化食物,应根据原发疾病调整食品的营养成分和品种。
4. 正确采集血标本,协助实验室检查以判断病情变化和治疗效果。

(张芹　袁彩玲　顾文琴　陈云荣)

第二十二章　白血病

第一节　急性白血病

急性白血病是一类造血干细胞异常的克隆性恶性疾病。其克隆中的白血病细胞失去进一步分化成熟的能力而停滞在细胞发育的不同阶段。在骨髓和其他造血组织中白血病细胞大量增生积聚并浸润其他器官和组织，同时使正常造血受抑制，临床表现为贫血、出血、感染及各器官浸润症状。

一、病因

随着分子生物学技术的发展，白血病的病因学已从群体医学、细胞生物学进入分子生物学的研究。尽管许多因素被认为和白血病发生有关，但人类白血病的确切病因至今未明。目前在白血病的发病原因方面，仍然认为与感染、放射因素、化学因素、遗传因素有关。

二、临床表现

因为白血病进展比较缓慢，所以很多病人没有症状，尤其在早期的病人，随着疾病的进展，白血病破坏骨髓正常造血功能，浸润器官，引起了明显但非特异的白血病的临床表现症状。白血病的临床表现如下。

1. 贫血：表现为乏力、头晕、面色苍白或活动后气促等。

2. 反复感染且不易治好：主要由于缺少正常的白细胞，尤其是中性粒细胞。

3. 出血倾向：容易出血、出血不止、牙龈出血、大便出血及月经不规则出血等，由于血小板减少引起。

4. 脾大、不明原因的消瘦及盗汗等。

三、诊断

(一)症状和体征

1. 发热：发热大多数是由感染所致。

2. 出血：早期可有皮肤黏膜出血，继而内脏出血或并发弥散性血管内凝血。

3. 贫血：进行性加重。

4. 白血病细胞的浸润表现：淋巴结、肝、脾肿大，胸骨压痛。亦可表现其他部位浸润，如出现胸腔积液、腹腔积液或心包积液，以及中枢神经系统浸润等。

(二)辅助检查

1. 血细胞计数及分类:大部分患者均有贫血,多为中重度。

2. 白细胞计数可高可低,血涂片可见不同数量的白血病细胞,血小板计数大多数小于正常。

3. 骨髓检查:形态学,活检(必要时)。

4. 免疫分型。

5. 细胞遗传学:核型分析、FISH(必要时)。

6. 有条件时行分子生物学检测。

四、治疗

(一)支持治疗

急性白血病的诊断一旦确立,接下来的 24～48 h 通常为患者接受诱导化疗做准备,往往患者的一般情况越好对诱导化疗的耐受性越强,下述是在几乎所有的要接受诱导化疗的患者均会遇到的情况。

1. 利尿和纠正电解质平衡:维持适当的尿量是预防由于细胞崩解而导致肾功衰竭的重要手段。

2. 预防尿酸性肾病。

3. 血制品的正确使用:许多急性白血病的患者均伴有骨髓功能障碍,因此必须纠正症状性贫血及血小板减少。

4. 发热及感染的防治。

(二)化学治疗

1. 治疗的目的。化学治疗的目的是清除白血病细胞克隆并重建骨髓正常造血功能。两个重要的原则更需明确:① 长期缓解的病例几乎只见于有完全缓解(CR)的病例;② 除了骨髓移植可作为挽救性治疗的手段外,对于开始治疗的反应可以预测白血病病人的预后。尽管白血病治疗的毒性较大,且感染是化疗期间引起死亡的主要原因,但未经治疗或治疗无效的白血病病人的中位生存期只有 2～3 个月,绝大部分未经治疗的病例均死于骨髓功能障碍。化疗的剂量并不应因细胞减少而降低,因为较低剂量仍会产生明显的骨髓抑制而改善骨髓功能方面帮助不大,但对于最大限度地清除白血病细胞克隆极为不利。

2. 化学治疗的种类

(1)诱导化疗:是开始阶段的高强度化疗,其目的是清除白血病细胞克隆而取得完全缓解(CR)。

(2)巩固治疗:重复使用与诱导治疗时相同或相似的剂量的化疗方案,并在缓解后不久即给予。

(3)强化治疗:增加药物的剂量(如 HD-Arc-C)或选用非交叉性耐药的方案,一般在取得缓解后马上给予。

（4）缓解后化疗：是针对经诱导化疗已取得完全缓解后的病人，为进一步消灭那些残留的白血病细胞。目前诱导缓解的成功率较高，而治疗的关键在于改进缓解后的巩固治疗。

（三）骨髓移植（BMT）

骨髓移植在AML（急性骨髓系白血病）治疗中作用的临床试验缺乏质量控制研究。BMT在AML中的治疗效果受多种因素的影响，移植相关死亡率、年龄、和其他预后因素等均应加以考虑。诊断时有预后良好因素的（如伴有t(8;21)，t(15;17)，inv(16)）患者，可不必考虑年龄因素使用标准的诱导缓解后治疗。无预后良好因素者，尤其是骨髓细胞核型差的病例，应在第1次缓解后选择自体或异基因BMT。第1次缓解后便采用无关供者的BMT的治疗，这种骨髓移植是否值得进行应慎重考虑，即便是对于治疗相关性AML或是继发于骨髓异常增生的AML均属临床研究性质。

1.异基因骨髓移植：近年来有关异基因骨髓移植的报导很多，但据估计最多有10%左右的AML患者真正适合进行配型相合的异基因骨髓移植。异基因骨髓移植一般在40或45岁以下的患者进行，但许多中心年龄放宽到60岁。第2次缓解的AML往往选择异基因BMT，因为该类患者的长期生存率只有20%～30%。最近的随机对照研究表明，第一缓解后即行BMT与先行缓解后治疗当复发后第2次缓解后再行BMT两组之间生存率上无差异。因此BMT应当用于2次缓解后的挽救治疗、诱导失败、早期复发、或某些高危病人。但适合的病例仍应进入前瞻性临床研究以确定异基因BMT的效果。

2.自体骨髓移植：采用骨髓或末梢血中的造血干细胞，其优点是无GVHD、不需要供者以及年长者耐受性好。但明显的缺点是白血病细胞的再输入。随着多种体外净化方法的改进，自体BMT可能会成为早期强化治疗的最佳方案。

（四）靶向治疗

1.针对发病机制的分子靶向治疗。最成功的是全反式维甲酸（ATRA）亚砷酸（ATO）治疗急性早幼粒细胞白血病（APL），目前研究最多的是酪氨酸激酶抑制剂。甲磺酸伊马替尼（Imatinib，STI571，格列卫）作为酪氨酸激酶抑制剂，针对bcr/abl融合基因的产物P210融合蛋白在慢性粒细胞白血病治疗中已取得成功，对Ph11的急性淋巴细胞白血病患者也有效果。它还有另一重要靶点就是Ⅲ型受体酪氨酸激酶（RTK）家族成员C-kit（CD117）。

2.针对表面分子的靶向治疗。AML、正常粒系和单核系均高表达CD33，25%AML细胞表面也有表达，正常造血干细胞和非造血组织不表达。单抗HUM 195是重组人源化未结合抗CD33 IgG，经静脉注射进入体内后可以迅速与靶细胞结合，通过抗体依赖的细胞毒作用杀死靶细胞；药物结合型单抗Mylotarg为CD33单抗与抗癌抗生素—卡奇霉素免疫连接物，2000年5月获FDA批准用于治疗60岁以上的复发和难治性AML；抗CD33抗体还可以与放射性同位素偶联用于治疗复发和难治性AML及联合白消安和环磷酰胺作为AML骨髓移植前预处理方案，获得较好成果。阿仑单抗（alemtuzumab）是人源化抗CD52单抗（产品有Campath），用于治疗CD20阳性的复发或难治性急性白血病也取得一定效果。

五、护理

(一)饮食护理

食物的摄取是患者热量供应,蛋白质、微量元素、电解质摄入的来源,对患者的生命活动及耐受化疗有重要意义。但由于化疗引起的胃肠道反应,口腔溃疡疼痛,导致患者不能进食,我们应根据患者的具体情况进行护理。遵医嘱应用止吐药,减轻肠胃反应;应用促进溃疡愈合的药物及止痛药;给患者提供高蛋白、高维生素、高热量易消化的饮食;鼓励患者多饮水,减轻药物对消化道黏膜的刺激,同时有利于毒素排泄。

(二)临床护理

化疗药物大都通过静脉注射用于治疗急性白血病,但许多化疗药物对通路静脉有损伤作用,常致静脉痉挛、疼痛甚至静脉阻塞,因此,应注意保护静脉。有些化疗药物的毒性表现在黏膜上,尤其是大量应用时常引起严重的口腔炎症、口腔溃疡。另外,化疗可致白细胞下降,易引起全身感染乃至败血症。因此,为减轻患者痛苦,加速黏膜上皮细胞再生,防止感染,口腔护理是化疗护理中不可缺少的一环。具体包括:保持口腔清洁,用4%碳酸氢钠漱口;化疗期间让患者多饮水,减轻药物对黏膜的损伤;化疗期间不要使用牙刷,用棉签轻轻擦洗口腔牙齿;发生口腔炎时要做好口腔护理,根据病情选用有效药物;给予无刺激性流食。

(三)心理护理

通过对患者的心理分析,年龄、性别、职业、文化程度、病情及化疗反应的不同,心理反应也不同,开朗型占3%,多数患者表现为忧郁、焦虑、烦躁、悲观、消极、恐惧的心理。40%的患者对治疗持怀疑态度,医务人员应关心患者,耐心向患者介绍化疗的目的、意义,可能引起的不良反应,并说明这些反应是暂时的,待停药后可恢复正常,鼓励患者树立战胜疾病的信心。

(韩金美　杨春苗　周梅　孙振刚)

第二节　慢性白血病

慢性白血病,分为慢性髓细胞性白血病和慢性淋巴细胞白血病。慢性髓细胞性白血病,简称慢粒(chronic myelognous leukemia,CML),是临床上一种起病及发展相对缓慢的白血病。它是一种起源于骨髓多能造血干细胞的恶性增殖性疾病,表现为髓系祖细胞池扩展,髓细胞系及其祖细胞过度生长。90%以上的病例均具有CML的标记染色体—ph1染色体的分子生物学基础则是ber/abl基因重排。

一、病因

1. 病毒。RNA肿瘤病毒在鼠、猫、鸡和牛等动物引发白血病已经确定,这种病毒所带来的白血病多归于T细胞型。近年从成人T细胞白血病和淋巴瘤病人分离出人类T细胞白血病病毒(HTLV),它属于一种C型逆转录病毒。在T细胞白血病患者的血清中也发现抗HTLV布局蛋白的抗体,但当前不能确定此类病毒和小儿白血病的联系。

2. 电离辐射条件。有确切的依据能够确认各种电离辐射能够引起白血病的出现,这也是诱发白血病的病因。白血病的发作取决于人体吸收辐射的剂量,整个身体或有些躯体遭到中等剂量或大剂量辐射后都可引起白血病。不过,小剂量的辐射能否导致白血病不能确定。日本广岛、长崎爆破原子弹后,受到辐射区域的人们得白血病的几率是没有受到辐射区域的17～30倍。爆破后3年白血病的出现率越来越高,5～7年到达顶峰。到212年后其患病率才好转到接近于整个日本的水平。放射线工作者、放射线物质常常触摸者,白血病发病率突出增加。承受放射线诊断和医治可导致白血病发病率的增长。

3. 化学物质。接触一些化学物质如苯及其衍生物的人群白血病发作率高于平常人群。亚硝胺类物质、保泰松及其衍生物等都会诱发白血病的出现,但还缺少统计资料。某些抗肿瘤的细胞毒药物都是公认能致白血病的因素。

二、临床表现

(一)症状

早期可有倦怠乏力、逐渐出现头晕、心悸气短、消瘦、低热、盗汗、皮肤紫癜、皮肤瘙痒、骨骼痛,常易感染,约10%病人可并发自身免疫性溶血性贫血。

(二)体征

1. 淋巴结肿大,以颈部淋巴结肿大最常见,其次是腋窝、腹股沟淋巴结肿大,一般呈中等硬度,表面光滑,无压痛,表皮无红肿,无粘连。如纵隔淋巴结肿大,压迫支气管引起咳嗽,声音嘶哑或呼吸困难。CT扫描可发现腹膜后、肠系膜淋巴结肿大。

2. 肝脾肿大:肝脏轻度肿大,脾肿大约占72%,一般在肋下3～4 cm,个别患者可平脐,肿大程度不及慢性粒细胞白血病明显。

3. 皮肤损害:可出现皮肤增厚,结节,以致全身性红皮病等。临床主要表现以淋巴结肿大为主,常伴有肝脾肿大,贫血及出血等症状,少数患者还伴有皮肤损害。本病中老年人居多,偶见青年,男性多于女性。

三、诊断

(一)临床表现

1. 可有疲乏,体力下降,消瘦、低热,贫血或出血表现。

2. 可有淋巴结(包括头颈部,腋窝,腹股沟)、肝、脾肿大。

(二)实验室检查

1. 外周血WBC＞10×10^9/L,淋巴细胞比例≥50%,绝对值≥5×10^9/L,形态以成熟淋巴细胞为主,可见幼稚淋巴细胞或不典型淋巴细胞。

2. 骨髓象:骨髓增生活跃或明显活跃,淋巴细胞≥40%,以成熟淋巴细胞为主。

(三)免疫分型

1. B-CLL。小鼠玫瑰花结试验阳性：Sig 弱阳性，呈 K 或 λ 单克隆轻链型；CD5，CD19，CD20 阳性；CD10，CD22 阴性。

2. T-CLL。绵羊玫瑰花结试验阳性：CD2，CD3，CD8(或 CD4)阳性，CD5 阴性。

(四)形态学分型

B-CLL 分为 3 种亚型。

1. 典型 CLL：90%以上为类似成熟的小淋巴细胞。

2. CLL 伴有幼淋巴细胞增多(CLL/PL)：幼稚淋巴细胞>10%，但<50%。

3. 混合细胞型：有不同比例的不典型淋巴细胞，细胞体积大，核/浆比例减低，胞浆呈不同程度嗜碱性染色，有或无嗜天青颗粒。

(五)临床分期标准：

1. Ⅰ期：淋巴细胞增多，可伴有淋巴结肿大。

2. Ⅱ期：Ⅰ期加肝或脾大、血小板减少，<100×10^9/L。

3. Ⅲ期：Ⅰ期或Ⅱ期加贫血(Hb<100 g/L)。

除外淋巴瘤合并白血病和幼淋巴细胞白血病，外周血淋巴细胞持续增高≥3 个月，并可排除病毒感染、结核、伤寒等引起淋巴细胞增多的疾病，应高度怀疑本病。在较长期连续观察下，淋巴细胞仍无下降，结合临床、血象、骨髓象和免疫表型，可诊断为本病。

四、治疗

(一)化学治疗

有效的药物有 BUS(马利兰)、HU(羟基脲)、CTX、CLB、6-MP(6-巯基嘌呤)、MMC(丝裂霉素)。其中以 BUS 为首选药物，其次为 HU。BUS 是目前最有效的药物，缓解率在 95%以上，服用方便为此药之优点。用法为 2 mg 每日 3 次，一直用至白细胞降至 14×10^9/L 以下停用或间歇给药。一般规律是用药 1～2 周自觉症状好转，4～6 周明显好转。当白细胞减至 10×10^9/L 时，减量至 1～2 mg/d，一直维持 2～3 个月。停药后，如白细胞波动在$(10\sim50)\times10^9$/L 间，可考虑小剂量维持 1 年以上。白细胞减少到$(5\sim10)\times10^9$/L，血小板在 100×10^9/L 以下，或者有慢粒急变倾向才应停药。马利兰的毒副作用主要是骨髓抑制，特别是血小板减少。个别病人虽用药量不大也会出现全血细胞减少，恢复较慢。长期服用此药可引起肺纤维化，皮肤色素沉着。类似慢性肾上腺皮质功能减退的症状，精液缺乏或停经。HU 开始剂量为每日 3 g，口服。用后白细胞数下降很快。当降至 20×10^9/L 左右时，将剂量减至一半；降至 10×10^9/L 时，将剂量再减少。维持剂量约每日 0.5～1.0 g。一般不完全停药，因停药后白细胞计数很快上升。此药优点是作用快，如果白细胞下降过多，停药后能很快上升；副作用少。缺点是需经常验血以指导治疗。另外，亦可联合 α-IFN(α-干扰素)治疗慢粒。方法：口服 HU2.0～6.0 g/d，同时皮下注射。α-IFV 300 万 U，静脉注射，每周 3 次，应用 8～32 周。当白细胞降至 10×10^9/L，HU 减少继续用 1～2 周，根据情况停用或用小剂量。HU 维持量为 0.5～1.0 g/d，有条件者可继续用。α-IFN 300 万 U，静脉注射，每周一次。用药期间每周查血常规 2 次，骨髓象每 4 周检查一次。

（二）放射治疗

深部 X 线，用深部 X 线对全身和局部的肝脾区以及浸润部位照射。脾区照射开始剂量为 50 cGy，以后每日或隔日 100～200 cGy。白细胞降至 $20\times10^9/L$ 时停止。对化疗效果不佳或复发的可以用放疗，据报道，其疗效不低于 BUS。核素 32P 治疗，仅用于对 BUS 及脾区放疗效果不佳者。32P 剂量是根据白细胞增多程度而定，若白细胞总数≥$50\times10^9/L$，32P 的开始剂量为 1～2.5 mCi，静注。2 周后再用 1～1.5 mCi，以后每隔 2 周给同样剂量 1 次，待白细胞降至 $20\times10^9/L$ 时停用。在缓解期间，每 1～3 个月观察 1 次，当白细胞≥$25\times10^9/L$ 时，可再给 1～1.5 mCi。

（三）脾切除术

脾脏可能是慢粒急变的首发部位，切除脾脏可能延缓急变和延长患者存活期。切除脾脏的手术指证：

1. 确诊为慢粒者；
2. 对化疗反应良好；
3. 65 岁以下且无大手术禁忌证者。慢粒急变是手术的禁忌证。

（四）骨髓移植

年龄在 45～50 岁在慢性期的病人，以亲兄弟姐妹 HLA 相同的异基因骨髓作移植。移植成功者，一般能获得长期的生存或治愈。

（五）其他治疗

化疗前如果白细胞数在 $500\times10^9/L$ 以上，可先用血细胞分离机作白细胞除去术以迅速降低白细胞数，避免白细胞过多可能阻塞微血管而引起的脑血管意外的危险。化疗开始时，特别是用 Hu 治疗时，宜同时加用别嘌呤醇 0.1 g 每日 3 次，以防止细胞破坏过多过速而引起尿酸肾症。

（六）慢粒急变的治疗

慢粒急变的治疗比急性白血病的治疗困难，完全缓解仅 10.7%。目前慢粒急变的治疗方案如下：Ara-c（环阿糖胞苷）100 mg/(m^2·d)，第 1～14 天；ADM（阿霉素）30 mg/(m^2·d)，第 1～3 天；VCR 2 mg，第 1 天。上述药物相继静脉输注。PDN 40 mg/(m^2·d)，分次口服，第 1～7 天。

五、护理

（一）病情观察

1. 活动后的心率和呼吸情况。
2. 有无局部或全身感染的症状和体征。

(二)症状护理

1.感染的护理。

2.出血的护理。

3.巨脾的护理:饭后取左侧卧位,减少巨脾对消化道的压迫症状。

(三)一般护理

1.合理安排休息和活动,适当锻炼身体,避免劳累。

2.给予心理支持,执行保护性医疗制度。

3.观察药物疗效及有无恶心、呕吐、口腔溃疡等不良反应。

4.多与病人交流,倾听他们的烦恼及顾虑,尽力解决病人的问题,护士应经常巡视病房,及时观察病人的情绪反应,给予相应的护理。

(张萍　孙振刚　王丽云　薛伟)

第七篇

神经系统疾病

第二十三章 周围神经系统疾病

第一节 三叉神经痛

三叉神经痛是最常见的脑神经疾病，以一侧面部三叉神经分布区内反复发作的阵发性剧烈痛为主要表现，国内统计的发病率 52.2/10 万，女性略多于男性，发病率可随年龄而增长。三叉神经痛多发生于中老年人，右侧多于左侧。该病的特点是：在头面部三叉神经分布区域内，发病骤发骤停、闪电样、刀割样、烧灼样、顽固性、难以忍受的剧烈性疼痛。说话、洗脸、刷牙或微风拂面，甚至走路时都会导致阵发性的剧烈疼痛。疼痛历时数秒或数分钟，疼痛呈周期性发作，发作间歇期同正常人一样。

一、病因

(一)原发性三叉神经痛的病因

在三叉神经痛时，外周神经和中枢神经都参与疼痛的产生与传递，因此根据现代临床实践及动物试验结果，对原发性三叉神经痛的病因有以下几种学说。

1. 周围病原学说：三叉神经末梢到脑干核团的任何部位发生病变都可刺激三叉神经，使中枢神经系统发生生理功能紊乱和器质性改变，从而发生三叉神经分布区范围内的阵发性剧痛性的学说。

2. 中枢病因学说：三叉神经系统中枢部的脑内核团，三叉神经脊束核丘脑及大脑皮质均可因周围病变刺激及中枢本身的伤害性刺激，而导致三叉神经痛。

3. 变态反应学说：1967 年 Hanes 根据三叉神经痛突然发作和可逆性，曾提出三叉神经痛可能是一种与变态反应有关的疾病。

4. 病毒感染学说：大脑皮质是周身感觉的最高中枢，早有定论，对三叉神经系统任何部位的病灶所致的疼痛，均是通过大脑皮质反映出来的，如疱疹和单纯疱疹的病毒感染，可沿三叉神经系统的通路而侵入三叉神经分布相应的大脑皮质，使三叉神经疼痛发作。

(二)继发性三叉神经痛的病因

近年来通过临床实践和研究，特别是神经显微外科手术的应用和手术方式的不断改进，对继发性三叉神经痛的病因，发病率的认识有了更深入的了解和认识，发现三叉神经系统的所属部位或邻近部位的各种病灶均可引起三叉神经痛，最常见的病因有颅内和颅底骨的肿瘤、血管畸形、蛛网膜粘连增厚、多发性硬化等。

二、临床表现

1. 性别与年龄。年龄多在40岁以上，以中、老年人为多。女性多于男性，约为3∶2。

2. 疼痛部位。右侧多于左侧，疼痛由面部、口腔或下颌的某一点开始扩散到三叉神经某一支或多支，以第二支、第三支发病最为常见，第一支者少见。其疼痛范围绝对不超越面部中线，亦不超过三叉神经分布区域。偶尔有双侧三叉神经痛者，占3%。

3. 疼痛性质。如刀割、针刺、撕裂、烧灼或电击样剧烈难忍的疼痛，甚至痛不欲生。

4. 疼痛的规律。三叉神经痛的发作常无预兆，而疼痛发作一般有规律。每次疼痛发作时间由仅持续数秒到1～2 min骤然停止。初期起病时发作次数较少，间歇期亦长，数分钟、数小时不等，随病情发展，发作逐渐频繁，间歇期逐渐缩短，疼痛亦逐渐加重而剧烈。夜晚疼痛发作减少。间歇期无任何不适。

5. 诱发因素：说话、吃饭、洗脸、剃须、刷牙以及风吹等均可诱发疼痛发作，以致病人精神萎靡不振，行动谨小慎微，甚至不敢洗脸、刷牙、进食，说话也小心，唯恐引起发作。

6. 扳机点。扳机点亦称"触发点"，常位于上唇、鼻翼、齿龈、口角、舌、眉等处。轻触或刺激扳机点可激发疼痛发作。

7. 表情和颜面部变化。发作时常突然停止说话、进食等活动，疼痛侧面部可呈现痉挛，即"痛性痉挛"，皱眉咬牙、张口掩目，或用手掌用力揉搓颜面以致局部皮肤粗糙、增厚、眉毛脱落、结膜充血、流泪及流涎。表情呈精神紧张、焦虑状态。

三、诊断

根据三叉神经支配区内的发作性疼痛及其临床特点，原发性及继发性三叉神经痛的诊断不难确定。

1. 三叉神经支配区内发作性剧痛：刀割样，烧灼样。

2. 临床特点：骤发，扳机点，阵发，反复，痛性抽搐。

3. 确定原发性及继发性，原发性三叉神经痛，客观检查多无三叉神经功能缺损表现及其他局限性神经体征。

四、治疗

(一)药物治疗

1. 卡马西平(Carbamazepine)：对70%的患者止痛有效，但大约1/3的患者不能耐受其嗜睡、眩晕、消化道不适等副作用。开始每日2次，以后可每日3次。每日0.2～0.6 g，分2～3次服用，每日极量1.2 g。

2. 苯妥英钠(Sodium phenytoin)：疗效不及卡马西平。

3. 中药治疗：有一定疗效。

(二)手术治疗

1. 三叉神经及半月神经节封闭术。手术通过注射的药物直接作用于三叉神经，使之变性，造成传导阻滞，而得以止痛。常用的封闭药物是无水酒精和甘油。周围支封闭操作简单，但疗效不能持久，一般可维持3～8个月，很少超过1年。半月节封闭术操作相对较复杂，可引起神经性角膜炎等并发症，总有效率72%～99%，早期复发率20%，5～10年复发率达50%。

2. 半月神经节经皮射频热凝治疗。是一种安全、简单、患者易于接受的治疗方法，疗效可达90%。其理论依据是可选择性破坏三叉神经内的痛觉纤维，而保留触觉纤维。其方法是在X线或CT引导下将射频针电极插入半月神经节内，通电后逐渐加热至65℃～75℃，对靶点进行毁损，持续时间60秒。此法适用于因高龄、不能或拒绝开颅手术的患者。

3. 微血管减压术(micorvascular decompression，MVD)。MVD手术是目前原发性三叉神经痛首选的手术治疗方法。1967年由Jannetta教授首次提出，手术适应证包括：经影像学检查确认三叉神经为血管压迫者；其他治疗效果差愿意接受手术者；压迫三叉神经产生疼痛的血管称之为"责任血管"。

五、护理

1. 避免刺激扳机点。三叉神经痛患者在日常生活中要努力防止一切诱发疼痛的因素，如洗脸、修面、刷牙、吃饭、理发等动作要轻柔，不要因为动作过猛而刺激扳机点。刮风时尽量不要出门，天气寒冷时应注意保暖，外出戴口罩，避免冷风直接刺激面部。

2. 积极锻炼。三叉神经痛患者在日常生活中应适当参加体育运动，积极锻炼身体，因为增强体质是抵御一切疾病的良药，适合三叉神经痛患者的运动有太极拳、散步、慢跑等相对缓和的项目。

3. 吃较软的食物。因有力地咀嚼可以诱发三叉神经痛，所以患者应多进食流质或半流质食物，如鸡蛋羹、面条、米粥等。尽量少吃油炸、带骨肉、硬果类等让咀嚼费力的食物，不吃不闻刺激性的调味品，如姜粉、辣椒、芥末等，以防因打喷嚏而诱发疼痛。

4. 积极治疗原发病，继发性三叉神经痛患者往往患有鼻炎及副鼻窦炎、牙齿及口腔病变等其他疾病，在日常生活中应积极采取相应的治疗措施，及早治愈原发病才能预防三叉神经痛的发作。

(韩金美　孙振刚　薛伟　杨春苗)

第二节　面神经炎

面神经麻痹又称为面神经炎、贝尔氏麻痹、亨特综合征，俗称"面瘫"、"歪嘴巴"、"歪歪嘴"、"吊线风"，是以面部表情肌群运动功能障碍为主要特征的一种常见病，一般症状是口眼歪斜。它是一种常见病、多发病。它不受年龄限制。患者面部往往连最基本的抬眉、闭眼、鼓嘴等动作都无法完成。

一、病因

1. 感染性病变:感染性病变多由潜伏在面神经感觉神经节内休眠状态的带状疱疹病毒(VZV)被激活引起。

2. 耳源性疾病。

3. Bell 麻痹。

4. 肿瘤。

5. 神经源性。

6. 创伤性。

7. 中毒:如酒精中毒。长期接触有毒物。

8. 代谢障碍:如糖尿病、维生素缺乏。

9. 血管机能不全。

10. 先天性面神经核发育不全。

二、临床表现

多数病人往往于清晨洗脸、漱口时突然发现一侧面颊动作不灵、嘴巴歪斜。病侧面部表情肌完全瘫痪者,前额皱纹消失、眼裂扩大、鼻唇沟平坦、口角下垂,露齿时口角向健侧偏歪。病侧不能作皱额、蹙眉、闭目、鼓气和噘嘴等动作。鼓腮和吹口哨时,因患侧口唇不能闭合而漏气。进食时,食物残渣常滞留于病侧的齿颊间隙内,并常有口水自该侧淌下。由于泪点随下睑外翻,使泪液不能按正常引流而外溢。它分为周围性和中枢性两种(见面神经麻痹的分型)。其中周围性面瘫发病率很高,而最常见者为面神经炎或贝尔麻痹。平常人们所常说的面瘫,在多数情况下是指面神经炎而言。因为面瘫可引起十分怪异的面容,所以常被人们称为"毁容病"。

三、诊断

(一)静止检查

1. 茎乳突。检查茎乳突是否疼痛或一侧颞部、面部是否疼痛。

2. 额部。检查额部皮肤皱纹是否相同、变浅或消失,眉目外侧是否对称、下垂。

3. 眼。检查眼裂的大小,两侧是否对称、变小或变大,上眼睑是否下垂,下眼睑是否外翻,眼睑是否抽搐、肿胀,眼结膜是否充血溃疡,是否有流泪、干涩、酸、胀的症状。

4. 耳。检查是否有耳鸣、耳闷、听力下降。

5. 面颊。检查鼻唇沟是否变浅、消失或加深。面颊部是否对称、平坦、增厚或抽搐。面部是否感觉发紧、僵硬、麻木或萎缩。

6. 口。检查口角是否对称、下垂、上提或抽搐;口唇是否肿胀,人中是否偏斜。

(二)运动检查

1. 抬眉运动。检查额枕肌额腹的运动功能。重度患者额部平坦,皱纹一般消失或明显变浅,眉目外侧明显下垂。

2.皱眉。检查皱眉肌是否能运动,两侧眉运动幅度是否一致。

3.闭眼。闭眼时应注意患侧的口角有无提口角运动,患侧能否闭严,及闭合的程度。

4.耸鼻。观察压鼻肌是否有皱纹,两侧上唇运动幅度是否相同。

5.示齿。注意观察两侧口角运动幅度,口裂是否变形,上下牙齿暴露的数目及高度。

6.努嘴。注意观察口角两侧至人中的距离是否相同,努嘴的形状是否对称。

7.鼓腮。主要检查口轮匝肌的运动功能。

四、治疗

1.急性期(7～10 天之内)。根据病情轻浅、初中经络的特点,采用浮刺法和巨刺法,配合解表祛风通络的中草药。

2.缓解期(1 个月左右)。病情进入恢复期,采用经刺法,手法以平补平泻为主,以手足阳明经穴为主,配合通经活络中草药。

3.后遗症期(2 个月未痊愈者)。多见于顽固性面瘫患者,临床观察多见于老年人和体质虚弱者,或伴发耳周面部带状疱疹病毒感染者,该期治疗难度大、见效慢,主要采用透刺针法,并多用补法和灸法,运用扶正补气和通经活络中草药治疗,对于疗效一个月仍不理想者,要抱有长期治疗的心理准备,有的患者甚至治疗长达 1～2 年之久,但只要坚持治疗,面瘫后遗症患者仍会逐渐恢复的。在针灸和中药治疗同时,我们还可以合并使用抗病毒、营养神经等西医疗法,采用中西医结合治疗效果更佳。

五、护理

1.心理护理。观察病人有无心理异常表现,鼓励病人表达对面部形象改变的自身感受和对疾病的预后担心的真实想法,告诉病人本病大多预后良好并提供患者本病已治愈的病例,指导他们克服急躁情绪和害羞心里,正确对待疾病,积极配合治疗,同时护士在与病人交流谈话时应语言柔和、态度亲切,避免伤害病人自尊的言行。

2.生活护理。指导病人保持口腔清洁,饭后及时漱口,清除口腔患侧滞留的食物;眼睑不能闭合者予以眼罩、眼镜及眼药等保护;外出时可戴口罩、围巾或使用其他改善自身形象的恰当修饰。

3.饮食护理。进食清淡饮食,避免粗糙、干硬、辛辣食物,有味觉障碍的病人应注意事物的冷热度,以防烫伤口腔黏膜,指导病人多食富含维生素 B_1 和 B_{12} 的食物。

4.功能锻炼。指导病人尽早开始面肌的主动与被动活动。只要患侧面部能活动,就应进行面肌功能锻炼,可对着镜子做皱眉、举额、闭眼、露齿、鼓腮和吹口哨等动作,每日数次,每次 5～15 min,并辅以面肌按摩,以促进早日康复。

（王丽云　常学兰　陈嵩淞　周慧）

第三节 多发性神经炎

多发性神经炎，以往称为末梢神经炎，是指各种不同病因引起的全身多数周围神经的对称性损害，主要表现为四肢远端对称性的感觉、运动和植物神经障碍，下运动神经元瘫痪和自主神经功能障碍的疾病。

一、病因

内分泌异常及感染性病灶的致敏都可能成为发病因素。局部受到毛织品或化学物质的刺激以及某些其他原因引起瘙痒而不断搔抓，都可促使本病的发生。

二、临床表现

1. 各种感觉缺失。呈手套、袜子形分布，可伴感觉异常、感觉过度和疼痛等刺激症状。疼痛是小纤维受损神经病（如糖尿病、酒精中毒、卟啉病等），以及艾滋病、遗传性感觉神经病、副肿瘤性感觉神经病、嵌压性神经病、特发性臂丛神经病显著特点。遗传性感觉神经病、淀粉样神经病可见分离性感觉缺失。

2. 肢体远端下运动神经元瘫。严重病例伴肌萎缩和肌束震颤，四肢腱反射减弱或消失，踝反射明显，不能执行精细任务。远端重于近端，下肢胫前肌、腓骨肌，上肢骨间肌、蚓状肌和鱼际肌萎缩明显，手、足下垂和跨阈步态，晚期肌挛缩出现畸形。

3. 自主神经障碍。体位性低血压、肢冷、多汗或无汗、指（趾）甲松脆，皮肤薄、干燥或脱屑，竖毛障碍，传入神经病变导致无张力性膀胱、阳痿和腹泻等。

三、诊断

1. 脑脊液检查。正常或蛋白含量轻度增高。

2. 肌电图与神经传导速度。如果仅有轻度轴突变性，则传导速度尚可正常。当有严重轴突变性及继发性髓鞘脱失时则传导速度减慢。肌电图则有神经性异常改变。在节段性髓鞘脱失而轴突变性不显著时，传导速度变慢，但肌电图可正常；测定肌电图和神经传导速度有助于本病的神经源性损害与肌源性损害的鉴别，也有利于轴突病变与节段性脱髓鞘病变的鉴别，轴突病变表现为波幅降低，而脱髓鞘病变表现为神经传导速度变慢。

3. 免疫检查。对疑有免疫疾病者，可作免疫球蛋白、类风湿因子、抗核抗体、抗磷脂抗体等检测以及淋巴细胞转化试验和花矩形成试验。

4. 神经活检。神经组织活检对确定神经病损的性质和程度可提供较准确的证据。

四、治疗

（一）病因治疗

1. 如为药物性，立即停药，急性中毒应大量补液、利尿、通便，排出毒物。砷中毒用二硫基丙醇肌肉注射。铅中毒用二巯丁二酸钠或依地酸钙钠。

2. 营养缺乏及代谢障碍性多发性神经病，治疗原发病。糖尿病要注意控制血糖。尿毒症用血液透析和肾移植。黏液性水肿可用甲状腺素。

3. 麻风性用砜类药，肿瘤行手术切除；胶原病性疾病、SLE、硬皮病、类风湿性关节炎，血清注射或疫苗接种后神经病可用皮质类固醇治疗。

（二）对症治疗

1. 急性期。应卧床休息，特别是维生素 B_1 缺乏和白喉性多发性神经病累及心肌者。应用大剂量维生素 B 族、神经生长因子等。疼痛可用止痛剂、卡马西平和苯妥英钠等。

2. 重症期。加强护理，四肢瘫痪者定时翻身，保持肢体功能位；手足下垂者应用夹板和支架，以防瘫肢挛缩和畸形。

3. 恢复期。可用针灸、理疗及康复治疗等。

五、护理

1. 加强体育锻炼，增强抗感染能力。

2. 合理调整饮食，既要保障营养全面，又要防止营养过剩，导致肥胖。忌烟、酒。

3. 避免长期接触化学毒物。对于长期服用异烟肼、苯妥英钠、氯喹、磺胺等药物的病人，一旦发现本病征兆，应立即停药。

4. 日常护理及保健过程中肢端需保暖，又要预防烫伤。急性感染期除四肢瘫痪还可伴呼吸肌麻痹，应立即送医院抢救。

（孙振刚　陈云荣　薛安琪　张萍）

第二十四章 脊髓疾病

第一节 急性脊髓炎

急性脊髓炎(acute myelitis)是指各种自身免疫反应(多为感染后诱发,个别为疫苗接种后或隐源性原因)所致的急性横贯性脊髓炎性改变,又称急性横贯性脊髓炎,是临床上最常见的一种脊髓炎。该病是指非特异性炎症引起脊髓急性进行性炎性脱髓鞘病变或坏死,病变常局限于脊髓的数个节段,主要病理改变为髓鞘肿胀、脱失、周围淋巴细胞显著增生、轴索变性、血管周围炎症细胞浸润。胸髓最常受累,以病损水平以下肢体瘫痪、传导束性感觉障碍和尿便障碍为临床特征。

一、病因

直接病因尚不明确,多数患者在出现脊髓症状前1～4周有发热、上呼吸道感染、腹泻等病毒感染症状或疫苗接种史,包括流感、麻疹、水痘、风疹、流行性腮腺炎及EB病毒、巨细胞病毒、支原体等许多感染因子都可能与本病有关,但其脑脊液未检出病毒抗体,脊髓和脑脊液中未分离出病毒,推测可能与病毒感染后自身免疫反应有关,并非直接感染所致,为非感染性炎症性脊髓炎。

二、临床表现

急性脊髓炎可见于任何年龄,但以青壮年居多,在10～19岁和30～39岁有两个发病高峰。其年发病率在(1～4)/100万。男女发病率无明显差异,各种职业均可发病,以农民多见,全年散在发病,冬春及秋冬相交时较多。

急性脊髓炎的临床表现:急性起病,起病时可有低热、病变部位神经根痛,肢体麻木乏力和病变节段束带感;亦可无其他任何症状而直接发生瘫痪。大多在数小时或数日内出现受累平面以下运动障碍、感觉缺失及膀胱、直肠括约肌功能障碍,运动障碍早期为脊髓休克表现,一般持续2～4周后,肌张力逐渐增高,腱反射活跃,出现病理反射。脊髓休克期的长短取决于脊髓损害严重程度和有无发生肺部感染、尿路感染、褥疮等并发症。脊髓损伤严重时,常导致屈肌张力增高,下肢任何部位的刺激或膀胱充盈,均可引起下肢屈曲反射和痉挛,伴有出汗、竖毛、尿便自动排出等症状,称为总体反射,常提示预后不良。随着病情的恢复,感觉平面逐渐下降,但较运动功能的恢复慢且差。自主神经功能障碍早期表现为二便潴留,后随着脊髓功能的恢复,可形成反射性神经源性膀胱。大多数脊髓炎患者在起病后8周内症状开始恢复,至3～6个月后恢复速度开始减慢,其中

1/3的病人不遗留后遗症，1/3 的病人遗留中等程度后遗症。另有 1/3 的病人遗留严重后遗型。急性脊髓炎病程一般为单向，但是在一部分患者中，急性脊髓炎为其首发症状，病灶继而可以累及到视神经，大脑白质或再次累及脊髓，从而演变为视神经脊髓炎，多发性硬化或者复发性脊髓炎。

三、诊断

(一)诊断包含条件

1. 进展性的脊髓型感觉、运动、自主神经功能障碍。

2. 双侧的症状或体征(不一定对称)。

3. 明确的感觉平面。

4. 影像学除外压迫性病变(MRI 或脊髓造影；如条件不具备可行 CT 检查)。

5. 提示脊髓炎症的表现：脑脊液淋巴细胞增高、IgG 合成率升高或增强扫描可见强化；如果初期无上述表现，可在第 2～7 天复查 MRI 及腰穿。

6. 起病后 4 h 到 21 天内达到高峰。

(二)须除外条件

1. 发病前 10 年内有脊髓放射线接触史。

2. 病变范围符合脊髓血管分布，如脊髓前动脉综合征。

3. 脊髓表面异常流空信号提示脊髓动静脉畸形。

4. 血清学或临床表现提示结缔组织病(如结节病、白塞氏病、干燥综合征、系统性红斑狼疮、混合性结缔组织病等)。

5. 中枢神经系统感染性疾病的表现，如梅毒、莱姆病、艾滋病、支原体及病毒感染头颅等。

6. MRI 异常提示多发性硬化或存在视神经炎的临床表现。可选择的辅助检查：优先选择的检查为脊髓 MRI 和脑脊液检查。典型 MRI 显示病变部脊髓增粗，病变节段髓内多发片状或斑点状病灶，呈 T1 低信号、T2 高信号，强度不均，可有融合。但有的病例可始终无异常。脑脊液压力正常或增高，若脊髓严重肿胀造成梗阻则压颈试验异常。脑脊液外观无色透明，细胞数、蛋白含量正常或轻度增高，淋巴细胞为主，糖、氯化物正常。

四、治疗

(一)一般治疗

加强护理，防治各种并发症是保证功能恢复的前提。

1. 高颈段脊髓炎有呼吸困难者应及时吸氧，保持呼吸道通畅，选用有效抗生素来控制感染，必要时气管切开进行人工辅助呼吸。

2. 排尿障碍者应保留无菌导尿管，每 4～6 h 放开引流管 1 次。当膀胱功能恢复，残余尿量少于 100 mL 时不再导尿，以防止膀胱挛缩，体积缩小。

3. 保持皮肤清洁，按时翻身、拍背、吸痰，易受压部位加用气垫或软垫以防发生压疮。

皮肤发红部位可用10%酒精或温水轻揉，并涂以3.5%安息香酊，有溃疡形成者应及时换药，应用压疮贴膜。

(二)药物治疗

1. 皮质类固醇激素：急性期，可采用大剂量甲基泼尼松龙短程冲击疗法，500～1 000 mg静脉滴注，每日1次，连用3～5天，之后逐渐减量维持4～6周后停药。

2. 免疫球蛋白：可按0.4 g/kg计算，每日1次，连用3～5天为1疗程。

3. B族维生素：有助于神经功能恢复。常用维生素B_1 100 mg，甲钴胺500 μg，肌肉注射，每日1次。

五、护理

1. 合并肺感染的护理。病变累及脊髓的任何节段，且多数患者有上呼吸道感染的病史，控制炎症发展是非常重要的。协助患者采取舒适卧位，并保持呼吸道通畅，每2 h翻身拍背1次，以利排痰，必要时给予及时吸痰，雾化吸入每日2～4次。嘱患者多饮水，最好为热偏凉的白开水。正确留取痰培养，依据不同的致病菌采取相应的抗生素治疗。

2. 合并泌尿系感染的观察与护理。保持床单位的清洁整齐，严格无菌操作下进行导尿术，留置尿管的患者每日冲洗膀胱2次，病人应经常排空膀胱，可除去感染的尿液。留置尿管应2～3 h开放1次，以避免尿液淤积和膀胱过度膨胀。嘱患者多饮水，每日的饮水量应在3 000 mL以上，以增加尿量。观察尿色及尿量，并观察有无尿路刺激症状。留置尿管的患者尿道内分泌物较多，每日应用2%的安尔碘擦拭尿道口2次。加强心理护理，给予心理支持和鼓励，增加营养，防止便秘，女性应保持外阴清洁，会阴冲洗每日2次。排便后清洁会阴部，使用卫生纸时由前往后擦拭。避免不必要的泌尿系机械检查。

3. 合并褥疮的观察与护理。褥疮的发生会增加机体的感染几率，使病情进一步加重，所以一定要避免褥疮的发生。保持皮肤的清洁干燥，床单位整洁平整，每日温水擦浴1～2次，并轻轻按摩肩胛部、骶尾部、足跟及脚踝等骨突处。每2 h翻身1次，以免皮肤长期受压。可在小腿部垫一气圈，将足部悬起，促进血液循环。有经济条件者可用电动充气气褥。加强营养，增强机体的抵抗力。长期卧床的患者应保持足部功能位，以利于愈后的康复锻炼。

4. 机械通气的护理。急性脊髓炎的患者起病急，发展迅速，经常在数小时至2～3天内发展到完全性瘫痪。由于病变累及脊髓的任何节段，出现呼吸困难。应用呼吸机辅助呼吸。注意呼吸机的湿化瓶应及时添加蒸馏水，以达到呼吸道的湿化作用。气管套管的气囊应保持充气状态，每6 h放气1次，放气时间小于10 min。保证呼吸机管路的清洁，每周消毒1次，气管切开伤口每日换药1次。一定要保证伤口的清洁干燥。

（韩金美　杨春苗　匡秀红　张芹）

第二节　脊髓压迫症

脊髓压迫症(compressive myelopathy)是一组具有占位效应的椎管内病变。脊髓受压后的变化与受压迫的部位、外界压迫的性质及发生速度有关。随着病因的发展和扩大,脊髓、脊神经根及其供应血管受压并日趋严重,一旦超过代偿能力,最终会造成脊髓水肿、变性、坏死等病理变化,出现脊髓半切或横贯性损害及椎管阻塞,引起受压平面以下的肢体运动、感觉、反射、括约肌功能以及皮肤营养功能障碍,严重影响患者的生活和劳动能力。

一、病因

1. 肿瘤。椎管内肿瘤也称脊髓肿瘤,按照肿瘤的位置及与脊髓的关系,椎管内肿瘤可以分为脊髓内肿瘤、脊髓外硬脊膜内肿瘤、硬脊膜外肿瘤及椎管内外都存在的哑铃型肿瘤。肿瘤位于椎管内硬脊膜外者以转移瘤多见,硬脊膜下脊髓外的以良性神经鞘膜瘤为多;其次为神经纤维瘤、室管膜瘤,脊髓内肿瘤则以神经胶质细胞瘤常见。在儿童约70%以上的椎管内肿瘤为脊髓外硬脊膜内肿瘤。儿童椎管内肿瘤大多为先天性肿瘤,如畸胎瘤、皮样囊肿、表皮样囊肿等良性肿瘤,也可见神经母细胞瘤、网状细胞肉瘤及淋巴瘤等恶性病变。椎管内转移性肿瘤以肺、乳房、肾脏、胃肠道的恶性肿瘤为常见,亦偶见淋巴瘤、白血病等。

2. 炎症。椎管内急性脓肿或慢性真性肉芽肿均可压迫脊髓,以硬脊膜外多见。非细菌性感染性脊髓蛛网膜炎以及损伤出血、化学性如药物鞘内注射等和某些原因不明所致的蛛网膜炎则可形成囊肿而压迫脊髓。此外,某些特异性炎症如结核、寄生虫性肉芽肿等亦可造成脊髓压迫。

3. 损伤。脊柱损伤时常合并脊髓损伤,同时又可因椎体、椎弓和椎板的骨折、脱位、小关节交错、椎间盘突出、椎管内血肿形成等原因而导致脊髓压迫。

4. 脊髓血管病变。畸形血管的扩张膨胀具有压迫作用,动脉短路、静脉淤血也可导致脊髓缺血性损害,而畸形血管破裂则导致硬膜外出血。

5. 脊柱退行性变。椎间盘突出症、脊柱骨质增生、椎间盘病变、后纵韧带钙化、黄韧带钙化、强直性脊柱炎、类风湿性关节炎等均可导致椎管狭窄,导致脊髓压迫症。

6. 先天畸形。Arnold-Chiari 畸形、颅底凹陷、寰椎枕化、颈椎融合症、脊柱裂、脊膜脊髓膨出、脊柱佝偻侧突畸形等均可造成脊髓压迫。

二、临床表现

(一)神经根症状

神经根性疼痛或局限性运动障碍,具有定位价值。早期病变刺激引起的根性痛,沿受损的后根分布的自发性疼痛,有时可表现相应节段“束带感”。随病变可由一侧、间歇性进展为双侧、持续性；前根受压可出现支配肌群束颤、肌无力和萎缩。

（二）感觉障碍

1. 传导束性感觉障碍。脊髓丘脑束受损出现受损平面以下对侧躯体痛温觉减退或消失；后索受压出现受损平面以下同侧深感觉缺失；横贯性损害上述两束均受损，表现为受损节段平面以下一切感觉均丧失。

2. 感觉传导纤维在脊髓内存在一定的排列顺利，使髓内与髓外病变感觉障碍水平及顺序不同。髓外压迫的感觉障碍是由下肢向上发展；而髓内压迫的感觉障碍是自病变节段向下发展，鞍区感觉保留至最后才受累，称为马鞍回避。

3. 脊膜刺激症状。表现为与病灶对应的椎体叩痛、压痛和活动受限，多由硬脊膜外病变引起。因此，感觉障碍对判断髓内外病变及脊髓压迫平面有重要参考价值。

（三）运动障碍

急性脊髓损害早期表现为脊髓休克，2～4 周后表现为痉挛性瘫痪。慢性脊髓损伤，当单侧锥体束受压时，引起病变以下同侧肢体痉挛性瘫痪；双侧锥体束受压，则引起双侧肢体痉挛性瘫痪。初期为伸直性痉挛瘫，后期为屈曲性痉挛瘫。

（四）反射异常

脊髓休克时各种反射均不能引出。受压节段因后根、前根或前角受损出现相应节段的腱反射减弱或消失，锥体束受损则损害水平以下同侧腱反射亢进、病理反射阳性、腹壁反射及提睾反射消失。

（五）括约肌功能障碍

髓内病变早期出现括约肌功能障碍，圆锥以上病变双侧锥体束受累，早期出现尿潴留和便秘，晚期为反射性膀胱，而马尾及圆锥病变则出现尿、便失禁。

（六）自主神经症状

自主神经低级中枢位于脊髓侧角，病变节段以出现泌汗障碍、皮肤划痕试验异常、皮肤营养障碍、直立性低血压等表现为特征，若病变波及脊髓 C7～T1 节段则出现 Horner 征。

三、诊断

（一）辅助检查

1. 脑脊液检查。腰椎穿刺测定脑脊液动力变化，常规及生化检查是诊断脊髓压迫症的重要方法。

（1）脑脊液动力学改变：压颈试验可证明椎管是否有梗阻，但压颈试验正常并不能排除椎管梗阻。椎管部分阻塞：初压正常或略增高，腹压迅速上升，解除腹压缓慢下降，放出脑脊液后末压明显下降。椎管完全阻塞：在阻塞平面以下测压力很低甚至测不出，腹压可迅速上升，而颈静脉加压对脑脊液压力无影响，放出脑脊液后明显下降。

（2）脑脊液常规及生化改变：细胞计数一般均在正常范围，炎性病变多有白细胞升高；有出血坏死的肿瘤者的红细胞和白细胞均升高；椎管完全梗阻时脑脊液蛋白明显增高，蛋白—细胞分离，甚至可超过 10 g/L，流出后自动凝结，称为 Froin 征。

2. 影像学检查

(1)脊柱 X 线：摄片正位、侧位必要时加摄斜位。对于脊柱损伤，重点观察有无骨折错位、脱位和椎间隙狭窄等。椎旁脓肿和良性肿瘤常有阳性发现，如椎弓根间距增宽、椎弓根变形、椎间孔扩大、椎体后缘凹陷或骨质疏松。

磁共振成像(MRI)：为非侵袭性检查，能清晰地显示脊髓受压部位及范围、病变大小、形状及与椎管内结构关系，必要时可增强扫描推测病变性质。

(2)CT：有助于显示肿瘤与骨质之间的关系及骨质破坏情况。

3. 脊髓造影：可显示脊髓的形态位置及脊髓腔状态，核素扫描可判断椎管梗阻部位，随着 CT，MRI 应用，这种检查方法很少应用。

(二)脊髓压迫症的检查

1. 明确是否存在脊髓压迫。根据病史中是否有脊柱外伤；慢性脊髓压迫症的典型表现分为根痛期、脊髓部分压迫期及脊髓完全受压期，脑脊液检查奎根氏试验阳性及 MRI 能提供最有价值的信息。

2. 脊髓压迫的纵向定位。早期的节段性症状对病变的节段定位有重大价值，如根痛、感觉障碍的平面、腱反射改变、肌肉萎缩、棘突压痛及叩痛等，脊髓造影和脊髓 MRI 也可以帮助定位。如出现呼吸困难、发音低沉，表明病变位于高颈髓(C1-4)；脐孔症(Beever's 征)阳性可见于 T10 病变；圆锥病变(S3-5)可出现性功能障碍、大小便失禁或潴留等。

3. 脊髓压迫的横向定位。定位脊髓压迫的病变位于髓内、髓外硬膜下或是硬膜外。患者的症状、体征及发展顺序对于横向定位很有帮助：若感觉运动障碍自压迫水平向远端发展，同时存在感觉分离现象，较早出现括约肌功能障碍等，表明压迫位于髓内可能性大；若早期有根痛，且出现脊髓半切综合征(Brown-Sequard Syndrome)，则压迫位于髓外硬膜下可能大；若是急性压迫，根痛明显且有棘突叩痛，压迫常位于硬膜外；但尚需行脊髓 CT 或 MRI 进一步确定病变部位。

4. 脊髓压迫的方位。确定病变偏左或偏右对于确定手术显露范围有较大帮助，病变通常位于先出现运动障碍的那侧或运动障碍较重的那侧。侧方压迫常表现脊髓半切综合征，病灶侧出现根痛或束带感；前方压迫出现脊髓前部受压综合征；后方压迫则出现病损水平以下深感觉障碍、感觉性共济失调等。

5. 脊髓压迫病变性质。脊髓压迫定性诊断是根据病变部位及发展速度。一般髓内或髓外硬膜下压迫以肿瘤为最常见；硬膜外压迫，多见于椎间盘突出，常有外伤史；炎性病变一般发病快，伴有发热与其他炎症特征；血肿压迫，常有外伤史，症状、体征进展迅速；转移性肿瘤，起病较快、根痛明显、脊柱骨质常有明显破坏。

四、治疗

(一)病因治疗

根据病变部位和病变性质决定手术方法，如病变切除术、去椎板减压术及硬脊膜囊切开术等。急性压迫病变力争发病或外伤事件 6 h 内减压；硬膜外转移肿瘤或淋巴瘤者应作放射治疗或化学治疗；髓内肿瘤者应视病灶边界是否清楚予以肿瘤摘除或放射治疗；恶性肿瘤或转移瘤如不能切除，可行椎板减压术，术后配合放化疗治疗；颈椎病和椎管狭窄者应作椎管减压，椎间盘突出者应作髓核摘除；硬脊膜外脓肿应紧急手术，并给予足量抗生素；脊柱结核在根治术同时进行抗结核治疗；真菌及寄生虫感染导致脊髓压迫症可用抗真菌或抗寄生虫治疗。

(二)药物治疗

1. 激素：脊髓急性损伤早期应用大剂量甲基强的松龙静脉内注射，可改善损伤后脊髓血流和微血管灌注，使脊髓功能得到改善。伤后 8 h 内给药，脊髓功能恢复最明显，伤后 24 h 内给药仍有治疗意义。

2. 胃肠动力药物：西沙必利能改善脊髓损伤患者的结肠和肛门直肠功能障碍，促进排便。

五、护理

应向患者及家属讲解功能锻炼的重要性，指导和协助患者及家属进行主动和被动运动，逐渐增加运动量，逐渐增加其生活自理能力，协助患者做好各项生活护理；保持关节功能位置，每天给予肢体按摩，防止关节变形及肌肉萎缩；长期卧床患者每 1～2 h 翻身一次，保持床单清洁、干燥，注意保暖，防止烫伤；应给予高营养且易消化的食物，以刺激肠蠕动增加，减轻便秘及肠气；大剂量使用激素时，注意有无消化道出血的倾向；保持患者会阴清洁，鼓励患者多喝水，如出现排尿困难，可给予导尿并留置尿管，活动锻炼时取坐位，以利于膀胱功能恢复，避免泌尿系感染；加强肢体锻炼，锻炼时要注意保护，以防跌伤等意外的发生；耐心解释疾病的过程，稳定患者及家属的情绪，在生活中应多鼓励患者，消除其恐惧、紧张的心理，使其保持心情开朗，树立战胜疾病的信心。

（薛安琪　孙振刚　杨春苗　匡秀红）

第二十五章 脑血管疾病

第一节 脑梗死

脑梗死又称缺血性卒中，中医称之为卒中或中风。本病系由各种原因所致的局部脑组织区域血液供应障碍，导致脑组织缺血缺氧性病变坏死，进而产生临床上对应的神经功能缺失表现。脑梗死依据发病机制的不同分为脑血栓形成、脑栓塞和腔隙性脑梗死等主要类型。其中脑血栓形成是脑梗死最常见的类型，约占全部脑梗死的60%，

一、病因

1. 血管壁本身的病变。最常见的是动脉粥样硬化，且常常伴有高血压、糖尿病、高脂血症等危险因素。其可导致各处脑动脉狭窄或闭塞性病变，但以大中型管径(≥500 μm)的动脉受累为主，国人的颅内动脉病变较颅外动脉病变更多见。其次为脑动脉壁炎症，如结核、梅毒、结缔组织病等。此外，先天性血管畸形、血管壁发育不良等也可引起脑梗死。由于动脉粥样硬化好发于大血管的分叉处和弯曲处，故脑血栓形成的好发部位为颈动脉的起始部和虹吸部、大脑中动脉起始部、椎动脉及基底动脉中下段等。当这些部位的血管内膜上的斑块破裂后，血小板和纤维素等血液中有形成分随后黏附、聚集、沉积形成血栓，而血栓脱落形成栓子可阻塞远端动脉导致脑梗死。脑动脉斑块也可造成管腔本身的明显狭窄或闭塞，引起灌注区域内的血液压力下降、血流速度减慢和血液黏度增加，进而产生脑局部区域供血减少或促进局部血栓形成出现脑梗死症状。

2. 血液成分改变。真性红细胞增多症、高黏血症、高纤维蛋白原血症、血小板增多症、口服避孕药等均可致血栓形成。少数病例可有高水平的抗磷脂抗体、蛋白C、蛋白S或抗血栓Ⅲ缺乏伴发的高凝状态等。这些因素也可以造成脑动脉内的栓塞事件发生或原位脑动脉血栓形成。

3. 其他。药源性、外伤所致脑动脉夹层及极少数不明原因者。

二、临床表现

本病好发50～60岁以上的中、老年人，男性稍多于女性。其常合并有动脉硬化、高血压、高脂血症或糖尿病等危险因素或对应的全身性非特异性症状。脑梗死的前驱症状无特殊性，部分患者可能有头昏、一时性肢体麻木、无力等短暂性脑缺血发作的表现。而这些症状往往由于持续时间较短和程度轻微而被患者及家属忽略。脑梗死起病急，多在休息或睡眠中发病，其临床症状在发病后数小时或1～2天达到高峰。

(一)颈内动脉闭塞综合征

病灶侧单眼黑蒙，或病灶侧 Horner 征(因颈上交感神经节后纤维受损所致的同侧眼裂变小、瞳孔变小、眼球内陷及面部少汗)；对侧偏瘫、偏身感觉障碍和偏盲等(大脑中动脉或大脑中、前动脉缺血表现)；优势半球受累还可有失语，非优势半球受累可出现体像障碍等。尽管颈内动脉供血区的脑梗死出现意识障碍较少，但急性颈内动脉主干闭塞可产生明显的意识障碍。

(二)大脑中动脉闭塞综合征

1. 主干闭塞。出现对侧中枢性面舌瘫和偏瘫、偏身感觉障碍和同向性偏盲；可伴有不同程度的意识障碍；若优势半球受累还可出现失语，非优势半球受累可出现体像障碍。

2. 皮质支闭塞。上分支闭塞可出现病灶对侧偏瘫和感觉缺失，Broca 失语(优势半球)或体像障碍(非优势半球)；下分支闭塞可出现 Wernicke 失语、命名性失语和行为障碍等，而无偏瘫。

3. 深穿支闭塞。对侧中枢性上下肢均等性偏瘫，可伴有面舌瘫；对侧偏身感觉障碍，有时可伴有对侧同向性偏瘫；优势半球病变可出现皮质下失语。

(三)大脑前动脉闭塞综合征

1. 主干闭塞。前交通动脉以后闭塞时额叶内侧缺血，出现对侧下肢运动及感觉障碍，因旁中央小叶受累小便不易控制，对侧出现强握、摸索及吸吮反射等额叶释放症状。若前交通动脉以前大脑前动脉闭塞时，由于有对侧动脉的侧支循环代偿，不一定出现症状。如果双侧动脉起源于同一主干，易出现双侧大脑前动脉闭塞，出现淡漠、欣快等精神症状，双侧脑性瘫痪、二便失禁、额叶性认知功能障碍。

2. 皮质支闭塞。对侧下肢远端为主的中枢性瘫痪，可伴有感觉障碍；对侧肢体短暂性共济失调、强握反射及精神症状。

3. 深穿支闭塞。对侧中枢性面舌瘫及上肢近端轻瘫。

(四)大脑后动脉闭塞综合征

1. 主干闭塞。对侧同向性偏盲、偏瘫及偏身感觉障碍，丘脑综合征，主侧半球病变可有失读症。

2. 皮质支闭塞。因侧支循环丰富而很少出现症状，仔细检查可发现对侧同向性偏盲或象限盲，伴黄斑回避，双侧病变可有皮质盲；顶枕动脉闭塞可见对侧偏盲，可有不定型幻觉痫性发作，主侧半球受累还可出现命名性失语；矩状动脉闭塞出现对侧偏盲或象限盲。

3. 深穿支闭塞。丘脑穿通动脉闭塞产生红核丘脑综合征，如病灶侧小脑性共济失调、肢体意向性震颤、短暂的舞蹈样不自主运动、对侧面部感觉障碍；丘脑膝状体动脉闭塞可出现丘脑综合征，如对侧感觉障碍(深感觉为主)，以及自发性疼痛、感觉过度、轻偏瘫和不自主运动，可伴有舞蹈、手足徐动和震颤等锥体外系症状；中脑支闭塞则出现大脑脚综合征(Weber 综合征)，如同侧动眼神经瘫痪，对侧中枢性面舌瘫和上下肢瘫；或 Benedikt 综合征，同侧动眼神经瘫痪，对侧不自主运动，对侧偏身深感觉和精细触觉障碍。

(五)椎基底动脉闭塞综合征

1. 主干闭塞。常引起广泛梗死,出现脑神经、锥体束损伤及小脑症状,如眩晕、共济失调、瞳孔缩小、四肢瘫痪、消化道出血、昏迷、高热等,患者常因病情危重而死亡。

2. 中脑梗死。常见综合征如下:

(1)Weber 综合征。同侧动眼神经麻痹和对侧面舌瘫和上下肢瘫。

(2)Benedikt 综合征。同侧动眼神经麻痹,对侧肢体不自主运动,对侧偏身深感觉和精细触觉障碍。

(3)Claude 综合征。同侧动眼神经麻痹,对侧小脑性共济失调。

(4)Parinaud 综合征。垂直注视麻痹。

3. 脑桥梗死,常见综合征如下:

(1)Foville 综合征。同侧周围性面瘫,双眼向病灶对侧凝视,对侧肢体瘫痪。

(2)Millard-Gubler 综合征。同侧面神经、展神经麻痹,对侧偏瘫。

(3)Raymond-Cesten 综合征。对侧小脑性共济失调,对侧肢体及躯干深浅感觉障碍,同侧三叉神经感觉和运动障碍,双眼向病灶对侧凝视。

(4)闭锁综合征,又称为睁眼昏迷。系双侧脑桥中下部的副侧基底部梗死。患者意识清楚,因四肢瘫痪、双侧面瘫及球麻痹,故不能言语、不能进食、不能做各种运动,只能以眼球上下运动来表达自己的意愿。

三、诊断

(一)辅助检查

1. 一般检查。血小板聚集率、凝血功能、血糖、血脂水平、肝肾功能等;心电图,胸片。这些检查有助于明确患者的基本病情,部分检查结果还有助于病因的判断。

2. 特殊检查。主要包括脑结构影像评估、脑血管影像评估、脑灌注及功能检查等。

(1)脑结构影像检查

① 头颅 CT。头颅 CT 是最方便和常用的脑结构影像检查。在超早期阶段(发病 6 h 内),CT 可以发现一些细微的早期缺血改变:如大脑中动脉高密度征、皮层边缘(尤其是岛叶)以及豆状核区灰白质分界不清楚和脑沟消失等。但是 CT 对超早期缺血性病变和皮质或皮质下小的梗死灶不敏感,尤其后颅窝的脑干和小脑梗死更难检出。大多数病例在发病 24 h 后 CT 可显示均匀片状的低密度梗死灶,但在发病 2～3 周内由于病灶水肿消失导致病灶与周围正常组织密度相当的“模糊效应”,CT 难以分辨梗死病灶。

② 头颅 MRI。标准的 MRI 序列(T1,T2 和 Flair 相)可清晰显示缺血性梗死、脑干和小脑梗死、静脉窦血栓形成等,但对发病几小时内的脑梗死不敏感。弥散加权成像(DWI)可以早期(发病 2 h 内)显示缺血组织的大小、部位,甚至可显示皮质下、脑干和小脑的小梗死灶。结合表观弥散系数(ADC),DWI 对早期梗死的诊断敏感性达到 88%～100%,特异性达到 95%～100%。

(2)脑血管影像学

① 颈部血管超声和经颅多普勒(TCD)。目前脑血管超声检查是最常用的检测颅内外血管狭窄或闭塞、动脉粥样硬化斑块的无创手段,亦可用于手术中微栓子的检测。目前颈动脉超声对颅外颈动脉狭窄的敏感度可达80%以上,特异度可超过90%,而TCD对颅内动脉狭窄的敏感度也可达70%以上,特异度可超过90%。但由于血管超声技术操作者主观性影响较大,且其准确性在总体上仍不及MRA/CTA及DSA等有创检查方法,因而目前的推荐意见认为脑血管超声检查(颈部血管超声和TCD)可作为首选的脑血管病变筛查手段,但不宜将其结果作为血管干预治疗前的脑血管病变程度的唯一判定方法。

② 磁共振血管成像(MRA)和计算机成像血管造影(CTA)。MRA和CTA是对人体创伤较小的血管成像技术,其对人体有创的主要原因系均需要使用对比剂,CTA尚有一定剂量的放射线。二者对脑血管病变的敏感度及特异度均较脑血管超声更高,因而可作为脑血管评估的可靠检查手段。

③ 数字减影血管造影(DSA)。脑动脉的DSA是评价颅内外动脉血管病变最准确的诊断手段,也是脑血管病变程度的金标准,因而其往往也是血管内干预前反映脑血管病变最可靠的依据。DSA属于有创性检查,通常其致残及致死率不超过1%。

(二)症状

本病的诊断要点如下。

1. 中老年患者;多有脑血管病的相关危险因素病史。

2. 发病前可有TIA。

3. 安静休息时发病较多,常在睡醒后出现症状。

4. 迅速出现局灶性神经功能缺失症状并持续24 h以上,症状可在数小时或数日内逐渐加重。

5. 多数患者意识清楚,但偏瘫、失语等神经系统局灶体征明显。

6. 头颅CT早期正常,24～48 h后出现低密度灶。

四、治疗

(一)戒烟限酒、调整不良生活饮食方式

对所有有此危险因素的脑梗死患者及家属均应向其普及健康生活饮食方式对改善疾病预后和预防再发的重要性。

(二)规范化二级预防药物治疗

主要包括控制血压、血糖和血脂水平的药物治疗。

1. 控制血压。在参考高龄、基础血压、平时用药、可耐受性的情况下,降压目标一般应该达到≤140/90 mmHg,理想应达到≤130/80 mmHg。糖尿病合并高血压患者严格控制血压在130/80 mmHg以下,降血压药物以血管紧张素转换酶抑制剂、血管紧张素Ⅱ受体拮抗剂类在降低心脑血管事件方面获益明显。在急性期血压控制方面应当注意以下几点。

(1)准备溶栓者,应使收缩压<180 mmHg、舒张压<100 mmHg。

(2)缺血性脑卒中后24 h内血压升高的患者应谨慎处理。应先处理紧张焦虑、疼痛、恶心呕吐及颅内压增高等情况。血压持续升高,收缩压≥200 mmHg或舒张压≥110 mmHg,或伴有严重心功能不全、主动脉夹层、高血压脑病,可予谨慎降压治疗,并严密观察血压变化,必要时可静脉使用短效药物(如拉贝洛尔、尼卡地平等),最好应用微量输液泵,避免血压降得过低。

(3)有高血压病史且正在服用降压药者,如病情平稳,可于脑卒中24 h后开始恢复使用降压药物。

(4)脑卒中后低血压的患者应积极寻找和处理原因,必要时可采用扩容升压的措施。

2. 控制血糖。空腹血糖应≤7 mmol/L(126 mg/dL),糖尿病血糖控制的靶目标为HbAlc≤6.5%,必要时可通过控制饮食、口服降糖药物或使用胰岛素控制高血糖。

在急性期血糖控制方面应当注意以下两点。

(1)血糖超过11.1 mmol/L时可给予胰岛素治疗。

(2)血糖低于2.8 mmol/L时可给予10%~20%葡萄糖口服或注射治疗。

3. 调脂治疗。对脑梗死患者的血脂调节药物治疗的几个推荐意见如下。

(1)胆固醇水平升高的缺血性脑卒中和TIA患者,应该进行生活方式的干预及药物治疗。建议使用他汀类药物,目标是使LDL-C水平降至2.59 mmol/L以下或使LDL-C下降幅度达到30%~40%。

(2)伴有多种危险因素(冠心病、糖尿病、未戒断的吸烟、代谢综合征、脑动脉粥样硬化病变但无确切的易损斑块或动脉源性栓塞证据或外周动脉疾病之一者)的缺血性脑卒中和TIA患者,如果LDL-C>2.07 mmol/L,应将LDL-C降至2.07 mmol/L以下或使LDL-C下降幅度>40%。

(3)对于有颅内外大动脉粥样硬化性易损斑块或动脉源性栓塞症的缺血性脑卒中和TIA患者,推荐尽早启动强化他汀类药物治疗,建议目标LDL-C<2.07 mmol/L或使LDL-C下降幅度>40%。

(4)长期使用他汀类药物总体上是安全的。他汀类药物治疗前及治疗中,应定期监测肌痛等临床症状及肝酶(谷氨酸和天冬氨酸氨基转移酶)、肌酶(肌酸激酶)变化,如出现监测指标持续异常并排除其他影响因素,应减量或停药观察(供参考:肝酶3倍正常上限;肌酶5倍正常上限时停药观察);老年患者如合并重要脏器功能不全或多种药物联合使用时,应注意合理配伍并监测不良反应。

(5)对于有脑出血病史或脑出血高风险人群应权衡风险和获益,建议谨慎使用他汀类药物。

(三)特殊治疗

主要包括溶栓治疗、抗血小板聚集及抗凝药物治疗、血管内介入治疗和手术治疗等。

1. 溶栓治疗。静脉溶栓和动脉溶栓的适应证及禁忌证基本一致。本文以静脉溶栓为例详细介绍其相关注意问题。

(1)对缺血性脑卒中发病3 h内和3~4.5 h的患者,应根据适应证严格筛选患者,尽快静脉给予 rt-PA 溶栓治疗。使用方法：rt-PA 0.9 mg/kg（最大剂量为 90 mg）静脉滴注，其中10%在最初1 min内静脉推注，其余持续滴注，用药期间及用药24 h内应严密监护患者。

（2）发病6 h内的缺血性脑卒中患者，如不能使用 rt-PA 可考虑静脉给予尿激酶，应根据适应证严格选择患者。使用方法：尿激酶100万～150万 IU，溶于生理盐水100～200 mL，持续静脉滴注30 min，用药期间应如前述严密监护患者。

（3）发病6 h内由大脑中动脉闭塞导致的严重脑卒中且不适合静脉溶栓的患者，经过严格选择后可在有条件的医院进行动脉溶栓。

（4）发病24 h内由后循环动脉闭塞导致的严重脑卒中且不适合静脉溶栓的患者，经过严格选择后可在有条件的单位进行动脉溶栓。

（5）溶栓患者的抗血小板或特殊情况下溶栓后还需抗血小板聚集或抗凝药物治疗者，应推迟到溶栓24 h后开始。

（6）临床医生应该在实施溶栓治疗前与患者及家属充分沟通，向其告知溶栓治疗可能的临床获益和承担的相应风险。

① 溶栓适应证：A. 年龄18～80岁；B. 发病4.5 h以内（rt-PA）或6 h内（尿激酶）；C. 脑功能损害的体征持续存在超过7 h，且比较严重；D. 脑CT已排除颅内出血，且无早期大面积脑梗死影像学改变；E. 患者或家属签署知情同意书。

② 溶栓禁忌证：A. 既往有颅内出血，包括可疑蛛网膜下腔出血；近3个月有头颅外伤史；近3周内有胃肠或泌尿系统出血；近2周内进行过大的外科手术；近1周内有在不易压迫止血部位的动脉穿刺。B. 近3个月内有脑梗死或心肌梗死史，但不包括陈旧小腔隙梗死而未遗留神经功能体征。C. 严重心、肝、肾功能不全或严重糖尿病患者。D. 体检发现有活动性出血或外伤（如骨折）的证据。E. 已口服抗凝药，且 INR 15；48 h内接受过肝素治疗（APTT超出正常范围）。F. 血小板计数低于 100×10^{9}/L，血糖＞27 mmol/L。G. 血压：收缩压≥180 mmHg，或舒张压≥100 mmHg。H. 妊娠。I. 患者或家属不合作。J. 其他不适合溶栓治疗的条件。

2. 抗血小板聚集治疗。急性期（一般指脑梗死发病6 h后至2周内，进展性卒中稍长）的抗血小板聚集推荐意见如下。

（1）对于不符合溶栓适应证且无禁忌证的缺血性脑卒中患者应在发病后尽早给予口服阿司匹林150～300 mg/d。急性期后可改为预防剂量50～150 mg/d；

（2）溶栓治疗者，阿司匹林等抗血小板药物应在溶栓24 h后开始使用；

（3）对不能耐受阿司匹林者，可考虑选用氯吡格雷等抗血小板治疗。

3. 抗凝治疗。主要包括肝素、低分子肝素和华法林。其应用指证及注意事项如下。

（1）对大多数急性缺血性脑卒中患者，不推荐无选择地早期进行抗凝治疗。

（2）关于少数特殊患者（如主动脉弓粥样硬化斑块、基底动脉梭形动脉瘤、卵圆孔未闭伴深静脉血栓形成或房间隔瘤等）的抗凝治疗，可在谨慎评估风险、效益比后慎重选择。

（3）特殊情况下溶栓后还需抗凝治疗的患者，应在24 h后使用抗凝剂。

(4)无抗凝禁忌证的动脉夹层患者发生缺血性脑卒中或者 TIA 后，首先选择静脉肝素，维持活化部分凝血活酶时间 50～70 s 或低分子肝素治疗；随后改为口服华法林抗凝治疗(INR 2.0～3.0)，通常使用 3～6 个月；随访 6 个月如果仍然存在动脉夹层，需要更换为抗血小板药物长期治疗。

4. 神经保护剂。如自由基清除剂、电压门控性钙通道阻断剂、兴奋性氨基酸受体阻断剂等，对急性期脑梗死患者可试用此类药物治疗。

5. 其他特殊治疗。如血管内干预治疗和外科手术治疗，有条件的医院可对合适的脑梗死患者进行急性期血管内干预和外科手术治疗；对发病 6 h 内的脑梗死病例可采用动脉溶栓及急性期支架或机械取栓治疗；对大面积脑梗死病例必要时可采用去骨板减压术治疗。

(四)并发症的防治

脑梗死急性期和恢复期容易出现各种并发症，其中吸入性肺炎、褥疮、尿路感染、下肢深静脉血栓形成及肺栓塞、吞咽困难所致营养不良等可明显增加不良预后的风险。因而对这些并发症的有效防治和密切护理也是脑梗死规范化治疗过程中一个关键的环节。

(五)康复治疗和心理调节治疗

应尽早启动脑梗死患者个体化的长期康复训练计划，因地制宜采用合理的康复措施。有研究结果提示脑梗死发病后 6 月内是神经功能恢复的“黄金时期”，对语言功能的有效康复甚至可长达数年。同时，对脑梗死患者心理和社会上的辅助治疗也有助于降低残疾率，提高生活质量，促进其早日重返社会。

五、护理

1. 饮食护理。给予病人高热量、易消化普通食物，可以是牛奶、米汤、菜汤、鸡蛋、淀粉、菜汁、肉汤和果汁水等，为方便进食，可剁馅或缟浆。如进食正常，食物可不用机械高密度处理。但不要高盐、肥腻，还要结合病人有没有其他病选用食物，如糖尿病患者不能食糖。每日 3～4 餐即可。有医生建议多吃黑木耳和芹菜等，前为软化血管，后为降血压。

2. 保持呼吸道通畅，防止感冒。特别是结合病人情况，日夜安排人看护好病人。

3. 预防褥疮。帮助和维持病人定时翻身和适度活动，如果病人不能很好活动，可以帮助其，一般每 2～3 h 翻身一次。及时更换潮湿的床单、被褥和衣服。

4. 预防烫伤、碰伤、摔倒等二次伤害。

5. 防止便秘。可给病人吃一些香蕉及蜂蜜和含纤维素多的食物，每日早晚给病人按摩腹部。3 天未大便者，要药物帮助排便。

6. 防止泌尿系感染。病人能自行排尿，要及时更换尿湿衣褥。病人用导尿管排尿，每次清理病人尿袋要无菌操作。

7. 防止坠床。躁动不安的病人应安装床挡，必要时使用保护带，防止病人坠床、摔伤。

8. 防治结膜、角膜炎和老年人疾病。对眼睛不能闭合者，可给病人涂用抗生素眼膏并加盖湿纱布，以防结、角膜炎的发生。一般说来71岁的老年人还同时患有其他疾病，就要结合病情，有主有次，有先有后地进行适度治疗。

9.一般护理。每天早晚及饭后给病人用盐水清洗口腔、甚至刷牙，每周擦澡1～2次，每日清洗外阴一次，隔日洗脚一次等，当然如天气炎热，洗澡要相对勤快些。洗漱时还可适当进行热敷患侧身体，促进血液循环。平时保证适度的按摩推拿。保证病人住房环境良好。

（张萍　韩金美　杨春苗　逄晓燕）

第二节　脑出血

脑出血，俗称脑溢血，属于“脑中风”的一种，是中老年高血压患者一种常见的严重脑部并发症。脑出血是指非外伤性脑实质内血管破裂引起的出血，最常见的病因是高血压、脑动脉硬化、颅内血管畸形等，常因用力、情绪激动等因素诱发，故大多在活动中突然发病，临床上脑出血发病十分迅速，主要表现为意识障碍、肢体偏瘫、失语等神经系统的损害。它起病急骤、病情凶险、死亡率非常高，是目前中老年人致死性疾病之一。

一、病因

1.外界因素。气候变化，临床上发现，脑血管病的发生在季节变化时尤为多见，如春夏、秋冬交界的季节，现代医学认为，季节的变化以及外界温度的变化可以影响人体神经内分泌的正常代谢，改变血液黏稠度，血浆纤维蛋白原、肾上腺素均升高，毛细血管痉挛性收缩和脆性增加。短时间内颅内血管不能适应如此较为明显的变化，即出现血压的波动，最终导致脑出血的发生。

2.情绪改变。情绪改变是脑出血的又一重要诱因，包括极度的悲伤、兴奋、恐惧等，临床工作中我们发现，多数脑出血患者发病之前都有情绪激动病史，甚至曾有人做过研究，证实临床上近30%的病人是因生气、情绪激动导致脑出血。究其原因主要是由于短时间情绪变化时出现交感神经兴奋、心跳加快、血压突然升高，原本脆弱的血管破裂所致。

3.不良生活习惯。吸烟对人体健康有较为严重的影响是得到世界卫生组织公认的，长期吸烟可以使得体内血管脆性增加，对血压波动的承受能力下降、容易发生脑血管破裂。而长期饮酒可引起血管收缩舒张调节障碍，并出现血管内皮的损伤，血管内脂质的沉积，使得血管条件变差，易发生脑出血。此外，经常过度劳累，缺少体育锻炼，也会使血黏度增加，破坏血管条件，导致脑出血的发生。

二、临床表现

脑出血的症状与出血的部位、出血量、出血速度、血肿大小以及患者的一般情况等有关，通常一般表现为不同程度的突发头痛、恶心呕吐、言语不清、小便失禁、肢体活动障碍和意识障碍。位于非功能区的小量出血可以仅仅表现为头痛及轻度的神经功能障碍，而大量出血以及大脑深部出血、丘脑出血或者脑干出血等可以出现迅速昏迷，甚至在数小时及数日内出现死亡。典型的基底节出血可出现突发肢体的无力及麻木，语言不清或失语，意识障碍，双眼向出血一侧凝视，可有剧烈头痛，同时伴有恶心呕吐、小便失禁症状；丘脑出血常破入脑室，病人有偏侧颜面和肢体感觉障碍、意识淡漠、反应迟钝；而脑桥出血小量时可有出血一侧的面瘫和对侧肢体瘫，而大量时可迅速出现意识障碍、四肢瘫痪、眼球固定，危及生命；小脑出血多表现为头痛、眩晕、呕吐等小脑体征，一般不出现典型的肢体瘫痪症状，血肿大量时可侵犯脑干，出现迅速昏迷、死亡。

三、诊断

脑出血属于神经科急诊，需要在短时间内立刻明确诊断，目前辅助检查主要分为实验室检查和影像学检查两种，随着目前医疗水平的逐渐提高，影像学检查因为其具有时间短、无创、结果准确等优点，已逐渐成为首选的检查方法。

1. 头颅 CT 检查：临床疑诊脑出血时首选 CT 检查，可显示圆形或卵圆形均匀高密度血肿，发病后即可显示边界清楚的新鲜血肿，并可确定血肿部位、大小、形态，以及是否破入脑室，血肿周围水肿带和占位效应等；如脑室大量积血可见高密度铸型，脑室扩张，1 周后血肿周围可见环形增强，血肿吸收后变为低密度或囊性变，CT 动态观察可发现脑出血的病理演变过程，并在疾病治疗过程中的病情变化时第一时间指导临床治疗。目前头颅 CT 已成为较为广泛的检查方法。

2. MRI 检查：可发现 CT 不能确定的脑干或小脑小量出血，能分辨病程 4～5 周后 CT 不能辨认的脑出血，区别陈旧性脑出血与脑梗死，显示血管畸形流空现象，还可以大致判断出血时间，是否多次反复出血等，但 MR 检查需要患者较长时间（10 分钟以上）静止不动躺在扫描机内，对已有意识障碍的患者较难做到，一般不及 CT 检查应用广泛。

3. DSA 全脑血管造影检查：脑血管造影曾经是脑出血的重要诊断手段，因其不能显示血肿本身，仅能根据血肿周围相关血管的移位来推测血肿的部位及大小，且 DSA 检查为一项有创检查，目前一线应用已明显减少。值得一提的是，DSA 在脑出血原因的鉴别上仍意义重大，因其可直观地看到脑血管的走行及形态，当怀疑有脑血管畸形或动脉瘤破裂的病人应该需要做 DSA 检查明确诊断。

4. 脑脊液检查：脑出血诊断明确者一般不做脑脊液检查，以防脑疝发生，但在无条件做脑 CT 扫描或脑 MRI 检查时，腰穿仍有一定诊断价值。脑出血后由于脑组织水肿，颅内压力一般较高，80％患者在发病 6 h 后，由于血液可自脑实质破入到脑室或蛛网膜下隙而呈血性脑脊液，所以脑脊液多数呈血性或黄色，少数脑脊液清亮。因此，腰穿脑脊液清亮时，不能完全排除脑出血的可能，术前应给脱水剂降低颅内压，有颅内压增高或有脑疝的可能时，应禁忌做腰穿。

四、治疗

(一)内科治疗

患者出血量不多,神经功能损害较轻,或者患者一般情况较差不能手术治疗的患者可选择内科保守治疗。内科治疗的原则在于:脱水降颅压、减轻脑水肿,调整血压;防止再出血;减轻血肿造成的继发性损害,促进神经功能恢复;防止并发症。

1. 一般治疗:安静休息,一般卧床休息 2～4 周。保持呼吸道通畅,防止舌根后坠,必要时行气管切开,有意识障碍、血氧饱和度下降的患者应予以吸氧。危重患者应予以心电监测,进行体温、血压、呼吸等生命体征的监测。

2. 控制血压:脑出血患者血压会反射性升高,而过高的血压则会更加引起出血增加,而过低的血压又会影响到健康脑组织的血供,所以对于脑出血患者,应该选用较为有效的降压药物将血压控制在发病之前的基础血压水平。

3. 控制脑水肿,降低颅内压:颅内压的升高可引起患者较为明显的症状如恶心、呕吐等,严重的还会引起脑疝导致生命危险。所以降低颅内压控制脑水肿是脑出血治疗的重要措施,发病早期可用甘露醇脱水,并辅助以呋塞米进行脱水,同时注意监测患者肾功能,注意复查血电解质情况防止水电解质紊乱。

4. 预防并发症:可预防性使用抗生素以及降低胃酸分泌的药物,防止肺部感染及上消化道应激性溃疡的发生。早期可行胃肠减压,一来可观察是否存在应激性溃疡,二来可减轻患者胃肠道麻痹引起的腹胀,避免胃内容物因呕吐而发生吸入性肺炎。

(二)外科治疗

1. 手术适应证:目前认为,患者无意识障碍时多无需手术;有明显意识障碍、脑疝尚不明时,外科治疗明显优于内科;深昏迷患者、双瞳扩大、生命体征趋于衰竭者,内外科治疗方法均不理想。目前手术适应证主要参考以下几点:大脑出血量大于 30 mL,小脑出血量大于 10 mL;患者出血后意识障碍情况,Ⅰ级一般不需手术,Ⅴ级病情出于晚期也无法手术,Ⅱ～Ⅳ级需要手术治疗,Ⅱ级患者若一般情况可,也可首选内科保守治疗,根据病情变化再决定,Ⅳ级患者若出血时间短出血量大,进展快,脑疝形成时间长,则无法手术;另外,位置较为表浅的出血一般多可手术,而较为深在出血如脑干局部出血,若无意识障碍,可保守治疗。对于出血量较少但患者病情明显加重的需要警惕是否存在持续出血,术前应充分考虑。此外,患者的一般情况需要考虑,是否存在心肺功能下降,高龄患者手术后一般恢复较差,效果一般,选择手术需要慎重。

2. 手术前的准备:脑出血手术应尽早进行,长时间的血肿压迫可导致脑细胞功能受损,并出现较为严重的并发症,手术的早期进行有利于提高脑出血的治愈率以及患者的生活质量。脑出血虽然是一种急诊,但术前准备仍然要充分,术前正确处理患者的症状对手术的成功与否也有着重要的影响。术前应保证患者的呼吸道通畅,防止误吸,应用脱水降颅压的药物,并有效控制血压防止在手术中出现再出血,术前常规需要进行头颅 CT 检查明确诊断,尽快排除手术禁忌证后进行手术治疗。

3. 手术方式的选择：手术方式的选择需要综合患者的一般情况、出血的部位、出血量等，常用的手术方式有开颅清除血肿、穿刺抽吸血肿、脑室穿刺引流血肿等。

(1)开颅清除血肿：是较为常用的脑出血治疗手段，出血量较大的患者常需行开颅手术，如基底节出血常需进行开颅清除血肿，传统的手段主要是行大骨瓣打开颅骨，剪开硬脑膜后暴露脑组织，以距离血肿最近处切开脑皮质，在直视下清除血肿，严密止血后关颅，根据手术中情况决定是否需要去除骨瓣。这种手术方式是急诊手术最常用的，也是较为紧急、快捷的手术方式，但其缺点在于手术创伤较大，术后恢复慢。目前主导开颅清血肿手术方式已基本改进，在急诊手术时首先行一较小手术切口，在去除小骨窗后进行显微镜下血肿清除，根据术中情况再决定是否扩大骨窗的面积以及是否进行去骨瓣等。目前小骨窗治疗脑出血已得到神经外科医师的广泛认可，并在临床上熟练运用。由于改进后手术创伤小，术后患者恢复快，手术效果好，值得推广，其缺陷在于部分基层医院并不具备一定的医疗条件，全面推广还需要一定的时间。

(2)穿刺抽吸血肿：这种治疗方式适用于各部位脑出血，深部脑出血尤为适用，主要方法是应用 CT 引导或者立体定向引导，选择距离血肿最近的穿刺点，并离开功能区，进行颅骨钻孔，在定位和定向的基础上向血肿内穿刺，再辅助以负压吸引，可一次去除较大部分的血肿。这种手术方式创伤很小，但其局限于仅为细针穿刺，血肿并非为均一圆形状态，一次手术仅能解除一部分血肿的压迫，剩余的血肿依然存在，其分解产物依旧会对脑细胞产生毒害作用，而且这种手术方式对手术者技术要求较高，若一次性抽吸过多血肿，可能造成远隔部位的再出血，所以临床上目前还没有广泛推广。

(3)脑室穿刺引流血肿：顾名思义，主要是进行脑室内穿刺，适应证主要是针对脑室内积血，手术常规行脑室角穿刺，放置引流管，术后应用尿激酶等融化血块药物，使得血肿能由引流管逐渐引出，当颅内压明显升高的时候，脑室外引流手术还可以有效减低颅内压，防止脑疝的形成。外科治疗脑出血是较为明确的方法，术后需要有较为妥善的患者管理，还要注意患者血压情况，控制性降压防止再次出血；术后应用脱水药物防止颅内压过高，防治并发症，监测患者的各重要脏器功能，加强术后护理，维持水电解质平衡。术后应早期行功能锻炼。

五、护理

1. 安静、舒适的环境，特别是发病 2 周内，应尽量减少探望，保持平和、稳定的情绪，避免各种不良情绪影响。

2. 绝对卧床休息 2 周，头部可轻轻向左右转动，应避免过度搬动或抬高头部，四肢可在床上进行小幅度翻动，每 2 h 一次，不必过分紧张。大小便须在床上进行，不可自行下床解便，以防再次出血的意外发生。

3. 有些病员会出现烦躁不安、躁动的症状，对这样的病员我们会采取约束带、床档等保护措施，这样可防止病员自行拔除输液管或胃管、坠床等不必要的意外。可能有些家属于心不忍，我们理解家属的心情。一旦病情稳定，不再烦躁后，我们就会立即撤离对躯体的约束，但床档还需时时加护，特别是有气垫床的病人，严防坠床。希望大家能配合。

4. 病程中还会出现不同程度的头痛，例如头部胀痛、针刺样痛、剧烈疼痛等，这是最常见的症状。我们会予以合理的治疗。随着病情的好转，头痛会逐渐消失，因此您不必过度紧张，要学会分散注意力。如在治疗过程中，仍觉得痛得很厉害，不能耐受，请及时通知我们，以便医生能采取更有效的治疗方法。

5. 老年病人、心脑血管老化、脆性程度高、季节变化易诱发疾病。长期卧床易肺部感染，痰多不易咳出，药物祛痰，加强翻身、拍背，使痰液松动咳出，减轻肺部感染。无力咳痰者，采取吸痰措施，望能配合。

6. 长期卧床，皮肤受压超过 2 h，易发生褥疮，应加强翻身。按摩受压处，保持皮肤清洁干燥。肢体放置功能位，防畸形。

7. 饮食：要营养丰富、低脂、清淡软食，如鸡蛋、豆制品等。进食困难者，可头偏向一侧，喂食速度慢，避免交谈，防呛咳、窒息。

8. 保持大便通畅，可食用香蕉、蜂蜜，多进水，加强适度翻身，按摩腹部，减少便秘发生。病人数天未解便或排便不畅，可使用缓泄剂，诱导排便。禁忌用力屏气排便，防再次脑出血。

9. 恢复期据医嘱摇高床头 10°～15°，后按耐受及适应程度逐渐摇高床头至半卧位，每天 30 min，1～2 h 不等。

10. 高血压是本病常见诱因。服用降压药物要按时定量，不随意增减药量，防血压骤升骤降，加重病情。

11. 出院后定期门诊随访，监测血压、血脂等，适当体育活动，如散步、太极拳等。

（韩金美　杨春苗　匡秀红　王婕）

第三节　蛛网膜下腔出血

蛛网膜下腔出血（subarachnoid hemorrhage，SAH）指脑底部或脑表面的病变血管破裂，血液直接流入蛛网膜下腔引起的一种临床综合征，又称为原发性蛛网膜下腔出血，约占急性脑卒中的 10%，是一种非常严重的常见疾病。世界卫生组织调查显示中国发病率每年约为 2/10 万人，亦有报道为每年（6～20）/10 万人。因脑实质内、脑室出血，硬膜外或硬膜下血管破裂，血液穿破脑组织流入蛛网膜下腔，称为继发性蛛网膜下腔出血。

一、病因

1. 颅内动脉瘤：占 50%～85%，好发于脑底动脉环的大动脉分支处，以该环的前半部较多见。

2. 脑血管畸形：主要是动静脉畸形，多见于青少年，占 2%左右，动静脉畸形多位于大脑半球大脑中动脉分布区。

3. 脑底异常血管网病（moyamoya 病）：约占 1%。

4.其他：夹层动脉瘤、血管炎、颅内静脉系统血栓形成、结缔组织病、血液病、颅内肿瘤、凝血障碍性疾病、抗凝治疗并发症等。

5.部分患者出血原因不明，如原发性中脑周围出血。

二、临床表现

SAH典型临床表现为突然发生的剧烈头痛、恶心、呕吐和脑膜刺激征，伴或不伴局灶体征。剧烈活动中或活动后出现爆裂性局限性或全头部剧痛，难以忍受，呈持续性或持续进行性加重，有时上颈段也可出现疼痛。其始发部位常与动脉瘤破裂部位有关。常见伴随症状有呕吐、短暂意识障碍、项背部或辖制疼痛、畏光等。绝大多数病例发病后数小时内出现脑膜刺激征，以颈强直最明显，Kernig征、Brudzinski征可阳性。眼底检查可见视网膜出血、视乳头水肿，约25%的患者可出现精神症状，如欣快、谵妄、幻觉等。还可有癫痫发作、局灶神经功能缺损体征如动眼神经麻痹、失语、单瘫或轻偏瘫、感觉障碍等。部分患者，尤其是老年患者头痛、脑膜刺激征等临床表现常不典型，而精神症状较明显。原发性中脑出血的患者症状较轻，CT表现为中脑或脑桥周围脑池积血，血管造影未发现动脉瘤或其他异常，一般不发生再出血或迟发型血管痉挛等情况，临床预后良好。

三、诊断

(一)辅助检查

1.影像学检查

(1)头颅CT：是诊断SAH的首选方法，CT显示蛛网膜下腔内高密度影可以确诊SAH。根据CT结果可以初步判断或提示颅内动脉瘤的位置：如位于颈内动脉段常是鞍上池不对称积血；大脑中动脉段多见外侧裂积血；前交通动脉段则是前间裂基底部积血；而出血在脚间池和环池，一般无动脉瘤。动态CT检查还有助于了解出血的吸收情况，有无再出血、继发脑梗死、脑积水及其程度等。CT对于蛛网膜下腔出血诊断的敏感性在24小时内为90%～95%，3天为80%，1周为50%。

(2)头MRI：当病后数天CT的敏感性降低时，MRI可发挥较大作用。4天后T1像能清楚地显示外渗的血液，血液高信号可持续至少2周，在FLAIR像则持续更长时间。因此，当病后1～2周，CT不能提供蛛网膜下腔出血的证据时，MRI可作为诊断蛛网膜下腔出血和了解破裂动脉瘤部位的一种重要方法。

2.脑脊液(CSF)检查。通常CT检查已确诊者，腰穿不作为临床常规检查。如果出血量少或者起病时间较长，CT检查可无阳性发现，而临床可疑下腔出血需要行腰穿检查CSF。最好于发病12 h后进行腰椎穿刺，以便与穿刺误伤鉴别。均匀血性脑脊液是蛛网膜下腔出血的特征性表现，且示新鲜出血，如CSF黄变或者发现吞噬红细胞、含铁血黄素或胆红质结晶的吞噬细胞等，则提示已存在不同时间的SAH。

3.脑血管影像学检查

(1)脑血管造影(DSA)：是诊断颅内动脉瘤最有价值的方法，阳性率达95%，可以清楚显示动脉瘤的位置、大小、与载瘤动脉的关系、有无血管痉挛等，血管畸形和烟雾病也能清楚显示。条件具备、病情许可时应争取尽早行全脑 DSA 检查以确定出血原因和决定治疗方法、判断预后。但由于血管造影可加重神经功能损害，如脑缺血、动脉瘤再次破裂出血等，因此造影时机宜避开脑血管痉挛和再出血的高峰期，即出血 3 天内或 3～4 周后进行为宜。

(2)CT 血管成像(CTA)和 MR 血管成像(MRA)：CTA 和 MRA 是无创性的脑血管显影方法，但敏感性、准确性不如 DSA。主要用于动脉瘤患者的随访以及急性期不能耐受 DSA 检查的患者。

(3)其他：经颅超声多普勒(TCD)动态检测颅内主要动脉流速是及时发现脑血管痉挛(CVS)倾向和痉挛程度的最灵敏的方法。

4. 实验室检查。血常规、凝血功能、肝功能及免疫学检查有助于寻找出血的其他原因。

(二)症状

突然发生的剧烈头痛、恶心、呕吐和脑膜刺激征阳性的患者，无局灶性神经缺损体征，伴或不伴意识障碍，应高度怀疑本病，结合 CT 证实脑池与蛛网膜下腔内有高密度征象可诊断为蛛网膜下腔出血。如果 CT 检查未发现异常或没有条件进行 CT 检查时，可根据临床表现结合腰穿 CSF 呈均匀一致血性、压力增高等特点作出蛛网膜下腔出血的诊断。

四、治疗

1. 一般处理及对症处理。监测生命体征和神经系统体征变化，保持气道通畅，维持呼吸、循环稳定。安静卧床，避免激动及用力，保持大便通畅，可对症应用镇静镇咳及抗癫痫类药物。

2. 降低颅内压。适当限制液体入量，防治低钠血症。临床常用甘露醇、呋塞米等脱水剂降低颅内压，也可酌情选用白蛋白。当伴有较大的脑内血肿时，可手术清除血肿以降低颅内压抢救生命。

3. 防治再出血

(1)安静休息，绝对卧床 4～6 周。

(2)控制血压，患者可能因为剧痛导致血压升高，注意去除疼痛等诱因。

(3)应用抗纤溶药物，以防动脉瘤周围血块溶解引起再出血，常用药物有氨基已酸、氨甲苯酸等。

(4)外科手术消除动脉瘤是防止动脉瘤性 SAH 再出血最好的办法。

4. 防治脑血管痉挛

(1)维持血容量和血压，必要时予胶体液扩容、多巴胺静滴，3H 疗法(高血容量、升高血压、血液稀释)在国外较多用于治疗 SAH 后脑血管痉挛。

(2)早期使用尼莫地平等钙离子拮抗剂。

(3)早期手术去除动脉瘤、移除血凝块。

5. 防治脑积水

(1)予乙酰唑胺抑制脑脊液分泌，或应用甘露醇、呋塞米等脱水药。

(2)内科治疗无效时可行脑脊液分流术：脑室—心房或脑室—腹腔分流术，以免加重脑损害。

五、护理

1. 颅内高压、头痛的护理。绝对卧床休息,一般为4～6周,头抬高15°～20°,有利于颅内静脉回流,并保持病室安静。遵医嘱给予降颅内压,如20%甘露醇快速静滴,必要时给予镇静止痛药,如口服安定或给予冬眠Ⅰ号1/4量肌注,既止痛、降血压,又可镇静。同时,静滴时要合理使用和保护静脉,因病人输液时间长,静脉穿刺时有计划从四肢远端到近心端,并观察药物有无外渗。

2. 昏迷及意识障碍的护理。对昏迷期病人加用床栏,防止坠床;对躁动不安者,可用镇静剂,以免病情加重。

3. 密切观察生命体征。注意意识及瞳孔的变化,有否头痛加剧,若有异常及时汇报医生。1周内血压应保持在19～21/11～13.3 kPa(150～160/90～100 mmHg)为宜,不应过低,以防引起脑供血不足、低血容量而诱发脑梗塞。

4. 高热病人的护理。每4 h测量体温、脉搏、呼吸1次。一般中度发热无感染征象者可能为吸收热,只要密切观察不需特殊处理,若体温过高,应及时采取物理降温,在头部体表大血管处放置冰袋,用50%酒精和温水擦浴,必要时采用冬眠疗法。注意液体及能量的补充,成人每天至少在2 000 mL左右,同时加强皮肤及口腔的护理。大量出汗者,应及时更换床单及衣裤,避免受凉,每日用生理盐水棉球清洗口腔2～3次,口唇干燥者涂石蜡油。

5. 防止褥疮发生。昏迷状态并伴有肢体瘫痪,应及时做好皮肤清洁护理。每2～3 h翻身1次,按摩身体受压部位和使用气垫床,促进局部血液循环,保持床铺干燥、清洁、平整。

6. 保持大小便通畅。昏迷病人出现反射性尿失禁时,使用接尿器或留置尿管,保持尿液通畅和外阴部清洁,每日用1∶5 000呋喃西林行膀胱冲洗2次,每周更换导尿管1次,避免尿路感染及排尿困难。为保持大便通畅,可给予缓泻剂,如番泻叶2 g分次冲泡口服,必要时用开塞露或肥皂水灌肠,以大便呈糊状较好,以免因排便过度用力引起再度出血或脑疝形成。

7. 饮食护理。加强营养,避免食用生、冷、硬食物,应食质软、易消化营养丰富的食物。对昏迷病人给予鼻饲流质食物,每4 h鼻饲1次,每周更换鼻饲管1次。

8. 防止并发症的发生。保持呼吸道通畅,及时清除呼吸道分泌物或呕吐物,拍背、咳痰,自上而下、由内向外。对昏迷病人及时吸痰及氧气吸入,不仅能预防肺部感染,还可改善或纠正脑缺氧,减轻脑水肿。

9. 心理护理。耐心了解患者的心理活动,做好病人的思想工作,解除心理障碍,满足病人的各种生活需求。给病人多讲与疾病相关知识。在治疗操作、生活护理、基础护理上千方百计为病人排忧解难,抱以同情心和耐心,对不同性格的患者采取与其相适应的心理护理,并树立战胜疾病的信心。

(杨春苗　匡秀红　王丽云　薛伟)

第四节 短暂性脑缺血发作

短暂性脑缺血发作(TIA)是颈动脉或椎—基底动脉系统发生短暂性血液供应不足，引起局灶性脑缺血导致突发的、短暂性、可逆性神经功能障碍。发作持续数分钟，通常在30 min内完全恢复，超过2 h常遗留轻微神经功能缺损表现，或CT及MRI显示脑组织缺血征象。TIA好发于34～65岁，65岁以上占25.3%，男性多于女性。发病突然，多在体位改变、活动过度、颈部突然转动或屈伸等情况下发病。发病无先兆，有一过性的神经系统定位体征，一般无意识障碍，历时5～20 min，可反复发作，但一般在24 h内完全恢复，无后遗症。

一、病因

1. 脑动脉粥样硬化。脑动脉粥样硬化是全身动脉硬化的一部分，动脉内膜表面的灰黄色斑块，斑块表层的胶原纤维不断增生及含有脂质的平滑肌细胞增生，引起动脉管腔狭窄。甚至纤维斑块深层的细胞发生坏死，形成粥样斑块，粥样斑块表层的纤维帽坏死，破溃形成溃疡。坏死性粥样斑块物质可排入血液而造成栓塞，溃疡处可出血形成血肿，使小动脉管腔狭窄甚至阻塞，使血液供应发生障碍。动脉粥样硬化的病因主要有：高血压、高脂血症、糖尿病、吸烟、肥胖、胰岛素抵抗等因素。多数学者认为动脉粥样硬化的发病机制是复杂的，是综合性的较长过程。

2. 微栓塞。主动脉和脑动脉粥样硬化斑块的内容物及其发生溃疡时的附壁血栓凝块的碎屑，可散落在血流中成为微栓子，这种由纤维素、血小板、白细胞、胆固醇结晶所组成的微栓子，随循环血流进入小动脉，可造成微栓塞，引起局部缺血症状。微栓子经酶的作用而分解，或因栓塞远端血管缺血扩张，使栓子移向血管末梢，则血供恢复，症状消失。

3. 心脏疾病。心脏疾病是脑血管病第3位的危险因素。各种心脏病如风湿性心脏病、冠状动脉粥样硬化性心脏病、高血压性心脏病、先天性心脏病，以及可能并发的各种心脏损害如心房纤维颤动、房室传导阻滞、心功能不全、左心肥厚、细菌性心内膜炎等，这些因素通过对血流动力学影响及栓子脱落增加了脑血管病的危险性，特别是缺血性脑血管病的危险。

4. 血流动力学改变。急速的头部转动或颈部屈伸，可改变脑血流量而发生头晕，严重的可触发短暂脑缺血发作。特别是有动脉粥样硬化、颈椎病、枕骨大孔区畸形、颈动脉窦过敏等情况时更易发生。主动脉弓、锁骨下动脉的病变可引起盗血综合征，影响脑部血供。

5. 血液成分的改变。各种影响血氧、血糖、血脂、血蛋白质含量，以及血液黏度和凝固性的血液成分改变和血液病理状态，如严重贫血、红细胞增多症、白血病、血小板增多症、异常蛋白质血症、高脂蛋白血症均可触发短暂性脑缺血发作。

二、临床表现

1. 颈内动脉系统短暂性脑缺血发作。颈内动脉系统的 TIA 最常见的症状为单瘫、偏瘫、偏身感觉障碍、失语、单眼视力障碍等，亦可出现同向性偏盲等。主要表现：单眼突然出现一过性黑蒙，或视力丧失，或白色闪烁，或视野缺损，或复视，持续数分钟可恢复。对侧肢体轻度偏瘫或偏身感觉异常。优势半球受损出现一过性的失语或失用或失读或失写，或同时面肌、舌肌无力。偶有同侧偏盲。其中单眼突然出现一过性黑蒙是颈内动脉分支眼动脉缺血的特征性症状。短暂的精神症状和意识障碍偶亦可见。

2. 椎-基底动脉系统短暂性脑缺血发作。椎-基底动脉系统 TIA 主要表现为脑干、小脑、枕叶、颞叶及脊髓近端缺血，神经缺损症状。主要症状有：最常见的症状是一过性眩晕、眼震、站立或行走不稳。一过性视物成双或视野缺损等。一过性吞咽困难、饮水呛咳、语言不清或声音嘶哑。一过性单肢或双侧肢体无力、感觉异常。一过性听力下降、交叉性瘫痪、轻偏瘫和双侧轻度瘫痪等。少数可有意识障碍或猝倒发作。

三、诊断

（一）辅助检查

1. 血液流变学检查。主要表现为全血黏度、血浆黏度、血细胞比容、纤维蛋白原及血小板聚集率等指标均增高。

2. 脑血管检查。如经颅多普勒检查、颈动脉 B 超检查、数字减影血管造影检查、MRA 检查等。

3. 颈椎检查。可选用颈椎 X 线、颈椎 CT 扫描或颈椎 MRI 检查等。

4. 头颅 CT 扫描或 MRI 检查。观察颅内缺血情况，除外出血性疾病。

5. 心电图。主要是排除诊断。患者是否有房颤、频发早搏、陈旧性心肌梗死、左室肥厚等。超声心动图检查是否存在心脏瓣膜病变，如风湿性瓣膜病、老年性瓣膜病。

（二）症状

颈内动脉系统 TIA 可表现为突发的意识模糊，癫痫大发作或局限性发作，肢体麻木，单瘫，偏瘫，同向偏盲，失语，失用，交叉性黑蒙偏瘫等；椎-基底动脉系统 TIA 表现为眩晕，晕厥，猝倒，黑蒙，复视，视物变形，视野缺损，平衡障碍，球麻痹，遗忘，失认等，常有诱因，每次发作症状持续时间不超过 24 h，发作间期不留后遗症状。病史应询问起病急缓，症状的特点，有何诱因，既往有无类似发作，症状持续的时间及发作间期的症状。短暂性脑缺血发作的诊断主要是依靠详细病史，即突发性、反复性、短暂性和刻板性特点，结合必要的辅助检查而诊断，必须排除其他脑血管病后才能诊断。

四、治疗

1. 积极治疗危险因素。如高血压、高血脂、心脏病、糖尿病、脑动脉硬化等。

2. 抗血小板聚集。可选用肠溶阿司匹林或氯比格雷等。

3.改善脑微循环。如尼莫地平、桂利嗪(脑益嗪)等。

4.扩血管药物。如曲克芦丁(维脑路通)都可选用。

五、护理

1.休息。短暂性脑缺血发作期过后,应适当休息,不宜外出和从事体力劳动。对有心功能障碍者,应绝对卧床休息。

2.卧位。由于短暂性脑缺血患者起病急骤,而症状短暂,24 h 又可自然缓解恢复常态,故发作期间患者应取平卧位,头取自然位置,避免左右转动和过伸过屈,直到症状消失为止。因急剧的头部转动和颈部伸屈,可改变脑血流量而发生头晕和不稳感,从而加重缺血发作。

3.饮食。应给予营养丰富易于消化的食物,对有高血压、动脉硬化,心脏疾患可根据病情给子低脂和低盐饮食。

4.心理护理。短暂性脑缺血发作多突然发病,患者多极度紧张,恐惧,故应细心向患者解释病情,给予鼓励和安慰,护理人员及陪人更应稳定情绪,发作期间应沉着冷静,各种治疗护理动作应轻,态度和蔼可亲,语言亲切,使患者由情绪上的紧张变为稳定,增强战胜疾病的信心以配合治疗和护理。

(张萍　韩金美　王丽云　匡晓丽)

第二十六章 运动障碍及发作性疾病

第一节 帕金森病

帕金森病(Parkinson's disease,PD)是一种常见的神经系统变性疾病,老年人多见,平均发病年龄为60岁左右,40岁以下起病的青年帕金森病较少见。我国65岁以上人群PD的患病率大约是1.7%。大部分帕金森病患者为散发病例,仅有不到10%的患者有家族史。帕金森病最主要的病理改变是中脑黑质多巴胺(dopamine,DA)能神经元的变性死亡,由此而引起纹状体DA含量显著性减少而致病。导致这一病理改变的确切病因目前仍不清楚,遗传因素、环境因素、年龄老化、氧化应激等均可能参与PD多巴胺能神经元的变性死亡过程。

一、病因

帕金森病的确切病因至今未明。遗传因素、环境因素、年龄老化、氧化应激等均可能参与PD多巴胺能神经元的变性死亡过程。

1. 年龄老化。PD的发病率和患病率均随年龄的增高而增加。PD多在60岁以上发病,这提示衰老与发病有关。资料表明随年龄增长,正常成年人脑内黑质多巴胺能神经元会渐进性减少。但65岁以上老年人中PD的患病率并不高,因此,年龄老化只是PD发病的危险因素之一。

2. 遗传因素。遗传因素在PD发病机制中的作用越来越受到学者们的重视。自90年代后期第一个帕金森病致病基因α-突触核蛋白(α-synuclein,PARK1)的发现以来,目前至少有6个致病基因与家族性帕金森病相关。但帕金森病中仅5%~10%有家族史,大部分还是散发病例。遗传因素也只是PD发病的因素之一。

3. 环境因素。20世纪80年代美国学者Langston等发现一些吸毒者会快速出现典型的帕金森病样症状,且对左旋多巴制剂有效。研究发现,吸毒者吸食的合成海洛因中含有一种1-甲基-4苯基-1,2,3,6-四氢吡啶(MPTP)的嗜神经毒性物质。该物质在脑内转化为高毒性的1-甲基-4苯基-吡啶离子MPP^+,并选择性的进入黑质多巴胺能神经元内,抑制线粒体呼吸链复合物Ⅰ活性,促发氧化应激反应,从而导致多巴胺能神经元的变性死亡。由此学者们提出,线粒体功能障碍可能是PD的致病因素之一。在后续的研究中人们也证实了原发性PD患者线粒体呼吸链复合物Ⅰ活性在黑质内有选择性的下降。一些除草剂、杀虫剂的化学结构与MPTP相似。随着MPTP的发现,人们意识到环境中一些类似MPTP的化学物质有可能是PD的致病因素之一。但是在众多暴露于MPTP

的吸毒者中仅少数发病，提示 PD 可能是多种因素共同作用下的结果。

4. 其他。除了年龄老化、遗传因素外，脑外伤、吸烟、饮咖啡等因素也可能增加或降低罹患 PD 的危险性。吸烟与 PD 的发生呈负相关，这在多项研究中均得到了一致的结论。咖啡因也具有类似的保护作用。严重的脑外伤则可能增加患 PD 的风险。

二、临床表现

帕金森病起病隐袭，进展缓慢。首发症状通常是一侧肢体的震颤或活动笨拙，进而累及对侧肢体。临床上主要表现为静止性震颤、运动迟缓、肌强直和姿势步态障碍。近年来人们越来越多的注意到抑郁、便秘和睡眠障碍等非运动症状也是帕金森病患者常见的主诉，它们对患者生活质量的影响甚至超过运动症状。

1. 静止性震颤(static tremor)。约 70%的患者以震颤为首发症状，多始于一侧上肢远端，静止时出现或明显，随意运动时减轻或停止，精神紧张时加剧，入睡后消失。手部静止性震颤在行走时加重。典型的表现是频率为 4～6 Hz 的“搓丸样”震颤。部分患者可合并姿势性震颤。患者典型的主诉为：“我的一只手经常抖动，越是放着不动越抖得厉害，干活拿东西的时候反倒不抖了。遇到生人或激动的时候也抖得厉害，睡着了就不抖了。”

2. 肌强直(rigidity)。检查者活动患者的肢体、颈部或躯干时可觉察到有明显的阻力，这种阻力的增加呈现各方向均匀一致的特点，类似弯曲软铅管的感觉，故称为“铅管样强直”(lead-pipe rigidity)。患者合并有肢体震颤时，可在均匀阻力中出现断续停顿，如转动齿轮，故称“齿轮样强直”(cogwheel rigidity)。患者典型的主诉为“我的肢体发僵发硬。”在疾病的早期，有时肌强直不易察觉到，此时可让患者主动活动一侧肢体，被动活动的患侧肢体肌张力会增加。

3. 运动迟缓(bradykinesia)。运动迟缓指动作变慢，始动困难，主动运动丧失。患者的运动幅度会减少，尤其是重复运动时。根据受累部位的不同运动迟缓可表现在多个方面。面部表情动作减少，瞬目减少称为面具脸(masked face)。说话声音单调低沉、吐字欠清。写字可变慢变小，称为“小写征”(micrographia)。洗漱、穿衣和其他精细动作可变的笨拙、不灵活。行走的速度变慢，常曳行，手臂摆动幅度会逐渐减少甚至消失。步距变小。因不能主动吞咽至唾液不能咽下而出现流涎。夜间可出现翻身困难。在疾病的早期，患者常常将运动迟缓误认为是无力，且常因一侧肢体的酸胀无力而误诊为脑血管疾病或颈椎病。因此，当患者缓慢出现一侧肢体的无力，且伴有肌张力的增高时应警惕帕金森病的可能。早期患者的典型主诉为：“我最近发现自己的右手(或左手)不得劲，不如以前利落，写字不像以前那么漂亮了，打鸡蛋的时候觉得右手不听使唤，不如另一只手灵活。走路的时候觉得右腿(或左腿)发沉，似乎有点拖拉。”

4. 姿势步态障碍。姿势反射消失往往在疾病的中晚期出现，患者不易维持身体的平衡，稍不平整的路面即有可能跌倒。患者典型的主诉为“我很怕自己一个人走路，别人稍一碰我或路上有个小石子都能把我绊倒，最近我摔了好几次了，以至于我现在走路很小心。”姿势反射可通过后拉试验来检测。检查者站在患者的背后，嘱患者做好准备后牵拉其双肩。正常人能在后退一步之内恢复正常直立。而姿势反射消失的患者往往要后退三步以上或是需人搀扶才能直立。PD患者行走时常常会越走越快，不易至步，称为慌张步态(festinating gait)。患者典型的主诉为："我经常越走越快，止不住步。"晚期帕金森病患者可出现冻结现象，表现为行走时突然出现短暂的不能迈步，双足似乎粘在地上，须停顿数秒钟后才能再继续前行或无法再次启动。冻结现象常见于开始行走时(始动困难)，转身，接近目标时，或担心不能越过已知的障碍物时，如穿过旋转门。患者典型的主诉为："起身刚要走路时常要停顿几秒才能走得起来，有时候走着走着突然就迈不开步了，尤其是在转弯或是看见前面有东西挡着路的时候。"

5. 非运动症状。帕金森病患者除了震颤和行动迟缓等运动症状外，还可出现情绪低落、焦虑、睡眠障碍、认知障碍等非运动症状。疲劳感也是帕金森病常见的非运动症状。患者典型的主诉为："我感觉身体很疲乏，无力；睡眠差，经常睡不着；大便费劲，好几天一次；情绪不好，总是高兴不起来；记性差，脑子反应慢。"

三、诊断

帕金森病的诊断主要依靠病史、临床症状及体征。根据隐袭起病、逐渐进展的特点，单侧受累进而发展至对侧，表现为静止性震颤和行动迟缓，排除非典型帕金森病样症状即可作出临床诊断。对左旋多巴制剂治疗有效则更加支持诊断。常规血、脑脊液检查多无异常。头CT，MRI也无特征性改变。嗅觉检查多可发现PD患者存在嗅觉减退。以18F-多巴作为示踪剂行多巴摄取功能PET显像可显示多巴胺递质合成减少。以125 I-β-CIT，99 mTc-TRODAT-1作为示踪剂行多巴胺转运体(DAT)功能显像可显示DAT数量减少，在疾病早期甚至亚临床期即可显示降低，可支持诊断。但此项检查费用较贵，尚未常规开展。

四、治疗

(一)治疗原则

1. 综合治疗：药物治疗是帕金森病最主要的治疗手段。左旋多巴制剂仍是最有效的药物。手术治疗是药物治疗的一种有效补充。康复治疗、心理治疗及良好的护理也能在一定程度上改善症状。目前应用的治疗手段主要是改善症状，但尚不能阻止病情的进展。

2. 用药原则：用药宜从小剂量开始逐渐加量。以较小剂量达到较满意疗效，不求全效。用药在遵循一般原则的同时也应强调个体化。根据患者的病情、年龄、职业及经济条件等因素采用最佳的治疗方案。药物治疗时不仅要控制症状，也应尽量避免药物副作用的发生，并从长远的角度出发尽量使患者的临床症状能得到较长期的控制。

(二)药物治疗

1. 保护性治疗：原则上，帕金森病一旦确诊就应及早予以保护性治疗。目前临床上作为保护性治疗的药物主要是单胺氧化酶B型(MAO-B)抑制剂。近年来研究表明，MAO-B抑制剂有可能延缓疾病的进展，但目前尚无定论。

2. 症状性治疗

(1)早期治疗(Hoehn-Yahr Ⅰ～Ⅱ级)。

① 何时开始用药:疾病早期病情较轻,对日常生活或工作尚无明显影响时可暂缓用药。若疾病影响患者的日常生活或工作能力,或患者要求尽早控制症状时即应开始症状性治疗。

② 首选药物原则:＜65 岁的患者且不伴智能减退可选择:a 非麦角类多巴胺受体(DR)激动剂;b MAO-B 抑制剂;c 金刚烷胺,若震颤明显而其他抗 PD 药物效果不佳则可选用抗胆碱能药;d 复方左旋多巴 1:儿茶酚-氧位-甲基转移酶(COMT)抑制剂;e 复方左旋多巴;d 和 e 一般在 a、b、c 方案治疗效果不佳时加用。但若因工作需要力求显著改善运动症状,或出现认知功能减退则可首选 d 或 e 方案,或可小剂量应用 a、b 或 c 方案,同时小剂量合用 e 方案。≥65 岁的患者或伴智能减退:首选复方左旋多巴,必要时可加用 DR 激动剂、MAO-B 或 COMT 抑制剂。苯海索因有较多副作用尽可能不用,尤其老年男性患者,除非有严重震颤且对其他药物疗效不佳时。

(2)中期治疗(Hoehn-Yahr Ⅲ级)。早期首选 DR 激动剂、MAO-B 抑制剂或金刚烷胺/抗胆碱能药物治疗的患者,发展至中期阶段,原有的药物不能很好地控制症状时应添加复方左旋多巴治疗;早期即选用低剂量复方左旋多巴治疗的患者,至中期阶段症状控制不理想时应适当加大剂量或添加 DR 激动剂、MAO-B 抑制剂、金刚烷胺或 COMT 抑制剂。

(3)晚期治疗(Hoehn-Yahr Ⅳ～Ⅴ级)。晚期患者由于疾病本身的进展及运动并发症的出现,治疗相对复杂,处理也较困难。因此,在治疗之初即应结合患者的实际情况制定合理的治疗方案,以期尽量延缓运动并发症的出现,延长患者有效治疗的时间窗。

(三)常用治疗药物

1. 抗胆碱能药物:主要是通过抑制脑内乙酰胆碱的活性,相应提高多巴胺效应。临床常用的是盐酸苯海索。此外有开马君、苯甲托品、东莨菪碱等。主要适用于震颤明显且年龄较轻的患者。老年患者慎用,狭角型青光眼及前列腺肥大患者禁用。

2. 金刚烷胺:可促进多巴胺在神经末梢的合成和释放,阻止其重吸收。对少动、僵直、震颤均有轻度改善作用,对异动症可能有效。肾功能不全、癫痫、严重胃溃疡、肝病患者慎用。

3. 单胺氧化酶 B(MAO-B)抑制剂:通过不可逆地抑制脑内 MAO-B,阻断多巴胺的降解,相对增加多巴胺含量而达到治疗的目的。MAO-B 抑制剂可单药治疗新发、年轻的帕金森病患者,也可辅助复方左旋多巴治疗中晚期患者。它可能具有神经保护作用,因此原则上推荐早期使用。MAO-B 抑制剂包括司来吉兰和雷沙吉兰。晚上使用易引起失眠,故建议早、中服用。胃溃疡者慎用,禁与 5-羟色胺再摄取抑制剂(SSRI)合用。

4. DR 激动剂:可直接刺激多巴胺受体而发挥作用。目前临床常用的是非麦角类 DR 激动剂。适用于早期帕金森病患者,也可与复方左旋多巴联用治疗中晚期患者。年轻患者病程初期首选 MAO-B 抑制剂或 DR 激动剂。激动剂均应从小剂量开始,逐渐加量。使用激动剂症状波动和异动症的发生率低,但体位性低血压和精神症状发生率较高。常见的副作用包括胃肠道症状，嗜睡，幻觉等。非麦角类DR激动剂有普拉克索、罗匹尼罗、吡贝地尔、罗替戈汀和阿朴吗啡。

5. 复方左旋多巴(包括左旋多巴/苄丝肼和左旋多巴/卡比多巴)：左旋多巴是多巴胺的前体。外周补充的左旋多巴可通过血脑屏障，在脑内经多巴脱羧酶的脱羧转变为多巴胺，从而发挥替代治疗的作用。苄丝肼和卡比多巴是外周脱羧酶抑制剂，可减少左旋多巴在外周的脱羧，增加左旋多巴进入脑内的含量以及减少其外周的副作用。

应从小剂量开始，逐渐缓慢增加剂量直至获较满意疗效，不求全效。剂量增加不宜过快，用量不宜过大。餐前1 h或餐后1.5 h服药。老年患者可尽早使用，年龄小于65岁，尤其是青年帕金森病患者应首选单胺氧化酶B抑制剂或多巴胺受体激动剂，当上述药物不能很好控制症状时再考虑加用复方左旋多巴。活动性消化道溃疡者慎用，狭角型青光眼、精神病患者禁用。

(四)并发症的防治

1. 运动并发症的诊断与治疗。中晚期帕金森病患者可出现运动并发症，包括症状波动和异动症。症状波动(motor fluctuation)包括疗效减退(wearing-off)和“开—关”现象(on-off phenomenon)。疗效减退指每次用药的有效作用时间缩短。患者此时的典型主诉为“药物不像以前那样管事了，以前服一次药能维持4 h，现在2个小时药就过劲了。”此时可通过增加每日服药次数或增加每次服药剂量，或改用缓释剂，或加用其他辅助药物。“开—关”现象表现为突然不能活动和突然行动自如，两者在几分钟至几十分钟内交替出现。多见于病情严重者，机制不明。患者此时的典型主诉为“以前每次服药后大致什么时候药效消失自己能估计出来，现在不行了，药效说没就没了，很突然。即使自认为药效应该还在的时候也会突然失效”。一旦出现“开—关”现象，处理较困难。可采用微泵持续输注左旋多巴甲酯、乙酯或DR激动剂。异动症又称运动障碍(dyskinesia)，表现为头面部、四肢或躯干的不自主舞蹈样或肌张力障碍样动作。在左旋多巴血药浓度达高峰时出现者称为剂峰异动症(peak-dose dyskinesia)，此时患者的典型主诉为：“每次药劲一上来，身体就不那样硬了，动作也快了，抖也轻了，但身体会不自主地晃动，控制不住。”在剂峰和剂末均出现者称为双相异动症(biphasic dyskinesia)。此时患者的典型主诉为：“每次在药起效和快要失效时都会出现身体的不自主晃动。”足或小腿痛性肌痉挛称为肌张力障碍(dystonia)，多发生在清晨服药之前，也是异动症的一种表现形式。此时患者的典型主诉为：“经常早上一起来就感觉脚抠着地，放松不下来，有时还感觉疼。”剂峰异动症可通过减少每次左旋多巴剂量，或加用DR激动剂或金刚烷胺治疗。双相异动症控制较困难，可加用长半衰期DR激动剂或COMT抑制剂，或微泵持续输注左旋多巴甲酯、乙酯或DR激动剂。肌张力障碍可根据其发生在剂末或剂峰而对相应的左旋多巴制剂剂量进行相应的增减。

2. 运动并发症的预防。运动并发症的发生不仅与长期应用左旋多巴制剂有关，还与用药的总量、发病年龄、病程密切相关。用药总量越大、用药时间越长、发病年龄越轻、病程越长越易出现运动并发症。发病年龄和病程均是不可控的因素，因此通过优化左旋多巴的治疗方案可尽量延缓运动并发症的出现。新发的患者首选MAO-B抑制剂或DR激动剂以推迟左旋多巴的应用;左旋多巴宜从小剂量开始,逐渐缓慢加量;症状的控制能满足日常生活需要即可,不求全效;这些均能在一定程度上延缓运动并发症的出现。但需要强调的是,治疗一定要个体化,不能单纯为了延缓运动并发症的出现而刻意减少或不用左旋多巴制剂。

(五)非运动症状的治疗

1. 精神障碍的治疗:帕金森病患者在疾病晚期可出现精神症状,如幻觉、欣快、错觉等。而抗 PD 的药物也可引起精神症状,最常见的是盐酸苯海索和金刚烷胺。因此,当患者出现精神症状时首先考虑依次逐渐减少或停用抗胆碱能药、金刚烷胺、司来吉兰、DR 激动剂、复方左旋多巴。对经药物调整无效或因症状重无法减停抗 PD 药物者,可加用抗精神病药物,如氯氮平、喹硫平等。出现认知障碍的 PD 患者可加用胆碱酯酶抑制剂,如石杉碱甲、多奈哌齐、卡巴拉汀。

2. 自主神经功能障碍的治疗:便秘的患者可增加饮水量、多进食富含纤维的食物。同时也可减少抗胆碱能药物的剂量或服用通便药物。泌尿障碍的患者可减少晚餐后的摄水量,也可试用奥昔布宁、莨菪碱等外周抗胆碱能药。体位性低血压患者应增加盐和水的摄入量,可穿弹力袜,也可加用 α-肾上腺素能激动剂米多君。

3. 睡眠障碍:帕金森病患者可出现入睡困难、多梦、易醒、早醒等睡眠障碍。若 PD 的睡眠障碍是由于夜间病情加重所致,可在晚上睡前加服左旋多巴控释剂。若患者夜间存在不安腿综合征影响睡眠可在睡前加用 DR 激动剂。若经调整抗 PD 药物后仍无法改善睡眠时可选用镇静安眠药。

(六)手术治疗

手术方法主要有两种,神经核毁损术和脑深部电刺激术(DBS)。神经核毁损术常用的靶点是丘脑腹中间核(Vim)和苍白球腹后部(PVP)。以震颤为主的患者多选取丘脑腹中间核,以僵直为主的多选取苍白球腹后部作为靶点。神经核毁损术费用低,且也有一定疗效,因此在一些地方仍有应用。脑深部电刺激术因其微创、安全、有效,已作为手术治疗的首选。帕金森病患者出现明显疗效减退或异动症,经药物调整不能很好地改善症状者可考虑手术治疗。手术对肢体震颤和肌强直的效果较好,而对中轴症状如姿势步态异常、吞咽困难等功能无明显改善。手术与药物治疗一样,仅能改善症状,而不能根治疾病,也不能阻止疾病的进展。术后仍需服用药物,但可减少剂量。继发性帕金森综合征和帕金森叠加综合征患者手术治疗无效。早期帕金森病患者,药物治疗效果好的患者不适宜过早手术。

五、护理

(一)运动安全护理

1. 环境设置:科内特设 PD 病房,其内仅摆放 2 张病床,光线明亮,墙壁色彩明快,热水瓶置专设柜中,地面平整、干燥,防止摔伤、烫伤及其他损伤;床铺加用防护栏,防止坠床。

2. 做好运动前准备工作:运动前帮助其按摩下肢肌肉 5 min,同时鼓励自行按摩;为病人配置拐杖，鼓励训练使用拐杖；移去活动范围内的障碍物，保证平整、宽敞；病人的衣裤不宜过于长大，穿合适的布鞋，预防跌跤及碰伤。

3. 步行步态的训练：步行训练 2 次/d，每次 5 min。方法：步行时病人双眼直视，两上肢与下肢保持协同合拍动作，同时使足尖尽量抬高，以脚跟先着地，尽量迈开步伐行走，并作左右转向和前后进退的训练；当病人走路遇到步僵时，先让病人停下来，站直身体，鼓励病人抬高一条腿，然后向前迈一大步，再换另一条腿，再抬高，向前迈大步，反复练习 3～5 次。以上训练方法可以减轻腿部重力，减轻疲劳，松动肩、手关节，纠正小步和慌张步态。

4. 陪护要求：行走时旁边皆有人守护、搀扶或拄拐杖；病人外出或做检查时，有人陪同，防止外伤、迷路等意外。

（二）情志改变护理

1. 加强心理护理：护理人员同情和理解病人，对病人的症状不流露嫌弃、厌烦的表情，不催促病人，给病人尽可能多的关心和爱护；帮助病人理智地对待疾病，控制情绪，并争取家庭配合，给予具体的护理支持；教一些心理调适的技巧，如重视自己的优点和成就，寻找业余爱好，向医生、护士、亲人倾诉内心想法，宣泄郁闷，获得同情，舒缓情绪。

2. 严格制度管理：制定针对性的护理制度：量体温时，禁量口温，并做到手不离表；发药到口，确认咽下；避免让病人单独活动；将病人情绪、精神症状列入每班交班内容。严格执行护理巡视制度及陪客制度：强调陪客职责，宣教注意事项；对伴有抑郁、幻觉的病人重点巡视，密切观察自杀的先兆征象，特别是在午睡、夜间、饭前、交接班前后要加强防范，以防走失、坠楼、自杀等意外。

（三）用药护理

督促坚持按时、按量服药，发药到口，药片先溶解于水中，再用小勺把药送到舌根处，让病人自己吞咽。密切观察病人的血压、表情、步态等，及时发现药物副作用，注意有无开关现象、便秘、尿潴留、失眠谵妄等精神症状，发现有异常时，着重交班，及时请示医生停药或减量，特别对有幻觉、谵妄的病人，要专人守护和定时巡视观察，确保病人安全。

（四）特殊症状护理

病情较重者或晚期病人可因吞咽肌强直，导致吞咽困难或发生呛咳、误吸、肺部感染等现象，应予相应的特殊护理。

1. 进食要求：进餐时不说笑，细嚼慢咽；少量多餐，食物不要过冷过热，不吃带有刺激性的调味品，避免胃及食管痉挛；餐后用淡盐水漱口，定时进行口腔护理，防止口腔内积存食物残渣、唾液等而引起口腔及肺部感染。

2. 留置鼻饲管：严重吞咽障碍病人应选择通过胃管给予流质饮食和药物，及早留置鼻饲管能有效预防上述并发症，而插鼻饲管较一般病人更应注意技巧才能顺利插入。

3. 卧位要求：睡眠时以侧卧位为好，以免口水反流而引起呛咳。

（张萍　韩金美　杨春苗　张昱）

第二节 癫 痫

癫痫是慢性反复发作性短暂脑功能失调综合征。以脑神经元异常放电引起反复痫性发作为特征。癫痫是神经系统常见疾病之一，患病率仅次于脑卒中。癫痫的发病率与年龄有关。一般认为1岁以内患病率最高，其次为1～10岁以后逐渐降低。我国男女之比为1.15∶1～1.7∶1。种族患病率无明显差异。

一、病因

（一）特发性癫痫

可疑遗传倾向，无其他明显病因，常在某特殊年龄段起病，有特征性临床及脑电图表现，诊断较明确。

（二）症状性癫痫

中枢神经系统病变影响结构或功能等，如染色体异常、局灶性或弥漫性脑部疾病，以及某些系统性疾病所致。

1. 局限性或弥漫性脑部疾病

（1）先天性异常。胚胎发育中各种病因导致脑穿通畸形、小头畸形、先天性脑积水胼胝体缺如及大脑皮质发育不全，围生期胎儿脑损伤等。

（2）获得性脑损伤。如脑外伤，颅脑手术后，脑卒中后，颅内感染后，急性酒精中毒。

（3）产伤。新生儿癫痫发生率约为1%，分娩时合并产伤多伴脑出血或脑缺氧损害，新生儿合并脑先天发育畸形或产伤，癫痫发病率高达25%。

（4）炎症。包括中枢神经系统细菌、病毒、真菌、寄生虫、螺旋体感染及AIDS神经系统并发症等。

（5）脑血管疾病。如脑动静脉畸形、脑梗死和脑出血等。

（6）颅内肿瘤。原发性肿瘤如神经胶质瘤、脑膜瘤等。

（7）遗传代谢性疾病。如结节性硬化、脑—面血管瘤病、苯丙酮酸尿症等。

（8）神经系统变性病。如Alzheimer病、Pick病等约1/3的患者合并癫痫发作。

2. 系统性疾病

（1）缺氧性脑病：如心搏骤停、CO中毒窒息、麻醉意外和呼吸衰竭等可引起肌阵挛性发作或全身性大发作。

（2）代谢性脑病：如低血糖症，最常导致癫痫；其他代谢及内分泌障碍，如高血糖症、低钙血症、低钠血症，以及尿毒症、肝性脑病和甲状腺毒血症等均可导致癫痫发作。

（3）心血管疾病：如心脏骤停、高血压脑病等。

（4）热性惊厥：热性发作导致海马硬化是颞叶癫痫继发全身性发作，并成为难治性癫痫的重要病因。

(5)子痫。

(6)中毒:如酒精、异烟肼、卡巴唑等药物及铅、铊等重金属中毒。

(三)隐源性癫痫

较多见,临床表现提示症状性癫痫,但未找到明确病因,可在特殊年龄段起病,无特定临床和脑电图表现。

二、临床表现

(一)全面强直一阵挛发作(大发作)

系指全身肌肉抽动及意识丧失的发作。以产伤、脑外伤、脑瘤等较常见。强直—阵挛发作可发生在任何年龄,是各种癫痫中最常见的发作类型。其典型发作可分为先兆期、强直期、阵挛期、恢复期四个临床阶段。发作期间脑电图为典型的爆发性多棘波和棘—慢波综合,每次棘—慢波综合可伴有肌肉跳动。

(二)单纯部分发作

系指脑的局部皮质放电而引起的与该部位的功能相对应的症状,包括运动、感觉、自主神经、精神症状及体征。分为四组:① 伴运动症状者;② 伴躯体感觉或特殊感觉症状者;③ 伴自主神经症状和体征者;④ 伴精神症状者。

(三)复杂部分发作

习惯上又称精神运动发作,伴有意识障碍。先兆多在意识丧失前或即将丧失时发生,故发作后患者仍能回忆。

(四)失神发作(小发作)

其典型表现为短暂的意识障碍,而不伴先兆或发作后症状。

(五)癫痫持续状态

系指单次癫痫发作超过 30 min,或者癫痫频繁发作,以致患者尚未从前一次发作中完全恢复而又有另一次发作,总时间超过 30 min 者。癫痫持续状态是一种需要抢救的急症。

三、诊断

(一)辅助检查

1. 实验室。血、尿、便常规检查及血糖、电解质(钙磷)测定。

2. 脑脊液检查。如病毒性脑炎时,白细胞计数增多、蛋白增高;细菌性感染时,还有糖及氯化物降低。脑寄生虫病可有嗜酸性粒细胞增多;中枢神经系统梅毒时,梅毒螺旋体抗体检测阳性。颅内肿瘤可以有颅内压增高、蛋白增高。

3. 血清或脑脊液氨基酸分析。可以发现可能的氨基酸代谢异常。

4. 神经电生理检查。传统的脑电图记录。如硬膜下电极包括线电极和栅电极放置在可能是癫痫区域的脑部。

5. 神经影像学检查。CT 和 MRI 大大提高了癫痫病灶结构异常的诊断。目前已在临床应用脑功能检查包括阳离子衍射断层摄影(PET)、单光子衍射断层摄影(SPECT)和 MRI 光谱分析仪(MRS)。PET 可以测量脑的糖和氧的代谢、脑血流和神经递质功能变化。SPECT 亦可以测量脑血流、代谢和神经递质功能变化,但是在定量方面没有 PET 准确。MRS 可以测量某些化学物质,如乙酰天冬氨酸含胆碱物质、肌酸和乳酸在癫痫区域的变化。

6. 神经生化的检查。目前已经应用的离子特异电极和微透析探针,可以放置在脑内癫痫区域,测量癫痫发作间、发作时和发作后的某些生化改变。

7. 神经病理检查。是手术切除癫痫病灶的病理检查,可以确定癫痫病因是由脑瘤瘢痕、血管畸形、硬化炎症、发育异常或其他异常引起。

8. 神经心理检查。此项检查可以评估认知功能的障碍,可以判断癫痫病灶或区域在大脑的哪一侧。

(二)症状

患者出现腹痛、幻觉、昏迷、口吐白沫、面色青紫等症状。

四、治疗

(一)药物治疗

1. 根据癫痫发作类型选择安全、有效、价廉和易购的药物

(1)大发作选用苯巴比妥 90～300 mg/d。丙戊酸钠 0.6～1.2 g/d,卡马西平 600～1 200 mg/d 等。

(2)复杂部分性发作:苯妥英钠 0.2～0.6 mg/d,卡马西平 0.2～1.2 mg/d。

(3)失神发作:氯硝安定 5～25 mg/d,安定 7.5～40 mg/d。

(4)癫痫持续状态:首选安定每次 10～20 mg,静脉滴注。

2. 药物剂量从常用量低限开始,逐渐增至发作控制理想而又无严重毒副作用为宜。

3. 给药次数应根据药物特性及发作特点而定。

4. 一般不随意更换或间断,癫痫发作完全控制 2～3 年后,且脑电图正常,方可逐渐减量停药。

5. 应定期药物浓度监测,适时调整药物剂量。

对于明确病因的癫痫,除有效控制发作外要积极治疗原发病。

对药物治疗无效的难治性癫痫可行立体定向术破坏脑内与癫痫发作的有关区域,胼胝体前部切开术或慢性小脑刺激术。

(二)全身强直阵挛发作持续状态的治疗

1. 积极有效地控制抽搐

(1)安定。成人 10～20 mg,小儿 0.25～1 mg/kg,缓慢静脉注射至抽搐停止。随后将 20～40 mg 加入葡萄糖液中以每小时 10～20 mg 速度静脉滴注,连续 10～20 h,日总量不超过 120 mg。

(2)异戊巴比妥钠。成人0.5 g溶于10 mL注射用水中,以50～100 mg/分速度缓慢静脉注射至发作停止。注射中要注意呼吸心跳变化。发作控制后应继续鼻饲或口服抗癫痫药物。

2.处理并发症:保持呼吸道通畅,利尿脱水减轻脑水肿,纠正酸中毒等。

五、护理

1.保证呼吸道通畅。发作时立即松解衣领扣,防止呼吸道受压,大发作时保持平卧头偏向一侧,以利分泌物从口角流出;若有舌后坠,将舌拉出,防止呼吸道堵塞,必要时用吸引器清除痰液或气管切开。必要时给予持续低流量吸氧。

2.避免外伤。了解患儿有无发作的前驱症状,仔细观察患儿发作的类型、发作的频率、持续的时间。告知患儿出现前驱症状时立即就地平卧,防止摔伤。抽动的肢体不能强行扳压,防止骨折或脱臼;拦起床挡,移开一切可导致患儿受伤的物品,抽搐的患儿需专人守护,意识恢复后仍应注意防止患儿因身体虚弱或精神恍惚而发生事故。

3.密切观察病情。癫痫发作时注意观察患儿的生命体征、神志状态、瞳孔变化、动脉血气等变化。一旦出现变化应立即遵医嘱给予相关而有效的药物并判断用药效果,详细记录。同时备好各种抢救物品及药物,做好气管切开和人工辅助呼吸的准备。

(陈嵩淞 周慧 宋向宝 于春华)

第三节 偏头痛

头痛(migraine)是临床最常见的原发性头痛类型,临床以发作性中重度、搏动样头痛为主要表现,头痛多为偏侧,一般持续4～72 h,可伴有恶心、呕吐,光、声刺激或日常活动均可加重头痛,安静环境、休息可缓解头痛。偏头痛是一种常见的慢性神经血管性疾患,多起病于儿童和青春期,中青年期达发病高峰,女性多见,男女患者比例约为1∶2～3,人群中患病率为5%～10%,常有遗传背景。

一、病因

1.遗传因素。约60%的偏头痛病人有家族史,其亲属出现偏头痛的风险是一般人群的3～6倍,家族性偏头痛患者尚未发现一致的孟德尔遗传规律,反映了不同外显率及多基因遗传特征与环境因素的相互作用。家族性偏瘫型偏头痛是明确的有高度异常外显率的常染色体显性遗传,已定位在19 p13(与脑部表达的电压门P/Q钙通道基因错译突变有关)、1q21和1q31等三个疾病基因位点。

2.内分泌和代谢因素。本病女性多于男性,多在青春期发病,月经期容易发作,妊娠期或绝经后发作减少或停止。这提示内分泌和代谢因素参与偏头痛的发病。此外,5-羟色胺(5-HT)、去甲肾上腺素、P物质和花生四烯酸等代谢异常也可影响偏头痛发生。

3. 饮食与精神因素。偏头痛发作可由某些食物和药物诱发，食物包括含酪胺的奶酪、含亚硝酸盐防腐剂的肉类和腌制食品、含苯乙胺的巧克力、食品添加剂如谷氨酸钠（味精），红酒及葡萄酒等。药物包括口服避孕药和血管扩张剂如硝酸甘油等。另外一些环境和精神因素如紧张、过劳、情绪激动、睡眠过多或过少、月经、强光也可诱发。

二、临床表现

1. 无先兆偏头痛。无先兆偏头痛是最常见的偏头痛类型，约占80%。发病前可没有明显的先兆症状，也有部分病人在发病前有精神障碍、疲劳、哈欠、食欲不振、全身不适等表现，女性月经来潮、饮酒、空腹饥饿时也可诱发疼痛。头痛多呈缓慢加重，反复发作的一侧或双侧额颞部疼痛，呈搏动性，疼痛持续时伴颈肌收缩可使症状复杂化。常伴有恶心、呕吐、畏光、畏声、出汗、全身不适、头皮触痛等症状。

2. 有先兆偏头痛。有先兆偏头痛约占偏头痛患者的10%。发作前数小时至数日可有倦怠、注意力不集中和打哈欠等前驱症状。在头痛之前或头痛发生时，常以可逆的局灶性神经系统症状为先兆，最常见为视觉先兆，如视物模糊、暗点、闪光、亮点亮线或视物变形；其次为感觉先兆，感觉症状多呈面—手区域分布；言语和运动先兆少见。先兆症状一般在5～20 min内逐渐形成，持续不超过60 min；不同先兆可以接连出现。头痛在先兆同时或先兆后60 min内发生，表现为一侧或双侧额颞部或眶后搏动性头痛，常伴有恶心、呕吐、畏光或畏声、苍白或出汗、多尿、易激惹、气味恐怖及疲劳感等，可见头面部水肿、颞动脉突出等。活动能使头痛加重，睡眠后可缓解头痛。疼痛一般在1～2 h达到高峰，持续4～6 h或十几小时，重者可历时数天，头痛消退后常有疲劳、倦怠、烦躁、无力和食欲差等。

3. 视网膜性偏头痛。视网膜性偏头痛为反复发生的完全可逆的单眼视觉障碍，包括闪烁、暗点或失明，并伴偏头痛发作，在发作间期眼科检查正常。与基底型偏头痛视觉先兆症状常累及双眼不同，视网膜性偏头痛视觉症状仅局限于单眼，且缺乏起源于脑干或大脑半球的神经缺失或刺激症状。

4. 儿童周期性综合征。常为偏头痛前驱的儿童周期性综合征可视为偏头痛等位症，临床可见周期性呕吐、反复发作的腹部疼痛伴恶心呕吐即腹型偏头痛、良性儿童期发作性眩晕。发作时不伴有头痛，随着时间的推移可发生偏头痛。

三、诊断

1. 脑电图检查：一般认为，偏头痛病人无论是在发作期或间歇期，脑电图的异常发生率皆比正常对照组高，但是，偏头痛病人的脑电图改变不具有特异性，因为它可有正常波形。普通性慢波、棘波放电、局灶性棘波、类波以及对过度通气、闪光刺激有异常反应等各种波形。小儿偏头痛脑电图的异常率较高，达9%～70%不等，可出现棘波、阵发性慢波、快波活动及弥漫性慢波。

2. 脑血流图检查：病人在发作期和间歇期脑血流图的主要变化是两侧波幅不对称，一侧偏高或一侧偏低。

3. 脑血管造影检查：原则上偏头痛病人不需进行脑血管造影，只有在严重的头痛发作，高度怀疑是否为蛛网膜下腔出血的病人才进行脑血管造影，颅内动脉瘤、动静脉畸形等疾患除外。偏头痛病人脑血管造影绝大多数是正常的。

4. 脑脊液检查：偏头痛病人脑脊液的常规检查通常是正常的，一般情况下脑脊液的淋巴细胞可增高。

5. 免疫学检查：一般认为偏头痛病人的免疫球蛋白 IgG、IgA、C3 及 E 花环形成可较正常人偏高。

6. 血小板机能检查：偏头痛病人的血小板聚集性可升高。

四、治疗

1. 轻—中度头痛：单用 NSAIDs 如对乙酰氨基酚、萘普生、布洛芬等可有效，如无效再用偏头痛特异性治疗药物。阿片类制剂如哌替啶对确诊偏头痛急性发作亦有效，因其具有成瘾性，不推荐常规用于偏头痛的治疗，但对于有麦角类制剂或曲普坦类应用禁忌的病例，如合并有心脏病、周围血管病或妊娠期偏头痛，则可给予哌替啶治疗以终止偏头痛急性发作。

2. 中—重度头痛：可直接选用偏头痛特异性治疗药物如麦角类制剂和曲普坦类药物，以尽快改善症状，部分患者虽有严重头痛但以往发作对 NSAIDs 反应良好者，仍可选用 NSAIDs。

(1)麦角类制剂：为 5-HT1 受体非选择性激动剂，药物有麦角胺(Ergotamine)和二氢麦角胺(Dihydroergotamine，DHE)，能终止偏头痛的急性发作。

(2)曲普坦类：为 5-HT1B/1D 受体选择性激动剂，可能通过收缩脑血管、抑制周围神经和“三叉神经颈复合体”二级神经元的神经痛觉传递，进而发挥止痛作用。常用药物有舒马曲普坦、那拉曲普坦、利扎曲普坦、佐米曲普坦、阿莫曲普坦。麦角类和曲普坦类药物不良反应包括恶心、呕吐、心悸、烦躁、焦虑、周围血管收缩，大量长期应用可引起高血压和肢体缺血性坏死。以上两类药物具有强力的血管收缩作用，严重高血压、心脏病和孕妇患者均为禁忌。另外，如麦角类和曲普坦类药物应用过频，则会引起药物过量使用性头痛，为避免这种

3. 伴随症状：恶心、呕吐是偏头痛突出的伴随症状，也是药物常见的不良反应，因此合用止吐剂(如甲氧氯普胺 10 mg 肌内注射)是必要的，对于严重呕吐者可给予小剂量奋乃静、氯丙嗪。有烦躁者可给予苯二氮䓬类药物以促使患者镇静和入睡。

五、护理

1. 休息：家属应指导患者安排合理的生活作息制度，注意劳逸结合。保证充足的休息和睡眠时间。患者可依据自身生活规律，合理安排作息，并尽可能地不要打乱自己的作息计划。起床时间不能早于 6:30，午休小憩一会儿很有益，晚间休息前不宜饱食、吸烟、饮浓茶或做过量的运动，行热水浴或用热水泡脚，熄灯，创造一个安静的休息环境，以降低大脑皮质兴奋性，使之尽快进入睡眠状态。

2. 饮食护理：偏头痛患者要注意饮食的合理性，应避免应用致敏的药物及某些辛辣刺激性食物，煎、炸食物以及酪胺含量高的易诱发偏头痛的食物，如巧克力、乳酪、柑橘、酒精类食物，多食富含维生素 B_1 的谷类、豆类食物以及新鲜水果、蔬菜等。戒烟酒。

3. 心理护理：偏头痛虽然在症状上表现为躯体疾病，但发病和演变均与心理因素密切相关。因此，偏头痛患者必须要善于调节自己的情绪，尽量保持稳定、乐观的心理状态，遇事要沉着冷静，学会客观、理智地对待事情，不要过喜、过悲、过怒、过忧，如果确实有自己不能"消化"、"解决"的问题，也要学会控制情绪，进行自我调节。例如爬爬山、跑跑步、打打球等，转移一下注意力，放松紧绷的神经，以减轻或消除不良的情绪对大脑神经的刺激，防止诱发偏头痛。家人应为患者创造温馨的家庭环境，使患者保持心情愉快，正确接受和认识疾病，并多给予心理安慰，避免不良情绪刺激。

4. 有效的控制高血压。

5. 针灸对偏头痛有良好效果：一般取穴为风池、头维、太阳与合谷等，可请中医进行针灸治疗。

（孙振刚　纪国华　孙振刚　王丽云）

第二十七章 肌肉疾病

第一节 重症肌无力

重症肌无力(myasthenia gravis,MG)是一种主要累及神经肌肉接头突触后膜上乙酰胆碱受体(acetylcholine receptor,AchR)的自身免疫性疾病。临床主要表现为部分或全身骨骼肌无力和易疲劳,活动后症状加重,经休息和胆碱酯酶抑制剂(cholinesterase inhibitors,ChEI)治疗后症状减轻。发病率为(8～20)/10 万,患病率为 50/10 万,我国南方发病率较高。重症肌无力患者常合并甲状腺功能亢进、甲状腺炎、系统性红斑狼疮、类风湿性关节炎和天疱疮等其他自身免疫性疾病。

一、病因

1. 重症肌无力。是一种影响神经肌肉接头传递的自身免疫性疾病,其确切的发病机理目前仍不明确,但是有关该病的研究还是很多的,其中,研究最多的是有关重症肌无力与胸腺的关系,以及乙酰胆碱受体抗体在重症肌无力中的作用,且大量的研究发现,重症肌无力患者神经肌肉接头处突触后膜上的乙酰胆碱受体(AchR)数目减少,受体部位存在抗 AchR 抗体,且突触后膜上有 IgG 和 C3 复合物的沉积,并且证明,血清中的抗 AchR 抗体的增高和在突触后膜上的沉积所引起的有效的 AchR 数目的减少,是本病发生的主要原因,而胸腺是 AchR 抗体产生的主要场所,因此,本病的发生一般与胸腺有密切的关系,所以,调节人体 AchR,使之数目增多,化解突触后膜上的沉积,抑制抗 AchR 抗体的产生是治愈本病的关键。

2. 遗传易感性。近年来人类白细胞抗原(HLA)研究显示,MG 发病可能与遗传因素有关,根据 MG 发病年龄,性别,伴发胸腺瘤,AChR-Ab 阳性,HLA 相关性及治疗反应等综合评定,MG 可分为两个亚型:具有 HLA-A1,A8,B8,B12 和 DW3 的 MG 病人多为女性,20～30 岁起病,合并胸腺增生,AChR-Ab 检出率较低,服用抗胆碱酯酶药疗效差,早期胸腺摘除效果较好;具有 HLA-A2,A3 的 MG 病人多为男性,40～50 岁发病,多合并胸腺瘤,AChR-Ab 检出率较高,皮质类固醇激素疗效好;在国内许贤豪诊治的 850 例 MG 病人中,有双胞胎 2 对(均为姐妹)。

3. 近年研究发现,MG 与非 MHC 抗原基因,如 T 细胞受体(TCR),免疫球蛋白,细胞因子及凋亡(apoptosis)等基因相关,TCR 基因重排不仅与 MG 相关,且可能与胸腺瘤相关,确定 MG 病人 TCR 基因重排方式不仅可为胸腺瘤早期诊断提供帮助,也是 MG 特异性治疗基础。

4. MG病人外周血单个核细胞(MNC)肾上腺糖皮质激素受体减少,血浆皮质醇水平正常,动物实验提示肾上腺糖皮质激素受体减少易促发EAMG。

二、临床表现

MG患者肌无力的显著特点是每日波动性,肌无力于下午或傍晚劳累后加重,晨起或休息后减轻,此种波动现象称之为“晨轻暮重”。全身骨骼肌均可受累,以眼外肌受累最为常见,其次是面部及咽喉肌以及四肢近端肌肉受累。肌无力常从一组肌群开始,范围逐步扩大。首发症状常为一侧或双侧眼外肌麻痹,如上睑下垂、斜视和复视,重者眼球运动明显受限,甚至眼球固定,但瞳孔括约肌不受累。面部及咽喉肌受累时出现表情淡漠、苦笑面容;连续咀嚼无力、饮水呛咳、吞咽困难;说话带鼻音、发音障碍等。累及胸锁乳突肌和斜方肌时则表现为颈软、抬头困难,转颈、耸肩无力。四肢肌肉受累以近端无力为重,表现为抬臂、梳头、上楼梯困难,腱反射通常不受影响,感觉正常。呼吸肌受累往往会导致不良后果,出现严重的呼吸困难时称之为“危象”。诱发因素包括呼吸道感染、手术(包括胸腺切除术)、精神紧张、全身疾病等。心肌偶可受累,可引起突然死亡。

除了肌无力症状以外,MG还可以合并胸腺瘤和胸腺增生以及其他与自身免疫有关的疾病如甲状腺功能亢进、甲状腺功能减退、视神经脊髓炎、多发性硬化、系统性红斑狼疮、多发性肌炎、类风湿性关节炎和类肌无力综合征(Lambert-Eaton myasthenia syndrome,LEMS)。

危象是指MG患者在病程中由于某种原因突然发生的病情急剧恶化,呼吸困难,危及生命的危重现象。根据不同的原因,MG危象通常分成3种类型:因胆碱酯酶抑制剂用量不足所致的肌无力危象,胆碱酯酶抑制剂过量所致的胆碱能危象以及无法判定诱因的反拗性危象。

1. 肌无力危象(myasthenic crisis):大多是由于疾病本身的发展所致。也可因感染、过度疲劳、精神刺激、月经、分娩、手术、外伤或应用了对神经肌肉传导有阻滞作用的药物,而未能适当增加胆碱酯酶抑制剂的剂量而诱发。常发生于Ⅲ型和Ⅳ型患者。临床表现为患者的肌无力症状突然加重,咽喉肌和呼吸肌极度无力,不能吞咽和咳痰,呼吸困难,常伴烦躁不安,大汗淋漓,甚至出现窒息、口唇和指甲紫绀等缺氧症状。

2. 胆碱能危象(cholinergic crisis):见于长期服用较大剂量的胆碱酯酶抑制剂的患者。发生危象之前常先表现出明显的胆碱酯酶抑制剂的副作用,如恶心、呕吐、腹痛、腹泻、多汗、流泪、皮肤湿冷、口腔分泌物增多、肌束震颤以及情绪激动、焦虑等精神症状。

3. 反拗危象(brittle crisis):胆碱酯酶抑制剂的剂量未变,但突然对该药失效而出现了严重的呼吸困难。常见于Ⅲ型MG或胸腺切除术后数天,也可因感染、电解质紊乱或其他不明原因所致。通常无胆碱能副作用表现。

以上3种危象中肌无力危象最常见,其次为反拗性危象,真正的胆碱能危象甚为罕见。

三、诊断

(一)重复神经电刺激

重复神经电刺激(repeating nerve stimulation,RNS)为常用的具有确诊价值的检查方法。MG患者表现为典型的突触后膜RNS改变:复合肌肉动作电位(compound muscle action potential,CMAP)波幅正常,活动后无增高或轻度增高,低频刺激(3 Hz,5 Hz) CMAP波幅递减15%以上(通常以第4或5波与第1波比较),部分患者高频刺激(20 Hz以上)时可出现递减30%以上(通常以最后1个波与第1波比较)。最常选择刺激的神经是腋神经、副神经、面神经和尺神经,通常近端神经刺激阳性率较高。全身型MG患者RNS的阳性率50%~70%,且波幅下降的程度与病情轻重相关。单纯眼肌型患者的阳性率较低。RNS应在停用新斯的明17 h后进行,否则可出现假阴性。

(二)单纤维肌电图

单纤维肌电图(single fibre electromyography,SFEMG)是较RNS更为敏感的神经肌肉接头传导异常的检测手段,主要观测指标包括"颤抖"(jitter)和"阻滞"(blocking)。可以在RNS和临床症状均正常时根据"颤抖"的增加而发现神经肌肉传导的异常。在无力的肌肉上如果SFEMG正常则可排除MG。

(三)AchR抗体滴度的检测

AchR抗体滴度的检测对重症肌无力的诊断具有特征性意义。80%~90%的全身型和60%的眼肌型MG可以检测到血清AchR抗体。抗体滴度的高低与临床症状的严重程度并不完全一致。此外,较低滴度的AchR抗体还可见于无MG的胸腺瘤患者、胆汁性肝硬变、线粒体肌病、红斑性狼疮、多发性肌炎以及骨髓移植后的患者。

(四)疲劳试验(Jolly test)

正常人的肌肉持续性收缩时也会出现疲劳,但是MG患者常常过早出现疲劳,称作病态疲劳。以下几种疲劳试验有助于发现病态疲劳现象。

1. 提上睑肌疲劳试验:让眼睑下垂的患者用力持续向上方注视,观察开始出现眼睑下垂或加重的时间。

2. 眼轮匝肌疲劳试验:正常人用力闭眼后有埋睫征存在(即睫毛均可埋进上下眼睑之间)。面肌受累的MG患者持续用力闭眼60秒后可出现埋睫征不全(睫毛大部分了露在外面)、消失甚至闭目不全和露白现象。

3. 颈前屈肌肌群疲劳试验:患者去枕平卧,令其用力持续抬头,维持45°。正常人可持续抬头120 s。颈前屈肌无力的MG患者,抬头试验持续时间明显缩短,最严重时甚至抬头不能。

4. 三角肌疲劳试验:令患者双上肢用力持续侧平举90°,观察维持侧平举的时间。正常人应该超过120 s。MG患者三角肌受累时侧平举时间明显缩短。

5. 髂腰肌疲劳试验:令患者仰卧后一条腿直腿抬高离开床面45°,正常人能维持120 s以上。维持的时间越短,髂腰肌病态疲劳程度越重。

(五)新斯的明试验(neostigmine test)

成年人一般用甲基硫酸新斯的明1~1.5 mg(0.02 mg/kg)肌注,2岁以下一般用0.2 mg,2岁以上每岁增加0.1 mg,但最大剂量不超过1 mg。注射前和注射后30分钟分别根据上述方法作各项疲劳试验,将两次疲劳试验结果比较,如果有一项或一项以上明显改善，即为阳性。为对抗新斯的明的心动过缓、腹痛、腹泻、呕吐等毒蕈碱样副作用，在注射新斯的明前 5 分钟先肌注阿托品 0.5～1 mg。肌注新斯的明前应该常规检查心电图，发现窦性心动过缓、室性心动过速、明显心肌缺血者禁用。有哮喘病史患者禁用。

（六）胸腺 CT 和 MRI

可以发现胸腺增生或胸腺瘤，必要时应行强化扫描进一步明确。

（七）MG 临床诊断的主要依据

是具有病态疲劳性和每日波动性的肌无力表现。确诊依靠细致准确的新斯的明试验，绝大多数患者均是通过此项试验而确诊，但新斯的明试验阴性不能完全排除 MG 的可能。重复神经电刺激、单纤维肌电图以及 AchR 抗体检测可以为新斯的明试验不确定的患者提供有价值的实验室诊断依据。

四、治疗

（一）对症治疗

胆碱酯酶抑制剂可以通过抑制胆碱酯酶的活性来增加突触间隙乙酰胆碱的含量。它只是暂时改善症状，维持基本生命活动，争取进一步实施免疫治疗的时间。只有当肌无力影响患者的生活质量，出现明显的四肢无力、吞咽和呼吸困难时才考虑使用胆碱酯酶抑制剂。常用的有溴吡斯的明，每片 60 mg，每 4～6 h 服 1 片，可根据肌无力症状的轻重而适当调整给药时间，每日最大剂量成人不超过 600 mg，儿童不超过 7 mg/kg。对吞咽极度困难而无法口服者可给予硫酸新斯的明 1 mg 肌注，1～2 h 后当该药作用尚未消失时再继以溴吡斯的明口服。与免疫抑制剂联合应用时，取得明显治疗效果后，应首先逐渐减量或停用胆碱酯酶抑制剂。

（二）病因治疗

包括药物治疗、放射治疗和手术治疗。

1. 肾上腺皮质激素：是现今国际公认有效的常规疗法。可作为眼肌型（Ⅰ型），轻度全身型（ⅡA）的首选治疗。MGⅡB 型、Ⅲ型和Ⅳ型患者在选用血浆交换或大剂量免疫球蛋白等临时措施的同时，也要加用激素。此外还用于胸腺切除手术前的诱导缓解治疗。激素疗法要掌握足量、足够疗程、缓慢减量和适当维持剂量的治疗原则。MG 的激素治疗有渐减法（下楼法）和渐增法（上楼法）。对于眼肌型的患者，通常给小剂量强的松治疗以减少副作用，一般采用 20～35 mg 隔日一次。由于激素在 MG 治疗初期有加重肌无力症状，诱发危象的可能，因此有人主张对病情较重的ⅡB、Ⅲ和Ⅳ型患者应用渐增法。可从强的松每天 15～20 mg/d 开始，每 2～3 天增加 5 mg，若无明显加重，一直增至每天 50～60 mg。待症状恒定改善 4～5 天后渐减。长期应用激素者应注意激素的副作用，如：胃溃疡出血、血糖升高、库欣综合征、股骨头坏死、骨质疏松等，应适当给予保护胃黏膜、补充钾剂和钙剂。为减轻和预防激素治疗导致的一过性肌无力加重现象，可酌情增加溴吡斯的明的剂量和次数。

2. 免疫抑制剂：出现下列情况要考虑加用或改用免疫抑制剂：肾上腺皮质激素疗法

不能耐受者；肾上腺皮质激素疗法无效或疗效缓慢者；胸腺切除术疗效不佳者；肾上腺皮质激素减量即复发者；MG 伴有胸腺瘤者。

(1)环磷酰胺：环磷酰胺 1 000 mg，加入生理盐水或葡萄糖 500 mL 内静滴，每 5 日 1 次，总量达 10 g 以上。现认为冲击疗法的副作用较少，总量越大，疗程越长，其疗效越好，总量 30 g 以上，100%有效。本药可引起白细胞和血小板减少、脱发、出血性膀胱炎、恶心、呕吐、肝功异常、月经失调和骨痛等副作用，使用过程中要注意密切观察，及时调整用药，一旦发现持续性血尿或肝功不良应立即停用。

(2)硫唑嘌呤：用法为每日 1～3 mg/kg，成人 150～200 mg/d 口服，连用 1～10 年，4～26 周后显效，61%有效。之后逐渐减量，100 mg～150 mg/d 维持。本药有白细胞和血小板计数减少、脱发等副作用。

(3)环孢菌素 A：主要影响细胞免疫，能抑制辅助性 T 细胞的功能，不影响抑制性 T 细胞的激活和表达。用量为 6 mg/(kg · d)，口服，以后根据药物的血浆浓度(维持在 400～600 μg/L)和肾功能情况(肌酐 176 μmol/L 以下)调节药物剂量。治疗开始后 2 周即可见症状改善，平均 3.6 个月达到高峰。总疗程 12 个月。个别患者可发生肾毒性，停药后恢复正常。此外，还可发生恶心、一过性感觉异常、心悸等。

3. 胸腺切除：现今认为胸腺切除是治疗 MG 最根本的方法。随着胸外科手术技术的不断改进，手术的安全性越来越高，几乎所有类型的 MG 患者都可以尝试选择胸腺切除治疗。5 岁以前的儿童因考虑到胸腺在生长和发育过程中的生理作用，一般不采用手术治疗。65 岁以上的老年人考虑到对手术的耐受性比较差，也应谨慎选择胸腺切除治疗。眼肌型对激素反应良好者，一般可不手术。Ⅱ～Ⅳ型 MG 患者，胸腺切除均可作为首选治疗方案，病程越短手术效果越好。任何年龄的胸腺瘤患者都是胸腺切除的绝对适应证。Ⅰ期和Ⅱ期胸腺瘤患者可以先试用非手术疗法，而对伴有浸润型(Ⅲ，Ⅳ期)胸腺瘤的 MG 患者应尽早手术治疗。胸腺切除术后容易发生危象，甚至术中死亡，术前应先给予免疫抑制、血浆交换或静脉用丙种球蛋白(IVIG)治疗，待肌无力症状得到明显改善后再做手术。术后应继续给予免疫抑制，以减少术后危象的发生，降低死亡率。胸腺切除的疗效多在术后几个月以后才能显现。

4. MG 危象的处理：一旦发生严重的呼吸困难，应立刻行气管插管或气管切开，机械辅助通气。加强呼吸管理是挽救 MG 危象患者生命的关键环节。肌无力危象时应即刻给肌肉注射硫酸新斯的明，可迅速缓解症状。胆碱能危象应及时停用所有胆碱酯酶抑制剂。不论何种危象，均应注意确保呼吸道通畅，当经早期处理病情无好转时，应立即进行气管插管或气管切开，应用人工呼吸器辅助呼吸；停用抗胆碱酯酶药物以减少气管内的分泌物；选用有效、足量和对神经—肌肉接头无阻滞作用的抗生素积极控制肺部感染；给予静脉药物治疗如皮质类固醇激素或大剂量丙种球蛋白；必要时采用血浆置换。

五、护理

1. 饮食合理，切勿偏食：对于患者来说，合理的饮食是很重要的，合理的饮食和充足的营养是保证人体生长发育的必要条件。这些重症肌无力的护理是比较常见的。

2.劳逸结合,起居有常:在生活中还要做到要起居有常,劳逸结合,只有这样才能配合药物治疗,逐步增强体质,早日恢复健康。

3.振奋精神,保持情志舒畅:心理的健康也是患者对疾病治疗的关键所在。情志活动与人体的生理变化有密切关系,情志舒畅,精神愉快,则气机畅通,气血调和,脏腑功能协调,正气旺盛,不易发生疾病,即使疾病发生,也能很快恢复;这也属于重症肌无力的护理措施。

(张萍 韩金美 杨春苗 匡秀红)

第二节 周期性瘫痪

周期性瘫痪(periodic paralysis)是指反复发作性的骨骼肌弛缓性瘫痪为主要表现的一组肌病。按发作时血清钾含量的变化可分为低钾型、正钾型和高钾型三类,其中以低钾型最多见。按病因可分为原发性和继发性两类。原发性系指发病机制尚不明了和具有遗传性者;继发性则是继发于其他疾病引起的血钾改变而致病者,见于甲状腺功能亢进、原发性醛固酮增多症、17-α-羟化酶缺乏和钡剂中毒等。

一、病因

可与肌细胞膜功能异常有关,发作时细胞膜的 Na^+—K^+ 泵兴奋性增加,使大量 K^+ 离子内移至细胞内引起细胞膜的去极化和对电刺激的无反应性,导致瘫痪发作,甲状腺机能亢进,醛固酮增多症等均通过钠通道机制引起本病发作,家族发病的周期性麻痹呈常染色体显性遗传,系由 1q31-32 部位的二氢吡啶受体,钙离子通道基因突变,引起骨骼肌肉中 L-型钙通道的 α-亚单位异常所引起,我国十分罕见。

二、临床表现

1.低血钾型周期性瘫痪。任何年龄均可发病,以青壮年(20~40 岁)发病居多,男多于女,男女比例(3~4):1,随年龄增长而发病次数减少。饱餐(尤其是碳水化合物进食过多)、酗酒、剧烈运动、过劳、寒冷或情绪紧张等均可诱发。多在夜间或清晨醒来时发病,表现为四肢弛缓性瘫痪,程度可轻可重,肌无力常由双下肢开始,后延及双上肢,两侧对称,近端较重;肌张力减低,腱反射减弱或消失。患者神志清楚,构音正常,头眼面部、咽喉肌肉很少受累,尿便功能正常,但严重病例,可累及膈肌、呼吸肌、心肌等,出现血压下降,严重的心律失常,治疗不及时可能发生心搏骤停或因呼吸肌麻痹而死亡。发作一般持续 6~24 h,或 1~2 天,个别病例可持续一周。最晚瘫痪的肌肉往往先恢复。发作间期一切正常;发作频率不等,可数周或数月 1 次,个别病例发作频繁,甚至每天均有发作,也有数年 1 次或终生仅发作 1 次者。40 岁以后发病逐渐减少,直至停发。若并发于肾上腺肿瘤和甲状腺机能亢进者,则发作常较频繁。发作后可有持续数天的受累肌肉疼痛及强直。频繁发作者可有下肢近端持久性肌无力和局限性肌萎缩。发作时血清钾一般降到 3.5 mmol/L 以下，尿钾也减少，血钠可升高。心电图可呈低血钾改变，如出现 U 波、QT 间期延长、S-T 段下降等。肌电图显示电位幅度降低或消失，严重者电刺激无反应。

2. 高血钾型周期性瘫痪。较少见，多在 10 岁前起病，男性居多，常因饥饿、剧烈运动、寒冷或服钾盐诱发，白天发病。肌无力从下肢近端开始，然后影响到上肢、颈部和颅神经支配的肌肉，瘫痪程度一般较轻，但常伴有肌肉痛性痉挛。持续时间较短，不足一小时，一日多次或一年一次。部分患者可有强直体征，累及面、眼睑、舌肌和手部。多数病例在 30 岁左右趋于好转，逐渐终止发作。发作时心电图改变，T 波高尖，QT 间期延长，以后逐渐出现 R 波降低，S 波增深，ST 段下降，P-R 间期及 QRS 时间延长。对诊断有困难者，可作诱发试验：口服氯化钾(3～8 g)常可诱发或使原有瘫痪症状加重。这是因为高钾型周期性瘫痪，对外源性钾的摄入比本身血清钾含量变化更为敏感。

3. 正常血钾型周期性瘫痪。很少见，发作前常有极度嗜盐，烦渴等表现。其症状表现类似低血钾周期性瘫痪，但持续时间大都在 10 天以上；又类似高血钾型周期性瘫痪，给予钾盐可诱发。但与二者不同之处为发作期间血钾浓度正常，以及给予氯化钠可使肌无力减轻，若减少食盐量可诱致临床发作。

三、诊断

依据睡眠中或晨起后突发的四肢弛缓性瘫痪，头面和咽喉肌不受累，无感觉障碍和锥体束征，心电图和血清钾检查提示低钾血症，再结合以往发作史，不难诊断。对于不典型的病例可以在心电监护下进行葡萄糖诱发试验，方法为口服葡萄糖 2 g/kg，同时皮下注射胰岛素 10 U～20 U，2～3 h 内可以诱发瘫痪。试验的头一天晚上做剧烈运动或进食大量碳水化合物可使诱发试验更容易成功。

四、治疗

1. 低血钾型周期性瘫痪。发作时给予 10%氯化钾或 10%枸橼酸钾 40～50 mL 顿服，24 h 内再分次口服，一日总量 10 g。也可静脉滴注氯化钾溶液以纠正低血钾状态。对发作频繁者，在发作间期可用钾盐 1 g，每日 3 次口服；或乙酰唑胺 250 mg，每日 4 次口服；或螺内酯 200 mg，每日 2 次口服，以预防发作。低钠高钾饮食也有助于减少发作。呼吸肌麻痹者应予辅助呼吸，严重心律失常者应积极纠正。伴有甲状腺功能亢进者，甲亢控制后发作将明显减少或终止发作。应避免各种诱因，平时少食多餐，忌浓缩高碳水化合物饮食，并限制钠盐。避免受冻及精神刺激。

2. 高血钾型周期性瘫痪。发作时可用 10%葡萄糖酸钙静注或 10%葡萄糖 500 mL 加胰岛素 10 U～20 U 静脉滴入以降低血钾，可用速尿排钾。预防发作时可给予高碳水化合物饮食，勿过度劳累，避免寒冷刺激或口服双氢氯噻嗪等帮助排钾。

3. 正常血钾型周期性瘫痪。可给予大量生理盐水静脉滴入；10%葡萄糖酸钙 10 mL，每日 2 次静脉注射，钙 0.6～1.2 g，分 1～2 次口服；每日口服食盐 10～15 g，必要时用氯化钠静点；醋氮酰胺 0.25 g，每日 2 次口服。间歇期可给予氟氢可的松和醋氮酰胺。

避免进食含钾多的食物，如肉类、香蕉、菠菜、薯类。避免过度劳累，注意寒冷或暑热的影响。

五、护理

1. 预防褥疮。

2. 预防泌尿道感染。

(1)定时清洗外阴、肛门。

(2)排尿困难者，定时按摩膀胱，但不可重压；病情许可时协助患者早期下床活动，促使排空膀胱残余尿液。

(3)尿潴留时，应在严格无菌操作下导尿，必要时留置导尿管，或密闭式膀胱潮式冲洗。

(4)长期留置导尿管者，按医嘱定时做膀胱冲洗，每日更换无菌引流管及贮尿瓶。定期送验尿常规及尿培养，若有尿路感染，应及时选用有效抗菌素，并鼓励多饮水。

3. 预防肺炎：注意保暖，避免受凉。保持呼吸道通畅，鼓励咳痰，每 2～3 h 翻身拍背一次。

4. 预防肠胀气及便秘：鼓励多食蔬菜、水果，少食致胀气食物。便秘时给予缓泻剂或隔 2～3 日灌肠一次，或行针灸疗法、腹部按摩。必要时可用手指掏出粪便。

5. 预防跌伤、烫伤、冻伤：偏瘫伴神志不清时应加床栏，应用热水袋时，水温不可超过50℃，要隔被放置，并经常更换部位；若作热敷、灸疗、理疗或拔火罐时均应注意防止烫伤；天冷时，肢体应及时加用棉套保暖。

6. 预防肢体畸形、挛缩，促进功能恢复。瘫痪肢体应保持功能位置，防止足下垂，可用护足架或用枕头支撑足掌；按摩肢体每日 1～2 次，并作被动运动。当运动功能开始恢复时，应鼓励患者早期开展上肢及躯干功能锻炼。离床时，给予轮椅、瘫痪车或拐杖及支架保护，练习行走，以便及早恢复下肢功能。

（张芹　袁彩玲　顾文琴　陈云荣）

第八篇

内分泌系统疾病

第二十八章　甲状腺疾病

第一节　单纯性甲状腺肿

单纯性甲状腺肿是甲状腺功能正常的甲状腺肿，是以缺碘、致甲状腺肿物质或相关酶缺陷等原因所致的代偿性甲状腺肿大，不伴有明显的甲状腺功能亢进或减退，故又称非毒性甲状腺肿。其特点是散发于非地方性甲状腺肿流行区，且不伴有肿瘤和炎症，病程初期甲状腺多为弥漫性肿大，以后可发展为多结节性肿大。

一、病因

1. 碘缺乏。碘是合成甲状腺激素的必需元素，碘元素不足，机体不能合成足够的甲状腺激素，反馈刺激垂体 TSH 升高，升高的 TSH 促使甲状腺增生，引起甲状腺肿。我国是碘缺乏严重的国家，国家推行的"全民加碘盐"政策是防止碘缺乏病的最有效的措施。

2. 酶缺陷。甲状腺激素合成过程中某些酶的先天性缺陷或获得性缺陷可引起单纯性甲状腺肿，如碘化物运输酶缺陷、过氧化物酶缺陷、去卤化酶缺陷、碘酪氨酸耦联酶缺陷等。

3. 药物。碘化物、氟化物、锂盐、氨基比林、氨鲁米特、磺胺类、保泰松、胺碘酮、磺胺丁脲、甲巯咪唑、丙基硫氧嘧啶等药物可引起单纯性甲状腺肿。这些药物通过不同的机制，干扰或抑制甲状腺激素合成过程中的各个环节，最终影响甲状腺激素合成，反馈引起 TSH 升高，导致甲状腺肿。

4. 吸烟。吸烟可引起单纯性甲状腺肿，因为吸入物中含硫氰酸盐，这是一种致甲状腺肿物质，吸烟者血清甲状腺球蛋白水平要高于非吸烟者。

5. 遗传因素。目前发现与散发性甲状腺肿发病有关的遗传因素有 14 q、多结节性甲状腺肿基因-1、3q26、Xp22、甲状腺球蛋白基因等。流行病学资料表明，甲状腺肿常常有家族聚集性。

6. 其他疾病。皮质醇增多症、肢端肥大症及终末期肾脏疾病患者可发生单纯性甲状腺肿。

二、临床表现

(一)甲状腺肿大或颈部肿块

甲状腺肿大是非毒性甲状腺肿特征性的临床表现，患者常主诉颈部变粗或衣领发紧。甲状腺位于颈前部，一旦肿大容易被患者本人或家人发现，有时甲状腺肿可向下延伸进入胸腔，这可能是由于胸廓内负压和肿瘤重量下坠所致；偶见甲状腺肿发生于迷走甲状腺组织。病程早期为弥漫性甲状腺肿大，查体可见肿大甲状腺表面光滑、质软，随吞咽上下活动，无震颤及血管杂音，随着病程的发展，逐渐出现甲状腺结节性肿大，一般为不对称性、多结节性，多个结节可聚集在一起，表现为颈部肿块。结节大小不等、质地不等、位置不一。甲状腺肿一般无疼痛，若有结节内出血则可出现疼痛。如体检发现甲状腺结节质硬活动度欠佳，应警惕恶变可能。

(二)压迫症状

压迫症状是非毒性甲状腺肿最重要的临床表现，压迫症状在病程的晚期出现，但胸骨后甲状腺肿早期即可出现压迫症状。

1. 压迫气管。轻度气管受压通常无症状，受压较重可引起喘鸣、呼吸困难、咳嗽。胸骨后甲状腺肿引起的喘鸣和呼吸困难常在夜间发生，可随体位改变而发生(如患者上肢上举)。

2. 压迫食管。食管位置较靠后，一般不易受压，如甲状腺肿向后生长并包绕食管，可压迫食管引起吞咽不畅或困难。

3. 压迫喉返神经。单纯性甲状腺肿很少压迫喉返神经，除非合并甲状腺恶性肿瘤，肿瘤浸润单侧喉返神经可引起声带麻痹、声音嘶哑，双侧喉返神经受累还可引起呼吸困难。出现喉返神经受压症状时，要高度警惕恶变可能。

4. 压迫血管。巨大甲状腺肿，尤其是胸骨后甲状腺肿可压迫颈静脉、锁骨下静脉甚至上腔静脉，引起面部水肿、颈部和上胸部浅静脉扩张。

5. 压迫膈神经。胸骨后甲状腺肿可压迫膈神经，引起呃逆、膈膨升。膈神经受压较少见。

6. 压迫颈交感神经链。胸骨后甲状腺肿可压迫颈交感神经链，引起 Horners 综合征。

三、诊断

(一)辅助检查

1. 血清 TSH、T3、T4 检测。单纯性甲状腺肿患者血清 TSH、T3、T4 水平正常。

2. 131I 摄取率。碘 131I 摄取率正常或升高。

3. 血清 TPOAb、TgAb。一般为阴性，少数可为轻度升高，可提示其将来发生甲减的可能性较大。

4. 细针穿刺细胞学检查。对于 B 超显示为低回声的实质性结节、伴有钙化、直径≥1 cm 的结节、质地较硬结节或生长迅速的结节应行细针穿刺细胞学检查，细针穿刺细胞学检查是术前评价甲状腺结节良恶性最有效的方法，敏感性为 65%～98%，特异性为 72%～100%。

5. 颈部 X 线检查。对病程较长、甲状腺肿大明显或有呼吸道梗阻症状或胸骨后甲状腺肿的患者应摄气管 X 线片，以了解有无气管移位、气管软化，并可判断胸骨后甲状腺肿的位置及大小。

6. 颈部超声检查。颈部B超是诊断甲状腺肿方便、可靠的方法。B超能检测出2～4 mm的小结节,因此B超能发现体检触不到的结节,通常体检发现成人甲状腺结节的发生率为4%～7%,而B超检查发现成人近70%有甲状腺结节。彩色多普勒检查时,可发现正常甲状腺血流信号无明显增加,呈散在的少许血流信号。

7. 核素显像。核素显像可以评价甲状腺形态及甲状腺结节的功能。弥漫性甲状腺肿可见甲状腺体积增大,放射性分布均匀;结节性甲状腺肿可见热结节或冷结节。

8. 颈部CT和MRI。颈部CT或MRI并不能提供比B超更多的信息且价格较高,但对于胸骨后甲状腺肿有较高的诊断价值。

9. 呼吸功能检测。巨大甲状腺肿或胸骨后甲状腺肿应行肺功能检测以对气道受压情况做出功能性评价。

(二)症状

非地方性甲状腺肿流行区域的居民,甲状腺弥漫性肿大或结节性肿大,在排除甲亢、甲减、桥本甲状腺肿、急性甲状腺炎、亚急性甲状腺炎、无痛性甲状腺炎、甲状腺癌等疾病后可诊断为单纯性甲状腺肿。诊断非毒性甲状腺肿必须证实甲状腺功能处于正常状态及血清T3、T4水平正常。甲状腺功能状态有时在临床上难以评价,因为有些甲亢患者,尤其是老年人临床表现轻微或不典型。

四、治疗

(一)治疗指证

下列情况需要治疗:

1. 有局部症状,从颈部不适到严重压迫症状;
2. 影响美观;
3. 甲状腺肿进展较快;
4. 胸骨后甲状腺肿;
5. 结节性甲状腺肿不能排除恶变者;
6. 伴甲状腺功能异常者(包括临床甲亢)。

(二)治疗原则

单纯性甲状腺肿病人临床表现轻重不一,差异较大,因此治疗方案应个体化。因为单纯性甲状腺肿的甲状腺功能是正常的,不需要治疗除非患者有美容要求或有压迫甚至怀疑肿瘤的情况下,采取放射性131I治疗或手术治疗。

(三)不治疗、临床随访

许多单纯性甲状腺肿病人甲状腺肿生长缓慢,局部无症状,甲状腺功能正常,可不予特殊治疗,临床密切随访,定期体检、B超检查。另外,要定期检测血清TSH水平,以及早发现亚临床甲亢或甲减。若有明显的致甲状腺肿因素存在,应予去除。

(四)TSH 抑制治疗

部分单纯性甲状腺肿的发病机制与 TSH 的刺激有关，用外源性甲状腺激素可以抑制内源性 TSH 的分泌，从而防治甲状腺肿的生长，TSH 抑制治疗已被广泛应用于单纯性甲状腺肿的治疗。TSH 抑制治疗前，应检测血清 TSH 水平，若血清 TSH 水平正常，则可进行 TSH 抑制治疗，若血清 TSH＜0.1 mU/L，则提示有亚临床甲亢，不应行 TSH 抑制治疗。TSH 抑制治疗时应检测血清 TSH 水平或甲状腺摄 131I 率(RAIU)，一般认为血清 TSH＜0.1 mU/L 或 RAIU＜5％为完全抑制，高于这水平为部分抑制。一般认为，血清 TSH 水平抑制到正常范围的下限水平即可。对于 TSH 抑制性治疗的有效性是一个有争论的问题，治疗时需要将 TSH 抑制到正常值以下，并注意长期抑制 TSH 治疗可能造成心脏和骨骼的副作用。

(五)放射性 131I 治疗

放射性 131I 在毒性甲状腺肿的治疗中已广泛应用，在非毒性甲状腺肿的治疗中尚未广泛应用。近年来情况有所改变，131I 治疗单纯性甲状腺肿已被越来越多的重视。近 10 年来，有多篇文献报告采用一次性大剂量 131I 治疗单纯性甲状腺肿取得了较好的疗效，可使 80％～100％病人甲状腺体积缩小 40％～60％。

(六)手术治疗

手术治疗可以迅速解除局部压迫症状，因此，手术治疗单纯性甲状腺肿具有不可替代的优势。

(七)穿刺抽吸或注射无水酒精

对于囊性结节可行穿刺抽吸或注射无水酒精，能起到使结节退缩的疗效。

五、护理

1. 在单纯性甲状腺肿流行地区推广加碘食盐，告知居民勿因价格低廉而购买和食用不加碘食盐。

2. 告知患者碘是甲状腺素合成的必需原料，食用高碘食品有助于增加体内甲状腺素的合成，防止或延缓甲状腺肿大症状的发生。

3. 告知患者结节性甲状腺肿有继发甲亢及恶变的可能。对单发结节、放射性 131I 扫描表明为凉结节或冷结节，或短期内肿块增大迅速，均可疑恶变，应建议手术切除。

（薛安琪　纪国华　周鹏　薛安琪）

第二节　甲状腺功能亢进

甲状腺毒症(thyrotoxicosis)是指由于甲状腺本身或甲状腺以外的多种原因引起的甲状腺激素增多，进入循环血液中，作用于全身的组织和器官，造成机体的神经、循环、消化等各系统的兴奋性增高和代谢亢进为主要表现的疾病的总称。甲状腺功能亢进症((hyperthyroidism,简称甲亢)是指甲状腺本身的病变引发的甲状腺毒症。其病因主要是弥漫性毒性甲状腺肿(Graves 病)、多结节性毒性甲状腺肿和甲状腺自主高功能腺瘤(Plummer 病)。

一、病因

Graves 病的病因尚不十分清楚,但病人有家族性,约 15%的患者亲属有同样疾病,其家属中约有 50%的人抗甲状腺抗体呈阳性反应。许多研究认为 Graves 病是一种自身免疫性疾病(AITD)。由于免疫功能障碍可以引起体内产生多淋巴因子和甲状腺自身抗体,抗体与甲状腺细胞膜上的 TSH 受体结合,刺激甲状腺细胞增生和功能增强。此种抗体称为甲状腺刺激免疫球蛋白(thyroid-stimulating Immunoglobulin,TSI)。血循环中 TSI 的存在与甲亢的活动性及其复发均明显相关,但引起这种自身免疫反应的因素还不清楚。Olpe 认为患者体内有免疫调节缺陷,抑制 T 淋巴细胞的功能丧失,使辅助 T 淋巴细胞不受抑制而自由地刺激淋巴细胞生成免疫球蛋白,直接作用于甲状腺。球蛋白中的 TSI 刺激甲状腺使甲状腺功能增强。Kriss 认为,Graves 病的浸润性突眼是由于眼眶肌肉内沉积甲状腺球蛋白抗甲状腺球蛋白免疫复合物,引起的免疫复合物炎症反应;另一种假说认为眼肌作为抗原与辅助 T 淋巴细胞之间的相互作用引起自体的免疫反应。甲状腺病人发生皮肤病变的机制尚不清楚,可能也是自身免疫性病变在颈前等部位皮肤的体现。

二、临床表现

甲亢的临床表现可轻可重,可明显也可不明显,由于病人的年龄、病程以及产生病变不同,引起各器官的异常情况的不同,临床表现也不完全一样。甲亢可能是暂时的,也可能是持续存在的。其中最常见的是弥漫性毒性甲状腺肿。世界上讲英语国家称之为 Graves 病,欧洲大陆其他国家称之为 Basedow 病。这是甲亢最常见的原因,也是临床上最常见的甲状腺疾病。Graves 病在 20～40 岁最常见,10 岁以前罕见,极少时为"淡漠型"。临床主要表现包括弥漫性甲状腺肿、甲状腺毒症、浸润性眼病,偶尔有浸润性皮肤病。

1. 代谢增加及交感神经高度兴奋表现:患者身体各系统的功能均可能亢进。常见有怕热、多汗、皮肤潮湿,也可有低热、易饿、多食,或消瘦、心慌、心率增快、严重者出现心房纤维性颤动、心脏扩大以及心力衰竭、收缩压升高、舒张压正常或者偏低、脉压增大;肠蠕动增快,常有大便次数增多、腹泻;容易激动、兴奋、多语、好动、失眠、舌及手伸出可有细微颤动;很多病人感觉疲乏、无力、容易疲劳,多有肌肉萎缩,常表现在肢体的近躯干端肌肉受累,神经肌肉的表现常常发展迅速,在病的早期严重,治疗后数月内能迅速缓解。

2. 甲状腺肿大:呈弥漫性,质地软,有弹性,引起甲状腺肿大原因是多方面的,其中和甲状腺生长抗体关系密切,此种抗体对甲状腺功能影响不大,故病时甲状腺肿大程度与病情不一定平行。在肿大的甲状腺上可以听到血管杂音或者扪及震颤。

3. 眼病：大部分病人有眼部异常或突眼，而眼突重者，甲亢症状常较轻。

4. 较少见的临床表现：小儿和老年患者病后临床表现多不明显。不少年龄较大的病人，只表现有少数1～2组症状，或只突出有某个系统的症状。有些年龄较大的病人，以心律不齐为主诉；也有的因为体重下降明显去医院检查。还有的诉说食欲不佳，进食减少；或以肢体颤抖作为主诉。极少数老年病人，表现身体衰弱、乏力、倦怠、神情淡漠、抑郁等，称之为"淡漠型甲亢"。有的儿童在患甲亢以后，体重并不减轻。有些病人的甲状腺不肿大，或非对称肿大。还有的病人指甲变薄、变脆或脱离。少数病人可分别伴有阵发性肢体麻痹、胫前局限性黏液水肿、白癜风、甲状腺杵状指或有男性乳房增生等。Graves病可伴有先天性角化不良及耳聋，但很少见。有些病人出现甲状腺毒症表现，轻重程度可能不同，但持续存在。另外一些病人的临床表现时好时坏，可表现不同程度的缓解和加重。这种时轻时重的过程是不同的，常是不固定的，这对安排治疗来说是重要的。

三、诊断

(一)辅助检查

1. 血清游离甲状腺素(FT4)与游离三碘甲状腺原氨酸(FT3)：FT3、FT4是循环血中甲状腺激素的活性部分，它不受血中TBG变化的影响，直接反应甲状腺功能状态。近年来已广泛应用于临床，其敏感性和特异性均明显超过总T3(TT3)、总T4((TT4)，正常值FT4 9～25 pmol/L；FT3 3～9 pmol/L(RIA)，各实验室标准有一定差异。

2. 血清甲状腺素(TT4)：是判定甲状腺功能最基本筛选指标，血清中99.95%以上的T4与蛋白结合，其中80%～90%与球蛋白结合称为甲状腺素结合球蛋白(简称TBG)，TT4是指T4与蛋白结合的总量，受TBG等结合蛋白量和结合力变化的影响；TBG又受妊娠，雌激素、病毒性肝炎等因素影响而升高，受雄激素、低蛋白血症(严重肝病、肾病综合征)、泼尼松等影响而下降。分析时必须注意。

3. 血清总三碘甲状腺原氨酸(TT3)。血清中T3与蛋白结合达99.5%以上，也受TBG的影响，TT3浓度的变化常与TT4的改变平行，但甲亢复发的早期，TT3上升往往很快，约为4倍正常，TT4上升较缓，仅为正常的2.5倍，故测TT3为诊断本病较为敏感的指标；对本病初起，治程中疗效观察与治后复发先兆，更视为敏感，特别是诊断T3甲亢得到特异指标，分析诊断时应注意老年淡漠型甲亢或久病者TT3也可能不高。

4. 血清反T3(revrseT3，rT3)。rT3无生物活性，是T4在外周组织的降解产物，其在血中浓度的变化与T4、T3维持一定比例，尤其与T4变化一致，也可作为了解甲状腺功能的指标，部分本病初期或复发早期仅有rT3升高而作为较敏感的指标。在重症营养不良或某些全身疾病状态时rT3明显升高，而TT3则明显降低，为诊断低T3综合征的重要指标。

5. TSH免疫放射测定分析(sTSH IRMA)。正常血循环中sTSH水平为0.4～3.0 μIU/mL或0.6～4.0 μIU/mL。用IRMA技术检测，能测出正常水平的低限，本法的最小检出值一般为0.03 μIU/mL，有很高的灵敏度，故又称sTSH("sensitive"TSH)。广泛用于甲亢和甲减的诊断及治疗监测。

6. 甲状腺激素释放激素(TRH)兴奋试验。甲亢血清 T4,T3 增高,反馈抑制 TSH,故 TSH 不受 TRH 兴奋,如静脉注射 TRH200 μg 后 TSH 升高者,可排除本病;如 TSH 不增高(无反应)则支持甲亢的诊断。应注意 TSH 不增高还可见于甲状腺功能正常的 Graves 眼病、垂体病变伴 TSH 分泌不足等,本试验副作用少,对冠心病或甲亢性心脏病者较 T3 抑制试验更为安全。

7. 甲状腺摄 131I 率。本法诊断甲亢的符合率达 90%,缺碘性甲状腺肿也可升高,但一般无高峰的前移,可作 T3 抑制试验鉴别,本法不能反映病情严重度与治疗中的病情变化,但可用于鉴别不同病因的甲亢,如摄 131I 率低者可能为甲状腺炎伴甲亢,碘甲亢或外源激素引起的甲亢症。应注意本法受多种食物及含碘药物(包括中药)的影响,如抗甲状腺避孕药使之升高,估测定前应停此类药物 1~2 个月以上,孕妇和哺乳期禁用。正常值:用盖革计数管测定法,3 及 24 h 值分别为 5%~25%和 20%~45%,高峰在 24 h 出现。甲亢者:3 h 25%,24 h 45%,且高峰前移。

8. 三碘甲状腺原氨酸抑制试验:简称 T3 抑制试验。用于鉴别甲状腺肿伴摄 131I 率增高系由甲亢或单纯性甲状腺肿所致。方法:先测基础摄 131I 率后,口服 T3 20 μg,每日 3 次,连续 6 d(或口服干甲状腺片 60 mg,每日 3 次,连服 8 d),然后再摄 131I 率。对比两次结果,正常人及单纯甲状腺肿患者摄 131I 率下降 50%以上,甲亢患者不能被抑制,故摄 131I 率下降小于 50%。本法对伴有冠心病或甲亢心脏病者禁用,以免诱发心律不齐或心绞痛。

9. 甲状腺刺激性抗体(TSAb)测定:GD 病人血中 TSAb 阳性检出率可达 80%~95%以上,对本病不但有早期诊断意义,对判断病情活动,是否复发也有价值,还可作为治疗停药的重要指标。

(二)症状

典型病例经详细询问病史,依靠临床表现即可拟诊,早期轻症,小儿或老年表现不典型甲亢,常须辅以必要的甲状腺功能检查方可确认。血清 FT3、FT4、TT3、TT4 增高者符合甲亢,仅 FT3 或者 TT3 增高而 FT4、TT4 正常者可虑为 T3 型甲亢,仅有 FT4 或 TT4 增高而 FT3、TT3 正常者为 T4 型甲亢,结果可疑者可进一步作 sTSH 测定和(或)TRH 兴奋试验。在确诊甲亢基础上,应排出其他原因所致的甲亢,结合病人眼征、弥漫性甲状腺肿等特征,必要时检测血清 TSAb 等,可诊断为 GD,有结节须与自主性高功能甲状腺结节,或多结节性甲状腺肿伴甲亢相鉴别,后者临床上一般无突眼,甲亢症状较轻,甲状腺扫描为热结节,结节外甲状腺组织功能受抑制,亚急性甲状腺炎伴甲亢症状者甲状腺摄 131I 率减低,桥本甲状腺炎伴甲亢症状者血中微粒体抗体水平增高,碘甲亢有碘摄入史,甲状腺摄 131I 率降低,有时具有 T4、rT3 升高,T3 不高的表现,其他如少见的异位甲亢,TSH 甲亢及肿瘤伴甲亢等均应想到,逐个排除。

四、治疗

1. 一般治疗。诊断后在甲亢病情尚未得到控制时,尽可能取得病人的充分理解和密切合作，合理安排饮食，需要高热量、高蛋白质、高维生素和低碘的饮食；精神要放松；适当休息，避免重体力活动，是必需的、不可忽视的。

2. 药物治疗。硫脲嘧啶类药物，这是我国和世界不少国家目前治疗甲亢主要采取的治疗方法。本治疗方法的特点：为口服用药，容易被病人接受；治疗后不会引起不可逆的损伤；但用药疗程长，需要定期随查；复发率较高。即便是合理规则用药，治后仍有20%以上的复发率。硫脲嘧啶类药物的品种：临床选用顺序常为，甲硫咪唑（他巴唑，MMI）、丙基硫氧嘧啶（PTU）、卡比吗唑（甲亢平）和甲基硫氧嘧啶。PTU和甲基硫氧嘧啶药效较其他小10倍，使用时应剂量大10倍。药物选择：不同地区不同医生之间依据其习惯和经验有其不同的选择。在美国常选用PTU，而在欧洲首选MMI的更多。在我国，选用PTU和MMI都不少，选用前者考虑其可减少循环中的T4转换为T3，孕妇使用更为安全，而选用后者则认为该药副作用更小，对甲状腺激素的合成具有较长时间的抑制作用，有经验显示该药每日给药1次即可，病人的依从性较好。辅助药物：普萘洛尔（心得安），碘剂以及甲状腺制剂的使用。

3. 手术治疗。药物治疗后的甲状腺次全切除，效果良好，治愈率达到90%以上，但有一定并发症的发生机率。

4. 放射性碘治疗。此法安全，方便，治愈率达到85%～90%，复发率低，在近年来越来越多的国家开始采用此种方法治疗甲亢。治疗后症状消失较慢，约10%的病发生永久的甲状腺功能减退。这是安全的治疗，全世界采用此种治疗方法的几十年中，对选用的患者尚未发现甲状腺癌和白血病。

5. 甲状腺介入栓塞治疗。是20世纪90年代以来治疗Graves病的一种新方法，自从1994年首例报道以后，我国部分地区已开展此种治疗。方法是在数字减影X线的电视之下，经股动脉将导管送入甲状腺上动脉，缓漫注入与造影剂相混合的栓塞剂量—聚乙烯醇、明胶海绵或白芨粉，至血流基本停止。一般甲状腺栓塞的面积可过80%～90%，这与次全手术切除的甲状腺的量相似。此种治疗方法适应证是甲状腺较大，对抗甲状腺药疗效欠佳或过敏者；不宜采用手术或放射性碘者；也可用于甲状腺非常肿大时的手术前治疗。而初发的甲亢，甲状腺肿大不明显，有出血倾向及有明显的大血管硬化者应为禁忌之列。

6. 传统中医治疗。传统的中医中药及针灸疗法对一些甲亢也有较好的效果。由于医家对病情认识的辨证不同，各家采用的治法也有差别，疗效也不相同。对用硫脲嘧啶类药治疗有明显血象改变的甲亢病人，也可选用传统中医中药治疗。

五、护理

（一）病情观察

1. 病人有无自觉乏力、多食、消瘦、怕热、多汗及排便次数增多等异常改变。

2. 心理社会情况：病人有无情绪改变，如敏感、急躁易怒、焦虑，家庭人际关系紧张等改变，产生自卑心理，部分老年病人可有抑郁、淡漠，重者可有自杀倾向。

(二)症状护理

1. 重症浸润性突眼的护理:注意保护角膜和球结膜,可用眼罩防止光、风、灰尘刺激。结膜水肿,眼睑不能闭合者,涂以抗生素眼膏或用生理盐水纱布湿敷,抬高床头,限制水及盐的摄入,防止眼压增高,并训练眼外肌活动。

2. 甲亢危象的护理:要严密观察体温、脉搏、呼吸、血压、是否精神异常,是否电解质紊乱,每班详细记录病情及出入量,并做好床边交接班。

(三)一般护理

1. 每日有充分的休息,避免过度疲劳,生病或有心功能不全或心律失常者应卧床休息。环境要安静,室温稍低。

2. 给予高热量、高蛋白、富含维生素和钾、钙的饮食。限制高纤维素饮食,如粗粮、蔬菜等。避免吃含碘丰富的食物,如海带、紫菜等。

3. 甲亢病人代谢高,产热多,经常出汗烦躁,需予以理解和关心,室内宜通风,室温保持在20℃左右,以减少出汗。多进饮料以补充丢失的水分,但避免给浓茶、咖啡。让病人勤洗澡常换内衣,对个人卫生舒适的要求,尽量给予满足。

4. 护士接触病人应关心体贴,态度和蔼,避免刺激性语言,仔细耐心做好解释疏导工作,解除病人的焦虑紧张情绪,使病人建立信赖感,配合治疗。

（韩金美　杨春苗　匡秀红　王丽云）

第三节　甲状腺功能减退

甲状腺功能减退(简称甲减),是由于甲状腺激素合成及分泌减少,或其生理效应不足所致机体代谢降低的一种疾病。按其病因分为原发性甲减,继发性甲减及周围性甲减三类。

一、病因

病因较复杂,以原发性者多见,其次为垂体性者,其他均属少见。

二、临床表现

1. 面色苍白,眼睑和颊部虚肿,表情淡漠、痴呆,全身皮肤干燥、增厚、粗糙多脱屑,非凹陷性水肿,毛发脱落,手脚掌呈萎黄色,体重增加,少数病人指甲厚而脆裂。

2. 神经精神系统:记忆力减退,智力低下,嗜睡,反应迟钝,多虑,头晕,头痛,耳鸣,耳聋,眼球震颤,共济失调,腱反射迟钝,跟腱反射松弛期时间延长,重者可出现痴呆、木僵、甚至昏睡。

3. 心血管系统:心动过缓,心输出量减少,血压低,心音低钝,心脏扩大,可并发冠心病，但一般不发生心绞痛与心衰，有时可伴有心包积液和胸腔积液。重症者发生黏液性水肿性心肌病。

4. 消化系统：厌食、腹胀、便秘。重者可出现麻痹性肠梗阻。胆囊收缩减弱而胀大，半数病人有胃酸缺乏，导致恶性贫血与缺铁性贫血。

5. 运动系统：肌肉软弱无力、疼痛、强直，可伴有关节病变如慢性关节炎。

6. 内分泌系统：女性月经过多，久病闭经，不育症；男性阳痿，性欲减退。少数病人出现泌乳，继发性垂体增大。

7. 病情严重时，由于受寒冷、感染、手术、麻醉或镇静剂应用不当等应激可诱发黏液性水肿昏迷或称“甲减危象”。表现为低体温（T 35℃），呼吸减慢，心动过缓，血压下降，四肢肌力松弛，反射减弱或消失，甚至发生昏迷、休克、心肾功能衰竭。

8. 呆小病：表情呆滞，发音低哑，颜面苍白，眶周浮肿，两眼距增宽，鼻梁扁塌，唇厚流涎，舌大外伸，四肢粗短、鸭步。

9. 幼年型甲减：身材矮小，智慧低下，性发育延迟。

三、诊断

（一）辅助检查

1. 甲状腺功能检查。血清 TT4，TT3，FT4，FT3 低于正常值。

2. 血清 TSH 值

（1）原发性甲减症：血清 TSH 明显升高同时伴游离 T4 下降。亚临床型甲减症血清 TT4，TT3 值可正常，而血清 TSH 轻度升高，血清 TSH 水平在 TRH 兴奋剂试验后，反应比正常人高。

（2）垂体性甲减症：血清 TSH 水平低或正常或高于正常，对 TRH 兴奋试验无反应。应用 TSH 后，血清 TT4 水平升高。

（3）下丘脑性甲减症：血清 TSH 水平低或正常，对 TRH 兴奋试验反应良好。

（4）周围性甲减（甲状腺激素抵抗综合征）：中枢性抵抗者 TSH 升高，周围组织抵抗者 TSH 低下，全身抵抗者 TSH 有不同表现。

3. X 线检查。心脏扩大，心搏减慢，心包积液、颅骨平片示蝶鞍可增大。

4. 心电图检查。示低电压，Q-T 间期延长，ST-T 异常。超声心动图示心肌增厚，心包积液。

5. 血脂、肌酸磷酸激酶活性增高，葡萄糖耐量曲线低平。

（二）症状

最重要的是鉴别继发性与原发性甲状腺功能减退；继发性甲状腺功能减退少见，常常由于下丘脑—垂体轴心病变影响其他内分泌器官。已知甲状腺功能减退妇女，继发性甲状腺功能减退的线索是闭经（而非月经过多）和在体检时有些体征提示区别。继发性甲状腺功能减退皮肤和毛发干燥，但不粗糙；皮肤常苍白；舌大不明显；心脏小，心包无渗出浆液积贮；低血压；因为同时伴有肾上腺功能不足和 GH 缺乏，所以常常出现低血糖。

四、治疗

1. 甲状腺制剂终身替代治疗。早期轻型病例以口服甲状腺片或左甲状腺素为主。检测甲状腺功能，维持 TSH 在正常值范围。

2. 对症治疗。中、晚期重型病例除口服甲状腺片或左旋甲状腺素外，需对症治疗如给氧、输液、控制感染、控制心力衰竭等。

五、护理

1. 饮食护理。甲减病人多为虚寒性体质，故不宜食生、凉、冰食物。高热量、高蛋白、高维生素、适量脂肪，适量的节制饮食。注意食物与药物之间的关系，如服中药忌饮茶。多吃水果、新鲜蔬菜和海带等含碘丰富的食物。

2. 情志护理。了解病人常有的思想顾虑：有病乱投医；恨病求速效；惜钱不就医等帮助病人消除思想顾虑；树立自信。

3. 病情观察。一般亚临床型甲减在临床上无明显症状表现，临床型甲减，特别是发展到成人黏液性水肿时，症状才逐渐表现出来，早期观察有无精神萎靡，智力减退，疲乏，嗜睡，大便秘结等。其次，观察有无低基础代谢率综合征，黏液性水肿面容及神经系统、心血管系统、消化系统、血液系统、生殖系统、运动系统、呼吸系统、内分泌系统、血液系统有无异常，嗜睡状态下则应注意防止昏迷的发生。

4. 对症护理。如并发严重急性感染，有重症精神症状，胸、腹水及心包积液，顽固性心绞痛、心力衰竭、黏液性水肿性昏迷，应立即送医院治疗。

5. 服药护理。甲减病人属虚寒性体质，寒凉药物应禁用或慎用，使用安眠药物时应注意剂量、时间，防止诱发昏迷。使用利尿剂易间歇使用，注意观察尿量，是否有电解质紊乱，防止发生低钾血症等。

6. 黏液性水肿昏迷病人护理。密切观察病情变化，检测呼吸、脉搏、血压，每 15 分钟 1 次，注意保暖，保持呼吸道通畅，准确记录出入量，专人看护。

（孙振刚　王丽云　薛伟　陈云荣）

第二十九章 肾上腺皮质疾病

第一节 库欣综合征

库欣综合征(Cushing's Syndrome,CS)又称皮质醇增多症(hvpercortisolism)或柯兴综合征。1921 年美国神经外科医生 Harvey Cushing 首先报告。本征是由于多种病因引起肾上腺皮质长期分泌过量皮质醇所产生的一组征候群;主要表现为满月脸、多血质外貌、向心性肥胖、痤疮、紫纹、高血压、继发性糖尿病和骨质疏松等。由于长期应用外源性肾上腺糖皮质激素或饮用大量含酒精饮料也可以引起类似库欣综合征的临床表现,且均表现为高皮质醇血症,故将器质性病变引起的称为内源性库欣综合征;外源性补充或酒精所致称为外源性、药源性或类库欣综合征。

一、病因

库欣综合征按其病因和垂体、肾上腺的病理改变不同可分成下列四种。

(一)医源性皮质醇症

长期大量使用糖皮质激素治疗某些疾病可出现皮质醇症的临床表现,这在临床上十分常见。这是由外源性激素造成的,停药后可逐渐复原。但长期大量应用糖皮质激素可反馈抑制垂体分泌 ACTH,造成肾上腺皮质萎缩,一旦急骤停药,可导致一系列皮质功能不足的表现,甚至发生危象,故应予注意。长期使用 ACTH 也可出现皮质醇症。

(二)垂体性双侧肾上腺皮质增生

双侧肾上腺皮质增生是由于垂体分泌 ACTH 过多引起。其原因:① 垂体肿瘤。多见嗜碱细胞瘤,也可见于嫌色细胞瘤;② 垂体无明显肿瘤,但分泌 ACTH 增多。一般认为是由于下丘脑分泌过量促肾上腺皮质激素释放因子(CRF)所致。临床上能查到垂体有肿瘤的仅占 10%左右。这类病例由于垂体分泌 ACTH 已达一反常的高水平,血浆皮质醇的增高不足以引起正常的反馈抑制,但口服大剂量氟美松仍可有抑制作用。

(三)垂体外病变

引起的双侧肾上腺皮质增生、支气管肺癌(尤其是燕麦细胞癌)、甲状腺癌、胸腺癌、鼻咽癌及起源于神经嵴组织的肿瘤有时可分泌一种类似 ACTH 的物质,具有类似 ACTH 的生物效应,从而引起双侧肾上腺皮质增生,故称异源性 ACTH 综合征。这类患者还常有明显的肌萎缩和低血钾症。病灶分泌 ACTH 类物质是自主的,口服大剂量氟美松无抑制作用。病灶切除或治愈后,病症即渐可消退。

(四)肾上腺皮质肿瘤

大多为良性的肾上腺皮质腺瘤,少数为恶性的腺癌。肿瘤的生长和分泌肾上腺皮质激素是自主性的,不受 ACTH 的控制。由于肿瘤分泌了大量的皮质激素,反馈抑制了垂体的分泌功能,使血浆 ACTH 浓度降低,从而使非肿瘤部分的正常肾上腺皮质明显萎缩。此类患者无论是给予 ACTH 兴奋或大剂量氟美松抑制,皮质醇的分泌量不会改变。肾上腺皮质肿瘤尤其是恶性肿瘤时,尿中 17 酮类固醇常有显著增高。肾上腺皮质肿瘤多为单个良性腺瘤,直径一般小于 3～4 cm,色棕黄,有完整的包膜。瘤细胞形态和排列与肾上腺皮质细胞相似。腺癌则常较大,鱼肉状,有浸润或蔓延到周围脏器,常有淋巴结和远处转移。细胞呈恶性细胞特征。无内分泌功能的肾上腺皮质肿瘤则不导致皮质醇症。临床上发现少数病例肾上腺呈结节状增生,属增生与腺瘤的中间型。患者血浆 ACTH 可呈降低,大剂量氟美松无抑制作用。临床上 70%的病例为垂体病变所致的双侧。

二、临床表现

典型的库欣综合征的临床表现主要是由于皮质醇分泌的长期过多引起蛋白质、脂肪、糖、电解质代谢的严重紊乱及干扰了多种其他激素的分泌。此外,ACTH 分泌过多及其他肾上腺皮质激素的过量分泌也会引起相应的临床表现。

1. 向心性肥胖。库欣综合征患者多数为轻至中度肥胖,极少有重度肥胖,有些脸部及躯干偏胖,但体重在正常范围,典型的向心性肥胖指脸部及躯干部胖,但四肢包括臀部胖,满月脸,水牛背,悬垂腹和锁骨上窝脂肪垫是库欣综合征的特征性临床表现,少数患者尤其是儿童可表现为均匀性肥胖。向心性肥胖的原因尚不清楚,一般认为,高皮质醇血症可使食欲增加,易使病人肥胖,但皮质醇的作用是促进脂肪分解,因而在对皮质醇敏感的四肢,脂肪分解占优势,皮下脂肪减少,加上肌肉萎缩,使四肢明显细小,高皮质醇血症时胰岛素的分泌增加,胰岛素是促进脂肪合成的,结果在对胰岛素敏感的脸部和躯干,脂肪的合成占优势,肾上腺素分泌异常也参与了脂肪分布的异常。

2. 糖尿病和糖耐量低减。库欣综合征约有半数患者有糖耐量低减,约 20%有显性糖尿病,高皮质醇血症使糖原异生作用加强,还可对抗胰岛素的作用,使细胞对葡萄糖的利用减少,于是血糖上升,糖耐量低减,以致糖尿病,如果患者有潜在的糖尿病倾向,则糖尿病更易表现出来,很少会出现酮症酸中毒。

3. 负氮平衡引起的临床表现。库欣综合征患者蛋白质分解加速,合成减少,因而机体长期处于负氮平衡状态,长期负氮平衡可引起:肌肉萎缩无力,以肢带肌更为明显;因胶原蛋白减少而出现皮肤菲薄,宽大紫纹,皮肤毛细血管脆性增加而易有瘀斑;骨基质减少,骨钙丢失而出现严重骨质疏松,表现为腰背痛,易有病理性骨折,骨折的好发部位是肋骨和胸腰椎;伤口不易愈合,不是每例库欣综合征患者都有典型的宽大呈火焰状的紫纹,单纯性肥胖患者常有细小紫纹,在鉴别时应予注意。

4. 高血压和低血钾。皮质醇本身有潴钠排钾作用,库欣综合征时高水平的血皮质醇是高血压低血钾的主要原因,加上有时脱氧皮质醇及皮质酮等弱盐皮质激素的分泌增加，使机体总钠量显著增加，血容量扩大，血压上升并有轻度下肢水肿，尿钾排量增加，致高尿钾和低血钾，同时因氢离子的排泄增加致碱中毒，库欣综合征的高血压一般为轻至中度，低血钾碱中毒的程度也较轻，但异位 ACTH 综合征及肾上腺皮质癌患者由于皮质醇分泌量的大幅度上升，同时弱盐皮质激素分泌也增加，因而低血钾碱中毒的程度常常比较严重。

5. 生长发育障碍。由于过量皮质醇会抑制生长激素的分泌及其作用，抑制性腺发育，因而对生长发育会有严重影响，少年儿童时期发病的库欣综合征患者，生长停滞，青春期迟延，如再有脊椎压缩性骨折，身材变得更矮。

6. 性腺功能紊乱。高皮质醇血症不仅直接影响性腺，还可对下丘脑—腺垂体的促性腺激素分泌有抑制，因而库欣综合征患者性腺功能均明显低下，女性表现为月经紊乱，继发闭经，极少有正常排卵，男性表现为性功能低下，阳痿。

三、诊断

皮质醇症的诊断分三个方面：确定疾病诊断、病因诊断和定位诊断。

（一）确定疾病诊断

主要依典型的临床症状和体征，如向心性肥胖，紫纹，毛发增多，性功能障碍，疲乏等，加上尿 17 羟皮质类固醇排出量显著增高，小剂量氟美松抑制试验不能被抑制和血 11 羟皮质类固醇高于正常水平并失去昼夜变化节律即可确诊为皮质醇症，早期轻型的病例应与单纯性肥胖相鉴别。小剂量氟美松试验：服用小剂量氟美松不影响尿中 17 羟类固醇的测定，但可反馈抑制垂体分泌 ACTH，方法是连续 6 天测定 24 h 尿中 17 羟皮质类固醇的排出量，在第 3～4 天每天口服氟美松 0.75 mg 每 8 h 一次，将每天测出的值在座标上标出并连成曲线，正常人用药后 2 天尿中 17 羟皮质类固醇的排出量比用药前明显减低，如其下降在一半以上则说明有明显抑制，属正常；反之降低不明显或不超过 50%，则为皮质醇症。

（二）病因诊断

即区别是由肾上腺皮质腺瘤，腺癌，垂体肿瘤引起的皮质增生，非垂体肿瘤或异源性 ACTH 分泌肿瘤引起的皮质增生。

1. 蝶鞍的 X 线学诊断。垂体肿瘤可引起视神经受压而出现颞侧偏盲，在蝶鞍 X 线点片上可见鞍底、鞍背骨质疏松脱钙，前后突吸收，蝶鞍扩大，分层片或 CT 则可显示更小的垂体肿瘤，这种由垂体肿瘤引起继发性肾上腺皮质增生者约占皮质醇症的 10%。

2. ACTH 兴奋试验。肾上腺皮质增生者对 ACTH 的刺激仍有明显反应，其方法同小剂量氟美松试验，但在第 3～4 天每天由静脉滴入 ACTH 20 U（加入 5%葡萄糖液 500～1 000 mL 内，8 h 滴完），肾上腺皮质增生时，注射 ACTH 后 2 天的 24 h 尿 17 羟皮质类固醇的排出量比注射前增高 50%以上，血中嗜伊红细胞计数常同时下降 80%～90%，肾上腺皮质增生伴有小腺瘤或结节状皮质增生时，ACTH 抑制试验的反应和增生相似，但有时较弱或不明显，肾上腺皮质肿瘤时，因正常肾上腺皮质处于萎缩状态，故不起反应或反应很弱，但病程短，尤其小腺瘤或发展迅速的皮质癌，因肿瘤外的肾上腺皮质尚未萎缩，对此试验仍有较明显的反应，异源性 ACTH 分泌肿瘤因肿瘤大量分泌 ACTH，肾上腺皮质已处于持久的高兴奋状态，故对此试验也不起反应。

3. 大剂量氟美松抑制试验。方法与小剂量氟美松试验相同，但第 3～4 天每 6 h 服氟美松 2 mg，服药后尿 24 h 17 羟皮质类固醇排出量比服药前减少 50%以上为阳性反应，异源 ACTH 分泌肿瘤，皮质腺瘤，皮质腺癌的分泌功能均是自主性的，对此试验均不起反应，而皮质增生者则可有明显抑制呈阳性反应，皮质增生伴小腺瘤或结节性增生者尽管 ACTH 兴奋试验可阳性，但大剂量氟美松却不能抑制其分泌（即兴奋得起，但抑制不下），此时需作其他试验来区别是皮质肿瘤还是增生。

4. 甲吡酮（双吡啶异丙酮，甲双吡丙酮，Su4885）试验。甲吡酮抑制 11β-羟化酶而使 11-去氧皮质酮转变为皮质酮及 11-去氧皮质醇转变成皮质醇的过程受阻，使血浆皮质醇降低，从而反馈抑制减弱，促使垂体分泌大量 ACTH，血浆 ACTH 增高（正常值上午 8～10 时，100 pg/mL），11-去氧皮质醇的合成增多，11-去氧皮质醇包括在 17 羟及 17 酮皮质类固醇的测定范围内，因此尿中 17 羟及 17 酮皮质类固醇的排出量也增多，故此试验可测定垂体分泌 ACTH 的储备能力，皮质增生时，甲吡酮试验呈阳性反应；而皮质肿瘤时，因肿瘤自主地大量分泌皮质醇，抑制了垂体分泌 ACTH 的能力，甲吡酮的兴奋作用不能显示出来，而垂体腺瘤所致的皮质醇症时，垂体能自主大量分泌 ACTH，故也呈阴性反应。

5. 加压素试验。加压素有类似 CRF 的作用，故可用以测定垂体分泌 ACTH 的储备功能，皮质增生者呈阳性反应（血 ACTH 及尿 17 羟皮质类固醇排出量均增加），皮质肿瘤者呈阴性反应，加压素可引起冠状动脉收缩，故老年冠心病病人不宜试用。如 ACTH、甲吡酮、加压素三个试验均呈无反应，则可能是肾上腺皮质癌；三试验均为阳性反应时，为皮质增生。

（三）定位诊断

主要是肾上腺皮质肿瘤的定位，以利手术切除，但定位的同时，也常解决了病因诊断。

1. X 线胸片。可除外肺癌和肺转移灶。

2. 静脉肾盂造影。了解双肾情况，较大的肾上腺肿瘤可将患侧肾脏向下推移。

3. 腹膜后充气造影。由于肾上腺皮质腺瘤一般不太大，且肥胖病人腹膜后大块状脂肪组织常可导致误诊，现已少用。

4. B 超。方便有效，对肾上腺皮质肿瘤的定位诊断的正确率可达 90%以上。

5. CT 对直径 0.5～1 cm 以上的肾上腺皮质腺瘤大多能正确定位。

6. 放射性核素标记碘化胆固醇肾上腺扫描。正常肾上腺显影较淡且对称，部分人不显像，皮质增生时两侧肾上腺显像对称但浓集，皮质腺瘤或腺癌则腺瘤侧肾上腺放射性浓集，对侧不显像，部分腺癌病例肿瘤显像；部分腺癌病例肿瘤不显像，可能是每单位重量的肿瘤组织为低功能性分泌激素，每单位重量的组织摄取胆固醇较少，致使放射性不浓集，本法也适用于手术后残留肾上腺组织，移植的肾上腺组织的测定和寻找迷走的肾上腺组织。

7. 肾上腺血管造影。引起皮质醇症的肾上腺皮质肿瘤一般较小，血供也不丰富，故一般不做肾上腺血管造影和经静脉导管采取血样测定皮质醇，但也有用选择性肾上腺动脉或静脉造影显示肾上腺皮质腺瘤的报道，凡其他方法不能定位的腺瘤，尤其是皮质腺癌，可选用肾上腺血管造影的方法明确诊断。

四、治疗

(一)ACTH 依赖性 CS 的治疗

1. 缓解和治愈标准

(1)治疗目标：症状和体征改善，激素水平及生化指标恢复正常或接近正常，长期控制防止复发。ACTH 依赖性 CS 病因多样，需要多学科(内分泌科、神经外科、泌尿外科、胸外科、放疗科等)配合，制定个体化的治疗方案，一线首选垂体 ACTH 腺瘤或异位 ACTH 瘤切除术，二线治疗包括根治性手术、放射治疗、药物治疗及双侧肾上腺切除术。

(2)缓解和治愈标准：库欣病的首选治疗方法是由经验丰富的神经外科医师进行选择性经蝶或经颅垂体腺瘤切除术，患者术后可能出现激素撤退症状，需补充生理剂量的肾上腺糖皮质激素直到下丘脑—垂体—肾上腺(HPA)轴恢复正常；对于症状严重者，可短期静脉内使用超生理剂量的肾上腺糖皮质激素治疗。建议在术后第一周内停用肾上腺糖皮质激素或改用小剂量地塞米松，测定上午的血清皮质醇浓度以评估手术效果。如停用激素，必须密切观察病人是否出现肾上腺皮质功能不全症状。

2. 库欣病的外科治疗：首选经蝶垂体腺瘤摘除术或垂体切除术。库欣病多数由单个 ACTH 分泌瘤引起，弥漫性增生很少见，最佳方案是由有经验的神经外科医生选择手术途径施行腺瘤摘除术。由神经外科专家选择手术途径施行腺瘤摘除术的垂体微腺瘤病人，术后缓解率为 65%～90%、复发率 5 年为 5%～10%、10 年为 10%～20%；年龄小(＜25岁)的病人复发风险高、垂体大腺瘤或肿瘤侵入硬脑膜者手术成功率较低。大腺瘤病人的术后缓解率为 65%，复发率高达 12～45%，而且复发时间(16 个月)较微腺瘤病人(49 个月)早。

3. 对手术后未能缓解疾病患者的处理：对于首次手术失败或术后复发的病例，可采取再次手术、放疗、双侧肾上腺切除术等方法治疗。

(1)外科治疗：术后若有残存肿瘤可再次手术，但成功率较低；而再次腺瘤摘除术或垂体切除术引起垂体功能不全的风险较大，分别为 5%，50%。如残存肿瘤可经由影像学检查发现，则再次手术的成功率增高。一旦明确有残存肿瘤，即应再次进行手术；但因首次手术后，血清皮质醇水平仍可继续下降，故再次手术前需要观察 4～6 周以评估手术是否必要。

(2)放射治疗：分次体外照射治疗或立体定向放射治疗在 3～5 年内可使约 50%～60%病人的高皮质醇血症得到控制；但均可能在短期控制后复发，分次体外照射治疗和立体定向放疗后垂体功能不全的发生率相似，故需进行长期随访。垂体照射后再次发生肿瘤的风险为 1%～2%。

(3)双侧肾上腺切除术:双侧肾上腺切除术是快速控制高皮质醇血症的有效方法;泌尿外科医生采用腹腔镜微创肾上腺切除术可减少患者的手术创伤;但手术会造成永久性肾上腺皮质功能减退而终身需用肾上腺糖皮质激素及盐皮质激素替代治疗。由于术后存在发生 Nelson 综合征的风险,术前需常规进行垂体 MRI 扫描和血浆 ACTH 水平测定以确定是否存在垂体 ACTH 腺瘤。

4. 库欣综合征的药物治疗。作用于下丘脑—垂体的神经递质:如赛庚啶、溴隐亭、奥曲肽等,多数药物作用缺乏特异性,效果一般。生长抑素类似物(奥曲肽等)可以有效抑制 ACTH 分泌,但长期疗效有待于观察。

(1)类固醇合成抑制剂:可抑制皮质醇合成,但对肿瘤无直接治疗作用,也不能恢复 HPA 轴的正常功能。甲吡酮和酮康唑的疗效和耐受性较好,故较常用;但酮康唑可轻度短暂升高肝酶及可致男性性功能减退,甲吡酮可致女性多毛;故男性可先用甲吡酮,女性宜选用酮康唑。米托坦(O,P'DDD)有特异的抗肾上腺作用,能长期有效控制大多数 ACTH 依赖性库欣病人的症状,但药物起效慢,有消化和神经系统的不良反应,须严密监测药物浓度。

(2 糖皮质激素受体拮抗剂—米非司酮(RU486):有拮抗肾上腺糖皮质激素的作用及抑制 21-羟化酶的活性,适用于无法手术的患者以缓解 CS 的精神神经症状;每天剂量 5～22 mg/kg,长期应用可致血 ACTH 水平升高,少数病人发生类 Addison 病样改变,男性患者出现阳痿、乳腺增生。

(二)肾上腺性库欣的治疗

1. 肾上腺皮质腺瘤的治疗。首选手术切除肿瘤,肾上腺皮质腺瘤术后因下丘脑—垂体轴的长期抑制,会出现明显的肾上腺皮质功能低减症状,因此术后用肾上腺糖皮质激素短期替代补充治疗,但应逐渐减量,最多服药半年,甚至 1 年,以利于 HPS 轴功能恢复。

2. 肾上腺皮质腺癌的治疗。2004 年,WHO 首次提出肾上腺皮质癌的 Union International Contre Cancer (UICC)分期系统:Stage Ⅰ期为局部肿瘤<5 cm,Ⅱ期局部肿瘤≥5 cm,Ⅲ期有局部侵犯或有淋巴结转移,Ⅳ期为侵犯临近器官或有远处转移。肾上腺皮质癌的治疗包括手术、药物治疗(单用米托坦或联合使用链脲菌素等化疗药物)和局部放疗,但要根据肿瘤分期而进行不同治疗。

3. AIMAH 的治疗。以往 AIMAH 的标准治疗为双侧肾上腺切除术,使该病得到根治,术后给予肾上腺糖皮质激素药物替代治疗。目前主张先切除一侧肾上腺并获得病理确诊后,在随诊过程中选择适当时间再决定是否切除另一侧肾上腺。亚临床库欣患者是否需要手术取决于是否存在皮质醇过度分泌的表现,如高血压、糖尿病、骨质疏松、明显的脑萎缩和精神异常等。如果病变组织表面存在异常肾上腺受体则可用相应的药物治疗代替肾上腺切除。

4. PPNAD 的治疗。手术切除双侧肾上腺是 PPNAD 的主要选择,次全切除或单侧肾上腺切除可以使显性库欣的症状明显缓解,但最终仍需要肾上腺全切除。酮康唑可以明显抑制 PPNAD 患者皮质醇分泌。

(三)CS患者围手术期肾上腺皮质功能不全的治疗

各种病因的CS患者术后极易继发绝对或相对的肾上腺皮质功能减退，几乎所有病人都需用肾上腺糖皮质激素替代治疗。

1. 肾上腺性CS。肾上腺性库欣患者手术时给予氢化可的松100～200 mg，加入5%葡萄糖盐水500～1 000 mL中缓慢静脉滴注；至肿瘤或肾上腺切除后加快滴注速度；如发生血压下降、休克或皮质危象等情况时，应及时给予对症及急救治疗，并立即加大氢化可的松用量，按应激处理，直至病情好转。

术后治疗的常规是：术后第1天，氢化可的松静脉滴注量共200～300 mg，有休克者常需加量至300～500 mg以上；术后第2、第3天：氢化可的松100～200 mg/d静脉滴注或醋酸可的松50 mg，肌内注射，每8 h一次；术后第4、第5天：氢化可的松50～100 mg/d静脉滴注或醋酸可的松50 mg，肌内注射，每12 h一次；术后第6、第7天及以后：氢化可的松改为口服维持量，氢化可的松20 mg或泼尼松5 mg，每天3次，以后逐渐减至维持量，减药期间维持6～12个月，减药期间应观察血压、电解质、24 h UFC或24 h尿17-OHCS及血皮质醇浓度等以调节药物剂量。

2. ACTH依赖性CS。对于此类患者，术后1周内除非必需，可先不用肾上腺糖皮质激素或先应用小剂量的地塞米松，尽快进行血皮质醇或24 h UFC的检测来评价是否缓解。如患者出现明显的肾上腺皮质功能减退症状，术后肾上腺糖皮质激素用量可稍高于替代剂量，但应尽快逐步减少至替代剂量，最好在术后1个月内完成。当晨间血皮质醇水平或皮质醇对ACTH 1～24的反应＞18 mg/dL时，可停止替代治疗。

五、护理

(一)病情观察

1. 肥胖状态，高血压。

2. 皮肤干燥、皮下出血、痤疮、创伤化脓、四肢末梢紫绀、水肿、多毛、肌力低下、乏力、疲劳感、骨质疏松与病理性骨折等。

3. 尿量，尿性状：血尿、蛋白尿、尿糖。

4. 精神症状：失眠、不安、抑郁、兴奋。

5. 感染症状：发热。

6. 女性患者月经异常等。

(二)对症护理

1. 预防感染，保持皮肤清洁，勤沐浴，换衣裤，保持床单位的平整清洁。做好口腔、会阴护理。

2. 观察精神症状与防止发生事故。患者烦躁不安，异常兴奋或抑郁状态时，要注意严加看护，防止坠床，用床挡或用约束带保护患者，不宜在患者身边放置危险品，避免刺激性言行，耐心仔细，应多关心照顾。

3. 肾上腺癌化疗的患者观察有无恶心、呕吐、嗜睡、运动失调和记忆减退。

4. 每周测量身高、体重，预防脊柱突发性压缩性骨折。

5. 正确无误做好各项试验，及时送检。

(三)一般护理

1. 卧床休息，轻者可适当活动。

2. 饮食宜给予高蛋白、高维生素、低脂、低钠、高钾的食物，每餐不宜过多或过少，要均匀进餐。

（张芹　袁彩玲　顾文琴　常学兰）

第二节　原发性慢性肾上腺皮质功能减退症

原发性慢性肾上腺皮质功能减退症又称阿狄森病。因双侧肾上腺皮质破坏，肾上腺糖皮质激素（皮质醇）和盐皮质激素（醛固酮）分泌缺乏引起。

一、病因

肾上腺皮质萎缩（与自体免疫有关）和肾上腺结核，其他如双侧肾上腺切除，真菌感染，白血病细胞浸润和肿瘤转移等引起者少见。发病率为 4/10 万，多见于成年人。

二、临床表现

1. 皮肤色素沉着，虚弱无力，食欲减退，消瘦，低血压，直立性晕厥，心脏缩小，女性腋毛和阴毛稀少或脱落。

2. 结核者可有低热、盗汗、肺部结核和肾上腺钙化影像。

3. 在应激状态（外伤、感染等）或突然中断激素替代治疗，可诱发肾上腺危象，可出现恶心、呕吐、晕厥、休克、昏迷。

三、诊断

1. 皮肤色素沉着，全身虚弱，头晕，食欲减退，消瘦，低血压，直立性晕厥，心脏缩小，女性腋毛和阴毛稀少或脱落，结核者可有低热，盗汗。

2. 血嗜酸粒细胞、淋巴细胞增多，轻度正色素性贫血，少数合并恶性贫血、中性粒细胞减少。

3. 低血钠、高血钾、低血糖、葡萄糖耐量试验呈低平曲线。

4. 血浆皮质醇及 24 h 尿游离皮质醇降低。

5. 24 h 尿 17 羟皮质类固醇，17 酮类固醇含量减低。

6. 血浆 ACTH 增高，ACTH 兴奋试验无明显反应。

7. X 线胸腹片可发现结核病征象，结核菌素试验阳性。

8. 肾上腺 CT、核磁共振检查可发现病变。

四、治疗

1. 纠正本病中代谢紊乱。
2. 激素替代治疗。
3. 病因治疗。
4. 避免应激,预防危象。

五、护理

1. 一般护理。患者应适当休息,避免劳累,预防呼吸道、胃肠道或泌尿系感染。可进高蛋白、高维生素、高糖等营养价值高的食品,摄入足够的钠盐及水分,并增加机体抵抗力。

2. 治疗护理。要求病人按医嘱准时正确服药,切勿随便停药或减量,服药过程中如发现病人有异常反应要及时向医生报告。如病人有活动性结核应注意采取隔离措施。

3. 积极配合做好各种检查。教病人正确留 24 h 尿查游离皮质醇。在做促肾上腺皮质激素刺激试验时,要及时巡视病人,观察有无病情变化,随时调整输液速度,以保证匀速 8 h 内滴完,病人在输液过程中应帮助其解大小便。在准备促肾上腺皮质激素溶液时,需注意不能使用盐水或葡萄糖生理盐水,因会使溶液变成白色混浊状态。对病情较重的患者,需注意试验过程中有无诱发肾上腺危象的发生,故应密切观察患者一般状况及神志精神状态。

4. 肾上腺危象的护理。对发生肾上腺危象的病人,要让其绝对卧床休息,按医嘱迅速及时准确地进行静脉穿刺并保证静脉通道的畅通,正确加入各种药品,并准备好各种抢救品。积极与医生配合,主动及时观察测定患者血压、脉搏、呼吸等生命体征的变化,记好出入量及护理记录。按时正确抽血及留取各种标本送检。鼓励患者饮水并补充盐分,昏迷病人及脱水严重病人可插胃管进行胃肠道补液,并按昏迷常规护理。在用大剂量氢化可的松治疗过程中,应注意观察病人有无面部及全身皮肤发红,以及有无激素所致的精神症状等出现。

(薛安琪　李燕　匡晓丽　于春华)

第三节　糖尿病

糖尿病是一组以高血糖为特征的代谢性疾病。高血糖则是由于胰岛素分泌缺陷或其生物作用受损,或两者兼有引起。糖尿病时长期存在的高血糖,导致各种组织,特别是眼、肾、心脏、血管、神经的慢性损害、功能障碍。

一、病因

1. 遗传因素。1 型或 2 型糖尿病均存在明显的遗传异质性。糖尿病存在家族发病倾向,1/4～1/2 患者有糖尿病家族史。临床上至少有 60 种以上的遗传综合征可伴有糖尿病。1 型糖尿病有多个 DNA 位点参与发病,其中以 HLA 抗原基因中 DQ 位点多态性关系最为密切。在 2 型糖尿病已发现多种明确的基因突变,如胰岛素基因、胰岛素受体基因、葡萄糖激酶基因、线粒体基因等。

2. 环境因素。进食过多,体力活动减少导致的肥胖是 2 型糖尿病最主要的环境因素,使具有 2 型糖尿病遗传易感性的个体容易发病。1 型糖尿病患者存在免疫系统异常,在某些病毒如柯萨奇病毒、风疹病毒、腮腺病毒等感染后导致自身免疫反应,破坏胰岛素 β 细胞。

二、临床表现

糖尿病的症状可分为两大类:一是与代谢紊乱有关的表现,尤其是与高血糖有关的"三多一少",多见于 1 型糖尿病,2 型糖尿病常不十分明显或仅有部分表现;二是各种急性、慢性并发症的表现。

1. 多尿。是由于血糖过高,超过肾糖阈(8.89～10.0 mmol/L),经肾小球滤出的葡萄糖不能完全被肾小管重吸收,形成渗透性利尿,血糖越高,尿糖排泄越多,尿量越多,24 h 尿量可达 5 000～10 000 mL,但老年人和有肾脏疾病者,肾糖阈增高,尿糖排泄障碍,在血糖轻中度增高时,多尿可不明显。

2. 多饮。主要由于高血糖使血浆渗透压明显增高,加之多尿,水分丢失过多,发生细胞内脱水,加重高血糖,使血浆渗透压进一步明显升高,刺激口渴中枢,导致口渴而多饮,多饮进一步加重多尿。

3. 多食。多食的机制不十分清楚,多数学者倾向是葡萄糖利用率(进出组织细胞前后动静脉血中葡萄糖浓度差)降低所致,正常人空腹时动静脉血中葡萄糖浓度差缩小,刺激摄食中枢,产生饥饿感;摄食后血糖升高,动静脉血中浓度差加大(0.829 mmol/L),摄食中枢受抑制,饱腹中枢兴奋,摄食要求消失,然而糖尿病人由于胰岛素的绝对或相对缺乏或组织对胰岛素不敏感,组织摄取利用葡萄糖能力下降,虽然血糖处于高水平,但动静脉血中葡萄糖的浓度差很小,组织细胞实际上处于"饥饿状态",从而刺激摄食中枢,引起饥饿、多食;另外,机体不能充分利用葡萄糖,大量葡萄糖从尿中排泄,因此机体实际上处于半饥饿状态,能量缺乏亦引起食欲亢进。

4. 体重下降。糖尿病患者尽管食欲和食量正常,甚至增加,但体重下降,主要是由于胰岛素绝对或相对缺乏或胰岛素抵抗,机体不能充分利用葡萄糖产生能量,致脂肪和蛋白质分解加强,消耗过多,呈负氮平衡,体重逐渐下降,乃至出现消瘦,一旦糖尿病经合理的治疗,获得良好控制后,体重下降可控制,甚至有所回升,如糖尿病患者在治疗过程中体重持续下降或明显消瘦,提示可能代谢控制不佳或合并其他慢性消耗性疾病。

5. 乏力。在糖尿病患者中亦是常见的,由于葡萄糖不能被完全氧化,即人体不能充分利用葡萄糖和有效地释放出能量,同时组织失水,电解质失衡及负氮平衡等,因而感到全身乏力,精神萎靡。

6. 视力下降。不少糖尿病患者在早期就诊时,主诉视力下降或模糊,这主要可能与高血糖导致晶体渗透压改变,引起晶体屈光度变化所致,早期一般多属功能性改变,一旦血糖获得良好控制,视力可较快恢复正常。

三、诊断

(一)辅助检查

1. 血糖。是诊断糖尿病的唯一标准。有明显“三多一少”症状者,只要一次异常血糖值即可诊断。无症状者诊断糖尿病需要两次异常血糖值。可疑者需做 75 g 葡萄糖耐量试验。

2. 尿糖。常为阳性。血糖浓度超过肾糖阈(8.89～10.0 mmol/L)时尿糖阳性。肾糖阈增高时即使血糖达到糖尿病诊断可呈阴性。因此,尿糖测定不作为诊断标准。

3. 尿酮体。酮症或酮症酸中毒时尿酮体阳性。

4. 糖基化血红蛋白(HbA1c)。是葡萄糖与血红蛋白非酶促反应结合的产物,反应不可逆,HbA1c 水平稳定,可反映取血前 2 个月的平均血糖水平。是判断血糖控制状态最有价值的指标。

5. 糖化血清蛋白。是血糖与血清白蛋白非酶促反应结合的产物,反映取血前 1～3 周的平均血糖水平。

6. 血清胰岛素和 C 肽水平。反映胰岛 β 细胞的储备功能。2 型糖尿病早期或肥胖型血清胰岛素正常或增高,随着病情的发展,胰岛功能逐渐减退,胰岛素分泌能力下降。

7. 血脂。糖尿病患者常见血脂异常,在血糖控制不良时尤为明显。表现为甘油三酯、总胆固醇、低密度脂蛋白胆固醇水平升高。高密度脂蛋白胆固醇水平降低。

8. 免疫指标。胰岛细胞抗体(ICA),胰岛素自身抗体(IAA)和谷氨酸脱羧酶(GAD)抗体是 1 型糖尿病体液免疫异常的三项重要指标,其中以 GAD 抗体阳性率高,持续时间长,对 1 型糖尿病的诊断价值大。在 1 型糖尿病的一级亲属中也有一定的阳性率,有预测 1 型糖尿病的意义。

9. 尿白蛋白排泄量,放免或酶联方法。可灵敏地检出尿白蛋白排出量,早期糖尿病肾病尿白蛋白轻度升高。

(二)临床症状

糖尿病的诊断一般不难,空腹血糖大于或等于 7.0 mmol/L,和/或餐后两小时血糖大于或等于 11.1 mmol/L 即可确诊。诊断糖尿病后要进行分型:

1. Ⅰ型糖尿病。发病年龄轻,大多＜30 岁,起病突然,多饮、多尿、多食、消瘦症状明显,血糖水平高,不少患者以酮症酸中毒为首发症状,血清胰岛素和 C 肽水平低下,ICA、IAA 或 GAD 抗体可呈阳性。单用口服药无效,需用胰岛素治疗。

2. Ⅱ型糖尿病。常见于中老年人,肥胖者发病率高,常可伴有高血压,血脂异常、动脉硬化等疾病。起病隐袭,早期无任何症状,或仅有轻度乏力、口渴,血糖增高不明显者需做糖耐量试验才能确诊。血清胰岛素水平早期正常或增高,晚期低下。

四、治疗

目前尚无根治糖尿病的方法，但通过多种治疗手段可以控制好糖尿病。主要包括5个方面：糖尿病患者的教育，自我监测血糖，饮食治疗，运动治疗和药物治疗。

(一)一般治疗

1. 教育。要教育糖尿病患者懂得糖尿病的基本知识，树立战胜疾病的信心，如何控制糖尿病，控制好糖尿病对健康的益处。根据每个糖尿病患者的病情特点制定恰当的治疗方案。

2. 自我监测血糖。随着小型快捷血糖测定仪的逐步普及，病人可以根据血糖水平随时调整降血糖药物的剂量。1型糖尿病进行强化治疗时每天至少监测4次血糖（餐前），血糖不稳定时要监测8次（三餐前、后、晚睡前和凌晨3:00）。强化治疗时空腹血糖应控制在7.2 mmol/L以下，餐后两小时血糖小于10 mmol/L，HbA1c小于7%。2型糖尿病患者自我监测血糖的频度可适当减少。

(二)药物治疗

1. 口服药物治疗

(1)磺脲类药物。2型DM患者经饮食控制、运动、降低体重等治疗后，疗效尚不满意者均可用磺脲类药物。因降糖机制主要是刺激胰岛素分泌，所以对有一定胰岛功能者疗效较好。对一些发病年龄较轻，体形不胖的糖尿病患者在早期也有一定疗效。但对肥胖者使用磺脲类药物时，要特别注意饮食控制，使体重逐渐下降，与双胍类或α-葡萄糖苷酶抑制剂降糖药联用较好。下列情况属禁忌证：一是严重肝、肾功能不全；二是合并严重感染，创伤及大手术期间，临时改用胰岛素治疗；三是糖尿病酮症、酮症酸中毒期间，临时改用胰岛素治疗；四是糖尿病孕妇，妊娠高血糖对胎儿有致畸形作用，早产、死产发生率高，故应严格控制血糖，应把空腹血糖控制在105毫克/分升（5.8 mmol/L）以下，餐后2 h血糖控制在6.7 mmol/L以下，但控制血糖不宜用口服降糖药；五是对磺脲类药物过敏或出现明显不良反应。

(2)双胍类降糖药。降血糖的主要机制是增加外周组织对葡萄糖的利用，增加葡萄糖的无氧酵解，减少胃肠道对葡萄糖的吸收，降低体重。

① 适应证。肥胖型2型糖尿病，单用饮食治疗效果不满意者；2型糖尿病单用磺脲类药物效果不好，可加双胍类药物；1型糖尿病用胰岛素治疗病情不稳定，用双胍类药物可减少胰岛素剂量；2型糖尿病继发性失效改用胰岛素治疗时，可加用双胍类药物，能减少胰岛素用量。

② 禁忌证。严重肝、肾、心、肺疾病，消耗性疾病，营养不良，缺氧性疾病；糖尿病酮症，酮症酸中毒；伴有严重感染、手术、创伤等应激状况时暂停双胍类药物，改用胰岛素治疗。

③ 不良反应。一是胃肠道反应。最常见，表现为恶心、呕吐、食欲下降、腹痛、腹泻，发生率可达20%。为避免这些不良反应，应在餐中或餐后服药。二是头痛、头晕、金属

味。三是乳酸酸中毒，多见于长期、大量应用降糖灵，伴有肝、肾功能减退，缺氧性疾病，急性感染、胃肠道疾病时，降糖片引起酸中毒的机会较少。

(3)α-葡萄糖苷酶抑制剂。1型和2型糖尿病均可使用，可以与磺脲类、双胍类或胰岛素联用。① 倍欣(伏格列波糖)：餐前即刻口服。② 拜唐苹及卡博平(阿卡波糖)：餐前即刻口服。主要不良反应有：腹痛、肠胀气、腹泻、肛门排气增多。

(4)胰岛素增敏剂。有增强胰岛素作用，改善糖代谢。可以单用，也可与磺脲类、双胍类或胰岛素联用。有肝脏病或心功能不全者不宜应用。

(5)格列奈类胰岛素促分泌剂。① 瑞格列奈(诺和龙)为快速促胰岛素分泌剂，餐前即刻口服，每次主餐时服，不进餐不服。② 那格列奈(唐力)作用类似于瑞格列奈。

2. 胰岛素治疗。胰岛素制剂有动物胰岛素、人胰岛素和胰岛素类似物。根据作用时间分为短效、中效和长效胰岛素，并已制成混合制剂，如诺和灵30 R，优泌林70/30。

(1)1型糖尿病。需要用胰岛素治疗。非强化治疗者每天注射2～3次，强化治疗者每日注射3～4次，或用胰岛素泵治疗。需经常调整剂量。

(2)2型糖尿病。口服降糖药失效者先采用联合治疗方式，方法为原用口服降糖药剂量不变，睡前晚10:00注射中效胰岛素或长效胰岛素类似物，一般每隔3天调整1次，目的为空腹血糖降到4.9～8.0 mmol/L，无效者停用口服降糖药，改为每天注射2次胰岛素。

胰岛素治疗的最大不良反应为低血糖。

(三)运动治疗

增加体力活动可改善机体对胰岛素的敏感性，降低体重，减少身体脂肪量，增强体力，提高工作能力和生活质量。运动的强度和时间长短应根据病人的总体健康状况来定，找到适合病人的运动量和病人感兴趣的项目。运动形式可多样，如散步、快步走、健美操、跳舞、打太极拳、跑步、游泳等。

(四)饮食治疗

饮食治疗是各种类型糖尿病治疗的基础，一部分轻型糖尿病患者单用饮食治疗就可控制病情。

1. 总热量。总热量的需要量要根据患者的年龄、性别、身高、体重、体力活动量、病情等综合因素来确定。首先要算出每个人的标准体重，可参照下述公式：标准体重(kg)(身高cm－100)×0.9(kg)；女性的标准体重应再减去2.5 kg。也可根据年龄、性别、身高查表获得。算出标准体重后再依据每个人日常体力活动情况来估算出每千克标准体重热量需要量。根据标准体重计算出每日所需要热卡量后，还要根据病人的其他情况作相应调整。儿童、青春期、哺乳期、营养不良、消瘦以及有慢性消耗性疾病应酌情增加总热量。肥胖者要严格限制总热量和脂肪含量，给予低热量饮食，每天总热量不超过1 500千卡，一般以每月降低0.5～1.0 kg为宜，待接近标准体重时，再按前述方法计算每天总热量。另外，年龄大者较年龄小者需要热量少，成年女子比男子所需热量要少一些。

2. 碳水化合物。碳水化合物每克产热4千卡，是热量的主要来源，现认为碳水化合物应占饮食总热量的55%～65%，可用下面公式计算：根据我国人民生活习惯，可进主食(米或面)250～400 g，可作如下初步估计，休息者每天主食200～250 g，轻度体力劳动者250～300 g，中度体力劳动者300～400 g，重体力劳动者400 g以上。

3. 蛋白质。蛋白质每克产热量4千卡。占总热量的12%～15%。蛋白质的需要量在成人每千克体重约1 g。在儿童，孕妇，哺乳期妇女，营养不良，消瘦，有消耗性疾病者宜增加至每千克体重1.5～2.0 g。糖尿病肾病者应减少蛋白质摄入量，每千克体重0.8 g，若已有肾功能不全，应摄入高质量蛋白质，摄入量应进一步减至每千克体重0.6 g。

4. 脂肪。脂肪的能量较高，每克产热量9千卡。约占总热量25%，一般不超过30%，每日每千克体重0.8～1 g。动物脂肪主要含饱和脂肪酸。植物油中含不饱和脂肪酸多，糖尿病患者易患动脉粥样硬化，应采用植物油为主。

五、护理

(一)病情观察

严密观察病情的轻重以及有无并发症。

1. 有无泌尿道、皮肤、肺部等感染，女性有无外阴部皮肤瘙痒。

2. 有无食欲减退，恶心、呕吐、嗜睡、呼吸加快、加深，呼气呈烂苹果气味及脱水等酮症酸中毒表现。

3. 有无低血糖。

4. 有无四肢麻木等周围神经炎表现。

5. 辅助检查尿糖定性、空腹血糖检查及口服葡萄糖耐量试验(GOTT)测定均要准确符合操作规范。

(二)对症护理

1. 饮食护理

(1)让患者明确饮食控制的重要性，从而自觉遵守饮食规定。

(2)应严格定时进食，对使用胰岛素治疗的患者尤应注意。

(3)检查每次进餐情况，若有剩余，必须计算实际进食量，供医师做治疗中参考。

(4)控制总热量，当患者出现饥饿感时可增加蔬菜及豆制品等副食。

(5)有计划地更换食品，以免患者感到进食单调乏味。

2. 应用胰岛素的护理

(1)胰岛素的保存：中效及长效胰岛素比普通胰岛素稳定。同样在5℃情况下，前两者为3年而后者为3个月，使用期间宜保存在室温20℃以下。

(2)应用时注意胰岛素的换算。

(3)剂量必须准确，抽吸时避免振荡。

(4)两种胰岛素合用时，先抽吸正规胰岛素后抽吸鱼精蛋白胰岛素。

(5)胰岛素注射部位选择与安排，胰岛素常用于皮下注射，宜选皮肤疏松部位，有计划按顺序轮换注射。每次要改变部位，以防注射部位组织硬化、脂肪萎缩影响胰岛素的吸收,注射部位消毒应严格以防感染。

(6)低血糖反应:表现为疲乏,强烈饥饿感,甚至死亡,一旦发生低血糖反应,立即抽血检查血糖外,可口服糖水或静注50%葡萄糖40 mL,待患者清醒后再让其进食,以防止再昏迷。

(三)一般护理

1.生活有规律,身体情况许可,可进行适当的运动,以促进碳水化合物的利用,减少胰岛素的需要量。

2.注意个人卫生,预防感染,糖尿病常因脱水和抵抗力下降,皮肤容易干燥发痒,也易合并皮肤感染,应定时给予擦身或沐浴,以保持皮肤清洁。此外,应避免袜紧、鞋硬,压迫血管闭塞而发生坏疽或皮肤破损而致感染。

3.按时测量体重以作计算饮食和观察疗效的参考。

4.必要时记录出入水量。

5.每日分3~4段留尿糖定性,必要时测24 h尿糖定量。

六、健康指导

1.帮助患者(或家属)掌握有关糖尿病治疗的知识,树立战胜疾病的信心。

2.帮助患者学会尿糖定性试验,包括试剂法和试纸法有关事项。

3.掌握饮食治疗的具体措施,按规定热量进食,定时进食,避免偏食、过食与绝食,采用清淡食品,使菜谱多样化,多食蔬菜。

4.应用降糖药物时,指导患者观察药物疗效、副作用及掌握其处理方法。

5.帮助患者及其家属学会胰岛素注射技术,掌握用药方案,观察常见反应。

6.预防和识别低血糖反应和酮症酸中毒的方法及低血糖反应的处理。

7.注意皮肤清洁,尤其要对足部、口腔、阴部的清洁,预防感染,有炎症、痈和创伤时要及时治疗。

8.避免精神创伤及过度劳累。

9.定期门诊复查,平时外出时注意随带糖尿病治疗情况卡。

(孙振刚　逄晓燕　王婕　张芹)

第三十章　风湿性疾病

第一节　系统性红斑狼疮

系统性红斑狼疮(systemic lupus erythematosus，SLE)是一种弥漫性、全身性自身免疫病，主要累及皮肤黏膜、骨骼肌肉、肾脏及中枢神经系统，同时还可以累及肺、心脏、血液等多个器官和系统，表现出多种临床表现；血清中可检测到多种自身抗体和免疫学异常。

一、病因

系统性红斑狼疮的病因及发病机理不清，并非单一因素引起，可能与遗传、环境、性激素及免疫等多种因素有关。通常认为具有遗传背景的个体在环境、性激素及感染等因素的共同作用或参与下引起机体免疫功能异常、诱导 T、B 细胞活化、自身抗体产生、免疫复合物形成及其在各组织的沉积，导致系统性红斑狼疮的发生和进展。

二、临床表现

系统性红斑狼疮的发病可急可缓，临床表现多种多样。早期轻症的患者往往仅有单一系统或器官受累的不典型表现，随着病程的发展其临床表现会越来越复杂，可表现为多个系统和器官受累的临床症状。全身表现包括发热、疲劳、乏力及体重减轻等。

(一)常见受累组织和器官的临床表现

1. 皮肤黏膜：蝶形红斑、盘状皮损、光过敏、红斑或丘疹、口腔、外阴或鼻溃疡、脱发等。

2. 关节肌肉：关节痛、关节肿、肌痛、肌无力、缺血性骨坏死等。

3. 血液系统：白细胞减少、贫血、血小板减少、淋巴结肿大、脾肿大等。

4. 神经系统：头痛、周围神经病变、癫痫、抽搐、精神异常等表现。

5. 心血管系统：心包炎、心肌炎、心内膜炎等。

6. 血管病变：雷诺现象、网状青斑、动、静脉栓塞及反复流产等。

7. 胸膜及肺：胸膜炎、肺间质纤维化、狼疮肺炎、肺动脉高压及成人呼吸窘迫综合征等。

8. 肾脏：蛋白尿、血尿、管型尿、肾病综合征及肾功能不全等。

9. 消化系统：腹痛、腹泻、恶心、呕吐、腹膜炎及胰腺炎等。

(二)少见的受累组织器官的临床表现

1. 肠系膜血管炎、蛋白丢失性肠病或假性肠梗阻等属于严重的消化系统受累的并发症，症状包括发热、恶心、呕吐、腹泻或血便，腹部压痛及反跳痛等症状和体征。

2. 狼疮眼部受累，以视网膜病变常见，表现为“棉絮斑”，其次是角膜炎和结膜炎；可表现为视物不清、视力下降、眼部疼痛及黑蒙等。

(三)特殊类型的狼疮

1. SLE 与妊娠：SLE 患者与正常人群的生育与不孕率没有显著差异。但活动性 SLE 患者的自发性流产、胎死宫内和早产的发生率均高于正常健康妇女。SLE 病情完全缓解 6～12 个月后妊娠的结局最佳。

2. 新生儿狼疮：这是一种发生于胎儿或新生儿的疾病，是一种获得性自身免疫病；通常发生于免疫异常的母亲。患者的抗 SSA/Ro、抗 SSB/La 抗体可通过胎盘攻击胎儿。可表现为新生儿先天性心脏传导阻滞，还可出现皮肤受累(红斑和环形红斑，光过敏)等。

3. 抗磷脂综合征：可表现为静脉或动脉血栓形成以及胎盘功能不全导致反复流产，抗磷脂抗体可阳性。SLE 继发抗磷脂综合征与原发性抗磷脂综合征(APS)患者妊娠的结局无差异。

4. 药物相关性狼疮(drug-related lupus，DRL)：是继发于一组药物包括氯丙嗪、肼苯哒嗪、异烟肼、普鲁卡因胺和奎尼丁后出现的狼疮综合征。诊断时需确认用药和出现临床症状的时间(如几周或几个月)，停用相关药物，临床症状可以迅速改善，但自身抗体可以持续 6 个月到一年。

三、诊断

(一)辅助检查

1. 常规检查

(1)血常规：观察白细胞、血小板及血色素。SLE 患者可以表现为不明原因的血小板减少、白细胞减少或急性溶血性贫血。

(2)尿液检查：尿蛋白阳性、红细胞尿、脓尿、管型尿(1 个/高倍视野)均有助于诊断。

(3)便常规：潜血阳性时应注意消化系统病变。

(4)急性时相反应物：血沉(ESR)的增快多出现在狼疮活动期，稳定期狼疮患者的血沉大多正常或轻度升高。血清 CRP 水平可正常或轻度升高；当 CRP 水平明显升高时，提示 SLE 合并感染的可能，但也可能与 SLE 的病情活动有关。

2. 免疫系统检查。免疫球蛋白(immunoglobulin，Ig)是一组具有抗体样活性及抗体样结构球蛋白的升高较为显著。免疫球蛋白，分为 IgG，IgA，IgM，IgD 和 IgE 等五类。系统性红斑狼疮患者的免疫球蛋白可表现为多克隆的升高，严重时出现高球蛋白血症。蛋白电泳可显示球蛋白明显的升高、特别是补体(CH50，C3，C4，C1q)水平的减低对 SLE 诊断有参考意义，同时对判断疾病活动性有一定价值。补体 C1q 的基因缺陷可能与 SLE 的发病有明显的相关性。

3. 自身抗体的检测。SLE 患者的血清中可检测到多种自身抗体，但其在分类诊断中的敏感性和特异性各不相同。

(二)疾病诊断

本病的诊断主要依靠临床特点、实验室检查，尤其是自身抗体的检测有助于诊断及判断病情。出现多系统损害的临床表现伴有自身免疫病的证据(如自身抗体阳性、免疫球蛋白升高及补体减低等)者，应考虑狼疮的可能。目前常用的是 1997 年美国风湿病学会修订的的系统性红斑狼疮分类标准。与 1982 年的分类诊断标准比较，1997 年的标准中取消了狼疮细胞检查，增加了抗磷脂抗体阳性(包括抗心脂抗体或狼疮抗凝物阳性或至少持续 6 个月的梅毒血清试验假阳性三者之一)。但是，该标准对早期、不典型病例容易漏诊，应予注意。对于有典型临床症状或实验室异常而不符合本病诊断的患者，应随访观察。

四、治疗

(一)一般治疗

1. 教育病人：对病人的教育十分重要，使病人懂得合理用药，定期随访的重要性；让病人了解应根据病情的不同，制定不同的治疗方案，应因人而异。

2. 去除诱因：及时去除对日常生活中能够诱发或加重系统性红斑狼疮的各种因素，如避免日光曝晒，避免接触致敏的药物(染发剂和杀虫剂)和食物，减少刺激性食物的摄入，尽量避免手术和美容，不宜口服避孕药等。

3. 休息和锻炼：在疾病的开始治疗阶段休息十分重要，但当药物已充分控制症状后，应根据患者的具体情况制订合理的运动计划，可参加适当的日常工作、学习，劳逸结合，动静结合。

4. 精神和心理治疗：避免精神刺激，消除各种消极心理因素，患者既要充分认识到本病的长期性，复杂性和顽固性，又不要对前途和命运担忧，无论病情是否缓解，都应定期到专科医生处进行长期随访，及时得到指导，才能巩固最佳的治疗效果。

5. 患者自我保护

(1)避免紫外线照射，避免日光照射，以防光过敏。

(2)教育病人尽量防止感染，因为 SLE 本身就存在免疫功能低下，再加上长期接受免疫抑制剂治疗，其抵抗力进一步下降，故易继发感染，一旦感染后应及时去医院就诊，及时控制感染，以免病情反复，应教育病人平时适当使用提高免疫力的药物如转移因子，胸腺素等，同时还应开导病人调整心理状态，因长期抑郁或精神受刺激，情绪不悦，通过神经—免疫—内分泌网络可加重病情，不利于治疗，根据临床观察，SLE 病人一旦生气后很容易加重病情，因此病人的亲属也应尽量使 SLE 病人保持愉快的情绪，此点对配合药物治疗尤其重要，特别在缓解期维持治疗时很重要。

6. 药物和饮食。许多前述的药物能诱发与加重 SLE，要尽量避免或慎重使用，还有许多食品亦可激发或加重病情，也应慎食或禁食，尤其是无鳞鱼类必须禁食，以免加重病情。

(二)药物治疗

1.糖皮质激素:糖皮质激素是治疗系统性红斑狼疮的主要药物,尤其在其他药物疗效不佳或机体重要器官(如心、脑、肾等)受损的情况下更为首选,主要适用于急性活动期病人,特别是急性暴发性狼疮、急性狼疮性肾炎、急性中枢神经系统狼疮以及合并急性自身免疫性贫血和血小板减少性紫癜,糖皮质激素应用的剂量和方法必须根据患者的具体情况进行确定,通常有以下用法。

(1)冲击疗法:一般选用甲泼尼龙(甲基强的松龙)1 g,加入液体中静脉滴注,30～60 min 内滴完(有人认为仍以在 3 h 内滴入为妥),1 次/d,连续 3～5 天,可在第 2 周甚至第 3 周重复使用,也有用地塞米松每天 7.5～15 mg 进行冲击治疗,但因地塞米松作用时间较长,现已较少采用,疗程结束后给予泼尼松(强的松)每天 60 mg 口服,临床主要适用于急性暴发性系统性红斑狼疮或狼疮性肾炎近期内肾功能恶化,血肌酐明显增高,以及有中枢神经狼疮尤其是并发癫痫大发作,昏迷和器质性脑病综合征的患者,冲击疗法应注意适应证、禁忌证、副作用及对副作用的处理。

(2)大剂量疗法:口服法一般选用泼尼松每天 60～100 mg 或按每天每千克体重 1～1.5 mg,待病情稳定后逐渐减量,主要用于累及重要脏器或系统的时候,如弥漫增殖型肾炎,常规治疗不见好转;如局灶性脑组织损害,抗惊厥治疗无效的癫痫;急性溶血性贫血;血小板显著减少(50×10^9/L)以及皮肤、视网膜、胃肠道症状严重的血管炎,狼疮性肺炎和严重的心脏损害等。

(3)中剂量长程疗法:多选用中效制剂如泼尼松、泼尼松龙、一般不宜用地塞米松、倍他米松等长效制剂,泼尼松用量多在每天 20～60 mg 之间,临床主要适用于冲击和大剂量治疗病情得到良好控制后的减药阶段以及疾病处于一般活动期的患者,此阶段的治疗多处在激素应用剂量由大到小的减量阶段,用药时间越长,撤药速度应越慢,疗程多在半年至一年以上或更久,关于激素的给药时间,一般每天总量晨起 1 次服用,这样比较符合生物周期,从而减少对肾上腺皮质的抑制,当发热明显,或觉口服剂量较大时,可将每天总量分 3 次(每 6～8 h 一次)给药。

(4)小剂量维持方法:一般选用泼尼松每天 15 mg 以内,或以每天 5～7.5 mg 的最小剂量维持,通常采用每天晨起一次给药或隔天给药的方法,临床主要适用于疾病稳定期的长期维持治疗。

2.免疫抑制剂:一般需与激素合用,远期疗效优于单用糖皮质激素,但需达到一定的累积量。

(1)环磷酰胺:通常与糖皮质激素合用,主要用于狼疮性肾炎的治疗,环磷酰胺并用激素治疗 24 个月的疗效显著优于单用激素者,常用量为每天 1～2.5 mg/kg 或每次 0.2 g 静脉注射,每周 2～3 次,近年来,环磷酰胺冲击疗法(即环磷酰胺 0.8～1.2 g,加入液体中静脉滴注,每 3～4 周 1 次),对减少肾组织纤维化有一定作用,被认为是稳定肾功能和防止肾功能衰竭的一种十分有效的方法。

(2)苯丁酸氮芥(瘤可宁):对系统性红斑狼疮的疗效虽较环磷酰胺差,但其对骨髓的抑制和生发上皮的破坏以及脱发均较环磷酰胺为轻,因此,有时与激素合用治疗狼疮性肾炎，常用量为每天 0.1 mg/kg，总量达 400 mg 时即应减量或停服，维持量为每天 0.02 mg/kg。

(3)硫唑嘌呤：硫唑嘌呤对系统性红斑狼疮无肯定疗效，但与激素合用时对狼疮性肾炎有一定的协同作用，常用量为每天 1～1.5 mg/kg。

(4)甲氨蝶呤(MTX)：在弥漫性狼疮脑病时甲氨蝶呤 5～10 mg 加地塞米松 5～10 mg 鞘内注射，可取得满意疗效。

3. 抗疟药：氯喹 0.25 g，1 次/d 口服，或羟氯喹 0.2 g，1～2 次/d，因两者均有抗光敏和稳定溶酶体膜的作用，所以对系统性红斑狼疮引起的皮肤损害及肌肉关节症状十分有效，也是治疗盘状狼疮的主要药物之一，其主要的副作用包括视网膜病变、心肌损害，故在用药期间注意查眼部及监测心电图。

4. 大剂量静脉输注免疫球蛋白：每天 300～400 mg/kg，连续 3～5 天，个别病人可用至 1 周，对于严重的血小板减少，或重症狼疮合并感染的患者，较适用，其主要作用机制为：抑制 Fc 受体介导的单核网状内皮系统的破坏作用；抗独特型抗体作用；调节 Th1/Th2 以及一些细胞因子如 IL-1 的分泌，副作用：偶有发热、皮疹、低血压或一过性肾功能受损。

5. 细胞因子：细胞因子受体及其拮抗剂和单克隆抗体的治疗目前正在试验阶段，其为系统性红斑狼疮的治疗提供了新的经验。

6. 血浆置换与免疫吸附法：对危害生命的系统性红斑狼疮，暴发型狼疮，急进性狼疮肾炎，迅速发展的肾病综合征，高度免疫活动者，或对激素免疫抑制剂治疗无效，或有应用禁忌者可考虑，方法：每次置换血浆 40 mL/kg，每周 3 次，共 2～6 周，同时需应用免疫抑制剂。

7. 血干细胞移植：造血干细胞移植的免疫重建能使机体的免疫系统重新识别自身抗原，并通过负选择而产生免疫耐受，使自身免疫现象得以控制，目前也正处于临床试验阶段。

8. 性激素：达那唑(丹那唑)是一种弱的雄激素，对治疗狼疮性血小板减少有效，主要副作用是阴道炎，月经不调。

(三)对症治疗

当肾脏受累发生高血压时，应给予适当降压或纠正继发于肾功能不全所致的水及电解质紊乱，出现尿毒症时应用血液透析疗法，当发生抽风、脑神经麻痹及精神失常时，在全身治疗的基础上，尚需应用解痉剂和营养神经药如苯巴比妥(鲁米那)，B 族维生素类等，有严重心力衰竭时，可给予适量的洋地黄，血管扩张药物以协同激素治疗控制心衰，有继发感染时，应及时选用抗原性最小的抗生素进行控制，与其他自身免疫病如桥本甲状腺炎、甲亢、糖尿病等重叠时，均应对其重叠的疾病进行适当治疗。

五、护理

(一)保护关节，减轻关节的疼痛不适

鼓励病人多休息，但应避免固定不动，平时应维持正确的姿势，每天应有适当的活

动，以保持正常的关节活动度，冬天宜注意关节部位的保暖。

（二）降低体温，减轻发热的不适感

对于发热病人，应安排病人卧床休息，调整室温，以促进散热，如果病人没有水肿现象，则增加水分摄取量，以补充发热之水分丧失，给予冰袋使用，以降低体温。

（三）保护皮肤，避免阳光照射

1. 保持皮肤清洁，干燥。

2. 避免阳光直接照射，夏日出门应撑伞，对于局部暴露部位，应使用阳光滤过剂，使发生滤光作用，减少局部受刺激。

3. 每天检查皮肤，以便发现新的病灶。

4. 局部使用皮质类固醇软膏，以抑制炎症反应。

5. 指导病人平时不可任意用药于局部病灶，洗澡水也不可过热，洗澡时避免使用肥皂，以减少对皮肤的刺激。

（四）减轻局部症状

1. 面部出现红斑者，应经常用清水洗脸，保持皮肤清洁，并用 30℃左右的清水将毛巾或纱布湿敷于患处，3 次/日，每次 30 min，可促进局部血液循环，有利于鳞屑脱落，面部忌用碱性肥皂、化妆品及油膏，防止对局部皮肤刺激或引起过敏。

2. 皮损感染者，应根据细菌培养及临床表现，先行清创，然后局部给予营养、收敛的药物，适当应用抗生素，促进消炎，有利于皮损愈合。

3. 关节红、肿、热、痛明显者，可用活地龙数条，洗净加糖的浸出液湿敷，以清热消肿止痛。

4. 病人有脱发者，每周用温水洗头 2 次，边洗边按摩头皮。

5. 若有口腔黏膜溃疡者可选用养阴生肌散，西瓜霜等外搽，保持病人口腔卫生；若有感染者，可用 1∶5 000 呋喃西林液漱口，局部涂以锡类散或冰硼散等；若有真菌感染者，可用制霉菌素甘油外涂。

6. 齿出血、鼻出血者用鲜茅根煎汤代茶，鼻腔出血较多，用吸收性明胶海绵压迫止血，内服生藕汁或鲜生地汁半杯至 1 杯，出血量多者要观察血压、心率，要补充血容量和准备输血。

7. 注意外阴清洁，每天用 1∶5 000 高锰酸钾溶液坐浴或用虎杖 15 g，金银花 15 g，煎水外洗，以防外阴黏膜糜烂。

（五）预防肾功能恶化

1. 当出现肾功能减退时，应减少活动量，尤其在血尿和蛋白尿期间，应卧床休息。

2. 每天注意尿量、体重的变化，当有尿量减少，体重增加或浮肿时，应限制水分和盐分摄取量，并将详情告诉医师。

3. 若肾脏排泄代谢废物的能力大为降低，致使血中尿素氮、肌酐增加时，应采取低蛋白饮食。

4. 每天测量血压，注意观察是否有心肺负荷过重（液体积留体内）和高血压等症状。

5. 若已出现肾功能衰竭，则需要安排定期血液透析或腹膜透析治疗，以排除体内的代谢废物和水分。

(六)维护心肺功能，预防心肺功能衰竭

1. 随时注意生命征象及末梢循环的变化，若有血压升高、心律不齐、心包摩擦音以及肢体水肿、冰冷等情形，应迅速告诉医师，以便施行医疗处理。

2. 注意呼吸道是否通畅，若出现呼吸急促，则嘱病人半卧位，并给予氧气吸入，如果胸膜积水严重，可能会施行胸膜穿刺放液术，以减少对肺脏的压迫，增进呼吸功能，若有胸痛现象，则试着躺向患侧，或以枕头支托患侧以减轻疼痛。

(七)安排安全措施，预防意外发生

1. 观察病人是否有行为改变、意识混乱、幻觉、妄想或情绪不稳定、抽搐等现象，若出现上述现象，应适当保护病人，以防跌倒、跌落床下或咬伤舌头等意外发生。

2. 注意皮肤是否有紫斑、瘀斑的迹象，平时应避免碰撞或跌伤而发生出血不止。

(八)应用激素治疗的注意事项

1. 糖皮质激素减量应逐步进行，不可突然停药，告诫患者遵医嘱服药，不可自增自减。

2. 积极预防感染，尤其口腔黏膜、呼吸道、泌尿系以及皮肤的感染，注意观察体温变化，加强口腔护理，早期处理口腔内的各种病变，需每天进行会阴部清洁，防止发生泌尿系逆行感染。

3. 适当补充钙剂及维生素 D，防治骨质疏松。

4. 注意监测血糖和尿糖，以防止药物引起的糖尿病，对糖尿病患者应随时注意有无发生酮症。

5. 观察大便颜色及胃肠道症状，定期检查大便潜血，以便早期发现消化道出血或溃疡，必要时给予氢氧化铝凝胶，保护胃黏膜。

6. 糖皮质激素易引发精神及神经症状，若有发生需减药量，加强安全措施，专人看护，防止意外伤害。

7. 大剂量激素冲击治疗前，应向患者交代治疗期间应注意的事项，治疗中注意掌握输液滴速，观察心律变化，防止输液速度过快、引起心力衰竭。

(九)补充营养

病人若未出现肾功能衰竭症状，应鼓励病人摄取均衡饮食，而且每天摄取适当的水分，如果病人已出现肾功能衰竭症状，则应限制蛋白质、含钾食物以及盐、水分的摄取量，以免代谢产物增加及水分滞留而加重身体的不适。

(十)给予精神及情绪上的支持

由于 SLE 常同时侵犯全身各器官，在发病后病人常有病重感，且病程很长，可能缠绵多年，因此，护理人员平时除了应多给予关怀外，也应给予精神上的鼓励，尽量避免任意在病人面前反复使用“狼疮”一词，以免增加病人的恐惧和不安。

（张萍　陈嵩淞　周慧　宋向宝）

第二节　类风湿性关节炎

类风湿性关节炎(Rheumatoid arthritis,RA)是一种以慢性侵蚀性关节炎为特征的全身性自身免疫病。类风湿关节炎的病变特点为滑膜炎,以及由此造成的关节软骨和骨质破坏,最终导致关节畸形。

一、病因

尚未完全明确。类风湿性关节炎是一个与环境、细胞、病毒、遗传、性激素及神经精神状态等因素密切相关的疾病。

(一)细菌因素

A组链球菌及菌壁有肽聚糖(peptidoglycan)可能为RA发病的一个持续的刺激原,A组链球菌长期存在于体内成为持续的抗原,刺激机体产生抗体,发生免疫病理损伤而致病。支原体所制造的关节炎动物模型与人的RA相似,但不产生人的RA所特有的类风湿因子(RF)。在RA病人的关节液和滑膜组织中从未发现过细菌或菌体抗原物质,提示细菌可能与RA的起病有关,但缺乏直接证据。

(二)病毒因素

RA与病毒,特别是EB病毒的关系是国内外学者注意的问题之一。研究表明,EB病毒感染所致的关节炎与RA不同,RA病人对EB病毒比正常人有强烈的反应性。在RA病人血清和滑膜液中出现持续高度的抗EB病毒—胞膜抗原抗体,但到目前为止在RA病人血清中一直未发现EB病毒核抗原或壳体抗原抗体。本病在某些家族中发病率较高,在人群调查中,发现人类白细胞抗原(HLA)-DR4与RF阳性患者有关。HLA研究发现DW4与RA的发病有关,患者中70%HLA-DW4阳性,患者具有该点的易感基因,因此遗传可能在发病中起重要作用。

(三)性激素

研究表明RA发病率男女之比为1∶(2～4),妊娠期病情减轻,服避孕药的女性发病减少。动物模型显示LEW/n雌鼠对关节炎的敏感性高,雄性发病率低,雄鼠经阉割或用β-雌二醇处理后,其发生关节炎的情况与雌鼠一样,说明性激素在RA发病中起一定作用。寒冷、潮湿、疲劳、营养不良、创伤、精神因素等,常为本病的诱发因素,但多数患者前常无明显诱因可查。

二、临床表现

(一)关节内表现

类风湿关节炎受累关节的症状表现对称性、持续性关节肿胀和疼痛,常伴有晨僵。受累关节以近端指间关节、掌指关节、腕、肘和足趾关节最为多见;同时颈椎、颞颌关节、胸锁和肩锁关节也可受累。中、晚期的患者可出现手指的“天鹅颈”及“纽扣花”样畸形，关节强直和掌指关节半脱位，表现掌指关节向尺侧偏斜。

(二)关节外表现

1. 类风湿结节：多见于关节突起部及经常受压处，无明显压痛，不易活动。类风湿结节也可发生在内脏，如心包表面、心内膜、中枢神经系统、肺组织及巩膜等。

2. 血管炎：可影响各类血管，以中、小动脉受累多见。可表现为指端坏疽、皮肤溃疡、外周神经病变、巩膜炎等。

3. 心脏：心包炎、非特异性心瓣膜炎、心肌炎。

4. 胸膜和肺：胸膜炎、肺间质纤维化、肺类风湿结节、肺动脉高压。

5. 肾：膜性及系膜增生性肾小球肾炎、间质性肾炎、局灶性肾小球硬化、增殖性肾炎、IgA 肾病及淀粉样变性等。

6. 神经系统：感觉型周围神经病、混合型周围神经病、多发性单神经炎及嵌压性周围神经病。

7. 造血系统：类风湿关节炎患者可出现正细胞正色素性贫血，疾病活动期血小板升高。

三、诊断

(一)辅助检查

1. 常规检查

(1)血常规：约 30%的类风湿关节炎患者合并贫血，多为正细胞正色素性贫血。病情活动期血小板升高。少数情况下有白细胞降低，如 Felty 综合征。

(2)急性时相反应物：大多数类风湿关节炎患者在活动期血沉增快及 C-反应蛋白升高，病情缓解时可恢复正常。

2. 自身抗体

(1)类风湿因子(RF)：75%～85%的患者血清类风湿因子阳性，并与病情和关节外表现相关。

(2)抗瓜氨酸化蛋白抗体(ACPA)：抗瓜氨酸化蛋白抗体是一类针对含有瓜氨酸化表位的自身抗体的总称，对类风湿关节炎的诊断具有很高的敏感性和特异性，并与类风湿关节炎的病情和预后密切相关。各种抗瓜氨酸化蛋白抗体对类风湿关节炎的诊断有较高敏感性和特异性。

3. 影像学检查

(1)X 线检查：早期 X 线表现为关节周围软组织肿胀及关节附近骨质疏松；随病情进展可出现关节面破坏、关节间隙狭窄、关节融合或脱位。

(2)磁共振成像检查(MRI)：磁共振成像在显示关节病变方面优于 X 线片，近年已越来越多地应用到类风湿关节炎的诊断中。磁共振成像可显示关节炎性反应初期出现的滑膜增厚、骨髓水肿和轻度关节面侵蚀，有益于类风湿关节炎的早期诊断。

(3)超声:高频超声能清晰显示关节腔、关节滑膜、滑囊、关节腔积液、关节软骨厚度及形态等,彩色多普勒血流显像(CDFI)和彩色多普勒能量图(CDE)能直观地检测关节组织内血流的分布,反映滑膜增生的情况,并具有很高的敏感性。超声检查还可以动态判断关节积液量的多少和距体表的距离,用以指导关节穿刺及治疗。

(二)类风湿关节炎诊断标准

1.晨僵:关节及其周围的僵硬感,在获得最大改善前至少持续1小时(病程>6周)。

2.至少3个以上关节部位的关节炎:医生观察到至少3个以上关节区(有14个关节区可能累及:双侧近端指间关节、掌指关节及腕、肘、膝、踝及跖趾关节)同时有软组织肿胀或积液(不是单纯骨性肥大)(病程>6周)。

3.手部关节的关节炎:腕、掌指或近端指间关节至少1处关节肿胀(病程>6周)。

4.对称性关节炎:身体双侧相同关节区同时受累(近端指间关节、掌指关节及跖趾关节受累时,不一定完全对称)(病程>6周)。

5.类风湿结节:医生观察到在关节伸侧、关节周围或骨突出部位的皮下结节。

6.类风湿因子(RF)阳性:所用方法检测血清类风湿因子在正常人群中的阳性率小于5%。

7.放射学改变:在手和腕的后前位相有典型的类风湿关节炎放射学改变,须包括骨质侵蚀或受累关节及其邻近部位有明确的骨质疏松。

符合以上7项中4项或4项以上者可诊断为类风湿关节炎。

四、治疗

(一)一般治疗

强调患者教育及整体和规范治疗的理念。适当的休息、理疗、体疗、外用药、正确的关节活动和肌肉锻炼等对于缓解症状、改善关节功能具有重要作用。

(二)药物治疗

1.非甾类抗炎药(NSAIDs)。这类药物主要通过抑制环氧合酶(COX)活性,减少前列腺素合成而具有抗炎、止痛、退热及减轻关节肿胀的作用,是临床最常用的类风湿关节炎治疗药物。非甾类抗炎药对缓解患者的关节肿痛,改善全身症状有重要作用。其主要不良反应包括胃肠道症状、肝和肾功能损害以及可能增加的心血管不良事件。

2.改善病情抗风湿药(DMARDs)。该类药物较非甾类抗炎药发挥作用慢,需1~6个月,故又称慢作用抗风湿药(SAARDs)这些药物可延缓或控制病情的进展。常用于治疗类风湿关节炎的改善病情抗风湿药包括如下几种。

(1)甲氨蝶呤(Methotrexate,MTX):口服、肌肉注射或静脉注射均有效,每周给药1次。必要时可与其他改善病情抗风湿药联用。常用剂量为每周7.5~20 mg。常见的不良反应有恶心、口腔炎、腹泻、脱发、皮疹及肝损害,少数出现骨髓抑制。偶见肺间质病变。服药期间应适当补充叶酸,定期查血常规和肝功能。

(2)来氟米特(Leflunomide,LEF):剂量为10~20 mg/d,口服。主要用于病情重及有预后不良因素的患者。主要不良反应有腹泻、瘙痒、高血压、肝酶增高、皮疹、脱发和白细胞下降等。因有致畸作用，故孕妇禁服。服药期间应定期查血常规和肝功能。

(3)柳氮磺吡啶(Salicylazosulfapyriding，SASP)：可单用于病程较短及轻症类风湿关节炎，伴有关节外表现或早期出现关节破坏等预后不良因素者应考虑2种或2种以上改善病情抗风湿药的联合应用。主要联合用药方法包括甲氨蝶呤、来氟米特、羟氯喹及柳氮磺吡啶中任意2种或3种联合。应根据患者的病情及个体情况选择不同的联合用药方法。

3.生物制剂。生物制剂是目前积极有效控制炎症的主要药物，减少骨破坏，减少激素的用量和骨质疏松。治疗类风湿关节炎的生物制剂主要包括肿瘤坏死因子(TNF)-α拮抗剂、白细胞介素(IL)-1和IL-6拮抗剂、抗CD20单抗以及T细胞共刺激信号抑制剂等。

(1)肿瘤坏死因子-α拮抗剂：该类制剂主要包括依那西普(Etanercept)、英夫利西单抗(Infliximab)和阿达木单抗(Adalimumab)。与传统的改善病情抗风湿药相比，肿瘤坏死因子-α拮抗剂的主要特点是起效快、抑制骨破坏的作用明显、患者总体耐受性好。这类制剂可有注射部位反应或输液反应，可能有增加感染和肿瘤的风险，偶有药物诱导的狼疮样综合征以及脱髓鞘病变等。用药前应进行结核筛查，除外活动性感染和肿瘤。

(2)白介素-6拮抗剂(Tocilizumab)：主要用于中重度类风湿关节炎，对肿瘤坏死因子-α拮抗剂反应欠佳的患者可能有效。常见的不良反应是感染、胃肠道症状、皮疹和头痛等。

4.糖皮质激素。糖皮质激素能迅速改善关节肿痛和全身症状。在重症类风湿关节炎伴有心、肺或神经系统等受累的患者，可给予短效激素，其剂量依病情严重程度而定。针对关节病变，如需使用，通常为小剂量激素(泼尼松<7.5 mg/d)仅适用于少数类风湿关节炎患者。激素可用于以下几种情况

(1)伴有血管炎等关节外表现的重症类风湿关节炎。

(2)不能耐受非甾类抗炎药的类风湿关节炎患者作为“桥梁”治疗。

(3)其他治疗方法效果不佳的类风湿关节炎患者。

(4)伴局部激素治疗指证(如关节腔内注射)。激素治疗类风湿关节炎的原则是小剂量、短疗程。使用激素必须同时应用改善病情抗风湿药。在激素治疗过程中，应补充钙剂和维生素D。关节腔注射激素有利于减轻关节炎症状，但过频的关节腔穿刺可能增加感染风险，并可发生类固醇晶体性关节炎。

5.植物药制剂

(1)雷公藤：对缓解关节肿痛有效，是否减缓关节破坏尚乏研究。一般给予雷公藤多苷30～60 mg/d，分3次饭后服用。主要不良反应是性腺抑制，一般不用于生育期患者。其他不良反应包括皮疹、色素沉着、指甲变软、脱发、头痛、纳差、恶心、呕吐、腹痛、腹泻、骨髓抑制、肝酶升高和血肌酐升高等。

(2)白芍总苷：常用剂量为600 mg，每日2～3次。其不良反应较少，主要有腹痛、腹泻、纳差等。

6. 外科治疗。类风湿关节炎患者经过积极内科正规治疗，病情仍不能控制，为纠正畸形，改善生活质量可考虑手术治疗。但手术并不能根治类风湿关节炎，故术后仍需药物治疗。常用的手术主要有滑膜切除术、人工关节置换术、关节融合术以及软组织修复术。

7. 其他治疗。对于少数经规范用药疗效欠佳，血清中有高滴度自身抗体、免疫球蛋白明显增高者可考虑免疫净化，如血浆置换或免疫吸附等治疗。但临床上应强调严格掌握适应证以及联用改善病情抗风湿药等治疗原则。

五、护理

1. 病情活动期的护理要点：卧床休息，注意体位、姿势。可采用短时间制动法，如石膏托、支架等，使关节休息，减轻炎症。进行主动或主动加被动的最大耐受范围内的伸展运动，每日 1～2 次，以防止关节废用。活动前关节局部可进行热敷或理疗，缓解肌肉痉挛，增强伸展能力。有晨僵症状的病人应在服镇痛药后出现疲劳或发僵前进行活动。

2. 病情稳定期的护理要点：此期病人血液中类风湿因子的效价有所下降，免疫复合物测定趋于正常，关节及全身症状好转。因此，应以动静结合为原则，加强治疗性锻炼。基本动作为关节的伸展与屈曲运动，每日进行 2～3 次。活动前局部应行热敷或理疗。活动程度以病人能够忍受为标准，如活动后不适感觉持续 2 小时以上者，应减少活动量，指导病人逐渐锻炼生活处理能力，鼓励病人参加日常活动。

3. 卧床病人的护理：加强皮肤护理，按摩受压部位，定时翻身，保持床单平整、清洁，防止发生褥疮。加强口腔护理，防止口腔黏膜感染及溃疡的发生。加强胸廓及肺部的活动，如深呼吸、咳嗽、翻身、拍背等，以防止呼吸道及肺部感染。

（韩金美　杨春苗　匡秀红　王丽云）

第九篇

传染性疾病

第三十一章 病毒感染

第一节 流行性感冒

流行性感冒(Influenza),简称流感,是由流感病毒引起的一种急性呼吸道传染病,传染性强,发病率高,容易引起爆发流行或大流行。其主要通过含有病毒的飞沫进行传播,人与人之间的接触或与被污染物品的接触也可以传播。典型的临床特点是急起高热、显著乏力,全身肌肉酸痛,而鼻塞、流涕和喷嚏等上呼吸道卡他症状相对较轻。秋冬季节高发。本病具有自限性,但在婴幼儿、老年人和存在心肺基础疾病的患者容易并发肺炎等严重并发症而导致死亡。

一、病因

流感病毒属正粘病毒科,系 RNA 病毒,病毒颗粒呈球形或细长形,直径为 80～120 nm,有一层脂质囊膜,膜上有糖蛋白纤突,是由血凝素(H)和神经氨酸酶(N)所构成,均具有抗原性。血凝素促使病毒吸附到细胞上,故其抗体能中和病毒,免疫学上起主要作用;神经氨酸酶作用点在于细胞释放病毒,故其抗体不能中和病毒,但能限制病毒释放,缩短感染过程。流感病毒的核酸是 8 个片段的单股 RNA,核蛋白质上有特异性,可用补体结合试验将其区分为甲、乙、丙三型。抗核蛋白质的抗体对病毒感染无保护作用。除核蛋白质外,核心内还有三个多聚酶蛋白(P1,P2,P3),其性质不明。核心外有膜蛋白(M1,M2)和脂质囊膜包围。甲型流感病毒变异是常见的自然现象,主要是血凝素(H)和神经氨酸酶(N)的变异。血凝素有 H1,H2,H3,而神经氨酸酶仅有 N1,N2,有时只有一种抗原发生变异,有时两种抗原同时发生变异,例如 1946～1957 年的甲型流行株为(H1N1),1957～1968 年的流行株为(H2N2)。1968 年 7 月香港发生的一次流感流行是由甲型(H3N2)毒株引起,自 1972 年以来历次流感流行均由甲型(H3N2)所致,与以往的流行株相比,抗原特性仅有细微变化,但均属(H3N2)株。自 1976 年以来旧株(H1N1)又起,称为“俄国株”(H1N1),在年轻人中(尤其是学生)引起流行。甲型流感病毒的变异,系由于两株不同毒株同时感染单个细胞,造成病毒基因重新组合,使血凝素或/与神经氨酸酶同时发生变化,导致新型的出现,称为抗原性转变(antigenic shift)。例如在人群中流行株的血凝素基因与鸟型流感病毒基因重新组合;另一种称为抗原性漂流(antigenic drift),由于在免疫系统压力下流感病毒通过变异与选择而成的流行株,主要的改变在血凝素上氨基酸的替代,1968 年以来的 HN 各流行株都是如此。

二、临床表现

(一)潜伏期

一般为1～7天,多数为2～4天。

(二)易感人群

流感多发于活动范围较大或聚集性活动较多的青少年和青壮年,机体抵抗力较差的老年人、儿童或存在基础疾病的患者。感染流感病毒后易发展成重症病例而致命。

(三)疾病表现

1. 单纯型流感:最常见,常突然起病,畏寒高热,体温可达39℃～40℃,多伴头痛、全身肌肉关节酸痛、极度乏力、食欲减退等全身症状,常有咽喉痛、干咳,可有鼻塞、流涕、胸骨后不适等。颜面潮红,眼结膜外眦轻度充血。如无并发症呈自限性过程,多于发病3～4天后体温逐渐消退,全身症状好转,但咳嗽、体力恢复常需1～2周。轻症流感与普通感冒相似,症状轻,2～3天可恢复。

2. 肺炎型流感:实质上就是并发了流感病毒性肺炎,多见于老年人、儿童、原有心肺疾患的人群。主要表现为高热持续不退,剧烈咳嗽、咳血性痰或脓性痰、呼吸急促、紫绀,肺部可闻及湿啰音。胸片提示两肺有散在的絮状阴影。痰培养无致病细菌生长,可分离出流感病毒。可因呼吸循环衰竭而死亡,病死率高。

3. 中毒型流感:极少见,表现为高热、休克、呼吸衰竭、中枢神经系统损害及弥漫性血管内凝血(DIC)等严重症状,病死率高。

4. 胃肠型流感:除发热外,以呕吐、腹痛、腹泻为显著特点,儿童多于成人。2～3天即可恢复。

5. 特殊人群流感临床表现

(1)儿童流感:在流感流行季节。有超过40%的学龄前儿童及30%的学龄儿童罹患流感。一般健康儿童感染流感病毒可能表现为轻型流感,主要症状为发热、咳嗽、流涕、鼻塞及咽痛、头痛,少部分出现肌痛、呕吐、腹泻。婴幼儿流感的临床症状往往不典型,可出现高热惊厥。新生儿流感少见,但易合并肺炎,常有败血症表现,如嗜睡、拒奶、呼吸暂停等。在小儿,流感病毒引起的喉炎、气管炎、支气管炎、毛细支气管炎、肺炎及胃肠道症状较成人常见。

(2)老年人流感:65岁以上流感患者为老年流感。因老年人常常存有呼吸系统、心血管系统等原发病,因此老年人感染流感病毒后病情多较重,病情进展快,发生肺炎率高于青壮年人,其他系统损伤主要包括流感病毒性心肌炎导致的心电图异常、心功能衰竭、急性心肌梗塞,也可并发脑炎以及血糖控制不佳等。

(3)妊娠妇女流感:中晚期妊娠妇女感染流感病毒后除发热、咳嗽等表现外,易发生肺炎,迅速出现呼吸困难、低氧血症甚至急性呼吸窘迫综合征(Acute respiratory distress syndrome,ARDS),可导致流产、早产、胎儿窘迫及胎死宫内。可诱发原有基础疾病的加重,病情严重者可以导致死亡。发病2天内未行抗病毒治疗者病死率明显增加。

(4)免疫缺陷人群流感：免疫缺陷人群如器官移植人群、艾滋病患者、长期使用免疫抑制剂者，感染流感病毒后发生重症流感的危险性明显增加，由于易出现流感病毒性肺炎，发病后可迅速出现发热、咳嗽、呼吸困难及紫绀，病死率高。

三、诊断

(一)辅助检查

1. 外周血常规：白细胞总数一般不高或降低，淋巴细胞增高。重症病例也可以升高。若合并细菌感染，白细胞总数及中性粒细胞上升。

2. 血液生化检查：部分病例出现低钾血症，少数病例肌酸激酶、天门冬氨酸氨基转移酶、丙氨酸氨基转移酶、乳酸脱氢酶、肌酐等升高。

3. 病原学相关检查：主要包括病毒分离、病毒抗原、核酸和抗体检测。病毒分离为实验室检测的“金标准”；病毒的抗原和核酸检测可以用于早期诊断；抗体检测可以用于回顾性调查，但对病例的早期诊断意义不大。

(1)病毒核酸检测：以 RT-PCR(最好采用 real-time RT-PCR)法检测呼吸道标本(咽拭子、鼻拭子、鼻咽或气管抽取物、痰)中的流感病毒核酸。病毒核酸检测的特异性和敏感性最好，且能快速区分病毒类型和亚型，一般能在 4～6 h 内获得结果。

(2)病毒分离培养：从呼吸道标本中分离出流感病毒。在流感流行季节，流感样病例快速抗原诊断和免疫荧光法检测阴性的患者建议也作病毒分离。

(3)病毒抗原检测(快速诊断试剂检测)：快速抗原检测方法可采用免疫荧光的方法，检测呼吸道标本(咽拭子、鼻拭子、鼻咽或气管抽取物中的黏膜上皮细胞)，使用单克隆抗体来区分甲、乙型流感，一般可在数小时以内获得结果。其他还有胶体金试验，一般能在 10～30 min 获得结果。对快速检测结果的解释应结合患者的流行病史和临床症状综合考虑：在非流行期，阳性筛查结果有可能是假阳性；在流行期，阴性的筛选检测结果可能是假阴性；这两种情况均应考虑使用 RT-PCR 或病毒分离培养作进一步确认。

(4)血清学诊断：检测流感病毒特异性 IgM 和 IgG 抗体水平。动态检测的 IgG 抗体水平恢复期比急性期有 4 倍或以上升高有回顾性诊断意义。

4. 影像学检查：部分患者可表现为支气管纹理增多的支气管感染征象，重症患者可出现肺部浸润性病变或胸腔积液，甚至融合成片。

(二)症状体征

1. 在流感流行时期，出现下列情况之一，需要考虑是否为流感

(1)发热伴咳嗽和/或咽痛等急性呼吸道症状。

(2)发热伴原有慢性肺部疾病急性加重。

(3)婴幼儿和儿童发热，未伴其他症状和体征。

(4)老年人(年龄＞65 岁)新发生呼吸道症状，或出现原有呼吸道症状加重，伴或未伴发热。

(5)重病患者出现发热或低体温。

2. 在任何时期，出现发热伴咳嗽和/或咽痛等急性呼吸道症状，并且可以追踪到与流感相关的流行病学史—如患者发病前 7 天内曾到有流感爆发的单位或社区；与流感可疑病例共同生活或有密切接触；从有流感流行的国家或地区旅行归来等。

四、治疗

(一)一般治疗

呼吸道隔离 1 周或至主要症状消失。宜卧床休息，多饮水，给予易消化的流质或半流质饮食，保持鼻咽及口腔清洁，补充维生素 C、维生素 B_1 等，预防并发症。

(二)对症治疗

对发热、头痛者应予对症治疗；但不宜使用含有阿司匹林的退热药，尤其是 16 岁以下患者，因为该药可能与 Reye 综合征的发生有关。伴随有高热、食欲不振、呕吐的患者应予以静脉补液。补液速度要根据病人的身体条件、药物性质、补液的总量三个方面来考虑，一般成人约 40～80 滴/分。滴速太快，不但会降低药物的作用(会很快从小便中排出体外)，而且短时间内输液过多，会使人体内血循环中血容量急剧增加，尤其是有心脏病的人，一般 20～40 滴/分为宜。同时，要随时观察有无胸闷、气短、心跳快等症状，液体补速太快会使心脏负担加重，引起心力衰竭、肺部水肿等严重症状。

1. 离子通道 M2 蛋白阻抑剂

(1)金刚烷胺(Amantadine)：适用于原发性帕金森病、脑炎后的帕金森综合征、药物诱发的锥体外系反应、一氧化碳中毒后帕金森综合征及老年人合并有脑动脉硬化的帕金森综合征。也可用于预防或治疗亚洲甲-Ⅱ型流感病毒所引起的呼吸道感染。本品与灭活的甲型流感病毒疫苗合用时可促使机体产生预防性抗体。抗震颤麻痹，口服，成人常用量：一次 100 mg，每日 1～2 次，每日最大量为 400 mg。肾功能障碍者应减量。小儿不用。抗病毒口服，成人常用量：一次 200 mg，每日 1 次；或一次 100 mg，每 12 h 1 次，最大量为每日 200 mg。肾功能障碍者，应减少剂量。小儿常用量：① 新生儿与 1 岁内婴儿不用。② 1～9 岁小儿，每 8 h 按体重 1.5～3 mg/kg，或每 12 h 按体重 2.2～4.4 mg/kg，也有推荐每 12 h 按体重用 1.5 mg/kg 的；每日最大量勿超过 150 mg。③ 9～12 岁小儿，每 12 h 口服 100 mg。④ 12 岁或 12 岁以上小儿，一般同成人量。口服，成人每次 0.1 g，早晚各 1 次，最大日剂量 400 mg，小儿用量酌减，可连服 3～5 日，最多 10 日。

(2)金刚乙胺(Rimantadine)：主要应用于由 A 型流感病毒引起的畜禽疾病及畜禽感冒期间的治疗，同时还具有解热和提高体液免疫力的作用，对猪传染性胃肠炎病毒有抑制作用，对败血症、病毒性肺炎等也有疗效。金刚烷胺经肾脏排泄，以原形经尿排出，故有明显肾功能障碍时能引起严重的神经系统副作用，有肾功能不良的患者需慎用或减少剂量。

2. 神经氨酸酶抑制剂：鉴于流感病毒的神经氨酸酶对涎酸的降解作用具有重要的病毒生物学意义，例如可使其穿入宿主细胞膜、从感染细胞中释放、减少病毒被呼吸道黏液灭活等。故设计涎酸类似物竞争性抑制神经氨酸酶活性，可望达到抗流感病毒效果，此即神经氨酸酶抑制剂。在理论上，神经氨酸酶抑制剂对于甲、乙型流感病毒均有效。

(1)扎那米韦(Zanamivir)：适用于成年患者和12岁以上的青少年患者，治疗由A型和B型流感病毒引起的流感。本品经口吸入给药。使用前患者应在其主治医生的指导下学习吸入剂正确使用，可能的话应由医师示范使用方法。患者也要仔细阅读并遵守药品包装内的使用说明。每日两次，间隔约12 h。每次10 mg，分两次吸入，或者一次5 mg，连用5 d。随后数日两次的服药时间应尽可能保持一致，剂量间隔12 h(如早晨或傍晚)。患者即使感到症状好转也应完成5 d疗程，并应被告知服用扎那米韦不能减少流感传染的危险性。

(2)达菲：本品通过抑制病毒从被感染的细胞中释放，从而减少甲型或乙型流感病毒的传播。在罗氏提交美国联邦食品和药品管理局的申报材料中指出，奥司他韦(达菲)主要的不良反应显示为消化道的不适，包括恶心、呕吐、腹泻、腹痛等，其次是呼吸系统的不良反应，包括支气管炎、咳嗽等，此外还有中枢神经系统的不良反应，如眩晕、头痛、失眠、疲劳等。

(三)其他抗病毒药物

鼻内给予大颗粒气溶胶干扰素α，可抑制甲型流感病毒复制和减轻临床症状；但可以出现明显的局部毒性，限制了其应用。正在研究双特异性单克隆抗体，用于阻断NP和宿主细胞蛋白之间的相互作用，可望能阻断病毒的复制。

(四)继发性细菌感染的治疗

根据送检标本(如痰液)细菌培养和药敏试验结果，选择有效的抗菌药物。

五、护理

1. 将病人安置在单人房间，以防止飞沫传播。

2. 要求房间通风良好，并定时用食醋熏蒸消毒空气，照料病人时应戴口罩，对病人呼吸道分泌物、污物(如咳出的痰等)应进行消毒。

3. 对有高热者应指导家属运用物理降温的方法和正确使用退热药物。

4. 给予富有营养、易消化的清淡饮食，应鼓励病人多饮水以减轻中毒症状和缩短病程。

5. 若有高热不退、咳嗽、脓痰、呼吸困难等应及时送医院。社区健康教育方面，要根据流感的病原学和流行病学特点，大力向社区群众作好宣传，使群众尽快掌握防治流感。

(张芹　袁彩玲　顾文琴　常学兰)

第二节　传染性非典型肺炎

严重急性呼吸综合征(Severe Acute Respiratory Syndromes)，又称传染性非典型肺炎，简称SARS，是一种因感染SARS冠状病毒引起的新的呼吸系统传染性疾病。主要通过近距离空气飞沫传播,以发热、头痛、肌肉酸痛、乏力、干咳少痰等为主要临床表现,严重者可出现呼吸窘迫。本病具有较强的传染性,在家庭和医院有显著的聚集现象。首发病例,也是全球首例。

一、病因

(一)流行病学

经典冠状病毒感染主要发生在冬春季节,广泛分布于世界各地。该病毒包括三个群,第一、二群主要为哺乳动物冠状病毒,第三群主要包括禽类冠状病毒。人冠状病毒有两个血清型,是人呼吸道感染的重要病原,人类20%的普通感冒由冠状病毒引起。冠状病毒也是成人慢性气管炎急性加重的重要病因之一。基因组学研究结果表明,SARS-CoV的基因与已知三个群经典冠状病毒均不相同,第一群病毒血清可与SARS-CoV反应,而SARS患者血清却不能与已知的冠状病毒反应。因此,作为一种新的冠状病毒,SARS-CoV可被归为第四群。

(二)形态结构

SARS-CoV属冠状病毒科冠状病毒属,为有包膜病毒,直径多为60～120 nm,包膜上有放射状排列的花瓣样或纤毛状突起,长约20 nm或更长,基底窄,形似王冠,与经典冠状病毒相似。病毒的形态发生过程较长而复杂,成熟病毒呈圆球形、椭圆形,成熟的和未成熟的病毒体在大小和形态上都有很大差异,可以出现很多古怪的形态,如肾形、鼓槌形、马蹄形、铃铛形等,很容易与细胞器混淆。在大小上,病毒颗粒从开始的400 nm减小到成熟后期的60～120 nm。在患者尸体解剖标本切片中也可见到形态多样的病毒颗粒。

(三)生物学特性

病毒在细胞质内增殖,由RNA基因编码的多聚酶利用细胞材料进行RNA复制和蛋白合成,组装成新病毒并出芽分泌到细胞外。室温24℃下病毒在尿液里至少可存活10天,在腹泻患者的痰液和粪便里能存活5天以上,在血液中可存活15天,在塑料、玻璃、马赛克、金属、布料、复印纸等多种物体表面均可存活2～3天。病毒对温度敏感,随温度升高抵抗力下降,37℃可存活4天,56℃加热90 min、75℃加热30 min能够灭活病毒。紫外线照射60 min可杀死病毒。病毒对有机溶剂敏感,乙醚4℃条件下作用24 h可完全灭活病毒,75%乙醇作用5分钟可使病毒失去活力,含氯的消毒剂作用5 min可以灭活病毒。

(四)分子生物学特点

病毒基因组为单股正链RNA,由大约30 000个核苷酸组成,与经典冠状病毒仅有约60%同源性,但基因组的组织与其他冠状病毒相似。基因组RNA约2/3为开放框架1a/1b,编码RNA多聚酶,该蛋白直接从基因组RNA翻译,形成多蛋白前体,后者进一步被病毒主要蛋白酶3CLpro切割,主要负责病毒的转录和复制。病毒包膜为双层脂膜,外膜蛋白包括糖蛋白S、M和小衣壳E蛋白。M糖蛋白与其他冠状病毒糖蛋白不同,仅有短的氨基末端结构域暴露于病毒包膜的外面。长而弯曲的螺旋状核衣壳结构由单一分子的基因组 RNA、多分子的碱性 N 蛋白以及 M 蛋白的羧基末端组成。S 蛋白负责细胞的黏附、膜融合及诱导中和抗体，相对分子质量为 150 000～180 000，包括胞外域、跨膜结构域以及短羧基末端的胞质结构域。在经典冠状病毒中，E 蛋白和 M 蛋白可能组成最小的装配单位，E 蛋白对病毒的组装发挥关键作用，M 蛋白对于病毒核心的稳定发挥重要作用。与其他冠状病毒不同的是，在 S 和 E 之间（X1-274aa，X2-154aa）以及 M 和 N（X3-63aa，X4-122aa，X5-84aa）之间有多于 50 个氨基酸的多肽潜在编码序列，M 和 N 之间还有少于 50 个氨基酸的多肽潜在编码序列。

二、临床表现

1. 早期：一般为病初的 1～7 天。起病急，以发热为首发症状，体温一般 38℃，半数以上的患者伴头痛、关节肌肉酸痛、乏力等症状，部分患者可有干咳、胸痛、腹泻等症状；但少有上呼吸道卡他症状，肺部体征多不明显，部分患者可闻及少许湿罗音。X 线胸片肺部阴影在发病第 2 天即可出现，平均在 4 天时出现，95%以上的患者在病程 7 天内出现阳性改变。

2. 进展期：多发生在病程的 8～14 天，个别患者可更长。在此期，发热及感染中毒症状持续存在，肺部病变进行性加重，表现为胸闷、气促、呼吸困难，尤其在活动后明显。X 线胸片检查肺部阴影发展迅速，且常为多叶病变。少数患者（10%～15%）出现 ARDS 而危及生命。

3. 恢复期：进展期过后，体温逐渐下降，临床症状缓解，肺部病变开始吸收，多数患者经 2 周左右的恢复，可达到出院标准，肺部阴影的吸收则需要较长的时间。少数重症患者可能在相当长的时间内遗留限制性通气功能障碍和肺弥散功能下降，但大多可在出院后 2～3 个月内逐渐恢复。

三、诊断

（一）辅助检查

1. 实验室检查

（1）外周血白细胞计数一般不升高，或降低，常有淋巴细胞减少，可有血小板降低。

（2）部分患者血清转氨酶、乳酸脱氢酶等升高。

（3）病原诊断。早期可用鼻咽部冲洗/吸引物、血、尿、便等标本进行病毒分离和聚合酶链反应（PCR）。平行检测进展期和恢复期双份血清 SARS 病毒特异性 IgM，IgG 抗体，抗体阳转或出现 4 倍及 4 倍以上升高，有助于诊断和鉴别诊断，常用免疫荧光抗体法（IFA）和酶联免疫吸附法（ELISA）检测。

（4）胸部 X 线检查早期可无异常，一般 1 周内逐渐出现肺纹理粗乱的间质性改变、斑片状或片状渗出影，典型的改变为磨玻璃影及肺实变影。可在 2～3 天内波及一侧肺野或两肺，约半数波及双肺。病灶多在中下叶并呈外周分布。少数出现气胸和纵隔气肿。

(5)CT可见小叶内间隔和小叶间隔增厚(碎石路样改变)、细支气管扩张和少量胸腔积液。病变后期部分患者肺部有纤维化改变。

(二)诊断依据

1. 有与SARS患者密切接触或传染给他人的病史。

2. 起病急、高热、有呼吸道和全身症状。

3. 血白细胞正常或降低。

4. 有胸部影像学变化。

5. SARS病原学检测阳性。

6. 排除其他表现类似的疾病,可以做出SARS的诊断。

7. 诊断:结合上述流行病学史、临床症状和体征、一般实验室检查、胸部X线影像学变化,配合SARS病原学检测阳性,排除其他表现类似的疾病,可以作出SARS的诊断。

四、治疗

(一)监测病情

多数病人在发病2周后进入进展期,应密切观察病情变化,观察症状,体温,呼吸频率,血氧分压,血象,胸片,心肝肾功能等。

(二)一般和对症治疗

卧床休息,避免劳累,注意保持水电解质平衡,咳嗽剧烈者给予镇咳处理。

1. 发热超过38.5℃者,可给予物理降温,如冰敷、乙醇擦浴、降温毯等。儿童禁用水杨酸类解热镇痛药。

2. 出现气促或者PO_2＜70 mmHg,或SpO_2＜93%给予持续鼻导管或面罩吸氧。

3. 糖皮质激素的应用,有以下指证之一者即可应用。

(1)有严重中毒症状,高烧3日不退。

(2)48 h内肺部阴影进展超过50%。

(3)有急性肺损伤或出现ARDS。

(三)重症患者的治疗

尽管大多数SARS患者的病情可以自然缓解,但仍有30%左右的患者属于重症病例,可能进展至急性肺损伤或ARDS。对这部分病人必须严密动态观察,加强监护,及时给予呼吸支持,合理使用糖皮质激素,加强营养支持和器官功能保护。注意水电解质平衡,预防和治疗继发感染,及时处理并发症。有条件者,尽可能收入重症监护病房。

使用无创正压机械通气(NPPV)。

1. 应用指证

(1)呼吸频率＞30次/分。

(2)吸氧5 L/min条件下,SpO_2＜93%。

2. 禁忌证为

(1)有危及生命的情况下,应紧急气管插管。

(2)意识障碍。

(3)呕吐、上消化道出血。

(4)气道分泌物多和排痰障碍。

(5)不能配合 NPPV 治疗。

(6)血流动力学不稳定和有多器官功能损害。

模式使用持续气道正压通气(CPAP),压力水平一般为 4～10 cmH_2O;吸入氧流量一般为 5～8 L/min;维持血氧饱和度>93%,PEEP 水平一般为 4～10 cmH_2O,吸气压力水平一般 10～20 cmH_2O。NPPV 应持续应用,暂停时间不宜超过 30 min,直到缓解为止。若病人不接受 NPPV 或氧饱和度改善不满意,应及时进行有创通气治疗。若病人出现休克或 MODS,给予相应支持治疗。在 MODS 中,肺、肾衰竭、消化道出血和 DIC 发生率较高。脏器损害愈多,病死率愈高,2 个或 2 个以上脏器衰竭的病死率约为 69%。早期防治,中断恶性循环,是提高治愈率的重要环节。

五、护理

(一)护理问题

1. 传染他人的可能。控制流行必须切断传染途径,做好消毒隔离工作,认真执行传染病的护理常规,与患者密切接触者要接受医学隔离观察,减少传染的机会。

2. 心理护理问题。由于特殊的管理手段,患者不能见到自己的亲人,陌生的环境、紧张的气氛、生疏的面孔给他们增加了精神压力。表现为焦虑、恐惧、忧郁、失望等。护士应积极做好心理护理工作,使患者精神愉快、情绪稳定、消除顾虑,从而增强机体的抗病能力,促进早日康复。

3. 饮食护理问题。SARS 病人有发热、全身酸痛等症状,机体对营养消耗较为严重,做好患者的饮食护理,在治疗中起到了重要作用。因此,合理营养可以增加机体的抵抗力,恢复体力,使患者早日恢复健康。

4. 休息的问题。安静舒适的环境和充分的休息,使患者精神和体力得到恢复;减少肺脏的呼吸次数,可以减少能量消耗,利于疾病的康复。

5. 生命体征的观察。SARS 患者的免疫反应低下,呼吸道症状与体征病变不一致,护士要观察体温及呼吸的变化,掌握患者的临床症状和其他检验结果,做到预见性护理。发现异常及时报告医生。

6. 基础护理问题。由于发热患者代谢功能发生了变化,大量消耗能量,机体的水分和营养得不到补充,致使抵抗力下降,易引起口腔溃疡和皮肤感染,故应保持口腔和皮肤的清洁。

(二)护理措施

1. 严格执行呼吸道和接触隔离制度。患者 24 h 戴 12 层以上的棉纱口罩,每 4～6 h 更换 1 次,保持病室内的自然通风,空气新鲜,减少空气中病毒的含量。按严密隔离的要求禁止陪护和探视。及时、正确地对病人的分泌物和排泄物进行处理,防止病毒的污染和传播。医务人员与病人密切接触时，要做好个人防护，口罩每 4 h 更换 1 次，病房内的空气和各种物体表面应按时给予各种消毒处理，血压计、听诊器、皮肤消毒盘应专室专用，体温计个人专用，每次用后均应及时消毒处理，避免出现交叉感染。

2. 护士应该满腔热忱地对待工作。要给予患者更多的耐心和爱心，做好解释工作，使患者对疾病有一个正确的认识，多与患者沟通，给予同情和安慰，尽量满足病人的生活要求，帮助他们克服心理障碍，消除患者的顾虑和恐惧。认真为患者讲解隔离防护的重要意义，取得患者的信赖与合作，鼓励病人保持良好的心态，正确树立战胜疾病的信心。

3. 维持机体的营养消耗，为患者创造一个舒适的进食环境，营养均衡的饮食利于疾病的恢复，发热时机体代谢快，热量消耗大，食欲低下。宜给予高热量、高维生素、易消化的流食或半流食，鼓励患者多饮水，维持电解质平衡。

4. 保证有足够的休息和睡眠。由于 SARS 患者的体质低下，轻微的活动也可导致缺氧和气促，故应卧床休息，必要时给予氧气吸入。随着病情的好转，患者可适当加大活动量，但不宜过于劳累，充足的休息和睡眠，对促进机体康复具有重要的作用。

5. 密切观察病情变化。发现异常及时报告医生，并同时做好紧急抢救的准备。护士要严密观察咳嗽、咳痰、呼吸困难等症状，每 2～4 h 测 1 次体温，高热时要随时监测体温的变化，并做好记录。微寒时要注意保暖，持续高热时可行冰敷等物理降温措施，对腹泻者应注意肛门外周的护理，保证肛周皮肤清洁干燥。

6. 保持皮肤黏膜的完整，预防感染的发生。做好基础护理，严格无菌操作规程，口腔护理每日 2 次，协助翻身拍背每 2 h 一次，避免皮肤长期受压，保持床单清洁、平整、干燥，预防褥疮发生。

（韩金美　杨春苗　匡秀红　袁彩玲）

第三节　病毒性肝炎

病毒性肝炎是由几种不同的嗜肝病毒（肝炎病毒）引起的以肝脏炎症为主和坏死病变为主的一组感染性疾病，是法定乙类传染病，具有传染性较强、传播途径复杂、流行面广泛、发病率高等特点；部分乙型、丙型和丁型肝炎患者可演变成慢性，并可发展为肝硬化和原发性肝细胞癌，对人民健康危害甚大。目前已确定的有甲型、乙型、丙型、丁型及戊型病毒性肝炎五种类型，其中甲型和戊型病毒性肝炎主要表现为急性肝炎，乙型、丙型、丁型病毒性肝炎可以呈急性肝炎或慢性肝炎的表现，并有发展为肝硬化和肝细胞癌的可能。

一、病因

病毒性肝炎：是由肝炎病毒感染引起的疾病。目前已确定的肝炎病毒有甲型肝炎病毒、乙型肝炎病毒、丙型肝炎病毒、丁型肝炎病毒及戊型肝炎病毒五种。

1. 甲型肝炎病毒(HAV):是小核糖核酸病毒科的一员,为嗜肝 RNA 病毒属。HAV 抵抗力较强,能耐受 56℃ 30 min,室温一周。在干燥粪便中 25℃能存活 30 天,在贝壳类动物、污水、淡水、海水、泥土中能存活数月。这种稳定性对 HAV 通过水和食物传播十分有利。高压蒸汽(121℃,20 min),煮沸五分钟,紫外线照射,福尔马林(1∶4 000,37℃ 72 h),高锰酸钾(30 mg/L,5 min),碘(3 mg/L,5 min),氯(自由氯 2.0～2.5 mg/L,15 min),70%酒精 25℃ 3 min 均可有效灭活 HAV。

2. 乙型肝炎病毒(HBV):属嗜肝 DNA 病毒科(hepadnaviridae),基因组长约 3.2 kb,为部分双链环状 DNA。HBV 的抵抗力较强,但 65℃10 h、煮沸 10 min 或高压蒸气均可灭活 HBV。环氧乙烷、戊二醛、过氧乙酸和碘伏对 HBV 也有较好的灭活效果。HBV 侵入肝细胞后,部分双链环状 HBV DNA 在细胞核内以负链 DNA 为模板延长正链以修补正链中的裂隙区,形成共价闭合环状 DNA(cccDNA);然后以 cccDNA 为模板,转录成几种不同长度的 mRNA,分别作为前基因组 RNA 和编码 HBV 的各种抗原。cccDNA 半寿(衰)期较长,很难从体内彻底清除。

3. 丙型肝炎病毒:是一种 RNA 病毒(HCVRNA),目前可分为 6 个不同的基因型及亚型,如 1a,2b,3c 等。基因 1 型呈全球性分布,占所有 HCV 感染的 70%以上。丙型肝炎病毒对一般化学消毒剂敏感,高温加热和甲醛熏蒸等均可灭活病毒。

4. 丁型肝炎病毒(HDV):一种有缺陷的病毒,其生物周期的完成要依赖于乙型肝炎病毒的帮助,因此丁型肝炎不能单独存在,必须在 HBV 存在的条件下才能感染和引起疾病。HDV 基因组是一个单股 RNA,形成一个具有完整结构的病毒颗粒,直径为 35～37 nm,其外壳为乙肝表面抗原 HBsAg,内部由 HDAg 和 HDV-RNA 结成,而 HDV-RNA 与 HBV-DNA 无同源性,也不是宿主的 RNA,而是 HDV 的基因组,目前已知 HDV 只有一个血清型,但 HDV 容易发生变异,变异所产生不同的毒株毒力各不相同,目前多数学者认为,HDV 感染可明显抑制 HBV-DNA 合成。

5. 戊肝病毒为单股正链 RNA 病毒,大约 7.5 kb 长,其外观呈对称的二十面体,无外壳,直径为 32～34 nm,表面结构有突起和缺刻(Indentations)。过去它被归入杯状病毒科,现在被归入肝炎病毒科。该病毒有两个主要病毒株,即缅甸株(或亚洲株)和墨西哥株,HEV 不稳定,对高盐、氯化铯、氯仿敏感,反复冻融(－70℃～8℃之间)及在蔗糖溶液中活性降低,但在碱性环境中较稳定。

二、临床表现

(一)急性肝炎

患者在近期内出现、持续几天以上但无其他原因可解释的症状,如乏力、食欲减退、恶心等。肝肿大并有压痛、肝区叩击痛,部分患者可有轻度脾肿大。化验发现血清 ALT 升高,血清病原学检测阳性。若不伴有胆红素的升高,为急性无黄疸型肝炎;若伴有胆红素升高则为急性黄疸型肝炎。

(二)慢性肝炎

急性肝炎病程超过半年,或原有乙型、丙型、丁型肝炎或 HBsAg 携带史,本次又因同一病原再次出现肝炎症状、体征及肝功能异常者可以诊断为慢性肝炎。发病日期不明或虽无肝炎病史,但肝组织病理学检查符合慢性肝炎,或根据症状、体征、化验及 B 超检查综合分析,亦可作出相应诊断。按照我国 2000 年病毒性肝炎防治方案,慢性肝炎临床上可分为:轻度(临床症状、体征轻微或缺如,肝功能指标仅 1 或 2 项轻度异常)、中度(介于轻度和重度之间)及重度(有明显或持续的肝炎症状,如乏力、纳差、腹胀、尿黄、便溏等,伴有肝病面容、肝掌、蜘蛛痣、脾大并排除其他原因,且无门静脉高压症者。实验室检查血清 ALT 和/或 AST 反复或持续升高,白蛋白降低或 A/G 比值异常、丙种球蛋白明显升高)。除前述条件外,凡白蛋白≤32 g/L,胆红素大于 5 倍正常值上限、凝血酶原活动度 60%～40%,胆碱酯酶>2 500 U/L,四项检测中有一项达上述程度者即可诊断为慢性肝炎重度。对于多数的慢性乙型肝炎整个病程又可分为免疫耐受期、免疫清除期、非活动期及再活跃期。不同时期的临床转归不尽相同。

(三)重型肝炎

1. 急性重型肝炎:以急性黄疸型肝炎,2 周内出现极度乏力。消化道症状明显,迅速出现Ⅱ度以上肝性脑病,凝血酶原活动度低于 40%并排除其他原因者,肝浊音界进行性缩小,黄疸急剧加深。

2. 亚急性重型肝炎:以急性黄疸型肝炎起病,15 至 24 周出现极度乏力,消化道症状明显,同时凝血酶原时间明显延长,凝血酶原活动度低于 40%并排除其他原因者。黄疸迅速加深,每天上升>17.1 μmol/L 或血清总胆红素大于正常 10 倍,首先出现Ⅱ°以上肝性脑病者,称脑病型(包括脑水肿、脑疝等);首先出现腹水及其相关症候(包括胸水等)者,称为腹水型。

3. 慢性重型肝炎:有慢性肝病的基础,如慢性肝炎或肝硬化病史,或慢性乙型肝炎病毒携带史、或无肝病史及无 HBsAg 携带史,但有慢性肝病体征(如肝掌、蜘蛛痣等)、影像学改变(如脾脏增厚等)及生化检测改变者(如丙种球蛋白升高,白/球蛋白比值下降或倒置),或肝穿检查支持慢性肝炎,并发生重型肝炎的表现,对于亚急性重型和慢性重型肝炎可根据其临床表现分为早、中、晚三期。① 早期。符合重型肝炎的基本条件,如严重乏力及消化道症状,黄疸迅速加深,血清胆红素大于正常 10 倍,凝血酶原活动度<40%～30%,或经病理学证实,但未发生明显的脑病,亦未出现腹水。② 中期。有Ⅱ度肝性脑病或明显腹水、出血倾向(出血点或瘀斑),凝血酶原活动度<30%～20%。③ 晚期。有难治性并发症,如肝肾综合征、消化道大出血、严重出血倾向(注射部位瘀斑等),严重感染,难以纠正的电解质紊乱或Ⅱ度以上肝性脑病、脑水肿、凝血酶原活动度<20%。

(四)淤胆型肝炎

起病类似急性黄疸型肝炎,但自觉症状比较轻,皮肤瘙痒,大便灰白,常有明显肝脏肿大,肝功能检查血清胆红素明显升高。以直接胆红素为主,凝血酶原活度<60%或应用维生素 K 肌注后一周可升至 60%以上,血清胆汁酸、γ 谷氨酰转肽酶、碱性磷酸酶、胆

固醇水平可明显升高，黄疸持续 3 周以上，并除外其他原因引起的肝内外梗阻性黄疸者，可诊断为急性淤胆型肝炎，在慢性肝炎基础上发生上述临床表现者，可诊断为慢性淤胆型肝炎。

(五)肝炎肝硬化

肝炎肝硬化是慢性肝炎发展的结果，肝组织病理学表现为弥漫性肝纤维化及结节形成，二者必须同时具备，才能诊断，代偿性肝硬化是指早期肝硬化，一般属 Child-Pugh A 级，虽可有轻度乏力、食欲减少或腹胀症状，尚无明显肝功能衰竭表现，血清白蛋白降低，但仍>35 g/L，胆红素>35 μmo/L，凝血酶原活动度多大于 60%，血清 ALT 及 AST 轻度升高，AST 可高于 ALT，γ-谷氨酰转肽酶可轻度升高，可有门静脉高压症，如轻度食管静脉曲张，但无腹水，肝性脑病或上消化道出血。失代偿性肝硬化是指中晚期肝硬化，一般属 Child-Pugh B、C 级，有明显肝功能异常及失代偿征象，如血清白蛋白<35 g/L，ALT 和 AST 升高，凝血酶原活动度<60%，患者可出现腹水、肝性脑病及门静脉高压症引起的食管、胃底静脉明显曲张或破裂出血，根据肝脏炎症活动情况，可将肝硬化区分为活动性肝硬化，即慢性肝炎的临床表现依然存在，特别是 ALT 升高，黄疸、白蛋白水平下降，肝质地变硬，脾进行增大，并伴有门静脉高压症；静止性肝硬化通常 ALT 正常，无明显黄疸，肝质地硬，脾大，伴有门静脉高压症，血清白蛋白水平低，影像学检查常常发现肝脏缩小。肝表面明显凹凸不平，锯齿状或波浪状，肝边缘变钝，肝实质回声不均、增强，呈结节状，门静脉和脾门静脉内径增宽，肝静脉变细、扭曲、粗细不均，腹腔内可见液性暗区。

三、诊断

1. 病毒性肝炎的诊断是在肝炎临床表现的基础上结合流行病学史，并检测到病毒特异性标志物。

2. 甲型肝炎确诊的标记物是抗-HAVIgM 阳性，通常在发病后 1 周左右即可在血清中测出。

3. 乙肝肝炎确诊的标记物是乙肝五项（HBsAg、抗-HBs、HBeAg、抗-HBe、抗-HBc）中至少有 2～3 项阳性（大三阳：HBsAg、HBeAg、抗-HBc 或小三阳：HBsAg、抗-HBe、抗-HBc），乙肝 HBV DNA 的载量可反应病毒复制的活跃程度，肝功能异常程度反应肝脏炎症的活动程度。

4. 丙型肝炎确诊的标记物是抗-HCV 阳性；戊型肝炎确诊的标记物是抗-HEVIgM 抗-HEV 阳性。丁型肝炎确诊的标记物是抗-HDV 阳性或 HDV 抗原阳性。

病毒性肝炎需与溶血性黄疸、肝外梗阻性黄疸、非嗜肝病毒（如巨细胞病毒、EB 病毒）所致的肝炎、药物性肝损害、酒精性肝病、自身免疫性肝炎等疾病相鉴别。

四、治疗

1. 甲型、戊型病毒性肝炎治疗：均不需抗病毒治疗，主要以支持治疗，辅以适当保肝药物如甘草酸制剂、水飞蓟素类、还原型谷胱甘肽、多烯磷脂酰胆碱等，避免饮酒、疲劳，避免使用损肝药物。强调早期卧床休息，至症状明显减退，可逐步增加活动，以不感到疲劳为原则，需住院隔离治疗至起病后 3 周、临床症状消失、血清总胆红素在 17.1 umol/L 以下，ALT 在正常值 2 倍以下时可以出院，但出院后仍应休息 1～3 月，恢复工作后应定期复查半年至 1 年。

2. 急性乙型肝炎的治疗：基本同上，至于是否进行抗病毒治疗需根据患者 HBVDNA 及乙肝五项血清学转换的情况来定，慢性乙型病毒性肝炎，若具备抗病毒治疗的适应证，在上述保肝治疗的基础还需要进行抗病毒治疗。我国 2010 年乙肝防治指南对乙肝抗病毒治疗的适应证为：HBeAg 阳性者，HBV-DNA≥10^5 拷贝/mL（相当于 20 000 IU/mL）；HBeAg 阴性者，HBV-DNA≥10^4 拷贝/mL（相当于 2 000 IU/mL）；ALT≥2×ULN；如用 IFN 治疗，ALT 应≤10×ULN，血清总胆红素应<2×ULN；ALT<2×ULN，但肝组织学显示 KnodellHAI≥4，或炎性坏死≥G2，或纤维化≥S2。对持续 HBV-DNA 阳性、达不到上述治疗标准，但有以下情形之一者，亦应考虑给予抗病毒治疗：对 ALT 大于 ULN 且年龄<40 岁者，也应考虑抗病毒治疗；对 ALT 持续正常但年龄较大者（≥40 岁），应密切随访，最好进行肝组织活检；如果肝组织学显示 KnodellHAI≥4，或炎性坏死≥G2，或纤维化≥S2，应积极给予抗病毒治疗；动态观察发现有疾病进展的证据（如脾脏增大）者，建议行肝组织学检查，必要时给予抗病毒治疗。乙肝抗病毒治疗药物有普通干扰素、聚乙二醇化干扰素及核苷（酸）类似物（包括拉米夫定、阿德福韦、替比夫定、恩替卡韦及替诺福韦）。干扰素类起效相对较慢，但若取得疗效维持稳定的机会相对较高，疗程相对较短，缺点是副作用相对较多；核苷（酸）类似物起效快、副作用小，但疗程较长，停药后复发的机会较多。所以要根据患者的具体情况选择用药，并根据患者治疗过程中的应答情况适时调整方案来进行个体化治疗。若选用核苷（酸）类似物治疗中还需注意病毒耐药变异的可能。

3. 丙型病毒性肝炎，无论急性还是慢性，只要 HCV RNA 能够检测到就需进行抗病毒治疗。标准的抗病毒治疗方案是聚乙二醇化干扰素加利巴韦林，若经济条件不允许用聚乙二醇化干扰素，也可用普通干扰素来代替，疗程根据患者在治疗的 4 周、12 周及 24 周时的应答情况来确定（即应答指导的治疗—RGT 治疗）。对于应答不佳的基因型为 1 型患者还可以考虑加用直接作用的抗病毒药物如博赛匹韦（Boceprevir，BOC）或特拉匹韦（Telaprevir，TVR）治疗。

五、护理

（一）做好隔离避免传染他人

甲肝、戊肝的病人要进行消化道隔离，嘱病人注意个人卫生，餐前、便后要洗手；乙肝、丙肝和丁肝病人要进行血液体液隔离。

（二）休息与活动

1. 急性肝炎、慢性肝炎活动期、重型肝炎应卧床休息，以降低机体代谢率，增加肝脏的血流量，有利于肝细胞修复。

2.待症状好转、黄疸减轻、肝功能改善后，逐渐增加活动量，以不感疲劳为度。

3.肝功能正常1～3个月后可恢复日常活动及工作，但仍应避免过度劳累和重体力劳动。

（三）饮食护理

1.肝炎急性期：宜进食清淡、易消化、富含维生素的流质。

2.黄疸消退期：可逐渐增加饮食，避免暴饮暴食，少食多餐。补充蛋白质，以优质蛋白为主，食用碳水化合物以保证足够热量；脂肪以耐受为限，多选用植物油；多食水果、蔬菜等含维生素丰富的食物。

3.肝炎后肝硬化、重型肝炎：血氨偏高时的饮食要求参照“肝性脑病”的饮食要求。

4.要避免长期摄入高糖高热量饮食，尤其有糖尿病倾向和肥胖者，以防诱发糖尿病和脂肪肝。

（四）病情观察

1.观察有无精神或神志的改变，警惕肝性脑病的发生。

2.观察有无出血倾向，皮肤有无出血点，有无黑便呕血等。

3.观察黄疸有无消退或加重；观察水肿有无消退或加重。

4.监测肝功，重症病人应注意有无胆酶分离。

5.对于肝性脑病者应监测生命体征。

（五）皮肤护理

1.保持周围环境清洁，为缓解或控制病人的皮肤痒感，可温水擦拭。

2.保护皮肤的完整性，避免抓伤皮肤，保持指甲平整，必要时入睡带手套，防干裂，选用中性肥皂或浴液清洁皮肤，暂时不用化妆品。

3.预防感染。

（六）水肿的护理

腹水病人给予半卧位，准确记录24 h出入量，监测体重或腹围，防止皮肤压疮，遵医嘱静脉补充白蛋白，补充优质高蛋白饮食。

（七）心理护理

1.护士要告知患者肝细胞损伤的修复需要时间，应向患者讲解疾病知识和用药知识，密切注意患者的思想动态，及时给予引导。

2.告知患者良好的心理状态对疾病恢复的影响，使其保持良好的心态，积极配合治疗。

3.患者出现急躁、忧郁、焦虑等情感反应，医护人员应注意自己的语言和行为，安抚患者的情绪，做好家属的思想工作，获得家属的支持和理解，使患者恢复战胜疾病的信心。

（顾文琴　常学兰　陈嵩淞　周慧）

第四节　出血热

出血热是危害人类健康的重要传染病，即流行性出血热又称肾综合征出血热，是由流行性出血热病毒引起的，以鼠类为主要传染源的自然疫源性疾病。其主要临床特征是发热、出血倾向及肾脏损害等。

一、病因

1. 宿主动物和传染源。主要是小型啮齿动物、包括鼠。

2. 传播途径。主要传播为动物源性，病毒能通过宿主动物的血及唾液、尿、便排出，鼠向人的直接传播是人类感染的重要途径。

3. 人群易感性。一般认为人群普遍易感，隐性感染率较低，一般青壮年发病率高，二次感染发病罕见。

二、临床表现

出血热潜伏期一般为 2～3 周。起病急，有发热(38℃～40℃)、三痛(头痛、腰痛、眼眶痛)以及恶心、呕吐、胸闷、腹痛、腹泻、全身关节痛等症状，皮肤黏膜三红(脸、颈和上胸部发红)，眼结膜充血，重者似酒醉貌。口腔黏膜、胸背、腋下出现大小不等的出血点或瘀斑，或呈条索状、抓痕样的出血点。随着病情的发展，病人退烧，但症状反而加重，继而出现低血压、休克、少尿、无尿及严重出血等症状。典型的出血热一般有发热、低血压、少尿、多尿及恢复五期经过。如处理不当，病死率很高。因此，对病人应实行"四早一就"，即早发现、早诊断、早休息、早治疗，就近治疗，减少搬运。出血热早期症状主要是发热、头痛、腰痛、咽痛、咳嗽、流涕等，极易与感冒混淆，造成误诊而延误病情；不少患者由于出现发热、头痛、尿少、水肿等症状而被误诊为急性肾炎或泌尿系统感染；部分患者可有恶心、呕吐或腹泻等症状而被误诊为急性胃肠炎；少数患者有发热、畏寒、头痛、乏力症状，皮肤黏膜有出血点，或白细胞数增高，与败血症非常相似。

三、诊断

(一)常规检查

1. 血象。不同病期中变化不同，对诊断、预后判定均重要。

(1)白细胞。早期白细胞总数正常或偏低，3～4 日后即明显增高，多在(15～30)×10^9/L，中性粒细胞明显核左移，并可出现幼稚细胞，重型、危重型可出现晚幼粒、中幼粒、甚至早幼粒细胞，呈现类白血病反应。异型淋巴细胞在 1～2 病日即可出现，且逐日增多，一般为 10%～20%，部分达 30%以上，对诊断有参考价值。

(2)红细胞和血红蛋白。发热期开始上升，低血压期逐渐增高，休克期患者明显上升，至少尿期下降，其动态变化可作为判断血液浓缩与血液稀释的重要指标。

(3)血小板。全病程均有不同程度降低,发病日即降低,低血压及少尿期最低,并有异型、巨核血小板出现,多尿后期始恢复。血小板显著减少是本病一项特征性表现。下降迅速,原因除病毒直接损害外,提示有DIC存在。

2.尿常规。显著的尿蛋白是本病的重要特点,也是肾损害的最早表现。其主要特征为:出现早、进展快、时间长。多在2～3病日尿中即开始出现蛋白,并发展迅速,可在1天内由"1"突然增至"111"或"1111"。少尿期达高峰,以后逐渐下降,尿中还可有红细胞、管型或膜状物(是凝血块、蛋白质与坏死脱落上皮细胞的混合凝聚物),故必须强调多次查尿、有助于诊断。

(二)血液生化检查

1.尿素氮及肌酐。低血压休克期轻、中度增高。少尿期至多尿期达高峰,以后逐渐下降,升高程度及幅度与病情成正比。

2.二氧化碳结合力。发热后期即下降,低血压休克期明显,少尿期亦有下降,多尿期逐渐恢复至正常。

3.电解质。血钾在发热期可有降低,休克期仍低,少尿期上升为高血钾,多尿期又降低。但少尿期亦有呈低血钾者。血钠及氯在全病程均降低,以休克及少尿期最显著。血钙在全病程中亦多降低。

(三)凝血功能检查

一般血小板均减少,有DIC者,开始为高凝阶段,凝血时间缩短,但为时较短,不易观察。其后转为低凝血阶段和继发性纤溶亢进。低凝阶段,表现为凝血因子大量消耗,血小板下降,凝血酶原和部分凝血活酶时间延长,纤维蛋白原降低。继发性纤溶亢进表现为凝血酶凝固时间延长,纤维蛋白降解物增加及优球蛋白溶解时间缩短。血浆鱼精蛋白副凝试验(3P试验)阳性说明有纤维蛋白单体存在,证明有较多凝血酶及纤溶存在。

(四)免疫功能检查

在急性期细胞免疫功能普遍低下,尤以休克期为甚,其下降幅度与病情严重程度相平行,至多尿期渐回升。在EHF患者病程中存在着调节性T细胞数量和功能失常,表现为病初自发性抑制性T细胞(STs)活性即明显低下,CD8细胞百分数增加,CD4/CD8比值倒置,增加的CD8细胞属于细胞毒性T细胞。血清免疫球蛋白测定可见IgM和IgA增高,早期尤其以IgM增高为著。急性期补体水平下降,血清总补体及补体C3、C4含量,在发热期即开始下降,低血压及少尿期尤著,病情危重者明显降低。免疫复合物检出率增高,早期即出现循环免疫复合物,肾组织作电镜或免疫荧光检查,在肾小球基底膜见有免疫复合物沉积。

(五)流行病学

一般依据临床特点和实验室检查、结合流行病学资料,在排除其他疾病的基础上,进行综合性诊断,对典型病例诊断并不困难,但在非疫区,非流行季节,以及对不典型病例确诊较难,必须经特异性血清学诊断方法确诊。

四、治疗

本病应争取早期治疗。发热期可用环磷酰胺或肾上腺皮质激素、丹参注射液等。发生低血压休克时应补充血容量。若有少尿可用利尿剂(如速尿等)静脉注射。无尿者可用20%甘露醇250 mL口服,如效果不明显可加用50%硫酸镁40 mL,一日一次。多尿时应补充足够液体和电解质(钾盐),以口服为主。进入恢复期后应休息1~2月,逐步增加体力劳动。

五、护理

(一)心理护理

要做好本病的护理工作,除应具备熟练的护理技术及专业理论知识外,还需要有积极热情为病人服务的工作态度。语言要温和体贴,病室环境要安静、舒适、安全,操作井然有序、有条不紊、忙而不乱,给病人亲切感、安全感,消除病人及家属对出血热的恐惧心理,树立战胜疾病的信心,积极配合治疗。

(二)发热期的护理

1. 积极降温。病人可持续发热3~7天,体温在39℃以上,给物理降温,如头置冰帽,大血管处放冰袋,也可选用温水擦洗,但不用酒精擦浴,以免加重对毛细血管的损害。如高热伴中毒症状重者,遵医嘱应用地塞米松,热退即停,忌用大剂量退热药,以免出汗过多而导致低血压休克。

2. 合理饮食。由于发热出汗,呕吐腹泻,血管透性增加及血浆外渗,病人可有脱水,低钠低钾血症。故此期应给清淡可口、高热量、高维生素、营养丰富的流质或半流质饮食。如糖水、米汤、菜汤、鱼、肉汤或含钾食物,少量多餐,对呕吐进食困难者,给止吐药,同时静脉补充所需营养。

(三)低血压期的护理

1. 密切监测血压。每10~30 min测量血压1次,或用监护仪随时监测。使收缩压维持在100~110 mmHg,待血压稳定后,可每1~2 h监测血压1次。测血压时袖带绑扎不可过紧,时间不可过长,防止加重皮下出血。若有四肢冰冷、脉搏细弱、冷汗、口唇和指(趾)苍白或紫绀,呼吸急促,尿量减少,收缩压低于80 mmHg,说明进入低血压休克状态,应立即通知医生配合抢救。

2. 输液注意。此期由于大剂量血浆外渗,血容量明显减低,造成血压下降,甚至休克。因此,本期应迅速补充足量的液体,以迅速提升血压。输液时,选择较粗的针头,行快速点滴或静脉推注,必要时可两条静脉同时输注,以6~7 mL/min的速度输液。应用血管活性药,应防止药液外溢,注意调节滴速,争取血压1 h后回升,24 h血压稳定。严防输液反应的发生,以免输液反应加重组织缺氧及加重休克。

3. 绝对卧床休息。忌随意搬动病人,保持平卧位或自然体位。有呼吸困难、紫绀者给予吸氧,保持吸氧畅通。

(四)少尿期的护理

1. 严格控制液体量。本期由于泌尿功能障碍及大量组织间液回吸收,造成高血容量,故每日输液量不应超过 500 mL。应限制蛋白及钾的摄入,勿食含钾过多的食物,以免造成高钾血症及非蛋白氮的增高,注意热量的供应,准确记录 24 h 出入量及每小时尿量,监测肾功能。

2. 预防继发感染。由于出血热病人细胞免疫功能明显下降,抵抗力减低,加之病程长,机体消耗严重,极易招致各种继发感染。因此病人尽量住单人间,加强皮肤及口腔护理,桌面及地面每日用 500 mg/L 健之素消毒液擦拭 2 次,空气消毒 1 次,病室每日通风 2 次。工作人员接触病人前后均用 250 mg/L 健之素消毒液泡手 3～5 min,各种操作及透析的各个环节均严格无菌操作,减少探视。

3. 密切观察病情。此期易发生各种并发症,应常规查血型,配血并做输血准备。一旦发现 DIC,应按医嘱及早应用肝素、输血、止血等抢救措施。抽搐者给镇静剂。输液和输血速度宜慢。定期监测出凝血时间及血小板回升情况。密切观察生命体征的变化。

(五)多尿期的护理

1. 维持水和电解质的平衡。由于大量水分和电解质随尿排出,每日尿量超过 3 000 mL 时,易造成各种电解质紊乱。此时除应静脉补充液体及各种电解质外,还应鼓励病人多喝水及果汁,多食水果及含电解质较多的食物。

2. 加强营养。给高蛋白、高糖、高维生素、含钾丰富易消化的食物,如鱼、虾、蛋类、瘦肉、水果、蔬菜等。勿暴饮暴食,以免引起消化道大出血。

(六)恢复期护理

被损害的各脏器逐渐恢复,此期病人可逐渐下床活动,但心肾受损严重者仍应限制活动。给高营养饮食,生活要有规律,保证足够睡眠,以助恢复体力。

(张萍　韩金美　孙振刚　陈云荣)

第五节　艾滋病

艾滋病,即获得性免疫缺陷综合征,英文名称 Acquired Immune Deficiency Syndrome,AIDS,是人类因为感染人类免疫缺陷病毒(Human Immunodeficiency Virus,HIV)后导致免疫缺陷,并发一系列机会性感染及肿瘤,严重者可导致死亡的综合征。目前,艾滋病已成为严重威胁世界人民健康的公共卫生问题。1983 年,人类首次发现 HIV。目前,艾滋病已经从一种致死性疾病变为一种可控的慢性病。

一、病因

(一)病原学

HIV 属于逆转录病毒科慢病毒属中的人类慢病毒组,分为 1 型和 2 型。目前世界范围内主要流行 HIV-1。HIV-1 为直径 100～120 nm 球形颗粒，由核心和包膜两部分组成。核心包括两条单股 RNA 链、核心结构蛋白和病毒复制所必需的酶类，含有逆转录酶、整合酶和蛋白酶。HIV-1 是一种变异性很强的病毒，不规范的抗病毒治疗是导致病毒耐药的重要原因。HIV-2 主要存在于西非，目前在美国、欧洲、南非、印度等地均有发现。HIV-2 的超微结构及细胞嗜性与 HIV-1 相似，其核苷酸和氨基酸序列与 HIV-1 相比明显不同。HIV 在外界环境中的生存能力较弱，对物理因素和化学因素的抵抗力较低。对热敏感，56℃处理 30 min、100℃ 20 min 可将 HIV 完全灭活。巴氏消毒及多数化学消毒剂的常用浓度均可灭活 HIV。如 75％的酒精、0.2％次氯酸钠、1％戊二醛、20％的乙醛及丙酮、乙醚及漂白粉等均可灭活 HIV。但紫外线或 γ 射线不能灭活 HIV。

(二)流行病学

1. 流行概况：WHO 报告 2010 年全世界存活 HIV 携带者及艾滋病患者共 3 400 万，新感染 270 万，全年死亡 180 万人。每天有超过 7 000 人新发感染，全世界各地区均有流行，但 97％以上在中、低收入国家，尤以非洲为重。专家估计，全球流行重灾区可能会从非洲移向亚洲。中国 CDC 估计，截止至 2011 年底，我国存活 HIV 携带者及艾滋病患者约 78 万人，全年新发感染者 4.8 万人，死亡 2.8 万人。疫情已覆盖全国所有省、自治区、直辖市，目前我国面临艾滋病发病和死亡的高峰期，且已由吸毒、暗娼等高危人群开始向一般人群扩散。

2. 传染源：HIV 感染者和艾滋病病人是本病的唯一传染源。

3. 传播途径：HIV 主要存在于感染者和病人的血液、精液、阴道分泌物、乳汁中。① 性行为：与已感染的伴侣发生无保护的性行为，包括同性、异性和双性性接触。② 静脉注射吸毒：与他人共用被感染者使用过的、未经消毒的注射工具，是一种非常重要的 HIV 传播途径。③ 母婴传播：在怀孕、生产和母乳喂养过程中，感染 HIV 的母亲可能会传播给胎儿及婴儿。④ 血液及血制品(包括人工授精、皮肤移植和器官移植)。握手，拥抱，礼节性亲吻，同吃同饮，共用厕所和浴室，共用办公室、公共交通工具、娱乐设施等日常生活接触不会传播 HIV。

4. 易感人群：人群普遍易感。高危人群包括：男性同性恋者、静脉吸毒者、与 HIV 携带者经常有性接触者、经常输血及血制品者和 HIV 感染母亲所生婴儿。

(三)发病机制

1. 病毒感染过程

(1)原发感染。HIV 需借助于易感细胞表面的受体进入细胞，包括第一受体和第二受体。HIV 进入人体后，在 24～48 h 内到达局部淋巴结，约 5 天左右在外周血中可以检测到病毒成分。继而产生病毒血症，导致急性感染。

(2)HIV 在人体细胞内的感染过程。吸附及穿入：HIV-1 感染人体后，选择性地吸附于靶细胞的 CD4 受体上，在辅助受体的帮助下进入宿主细胞。经环化及整合、转录及翻译、装配、成熟及出芽，形成成熟的病毒颗粒。

(3)HIV 感染后的三种临床转归。由于机体的免疫系统不能完全清除病毒，形成慢性感染，在临床上可表现为典型进展者、快速进展者和长期不进展者三种转归。

2. 抗 HIV 免疫反应。抗 HIV 免疫反应包括特异性免疫和非特异性免疫反应，以特异性免疫反应为主。包括特异性体液免疫和特异性细胞免疫，人体免疫系统主要通过针对 HIV 蛋白的各种特异性抗体、特异性 CD41T 淋巴细胞免疫反应和 CTL 直接或分泌各种细胞因子（如肿瘤坏死因子，干扰素等），抑制病毒复制。

3. 免疫病理

（1）CD41T 淋巴细胞数量减少。感染 HIV 后体内 CD41T 淋巴细胞数量不断减少，分为 3 个阶段：① 急性感染期：CD41T 淋巴细胞数量短期内一过性迅速减少，大多数感染者未经特殊治疗，CD41T 淋巴细胞数可自行恢复至正常水平或接近正常水平；② 无症状感染期：CD41T 淋巴细胞数量持续缓慢减少，多在 $800 \sim 350/mm^3$ 之间，此期持续数月至十数年不等，平均持续约 8 年左右；③ 有症状期：CD41T 淋巴细胞再次较快速的减少，多在 $350/mm^3$ 以下，部分晚期病人降至 $200/mm^3$ 以下，并快速减少。

（2）CD41T 淋巴细胞功能障碍。主要表现为 T 辅助细胞 1(Th1)细胞被 T 辅助细胞 2(Th2)细胞代替、抗原递呈细胞功能受损、白细胞介素-2 产生减少和对抗原反应活化能力丧失，使 HIV/AIDS 病人易发生各种感染。

（3）异常免疫激活。HIV 感染后，CD41、CD81T 淋巴细胞表达 CD69、CD38 和 HLA-DR 等免疫激活标志物水平异常的升高。异常的免疫激活状况不仅可以衡量血浆病毒载量的变化，还可以预测 CD41T 淋巴细胞减少的速度。

（4）免疫重建。指经抗病毒治疗后，上述 HIV 所引起的免疫异常改变能恢复至正常或接近正常水平，与艾滋病相关的各种机会性感染和肿瘤的发生率下降，艾滋病病人的死亡率和发病率减少。但抗 HIV 治疗并不能使所有艾滋病病人获得免疫重建，也不能重建抗 HIV 的 CD41T 淋巴细胞特异性免疫反应，CD81T 淋巴细胞特异性抗 HIV 的能力也下降，这意味着病人需长期维持用药。

（四）病理改变

1. 免疫系统病理变化：包括 HIV 相关性淋巴结病、脾脏淋巴细胞的高度耗竭，儿童患者的胸腺过早退化和晚期患者骨髓细胞减少等。

2. 临床病例变化：艾滋病是累及全身多器官系统的疾病，皮肤黏膜、淋巴结、眼部、呼吸系统、消化系统、神经系统、泌尿系统等。除免疫系统病变，还包括多系统机会性感染（如病毒、细菌、真菌和原虫）和恶性肿瘤（包括卡波氏肉瘤、恶性淋巴瘤和子宫颈癌），构成了艾滋病复杂的临床病理变化。

二、临床表现

我国将 HIV 感染分为急性期、无症状期和艾滋病期。

1. 急性期：通常发生在初次感染 HIV 后 2～4 周。临床主要表现为发热、咽痛、盗汗、恶心、呕吐、腹泻、皮疹、关节痛、淋巴结肿大及神经系统症状。多数患者临床症状轻微，持续 1～3 周后缓解。此期在血液中可检出 HIV-RNA 和 P24 抗原，而 HIV 抗体则在感染后数周才出现。CD41T 淋巴细胞计数一过性减少，CD4/CD8 比例可倒置。

2. 无症状期。可从急性期进入此期，或无明显的急性期症状而直接进入此期。此期持续时间一般为 6～8 年。但也有快速进展和长期不进展者。此期的长短与感染病毒的数量、型别，感染途径，机体免疫状况等多种因素有关。

3. 艾滋病期。为感染 HIV 后的最终阶段。病人 CD41T 淋巴细胞计数明显下降，HIV 血浆病毒载量明显升高。此期主要临床表现为 HIV 相关症状、各种机会性感染及肿瘤。

HIV 相关症状：主要表现为持续一个月以上的发热、盗汗、腹泻；体重减轻 10%以上。部分病人表现为神经精神症状，如记忆力减退、精神淡漠、性格改变、头痛、癫痫及痴呆等。另外还可出现持续性全身性淋巴结肿大。其特点：① 除腹股沟以外有两个或两个以上部位的淋巴结肿大；② 淋巴结直径≥1 cm，无压痛，无粘连；③ 持续时间 3 个月以上。HIV 相关机会性感染及肿瘤的常见症状：发热、盗汗、淋巴结肿大、咳嗽咳痰咯血、呼吸困难、头痛、呕吐、腹痛腹泻、消化道出血、吞咽困难、食欲下降、口腔白斑及溃疡、各种皮疹、视力下降、失明、痴呆、癫痫、肢体瘫痪、消瘦、贫血、二便失禁、尿潴留、肠梗阻等。

三、诊断

(一)辅助检查

1. HIV 抗体初筛试验(ELISA)：敏感性高，可有假阳性出现。对于初筛阳性的患者，应经确证试验确证。

2. HIV 抗体确证试验(WB)：WHO 规定，只要出现 2 个 env 条带即可判定为阳性。

3. HIV-RNA：敏感性为 100%，但偶尔会出现假阳性，但假阳性结果通常低于 2 000 cp/mL，而急性感染期病毒载量通常很高，平均在 10^6 cp/mL。

4. p24 抗原：有助于早期诊断，灵敏性及特异性均较高。

5. 快速检测试验：可采集全血或毛细血管的血液，一般 15～30 min 可出结果。但假阳性及假阴性率均较高，不作为常规检测。

(二)并发症的辅助检查

艾滋病是一种可以累及全身各个器官的疾病，因此总体上可能会涉及所有种类的血液检查、排泄物、分泌物、体液检查(包括尿液、粪便、痰液、肺泡灌洗液、脑脊液、胸水、腹水)、骨髓检查及针对不同部位、不同种类的并发症的影像学检查(包括各部位的超声、X 线、CT、MRI、PET-CT)，活组织病理或细胞学检查(对肿瘤，分枝杆菌、真菌、巨细胞病毒等感染的诊断及鉴别意义重大)。以上检查需要针对每名患者的不同并发症进行选择性检查。需要特别提到的是，各期的患者，无论病情是否稳定，均需要监测 CD41T 淋巴细胞计数和 HIV-RNA，以便及时开始抗病毒治疗和抗病毒用药调整。

(三)诊断标准

1. HIV 感染的诊断：① 流行病学史：不安全性生活史、静脉注射毒品史、输入未经抗 HIV 抗体检测的血液或血液制品、HIV 抗体阳性者所生子女或职业暴露史等。② 临床表现：各期表现不同，见下述。③ 实验室检查：诊断 HIV 感染必须是经确认试验证实的

HIV 抗体阳性,而 HIV-RNA 和 P24 抗原的检测有助于 HIV/AIDS 的诊断,尤其是能缩短抗体“窗口期”和帮助早期诊断新生儿的 HIV 感染。

(1)急性期。诊断标准:病人近期内有流行病学史和临床表现,结合实验室 HIV 抗体由阴性转为阳性即可诊断,或仅实验室检查 HIV 抗体由阴性转为阳性即可诊断。80%左右 HIV 感染者感染后 6 周初筛试验可检出抗体,几乎 100%感染者 12 周后可检出抗体,只有极少数患者在感染后 3 个月内或 6 个月后才检出。

(2)无症状期。诊断标准:有流行病学史,结合 HIV 抗体阳性即可诊断,或仅实验室检查 HIV 抗体阳性即可诊断。

(3)艾滋病期。

① 原因不明的持续不规则发热 38℃以上,1 个月;

② 慢性腹泻次数多于 3 次/日,1 个月;

③ 6 个月之内体重下降 10%以上;

④ 反复发作的口腔白念珠菌感染;

⑤ 反复发作的单纯疱疹病毒感染或带状疱疹病毒感染;

⑥ 肺孢子虫肺炎(PCP);

⑦ 反复发生的细菌性肺炎;

⑧ 活动性结核或非结核分枝杆菌病;

⑨ 深部真菌感染;

⑩ 中枢神经系统占位性病变;

中青年人出现痴呆;

活动性巨细胞病毒感染;

弓形虫脑病;

青霉菌感染;

反复发生的败血症;

皮肤黏膜或内脏的卡波氏肉瘤、淋巴瘤。

诊断标准:有流行病学史、实验室检查 HIV 抗体阳性,加上述各项中的任何一项,即可诊为艾滋病。或 HIV 抗体阳性,而 CD41T 淋巴细胞数$<200/mm^3$,也可诊断为艾滋病。

四、治疗

(一)一般治疗

根据获得性免疫缺陷综合征的传播特点,一般的接触是不会传染获得性免疫缺陷综合征的。因此,对 HIV 感染者或获得性免疫缺陷综合征患者均无须隔离治疗。对无症状 HIV 感染者,可保持正常的工作和生活。但应进行病原治疗,并密切监测病情的变化。对获得性免疫缺陷综合征前期或获得性免疫缺陷综合征患者,应根据病情卧床休息,给予高热量、多维生素饮食。不能进食者,应静脉输液补充营养。加强支持疗法,包括输血及营养支持疗法,维持水及电解质平衡。

(二)抗病毒治疗

抗病毒治疗是获得性免疫缺陷综合征治疗的关键。随着 HIV 蛋白酶抑制剂的出现,乃出现高效抗反转录病毒联合疗法(highly active anti-retroviral therapy,HAART)的应用,大大提高了抗 HIV 的疗效,显著改善了获得性免疫缺陷综合征患者的生活质量和预后,使获得性免疫缺陷综合征的治疗前进了一大步。高效抗逆转录病毒治疗(Highly Active Antiretroviral Therapy,HAART)是艾滋病的最根本的治疗方法。而且需要终生服药。治疗目标:最大限度地抑制病毒的复制,保存和恢复免疫功能,降低病死率和 HIV 相关性疾病的发病率,提高患者的生活质量,减少艾滋病的传播。

1. 抗逆转录病毒治疗的指证和时机

(1)在青少年开始抗逆转录病毒治疗的指证和时机。下列情况之一建议治疗:艾滋病期患者;急性期;无症状期 CD41T 淋巴细胞<$350/mm^3$;CD41T 淋巴细胞每年降低大于 $100/mm^3$;HIV-RNA 10^5 cp/mL;心血管疾病高风险;合并活动性 HBV/HCV 感染;HIV 相关肾病;妊娠。开始 HAART 前,如果存在严重的机会性感染或既往慢性疾病急性发作,应控制病情稳定后再治疗。

(2)开始抗逆转录病毒治疗的指证和时机。以下情况之一建议治疗:小于 12 个月的婴儿;12~35 个月的婴儿,CD41T 淋巴细胞比例<20%,或总数<$750/mm^3$;36 个月以上的儿童,CD41T 淋巴细胞比例<15%,或总数<$350/mm^3$。

2. 转录病毒(ARV)药物

(1)有药物:六大类 30 多种。核苷类反转录酶抑制剂(NRTIs)、非核苷类反转录酶抑制剂(NNRTIs)、蛋白酶抑制剂(PIs)、整合酶抑制剂(raltegravir)、融合酶抑制剂(FIs)及 CCR5 抑制剂(maraviroc)。

(2)RV 药物:有前 4 类,12 种。

推荐我国成人及青少年的一线抗病毒方案:

齐多夫定/替诺福韦 1 拉米夫定 1 依非韦伦/奈韦拉平。某些特殊人群(如儿童、孕妇、合并结核、肝炎及静脉吸毒者)的抗病毒治疗均有其特殊性,应具体问题具体分析,不能照搬以上方案。依从性很重要。抗病毒治疗前,应与患者有充分的交流,让他们了解治疗的必要性、治疗后可能出现的不适、依从性的重要性、服药后必须进行定期的检测,以及在发生任何不适时应及时与医务人员联系。同时要得到其家属或朋友的支持,以提高患者的依从性。抗病毒治疗过程中,应监测 CD41T 淋巴细胞、HIV-RNA 及常规血液检测,以评价疗效及副作用。

(三)免疫调节治疗

主要是应用免疫增强剂,希望能部分恢复患者的免疫功能。常用的有下列几种。

1. 胸腺(Thymosin):细胞免疫增强剂,适用于免疫缺陷及免疫功能失调所致的病毒性及肿瘤性疾病。副作用少而轻,偶见一过性头晕、胸闷等,可自行消退。每次 10~20 mg,肌内或皮下注射,隔日 1 次。

2. 香菇(Lentinan):能兴奋体液及细胞免疫,具有广泛的药理活性。无明显毒副作用。每日 2 次，每次 3～5 片，3 个月为一疗程，并同时服用一般剂量的维生素类药物。

3. 地白介素（IL-2）：能增强 T 淋巴细胞及自然杀伤细胞（NK）的活性，及抑制病毒 DNA 聚合酶活性的作用，具有兴奋细胞免疫和抗病毒作用。副作用有发热、寒战、厌食及疲劳感。15 mg/d 加入 10%葡萄糖注射液 250 mL 中静脉滴注，3～4 周为一疗程。

五、护理

（一）心理社会支持

对于一些 HIV/AIDS 患者及家庭来说，经常受到的心理社会问题是社会孤立和歧视、无助感和悲哀。亲朋好友的疏远，来自工作及生活环境中的排斥都会使病人及家庭感受到疾病的威胁及压力。护士走进病人家庭就是对我们毫无歧视，积极支持态度的表现。护士应向病人及家庭介绍疾病的发展过程，相应的医疗护理保健机构及病人应享有的权利；以使其增加对疾病的了解及信息，从而缓和孤立和无助的情绪。在病人无症状时应鼓励其参加正常的工作及社会生活。

（二）护理及防护指导

家庭病床的护理方式较易为病人接受。护士应对病人及其家庭成员在家庭生活中的角色进行评估，指导他们根据家庭环境来护理病人及预防疾病的自我保护方法，护士应向家庭成员介绍疾病的发展情况，病人的一般状况，观察病情变化的技巧和方法，家属应知道如何保护病人，如：① 禁止患有感冒等传染病的亲友探访病人。② 注射应采取无菌技术和一次性注射器。③ 接触病人前后要用肥皂洗手，必要时戴手套。④ 各种食物要洗净，肉类要新鲜、煮透。⑤ 注意病人的营养状况，给予合理、平衡的膳食。⑥ 活动受限及卧床的病人要注意保护肌肉及关节的功能，注意被动锻炼，勤翻身，按摩受压部位，保持皮肤卫生等。

（孙振刚　薛安琪　周鹏　匡晓丽）

第六节　狂犬病

狂犬病又名恐水症，是由狂犬病毒所致的自然疫源性人畜共患急性传染病。流行性广，病死率极高，几乎为 100%。对人民生命健康造成严重威胁。人狂犬病通常由病兽以咬伤的方式传给人体而受到感染。临床表现为特有的恐水、恐声、怕风、恐惧不安、咽肌痉挛、进行性瘫痪等。

一、病因

狂犬病主要是感染了狂犬病毒所致，狂犬病毒含 5 种主要蛋白，即糖蛋白（G）、核蛋白（N）、聚合酶（L）、磷蛋白（NS）及膜蛋白（M）等。糖蛋白能与乙酰胆碱结合，决定了狂犬病毒的噬神经性，能刺激抗体产生保护性免疫性反应。N蛋白导致的抗体不具中和力，可用检测胞浆内包涵体有助临床诊断。

二、临床表现

狂犬病的临床表现可分为四期。

1. 潜伏期：潜伏期长短不一，最短3天，最长19年，一般为20～90天。在潜伏期中感染者没有任何症状。

2. 前驱期：感染者开始出现全身不适、低热、头疼、恶心、疲倦、继而恐惧不安，烦躁失眠，对声、光、风等刺激敏感而有喉头紧缩感。在愈合的伤口及其神经支配区有痒、痛、麻及蚁走等感觉异常等症状。本期持续2～4天。

3. 兴奋期：表现为高度兴奋，突出为极度的恐怖表情、恐水、怕风。体温升高（38℃～40℃），恐水为本病的特征，但是不是每一例都有。典型患者虽极渴而不敢饮，见水、闻水声、饮水或仅提及饮水时也可以引起咽喉肌严重痉挛。外界刺激如风、光、声也可引起咽肌痉挛，可有声音嘶哑，说话吐词不清，呼吸肌痉挛可出现呼吸困难和发绀。交感神经功能亢进可表现为大量流涎，大汗淋漓，心率加快，血压升高。但病人神志多清楚，可有精神失常及幻觉出现等。本期1～3天。

4. 麻痹期：如果患者能够渡过兴奋期而侥幸活下来，就会进入昏迷期，本期患者深度昏迷，但狂犬病的各种症状均不再明显，大多数进入此期的患者最终衰竭而死。患者常常因为咽喉部的痉挛而窒息身亡。

三、诊断

（一）辅助检查

1. 周围血象和脑脊液。白细胞总数轻至中度升高，中性粒细胞占80%。脑脊液细胞数及蛋白质可稍增多，糖和氯化物正常。

2. 病原学检查。脑组织内基小体检验；病人口腔分泌物、脑脊液和脑组织接种鼠脑分离病毒，狂犬病毒核酸检测等。

3. 病毒抗体检测。荧光免疫方法检查抗体，血清学抗体检查。

（二）症状体征

在狂犬病的早期，病人多有低热、头痛倦怠、全身不适、恶心、烦躁失眠、恐惧不安等症状，病人对声音、光线或风之类的刺激变得异常敏感，稍受刺激立即感觉咽喉部发紧。在愈合的伤口周围及其神经支配区也有麻木、痒痛及蚁走的异常感觉，两三天后，病情进入兴奋期。病人高度兴奋，突出表现为极度恐怖表情，恐水、怕风，遇到声音、光线、风等，都会出现咽喉部的肌肉严重痉挛。病人虽然口渴却不敢喝水，甚至听到流水的声音或者别人说到水，也会出现咽喉痉挛。严重的时候，病人还有全身疼痛性抽搐，导致呼吸困难。狂犬病的病人，大多数神志清醒；但是，也有部分病人出现精神失常。兴奋期约有两三天后，病人变得安静下来，但是，随之出现全身瘫痪，呼吸和血循环系统功能都会出现衰竭，迅速陷入昏迷，数个小时以后，就会死亡。恐水是多数狂躁型狂犬病特有的症状之一。

四、治疗

(一)急救措施

1. 被病狗咬伤后，应立即冲洗伤口，关键是洗的方法。伤口较小，较表浅，无活动性大出血时，可自行先用自来水或肥皂水直接冲洗伤口，至少冲洗 30 min，尽量把可能进入伤口的病毒冲洗掉，冲洗之后要用干净的纱布把伤口盖上。对于严重咬伤，应立即前往医院处理。

2. 被疯狗咬伤后，即使是再小的伤口，也有感染狂犬病的可能，同时可感染破伤风，伤口易化脓。患者应按照要求注射狂犬病疫苗和/或破伤风抗毒素预防针。

3. 及时正确处理伤口，及时全程预防接种可以预防狂犬病和降低发病率。

(二)药物治疗

狂犬病发病后以对症综合治疗为主，没有特效的治疗方法，包括：① 单室严格隔离病人，尽量保持病人安静，减少光、风、声的刺激，狂躁时用镇静剂；② 加强监护治疗，维持水电介质及酸碱平衡等生命支持。有脑水肿也以脱水治疗。

五、护理

1. 按传染病一般护理常规护理。医护人员若有皮肤破损，应戴乳胶手套。

2. 单间接触隔离。被患者唾液沾染的用品均应消毒。须防患者在痉挛发作中抓伤咬伤。

3. 病室内保持绝对安静，防止音、光、水、风等刺激。作好监护工作。

4. 若可能，给予流食或半流食，必要时咽部用 0.5%～1%丁卡因喷雾后鼻。

（陈云荣　薛安琪　周鹏　匡晓丽）

第三十二章　细菌感染

第一节　伤　寒

伤寒是由伤寒杆菌引起的急性消化道传染病。主要病理变化为全身单核—巨噬细胞系统的增生性反应，以回肠下段淋巴组织增生、坏死为主要病变。典型病例以持续发热、相对缓脉、神情淡漠、脾大、玫瑰疹和血白细胞减少等为特征，主要并发症为肠出血和肠穿孔。

一、病因

伤寒杆菌感染后是否发病与细菌数量、毒力、机体免疫力等因素有关。如胃酸过低、重度营养不良、贫血、低蛋白血症等也是造成伤寒发病的因素。

二、临床表现

(一)多发群体

男女老幼均可发病。饮食卫生较差者，无伤寒特异免疫力而到伤寒高发地旅行者易发。

(二)疾病症状

潜伏期7～23天，多数10～14天，整个病程4～5周。典型伤寒的临床表现分为下述四期。

1. 初期：病程第一周。多数起病缓慢，发热，体温呈现阶梯样上升，5～7日高达39℃～40℃，发热前可有畏寒，少有寒战，出汗不多。常伴有全身不适、乏力、食欲不振、腹部不适等，病情逐渐加重。

2. 极期：病程第2～3周。出现伤寒特有的症状和体征。① 持续高热，热型主要为稽留热，少数呈弛张热或不规则热，持续时间10～14天；② 消化系统症状：食欲不振明显，舌苔厚腻，腹部不适，腹胀，可有便秘或腹泻，下腹有轻压痛；③ 心血管系统症状：相对缓脉和重脉；④ 神经系统症状：可出现表情淡漠，反应迟钝，听力减退，重症患者可有谵妄，昏迷或脑膜刺激征(虚性脑膜炎)；⑤ 肝脾大：多数患者有脾大，质软有压痛。部分有肝大，并发中毒性肝炎时，可出现肝功异常或黄疸；⑥ 玫瑰疹：于病程第6天胸腹部皮肤可见压之退色的淡红色斑丘疹，直径2～4 mm，一般在10个以下，分批出现，2～4日内消退。

3.缓解期:病程第3～4周,体温逐渐下降,症状渐减轻,食欲好转,腹胀消失,肝脾回缩。本期可出现肠穿孔、肠出血等并发症。

4.恢复期:病程第5周,体温正常,症状消失,食欲恢复,一般在一个月左右完全康复,但在体弱或原有慢性疾患者,其病程往往延长。

三、诊断

1.血常规。白细胞偏低或正常,粒细胞减少,嗜酸性粒细胞减少或消失对诊断及观察病情都有价值,其消长与病情相一致。血小板也可减少。

2.尿常规。极期可出现尿蛋白及管型。

3.粪便常规。在肠出血时有血便或潜血试验阳性。少数患者当病变侵及结肠时可有黏液便甚至脓血便。

4.血培养。病程第1周阳性率最高(可达80%),以后逐渐下降,病程的任何阶段都可获得阳性结果。用玫瑰疹刮取物做培养也可获阳性结果。对已用抗生素的患者,可取血凝块做培养。

5.骨髓培养。较血培养阳性率更高,可达90%以上,其阳性率受病程及使用抗菌药物的影响较小。

6.粪便培养。整个病程中均可阳性,第3～4周阳性率最高,达75%,但应排除胆道带菌而患其他疾病者。

7.尿培养。病程第2周后出现阳性者可达50%。

8.胆汁培养。用十二指肠引流的胆汁培养,对病程后期的诊断和发现带菌者有意义。

9.肥达反应(伤寒血清凝集反应)。肥达反应所用的抗原有伤寒杆菌的O抗原、H抗原、副伤寒甲、乙、丙的鞭毛抗原5种。测定患者血清中相应抗体的凝集效价,对伤寒有辅助诊断价值。常在病程第1周末出现阳性,其效价随病程的演变而递增,第4～5周达高峰,至恢复期应有4倍以上升高。

10.其他免疫学实验。检测血清或尿中伤寒抗原或血清中特异性抗体IgM,对伤寒的早期诊断有意义。

四、治疗

(一)药物治疗

1.氟喹诺酮类。抗菌谱广,杀菌作用强,口服吸收完全,体内分布广,胆汁浓度高,副作用少,不易产生耐药,用作首选。氧氟沙星300 mg,每日2～3次口服,或200 mg,每8～12小时1次静脉滴注;也可选用环丙沙星等。疗程为2周。儿童及孕妇慎用或忌用。

2.头孢菌素类。以第二、三代头孢菌素效果较好,胆汁浓度高,复发者少,常用于耐药菌株的治疗及老年伤寒和儿童伤寒的治疗。

3.氯霉素。氯霉素可用于非耐药菌株伤寒的治疗。在疗程中应每周查血象2次,白细胞$<2.5\times10^9$/L应停药,更换为其他抗菌药物。伴有G-6-PD缺陷的患者,用药后可发生溶血。本药对带菌者无效。婴幼儿、血液病、肝肾功能障碍者慎用。

4. 氨苄西林。其适应证为:① 对氯霉素等有耐药的患者;② 不能应用氯霉素的患者;③ 妊娠合并伤寒;④ 慢性带菌者。疗程不短于2周。本药优点是胆汁浓度高。

5. 其他。对耐药菌株引起的伤寒尚可选用阿米卡星及利福平等药物,但应注意其对肝、肾的毒副作用。

(二)手术治疗

肠道大出血经积极治疗仍出血不止者可考虑手术治疗。

五、护理

(一)对症护理

1. 高热。伤寒病儿均有发热,尤其在极期多有持续性高热,故应密切观察体温变化,每4 h测量体温、脉搏1次,体温39℃时可采用物理降温,如冷敷、乙醇擦浴等。必须使用药物降温时,应使用较小剂量,以免出汗过多而发生虚脱。

2. 腹胀。腹胀时停止食牛奶及糖类食物,并注意钾盐的补充。可用松节油热敷腹部及肛管排气,禁用新斯的明,以免引起剧烈肠蠕动,诱发肠穿孔或肠出血。

3. 便秘。伤寒患者应保证其每天排便,至少日间大便1次,若有便秘则可用开塞露或温生理盐水低压灌肠,忌用泻药;并避免排便时过度用力,防止因剧烈肠蠕动或腹腔内压力过大造成不良后果。排便时避免用力过度。

(二)一般护理

患者应绝对卧床休息至热退后1周才能逐渐增加活动量,因休息可减少患者能量消耗,并可减少肠蠕动,有利于预防肠道并发症。发热期应绝对卧床休息,热退后也至少要休息2周,可适当下床活动,以不感到疲倦为度。合并心肌炎者则卧床时间须适当延长。隔离至症状体征消失后,大便培养连续两次阴性可解除隔离。发热期间应给予营养丰富、清淡的流质饮食(如牛乳、豆浆、蛋汤、清肉汤、新鲜果汁等),应保证每天供给足够的液体量,鼓励患者少量、多次饮水;热退1周后食低渣半流质或软饭;恢复期给予易消化且营养丰富的饮食。患者常有饥饿感,易饮食过量,此时最易发生肠道并发症,故应适当控制饮食量。

每日以生理盐水清洗口腔或使用漱口液漱口2～3次,每次饮食后应漱口,防止口腔炎及化脓性腮腺炎。汗多者经常保持皮肤干燥、清洁。重症病儿,每2 h更换体位一次,并以50％乙醇按摩受压部位,防止发生褥疮和肺部感染。

(三)病情观察护理

通过体温与脉搏观察热型的变化及与脉搏的关系,脉搏的强弱、节律等;注意有无腹痛及肠穿孔体征;观察大便颜色、性状、有无血便,并注意检查大便隐血,若有肠出血时应注意观察有无血容量不足体征;密切观察患者的精神、神志变化,了解神经系统中毒状况,及时发现抗菌药物治疗的不良反应。

(陈云荣　逄晓燕　袁彩玲　顾文琴)

第二节 细菌性食物中毒

细菌性食物中毒(bacterial food poisoning),系指由于进食被细菌或其细菌毒素所污染的食物而引起的急性中毒性疾病。其中前者亦称感染性食物中毒,病原体有沙门氏菌、副溶血性弧菌(嗜盐菌)、大肠杆菌、变形杆菌等;后者则称毒素性食物中毒,由进食含有葡萄球菌、产气荚膜杆菌及肉毒杆菌等细菌毒素的食物所致。临床上可分为胃肠型食物中毒与神经型食物中毒两大类。

一、病因

1. 生熟交叉污染。如熟食品被生的食品原料污染,或被与生的食品原料接触过的表面(如容器、手、操作台等)污染,或接触熟食品的容器、手、操作台等被生的食品原料污染。

2. 食品贮存不当。如熟食品在10℃～60℃之间的温度条件下存放时间应小于 2 h,长时间存放就容易引起变质。另外把易腐原料、半成品食品在不适合的温度下长时间贮存也可能导致食物中毒。

3. 食品未烧熟煮透。如食品烧制时间不足、烹调前未彻底解冻等原因,使食品加工时中心部位的温度未达到 70℃。

4. 从业人员带菌污染食品。从业人员患有传染病或是带菌者,操作时通过手部接触等方式污染食品。

5. 经长时间贮存的食品食用前未彻底再加热,中心部位温度不到 70℃以上及进食未经加热处理的生食品也是细菌性食物中毒的常见原因。

二、临床表现

潜伏期短,超过 72 h 的病例可基本排除食物中毒。金黄色葡萄球菌食物中毒由积蓄在食物中的肠毒素引起,潜伏期 1～6 h。产气荚膜杆菌进入人体后产生不耐热肠毒素,潜伏期 8～16 h。侵袭性细菌如沙门氏菌、副溶血弧菌、变形杆菌等引起的食物中毒,潜伏期一般为 16～48 h。临床表现以急性胃肠炎为主,如恶心、呕吐、腹痛、腹泻等。葡萄球菌食物中毒呕吐较明显,呕吐物含胆汁,有时带血和黏液。腹痛以上腹部及脐周多见。腹泻频繁,多为黄色稀便和水样便。侵袭性细菌引起的食物中毒,可有发热、腹部阵发性绞痛和黏液脓血便。副溶血弧菌食物中毒的部分病例大便呈血水样。产气荚膜杆菌 a 型菌病情较轻,少数 c 型和 f 型可引起出血性坏死性肠炎。莫根变形杆菌还可发生颜面潮红、头痛、荨麻疹等过敏症状。腹泻严重者可导致脱水、酸中毒、甚至休克。

三、诊断

1. 流行病学资料:在夏秋季有进食可疑被污染食物史,如已变质的食品、海产品、腌制品、未加热处理的卤菜或病畜，如禽的肉或内脏等。有集体发病史。

2. 临床表现：同食者在短期出现相似症状，如恶心、呕吐、腹痛、腹泻等。

如出现明显神经系统症状要考虑肉毒杆菌食物中毒。

3. 实验室检查：对可疑食物、患者呕吐物及粪便作细菌培养，可获得相同的病原体。疑为葡萄球菌食物中毒可做动物实验，疑为肉毒杆菌食物中毒，立即将可疑食物浸出液做动物接种及食品检验。

四、治疗

1. 爆发流行时的处理。应做好思想工作和组织工作，将患者进行分类，轻者在原单位集中治疗，重症患者送往医院治疗，即时收集资料，进行流行病学调查及细菌学的检验工作，以明确病因。

2. 对症治疗。轻者卧床休息，流食或半流食，宜清淡，多饮盐糖水，密切观察病情变化。对有高热、中毒症状重、吐泻不止、脱水、休克等重患者应进行抢救。

(1)静脉输入5%～10%葡萄糖液和生理盐水，输液量依病情而定。血压下降者给予升压药。注意酸碱平衡，及时纠正水与电解质紊乱及酸中毒，酌情补充5%碳酸氢钠液或11.2%乳酸钠等。有尿时补钾盐。

(2)口服、肌注或静滴喹诺酮类抗生素。也可选择头孢三代抗生素。

(3)高热者，可物理降温；烦躁不安者，可给水合氯醛1克或苯巴比妥0.03～0.09 g，口服；吐泻腹痛剧者暂禁食，给复方颠茄片口服或注射654-2，腹部放热水袋；精神紧张不安时应给镇静剂。

3. 抗菌药物的选择。通常无需应用抗菌药物，可以经对症疗法治愈。症状较重考虑为感染性食物中毒或侵袭性腹泻者，应及时选用抗菌药物，如诺氟沙星、左氧氟沙星、头孢曲松、头孢哌酮、呋喃唑酮、氯霉素、土霉素、依替米星、庆大霉素等，葡萄球菌的食物中毒可用苯唑青霉素等治疗。但抗菌药物不能缩短排菌期。

4. 肉毒杆菌食物中毒。早期，应立即用水或1∶4 000高锰酸钾液洗胃，灌肠。安静卧床，注意保温。尽早使用多价抗毒血清，在起病后24 h内或在发生肌肉瘫痪前静注或肌注5万～10万U，必要时6 h后重复注射。有报道，盐酸胍乙啶有促进末梢神经释放乙酰胆碱的作用，可用以治疗肉毒杆菌中毒，半数患者症状好转，但对严重呼吸衰竭患者无效。

五、护理

(一)一般治疗与护理

1. 卧床休息，按消化道隔离(肉毒杆菌及金黄色葡萄球菌食物中毒例外)。

呕吐停止后给予易消化的流质或半流质饮食。

2. 急性胃肠型的治疗，主要是补液和应用抗菌素。如沙门氏菌属食物中毒可用氯霉素；变形杆菌食物中毒可用卡那霉素或庆大霉素；嗜盐杆菌食物中毒可用氯霉素或四环素等。

3. 肉毒杆菌食物中毒应早期洗胃，24 h 内注射多价抗毒血清，并积极对症治疗。

4. 变形杆菌食物中毒的过敏型，可应用抗组织胺类药物。

5. 葡萄球菌食物中毒，以补液疗法和对症支持疗法为主。

6. 注意给患者保暖，做好口腔护理，防止肺部并发症。

7. 严密观察病情变化，及时测量体温、脉搏、呼吸、血压并记录，观察吞咽及呼吸情况，有无肌肉瘫痪。有无抗毒血清反应等，缺氧者给予氧气吸入。

(二)对症处理

1. 呕吐严重者，补充适量电解质溶液，同时可皮下注射阿托品，以缓解症状。呕吐后协助病人清水漱口，并记录呕吐物的量、颜色及性质，留取标本送检。

2. 腹痛可酌情使用颠茄制剂，记录大便性质、量及颜色，留取标本送检。

3. 脱水、休克及酸中毒者鼓励病人多饮水，同时按先快后慢、先多后少、先盐后糖、见尿补钾的输液原则补液。同时注意补充碱性药碳酸氢钠。

(杨春苗　匡秀红　王英英　陈云荣)

第三节　细菌性痢疾

细菌性痢疾(bacillary dysentery)是由痢疾杆菌引起的肠道传染病，好发于夏秋季。临床主要表现为发热、腹痛、腹泻、里急后重和黏液脓血便，严重者可发生感染性休克和(或)中毒性脑病。本病急性期一般数日即愈，少数病人病情迁延不愈，发展成为慢性菌痢，可以反复发作。

一、病因

1. 痢疾杆菌经口进入消化道后，在抵抗力较强的健康人可被胃酸大部分杀灭，即使有少量未被杀灭的病菌进入肠道，亦可通过正常肠道菌群的拮抗作用将其排斥。此外，在有些过去曾受感染或隐性感染的患者，其肠黏膜表面有对抗痢疾杆菌的特异性抗体(多属分泌性 IgA)，能排斥痢疾杆菌，使之不能吸附于肠黏膜表面，从而防止菌痢的发生。而当人体全身及局部抵抗力降低时，如一些慢性病、过度疲劳、暴饮暴食及消化道疾患等，即使感染小量病菌也容易发病。

2. 痢疾杆菌侵入肠黏膜上皮细胞后，先在上皮细胞内繁殖，然后通过基底膜侵入黏膜固有层，并在该处进一步繁殖，在其产生的毒素作用下，迅速引起炎症反应，其强度与固有层中的细菌数量成正比，肠上皮细胞坏死，形成溃疡。菌体内毒素吸收入血，引起全身毒血症。

3. 中毒性菌痢的发病机制可能是特异性体质对细菌内毒素的超敏反应，产生儿茶酚胺等多种血管活性物质引起急性微循环障碍、感染性休克、DIC 等，导致重要脏器功能衰竭，以脑组织受累较重。

二、临床表现

1. 急性菌痢：急性腹泻，伴有发冷、发热、腹痛、里急后重、排黏液脓血便；全腹压痛、左下腹压痛明显。

2. 急性中毒型菌痢(多见于2～7岁儿童)：起病急骤，突然高热，反复惊厥，嗜睡、昏迷，迅速发生循环衰竭和呼吸衰竭。肠道症状轻或缺如。

3. 慢性菌痢：有持续轻重不等的腹痛、腹泻、里急后重、排黏液脓血便的痢疾症状，病程超过两个月。

三、诊断

(一)病史要点

1. 流行病学资料：有不洁饮食史、接触史、当地本病流行情况以及流行区旅游史等。

2. 起病情况：起病急缓，有助于判断不同的临床类型。

3. 主要症状：可有畏寒、发热，主要为腹痛、腹泻，每日大便数次至十余次不等。急性期病人多为黏液或黏液脓血便，量不多，有里急后重感。慢性期常为黏液便，或腹泻与便秘交替出现。中毒型菌痢病人可突发高热、反复惊厥、嗜睡，甚至昏迷等。

4. 既往病史：有无类似症状发作史，药物使用情况等。

(二)查体要点

1. 生命体征：中毒型病人可有高热；血压明显降低，脉搏细速难以触及；烦躁不安、嗜睡、惊厥、昏迷；呼吸节律不齐、深浅不均等呼吸衰竭的表现。

2. 腹部体征：急性期病人有左下腹压痛，肠鸣音亢进。慢性期病人左下腹可扪及增粗的乙状结肠。

3. 其他：慢性期病人可有营养不良、贫血等表现。

(三)实验室检查

1. 粪便检查

(1)常规检查：粪便外观多为黏液脓血便，无粪质。镜检有大量脓细胞或白细胞及分散的红细胞，如见巨噬细胞有助于诊断。

(2)病原学检查：确诊依赖于粪便培养出痢疾杆菌，并同时进行药物敏感试验以指导临床合理选用抗菌药物。

(3)志贺菌核酸的检测：用基因探针或PCR法检测，不仅能够缩短检测时间，而且能检出已用抗菌药物治疗病人标本中死亡的志贺菌DNA，故尤其适用于细菌培养阴性的病人标本的检测，可提高45%志贺菌的检出率。

2. 血常规

急性期血白细胞总数增高，多在$(10\sim20)\times10^9$/L，中性粒细胞亦增高。慢性期病人可有贫血。

四、治疗

(一)急性菌痢

大多数急性菌痢在发病1周左右症状缓解,约2周自愈。合理的病原治疗加快临床恢复过程,并因消灭结肠黏膜组织内的病原体而避免恢复期带菌者或演变为慢性菌痢。

1.一般治疗。对急性菌痢病人应消化道隔离至临床症状消失,粪便培养2次阴性。对毒血症状严重者,采用适宜的对症治疗和抗菌治疗的同时,可酌情小剂量应用肾上腺皮质激素。保证每日足够的水分、电解质及维持酸碱平衡,如严重吐泻引起脱水、酸中毒及电解质紊乱者,则静脉或口服补充液体给予纠正。

2.病原治疗。宜参照当前流行菌株的药物敏感情况选择用药,疗程通常5～7天。

(1)氟喹诺酮类:有较强的杀菌作用,口服完全吸收,是目前治疗菌痢的较理想的药物。首选环丙沙星,其他喹诺酮类,如氧氟沙星、左旋氧氟沙星、莫西沙星等也可选用。此类药物因可能影响骨骼发育,故孕妇、儿童及哺乳期妇女不宜使用,而选用三代头孢菌素如头孢曲松、头孢噻肟。

(2)复方磺胺甲恶唑:成人每次2片,一日2次,首剂加倍。儿童剂量酌减。对有过敏者、严重肾病及血白细胞明显减少者忌用。

(3)其他:阿奇霉素对耐药的痢疾杆菌有强抑菌作用,阿奇霉素500 mg口服1次后,250 mg,一日1次,疗程4日。

(二)慢性菌痢

宜去除诱因,采用全身治疗,如适当锻炼、生活规律及避免过度劳累和紧张,同时积极治疗并存的慢性疾病。

1.病原治疗。对慢性菌痢宜联合应用两种对病原菌有良好抗菌活性的抗菌药物治疗,7～10日为一疗程。停药后多次大便培养未能阴转,可改换药物进行第2个疗程。通常需要1～3个疗程。

2.灌肠疗法。肠黏膜病变经久不愈者可采用药物保留灌肠。用0.5%卡那霉素或0.3%黄连素或5%大蒜素液,每次100～200 mL,每晚1次,10～14日为一疗程。灌肠液内加用小剂量肾上腺皮质激素,以增加其渗透作用而提高疗效。若有效可重复应用。

3.除一般的对症治疗外,对慢性腹泻尤其是抗菌药物治疗后,易出现肠道菌群失调,可给予微生态制剂,如乳酸杆菌或双歧杆菌等制剂进行纠正。

(三)中毒型菌痢

中毒型菌痢病情凶险,除有效的抗菌治疗外,宜针对危象及时采用综合措施抢救治疗。

1.一般治疗。由于病情变化快,应密切观察意识状态、血压、脉搏、呼吸及瞳孔等变化,并作好护理工作,减少并发症的发生。

2.病原治疗。应用有效的抗菌药物静脉滴注,如环丙沙星0.2～0.4 g,静脉滴注,一日2次,或左氧氟沙星,每日250～500 mg,静脉滴注。待病情明显好转后改口服。亦可应用头孢菌素如头孢噻肟，每日 4～6 g，静脉滴注。

3. 对症治疗。对病情中出现的危象及时抢救：① 降温止惊：争取短时间内将体温降至 36℃～37℃，为此可将病人放置在 20℃以下的空调房间，辅以亚冬眠疗法，氯丙嗪及异丙嗪各 1～2 mg/kg，肌肉注射或静脉注射，每 2～4 h 1 次，一般 3～4 次。② 扩容纠酸，维持水及电解质平衡。③ 血管活性药物应用，疾病早期可用阿托品，儿童 0.03～0.05 mg/kg，成人 2～2.5 mg/kg，静脉注射。面色转红，四肢温暖时说明血管痉挛解除，可予停药。如血压仍不回升则用升压药物，如多巴胺、阿拉明、酚妥拉明等治疗，用法参照抗休克治疗的相关章节。④ 防治脑水肿和 ARDS，应及时给予甘露醇脱水，降低颅内压以及采用吸氧和人工呼吸机治疗等。

五、护理

1. 评估腹泻程度、记录每天大便次数、颜色、性状和量。

2. 遵医嘱给予抗生素，并观察其效果。

3. 给予易消化、纤维素含量少的流质、半流质饮食，如面条、稀饭等。避免辛辣、生冷、硬的食物。

4. 嘱病人多饮水及含钾、钠高的果汁及饮料。

5. 每次便后进行肛周皮肤护理：便后用温水洗抹，必要时涂植物油，并嘱病人便纸要清洁、柔软。遵医嘱补充液体及热量。

（张萍　韩金美　薛安琪　匡晓丽）

第四节　霍　乱

霍乱（cholera）是一种烈性肠道传染病，两种甲类传染病之一，由霍乱弧菌（Vibrio cholerae）污染水和食物而引起传播。临床上以起病急骤、剧烈泻吐、排泄大量米泔水样肠内容物、脱水、肌痉挛、少尿和无尿为特征。严重者可因休克、尿毒症或酸中毒而死亡。在医疗水平低下和治疗措施不力的情况下，病死率甚高。

一、病因

霍乱弧菌产生三种（Ⅰ～Ⅲ型）毒素。Ⅰ型毒素为内毒素，耐热，不能透析，系多糖体，存在菌体内部，能引起豚鼠、小白鼠死亡，对鸡胚及组织细胞具毒性，是制作菌苗引起抗菌免疫的主要成分。Ⅱ型毒素为外毒素，即霍乱肠毒素（enterotoxin）或称霍乱原（choleragen），不耐热，56℃ 30 min 可灭活，不耐酸，有抗原性，可激发机体产生中和抗体，经甲醛作用后产生类毒素。霍乱肠毒素使机体水和电解质从肠腺大量分泌，形成霍乱腹泻症状，是霍乱弧菌在体内繁殖中的代谢产物。霍乱弧菌对温热、干燥抵抗力不强。耐碱，不耐酸，在正常胃酸中仅存活 4 min，0.5%石炭酸中数分钟可致死。每立升含 1 mg

余氯的水中 15 min 致死，对常用浓度的肠道传染病消毒剂均敏感，1%漂白粉液内 10 min 致死。对多西环素、链霉素、四环素、复方新诺明、诺氟沙星及氧氟沙星等药物均敏感。

二、临床表现

除少数病人有短暂(1～2 日)的前驱症状表现为头昏、疲倦、腹胀和轻度腹泻外，为突然起病，病情轻重不一，轻型占有相当数量(埃托型约有 75%的隐性感染者和 18%的轻型病例)。

(一)潜伏期

绝大多数为 1～2 日，可短至数小时或长达 5～6 日。

(二)泻吐期

大多数病例突起剧烈腹泻，继而呕吐，个别病例先吐后泻。腹泻为无痛性，亦无里急后重。每日大便可自数次至十数次，甚至频频不可计数。大便性质初为色稀水便，量多，转而变为米泔水样。少数病例出现血水样便。呕吐为喷射状，次数不多，也渐呈米泔水样，部分病例伴有恶心。肛温可达 37.2℃～38.5℃。此期持续数小时，多不超过 2 日。有 O139 弧菌侵入血流，引起菌血症/败血症的报道，尚未能排除是否偶然现象。

(三)脱水虚脱期

由于严重泻吐引起水及电解质丧失，可产生以下临床表现。

1. 一般表现：神态不安，表情恐慌或淡漠，眼窝深陷，声音嘶哑，口渴，唇舌极干，皮肤皱缩、湿冷且弹性消失，指纹皱瘪，腹下陷呈舟状，体表温度下降。

2. 循环衰竭：由于中度或重度脱水，血容量显著下降及血液极度浓缩，因而导致循环衰竭。患者极度软弱无力，神志不清，血压下降，脉搏细弱而速，心音弱且心率快，严重患者脉搏消失，血压不能测出，呼吸浅促，皮肤口唇黏膜发绀。血液检查可有红细胞、血红蛋白、血浆蛋白及血浆比重等的增高，血液黏稠度增加，由于脱水及循环衰竭，使肾血流量减少及肾小球滤过压下降，因而出现少尿或无尿，尿比重增高(1.020 以上)。如每日尿量少于 400 mL，则体内有机酸及氮素产物排泄受到障碍，因而血液中尿素氮或非蛋白氮、肌酐增高，二氧化碳结合力下降，产生肾前性高氮质血症。

3. 电解质平衡紊乱及代谢性酸中毒：严重泻吐丢失大量水分及电解质后，可产生血液电解质的严重丧失。患者粪便中钠及氯离子的浓度稍低于血浆，而钾及碳酸氢根离子则高于血浆，但粪便中阳离子的总和及阴离子总和与血浆相等，故脱水性质属等渗性。在输液前，由于血液浓缩，测定患者血浆钠、钾、氯的离子浓度常表现正常或接近正常水平，钾离子甚至可以升高，但实际上患者体内缺钠缺钾已很严重，如治疗中继续输入不含电解质的溶液，则可立即使血液稀释产生低血钠及低血钾症。缺钠可引起肌肉痉挛(以腓肠肌及腹直肌最常见)、低血压、脉压小、脉搏微弱。缺钾可引起低钾综合征，表现为全身肌肉张力减低，甚至肌肉麻痹，肌腱反射消失，鼓肠，心动过速，心音减弱，心律不齐，心电图异常(Q-T 间期延长，T 波平坦或倒置，出现 U 波等)，缺钾还可引起肾脏损害。由于碳酸氢根离子的大量丧失，产生代谢性酸中毒。尿少及循环衰竭又可使酸中毒加重。严重酸中毒时可出现神志不清，呼吸深长，血压下降。

（四）反应期及恢复期

脱水纠正后，大多数病人症状消失，逐渐恢复正常，病程平均3～7日，少数可长达10日以上（多为老年患者或有严重合并症者）。部分患者可出现发热性反应，以儿童为多，这可能是由于循环改善后大量肠毒素吸收所致。体温可升高至38℃～39℃，一般持续1～3日后自行消退。

三、诊断

（一）辅助检查

1.血常规及生化检查。由于失水引起红细胞、血红蛋白及红细胞压积增高，白细胞计数（10～20）$\times 10^9$/L或更高，中性粒细胞及大单核细胞增多。血清钾、钠、氯化物和碳酸盐均降低，血pH下降，尿素氮、肌酐升高。治疗前由于细胞内钾离子外移，血清钾可在正常范围内，当酸中毒纠正后，钾离子移入细胞内而出现低钾血症。

2.尿常规。可有蛋白、红白细胞及管型。尿比重为1.010～1.025之间。

3.血清学检查。血清凝集试验。在发病第1～3日及第10～15日各取1份血清，若第2份血清的抗体效价比第1份增高4倍或4倍以上，有诊断参考价值。

4.病原菌检查

（1）涂片染色：取粪便或早期培养物涂片作革兰染色镜检，可见革兰阴性稍弯曲的弧菌。

（2）悬滴检查：将新鲜粪便作悬滴或暗视野显微镜检，可见运动活泼呈穿梭状的弧菌。

（3）制动试验：取急性期病人的水样粪便或碱性胨水细菌培养6 h左右的表层生长物，先作暗视野显微镜检，观察动力。若有穿梭样运动物时，则加入O1群多价血清一滴，若是O1群霍乱弧菌，由于抗原抗体作用，则凝集成块，弧菌运动即停止。如加O1群血清后，不能制止运动，应再用O139血清重作试验。

（4）细菌培养：所有怀疑霍乱患者粪便，除作显微镜检外，均应作细菌培养。留取使用抗菌药物之前粪便，尽快送到实验室培养。培养基一般用pH 8.4的碱性蛋白胨水，36℃～37℃培养6～8 h后表面能形成菌膜。此时应进一步作分离培养，并进行动力观察和制动试验，这将有助于提高检出率和早期诊断。

（5）分离培养：用庆大霉素琼脂平皿或碱性琼脂平板。前者为强选择性培养基，在36℃～37℃条件下，培养8～10 h霍乱弧菌即可长成小菌落。后者则需培养10～20 h。选择可疑或典型菌落，应用霍乱弧菌“O”抗原的抗血清作玻片凝集试验。

（6）核酸检测：通过PCR技术检测霍乱弧菌毒素基因亚单位CtxA和毒素协同菌毛基因（TcpA）来区别霍乱菌株和非霍乱弧菌。然后根据TcpA基因的不同DNA序列来区别古典生物型和埃尔托生物型霍乱弧菌。4 h内可获结果，可检出每毫升碱性蛋白胨水中10条以下霍乱弧菌。

(二)诊断要点

依据患者的流行病学史、临床表现及实验室检测结果进行综合判断。

1. 流行病学史是指

(1)生活在霍乱流行区、或 5 d 内到过霍乱流行区、或发病前 5 天内有饮用生水或进食海(水)产品或其他不洁食物和饮料史。

(2)与霍乱患者或带菌者有密切接触史或共同暴露史。

2. 带菌者:无霍乱临床表现,但粪便、呕吐物或肛拭子细菌培养分离到 O1 群和/或 O139 群霍乱弧菌。

3. 疑似病例

(1)与霍乱患者或带菌者有密切接触史或共同暴露史,并出现霍乱轻症病例临床表现者。

(2)具备霍乱轻症病例临床表现并且粪便、呕吐物或肛拭子标本霍乱毒素基因 PCR 检测阳性。

(3)具备霍乱轻症病例临床表现并且粪便、呕吐物或肛拭子标本霍乱弧菌快速辅助检测试验(胶体金快速检测)阳性。

(4)具备中毒型病例临床表现并且粪便、呕吐物或肛拭子标本霍乱毒素基因 PCR 检测阳性。

(5)具备中毒型病例临床表现并且粪便、呕吐物或肛拭子标本霍乱弧菌快速辅助检测试验(胶体金快速检测)阳性。

(6)具备中、重型病例临床表现者。

四、治疗

(一)一般治疗与护理

1. 按消化道传染病严密隔离。隔离至症状消失 6 天后,粪便弧菌连续 3 次阴性为止,方可解除隔离,病人用物及排泄物需严格消毒,可用加倍量的 20%漂白粉乳剂或 2%~3%来苏儿,0.5%氯胺,还可用新药 84 消毒液消毒,病区工作人员须严格遵守消毒隔离制度,以防交叉感染。

2. 休息。重型患者绝对卧床休息至症状好转。

3. 饮食。剧烈泻吐暂停饮食,待呕吐停止、腹泻缓解可给流质饮食,在患者可耐受的情况下缓慢增加饮食。

4. 水分的补充为霍乱的基础治疗,轻型患者可口服补液,重型患者需静脉补液,待症状好转后改为口服补液。

5. 标本采集。患者入院后立即采集呕吐物的粪便标本,送常规检查及细菌培养,注意标本采集后要立即送检。

6. 密切观察病情变化。每 4 h 测生命体征 1 次,准确纪录出入量,注明大小便次数、量和性状。

(二)输液的治疗与护理

1. 输液量:按脱水程度补液,一般入院后最初 2 h 应快速输液以纠正低血容量休克及酸中毒,轻型补液要 3 000～4 000 mL,小儿每千克体重 100～500 mL,中型补液 4 000～8 000 mL,小儿每千克体重 150～200 mL,重型补液 8 000～12 000 mL,小儿每千克 200～250 mL。

2. 输液内容:在开始纠正休克及酸中毒时,用生理盐水与 1/6 mol/L 的乳酸钠或碳酸氢钠,待休克纠正后可增加葡萄糖注射液,有尿时即刻补钾。

3. 输液速度:所有低血容量休克患者入院 30 min 应输入含钠液 1 000～2 000 mL,或 30～60 mL/min,入院最初的输液速度非常重要,如输液不及时可发生休克而死亡。或发生肾功能衰竭,休克纠正后将每日需要量均匀输完。

4. 输液的注意事项:为保证所需输量需用粗针头,选择易固定的较大血管,必要时建立两条静脉输液通道,输入液体应加温以免因大量输入低温液体引起不良反应,在整个输液过程中,密切观察患者有无心力衰竭、肺水肿等临床表现,一旦发生立即通知医生,减慢输液速度,给氧气吸入、强心剂治疗。

(三)对症治疗

1. 频繁呕吐可给阿托品。

2. 剧烈腹泻可酌情使用肾上腺皮质激素。

3. 肌肉痉挛可静脉缓注 10%葡萄糖酸钙、热敷、按摩。

4. 周围循环衰竭者在大量补液纠正酸中毒后,血压仍不回升者,可用间羟胺或多巴胺药物。

(四)病因治疗

四环素有缩短疗程、减轻腹泻及缩短粪便排菌时间,减少带菌现象,可静脉滴注,直至病情好转,也可用强力霉素、复方新诺明、吡哌酸等药治疗。

五、护理

1. 疑似或确诊患者入院后应立即分室严密隔离与消毒,并做好宣传教育工作,严格督促检查执行。还要消除病人紧张情绪,做到医护结合。及时送出传染病确诊、疑似或更正报告。

2. 新病人入院,立即严密观察病情,测血压、呼吸、脉搏及体温,如血压下降、脉搏细速,立即准备好输液用品,按医嘱即刻执行治疗。

3. 按病情及治疗需要,及时留取化验标本送至化验室(注意防止外环境污染)。

4. 入院后 24 h 内,每 4 h 测体温、脉搏、血压 1 次,第 2～3 日每日 1 或 2 次,特殊情况者按医嘱执行。

5. 正确记录出入液量,在入院后第 1～3 日,每个中、重型患者均需记录每日吐泻量、尿量及进水量。

6. 输液过程中应注意下列事项。

(1)严格无菌操作,经常巡视有无药液外溢、针头阻塞、输液速度是否适宜。

(2)大量输液或快速输液的溶液,应适当加温,在输液过程中,应经常观察脉搏及血压,并注意患者有无不安、胸闷、心悸、气促等情况,警惕急性肺水肿的发生。

(3)四肢无力、鼓肠、脉搏不整者,应考虑有无低钾综合征,作补钾准备。

7. 做好病人保暖工作,保持病人皮肤及床铺清洁干燥。

8. 昏迷病人应定期翻身,注意口腔护理,安设护架、床栏,以防止意外及合并症发生(肺炎、褥疮等)。

(黄俊蕾 逄晓燕 匡秀红 王丽云)

第五节 流行性脑脊髓膜炎

流行性脑脊髓膜炎(meningococcal meningitis)简称为流脑,是由脑膜炎奈瑟菌引起的急性化脓性脑膜炎。其主要临床表现为突发高热、剧烈头痛、频繁呕吐、皮肤黏膜瘀点、瘀斑及脑膜刺激征,严重者可有败血症休克和脑实质损害,常可危及生命。部分病人爆发起病,可迅速致死。

一、病因

人感染脑膜炎双球菌为本病发病原因。该菌属奈瑟氏菌属,为革兰染色阴性球菌,直径 0.3～0.8 μm,呈肾形或卵园型,常成双排列。根据荚膜多糖可将该菌分为 A,B,C 等 13 个血清群,90%以上为 A,B,C 3 个亚群。该菌自鼻咽部侵入,进入血循环致人体发病。其释放内毒素引起皮肤瘀点、瘀斑为局部施瓦茨曼反应,激活补体,血清炎症介质明显增加,较其他革兰阴性菌强 5～10 倍,也较其他内毒素更易激活凝血系统,因此在休克早期便出现弥散性血管内凝血,及继发性纤溶亢进,进一步加重微循环障碍、出血和休克,最终造成多器官功能衰竭。细菌侵犯脑膜,进入脑脊液,释放内毒素等引起脑膜和脊髓膜化脓性炎症及颅内压升高,出现惊厥、昏迷等症状。严重脑水肿时形成脑疝,可迅速致死。

二、临床表现

潜伏期最短 1 天,最长 7 天,一般为 2～3 天。

1. 普通型。本病绝大多数为普通型。前驱期(上呼吸道感染期)主要表现为上呼吸道感染症状,如低热、鼻塞、咽痛等,持续 1～2 天,此期易被忽视。败血症期多数起病后迅速出现高热、寒战,体温迅速高达 40℃以上,伴明显的全身中毒症状,头痛及全身痛,精神极度萎靡。幼儿常表现哭闹、拒食、烦躁不安、皮肤感觉过敏和惊厥。70%以上皮肤黏膜出现瘀点,初呈鲜红色,迅速增多、扩大,常见于四肢、软腭、眼结膜及臀等部位。本期持续 1～2 天后进入脑膜脑炎期。脑膜脑炎期除败血症期高热及中毒症状外,同时伴有剧烈头痛、喷射性呕吐、烦躁不安,以及颈项强直、凯尔尼格征和布鲁津斯基征阳性等脑膜刺激征，重者谵妄、抽搐及意识障碍。有些婴儿脑膜刺激征缺如，前囟未闭者可隆起。本期经治疗通常在 2～5 天内进入恢复期。恢复期经治疗体温逐渐下降至正常，意识及精神状态改善，皮肤瘀点、瘀斑吸收或结痂愈合。神经系统检查均恢复正常。病程中约有 10％的患者可出现口周疱疹。患者一般在 1～3 周内痊愈。

2. 爆发型。少数患者起病急剧，病情变化快，如不及时治疗可于 24 h 内危及生命，儿童多见。

(1)爆发型休克型。严重中毒症状，急起寒战、高热、严重者体温不升，伴头痛、呕吐，短时间内出现瘀点、瘀斑，可迅速增多融合成片。随后出现面色苍白、唇周及肢端发绀，皮肤发花、四肢厥冷、脉搏细速、呼吸急促。若抢救不及时，病情可迅速恶化，周围循环衰竭症状加重，血压显著下降，尿量减少，昏迷。

(2)爆发型脑膜脑炎型。主要表现为脑膜及脑实质损伤，常于 1～2 天内出现严重的神经系统症状，患者高热、头痛、呕吐，意识障碍加深，迅速出现昏迷。颅内压增高，脑膜刺激征阳性，可有惊厥，锥体束征阳性，严重者可发生脑疝。

(3)混合型。可先后或同时出现休克型和脑膜脑炎型的症状。

3. 轻型。多见于流脑流行后期，病变轻微，临床表现为低热，轻微头痛及咽痛等上呼吸道症状，可见少数出血点。脑脊液多无明显变化，咽拭子培养可有脑膜炎奈瑟菌生长。

4. 慢性型。少见，一般为成人患者，病程可迁延数周甚至数月。常表现为间歇性发冷、发热，每次发热历时 12 h 后缓解，相隔 1～4 天再次发作。每次发作后常成批出现皮疹，亦可出现瘀点。常伴关节痛、脾大、血液白细胞增多，血液培养可为阳性。

三、诊断

1. 血象：外周血白细胞总数明显增加，中性粒细胞升高。

2. 脑脊液检查：压力增高，外观呈浑浊米汤样甚或脓样；白细胞数明显增高，以多核细胞为主，糖及氯化物明显减少，蛋白含量升高。

3. 细菌学检查：可取皮肤瘀斑处的组织涂片染色或离心沉淀脑脊液沉渣涂片染色，血液或脑脊液细菌培养。

4. 血清免疫学检查：脑膜炎奈瑟菌抗原、抗体检测。

5. 脑膜炎奈瑟菌的 DNA 特异性片段检测。

四、治疗

(一)普通型

病原治疗：常选用以下抗菌药物，疗程 5～7 天。

1. 大剂量青霉素：目前青霉素对脑膜炎球菌仍为一种高度敏感的杀菌药物，虽然青霉素不易透过血脑屏障，但加大剂量能在脑脊液中达到治疗有效浓度。成人剂量 20 万～30 万 U/kg、儿童 20 万～40 万 U/kg，每 8 小时 1 次，加入 5％葡萄糖液中静脉滴注。

2. 头孢菌素：第三代头孢菌素对脑膜炎球菌抗菌活性强，易透过血脑屏障，且毒性低。头孢噻肟剂量，成人 2 g，儿童 50 mg/kg，每 6 h 静脉滴注 1 次；头孢曲松成人 2 g，儿童 50～100 mg/kg，每 12 h 静脉滴注 1 次。

3. 磺胺药：曾是治疗流脑的首选药物。复方磺胺甲恶唑，3 片口服，每日 2 次，用药期间给予足量液体，并加用等量的碳酸氢钠碱化尿液。

4. 氯霉素：脑脊液浓度为血浓度的 30%～50%，对骨髓造血功能有抑制作用，故用于不能使用青霉素或病原不明的患者。剂量成人 2～3 g，儿童 50 mg/kg，分次加入葡萄糖液内静脉滴注。

对症治疗：早期诊断，就地住院隔离治疗，密切监护，做好护理，预防并发症。保证足够液体量、热量及电解质平衡。高热时可用物理降温和药物降温；颅内高压时给予 20% 甘露醇脱水降颅压。

（二）爆发型流脑

1. 休克型治疗

（1）早期联合应用抗菌药物。

（2）纠酸抗休克：① 扩充血容量及纠正酸中毒治疗：最初 1 h 内成人 1 000 mL 液体，儿童 10～20 mL/kg，快速静脉滴注。输注液体为 5%碳酸氢钠液 5 mL/kg（兼有纠酸和扩容作用）和低分子右旋糖酐液。此后酌情使用晶体液和胶体液，24 h 输入液量在 2 000～3 000 mL 之间，儿童为 50～80 mL/kg，其中含钠液体应占 1/2 左右。原则为"先盐后糖、先快后慢"；② 在扩容和纠正酸的基础上，使用血管活性药物。常用药物为山莨菪碱，每次 0.3～0.5 mg/kg，重者可用 1 mg/kg，每 10～15 min 静脉注射 1 次，见面色转红，四肢温暖，血压上升后，减少剂量，延长给药时间而逐渐停药。

（3）防治 DIC：对有皮肤瘀点、瘀斑的流脑病人宜尽早应用肝素，剂量为 0.5～1.0 mg/kg，以后可 4～6 h 重复 1 次。应用肝素时，用试管法凝血时间监测，要求凝血时间维持在正常值的 2.5～3 倍为宜。

（4）肾上腺皮质激素：适应证为毒血症症状明显的病人。地塞米松，成人每日 10～20 mg，儿童 0.2～0.5 mg/kg，分 1～2 次静脉滴注。疗程一般不超过 3 天。

（5）保护重要脏器功能：注意脑、心、肝、肾、肺功能，根据情况，必要时作对症治疗。

2. 脑膜脑炎型的治疗

（1）及时使用高效抗菌素。

（2）防治脑水肿、脑疝：可用甘露醇每次 1～2 g/kg 静脉推注，可反复应用，直到呼吸、血压恢复正常，颅高压症状好转后，逐渐减量或延长给药间隔时间直至停用。此外还可使用白蛋白、呋塞米、激素等药物治疗。

（3）防治呼吸衰竭：保持呼吸道通畅，必要时气管插管，使用呼吸机治疗。

3. 混合型的治疗。此型病人病情复杂严重，应积极治疗休克，又要顾及脑水肿的治疗。因此应在积极抗感染治疗的同时，针对具体病情，有所侧重，二者兼顾。

五、护理

（一）一般护理

1. 要求呼吸道隔离至症状消失后 3 天，不少于发病后 7 天。

2. 要求患儿平卧，适当抬高头部，以减轻头痛。

3. 给以营养丰富、清淡、易消化的饮食，少量多次，以减少呕吐。高热、呕吐频繁者可静脉输入足量液体，昏迷者采取鼻饲进食。

(二)特殊护理

1. 瘀点、瘀斑护理，要求保持皮肤清洁，尽量避免局部受压，防止瘀斑感染，瘀斑破溃时按无菌操作进行清洗换药，多处破溃时须使用消毒的衣裤、尿布，预防继发感染。

2. 保持静脉输液通畅，按医嘱要求准确、准时加入各种药液，使用青霉素时应溶化后立即快速滴入，保证药效。使用脱水剂必须 30 min 内注入，以加大血液与脑组织的渗透压，使脑细胞和脑脊液中的大量水分进入血液，减轻脑水肿，从而降低颅内压。用药后随时注意膀胱充盈情况，及时协助排尿，以免患儿躁动。

3. 协助腰椎穿刺，穿刺毕，去枕平卧 2 h。

4. 使用药物应注意，应用磺胺药物时需给患儿多饮水，以利药物排泄，预防尿中产生磺胺结晶，减少对肾脏的损害。隔日一次留尿常规，观察尿色、尿量，如尿中检出磺胺结晶或血尿应立即停药。使用氯霉素时要注意血象中的白细胞总数及分类，防止发生骨髓抑制。

5. 由于脑膜炎双球菌不耐寒，易自溶，因此所做临床检验的各种标本如血、脑脊液培养等需在保暖条件下迅速送往化验室。

6. 注意观察体温、脉搏、呼吸、血压、面色、瞳孔的变化，肌张力强弱和皮肤出血点的增减及融合，重症患儿不得随意搬动头部，预防脑疝发生。恢复期患儿不应过早、过多活动。详细记录病情变化，必要时与医生联系。

（薛安琪　纪国华　薛安琪　杨春苗）

第三十三章 原虫感染

第一节 疟 疾

疟疾是疟原虫寄生于人体所引起的传染病。经疟蚊叮咬或输入疟原虫携带者的血液而感染。不同的疟原虫分别引起间日疟、三日疟、恶性疟及卵形疟。本病主要表现为周期性规律发作,全身发冷、发热、多汗,长期多次发作后,可引起贫血和脾肿大。

一、病因

疟疾是由疟原虫经按蚊叮咬传播的寄生虫病。疟原虫侵入人体后经血流侵入肝细胞内寄生、繁殖,成熟后又侵入红细胞内繁殖,使红细胞定时的、成批的破裂而发病。

二、临床表现

潜伏期:从人体感染疟原虫到发病(口腔温度超过37.8℃),称潜伏期。潜伏期包括整个红外期和红内期的第一个繁殖周期。一般间日疟、卵形疟14天,恶性疟12天,三日疟30天。感染原虫量、株的不一,人体免疫力的差异,感染方式的不同均可造成不同的潜伏期。温带地区有所谓长潜伏期虫株,可长达8～14个月。输血感染潜伏期7～10天。胎传疟疾,潜伏期就更短。有一定免疫力的人或服过预防药的人,潜伏期可延长。

(一)间日疟(tertian malaria)

多急起,复发者尤然。初次感染者常有前驱症状,如乏力、倦怠、打呵欠;头痛,四肢酸痛;食欲不振,腹部不适或腹泻;不规则低热。一般持续2～3天。

1. 发冷期。骤感畏寒,先为四肢末端发凉,迅觉背部、全身发冷。皮肤起鸡皮疙瘩,口唇、指甲发绀,颜面苍白,全身肌肉关节酸痛。进而全身发抖,牙齿打战,有的人盖几床被子不能制止,持续约10 min,乃至一小时许,寒战自然停止,体温上升。此期患者常有重病感。

2. 发热期。冷感消失以后,面色转红,紫绀消失,体温迅速上升,通常发冷越显著,则体温就愈高,可达40℃以上。高热患者痛苦难忍。有的辗转不安,呻吟不止;有的谵妄,撮空,甚至抽搐或不省人事;有的剧烈头痛,顽固呕吐。患者面赤,气促;结膜充血;皮灼热而干燥;脉洪而速;尿短而色深。多诉说心悸,口渴,欲冷饮。持续2～6 h,个别达10余小时。发作数次后唇鼻常见疱疹。

3. 出汗期。高热后期,颜面手心微汗,随后遍及全身,大汗淋漓,衣服湿透,约2～3 h体温降低,常至35.5℃。患者感觉舒适,但十分困倦,常安然入睡。一觉醒来,精神轻快,食欲恢复，又可照常工作。此刻进入间歇期。整个发作过程约 6～12 h，典型者间歇 48 h 又重复上述过程。一般发作 5～10 次，因体内产生免疫力而自然终止。多数病例早期发热不规律，可能系血内有几批先后发育成熟的疟原虫所致。部分病人在几次发作后，由于某些批疟原虫被自然淘汰而变得同步。数次发作以后患者常有体弱，贫血，肝脾肿大。发作次数愈多，脾大、贫血愈著。由于免疫力的差异或治疗的不彻底，有的病人可成慢性。

(二)三日疟(quartan malaria)

发作与间日疟相似，但为三日发作一次，发作多在早晨，持续 4～6 h。脾大、贫血较轻，但复发率高，且常有蛋白尿，尤其儿童感染，可形成疟疾肾病。三日疟易混合感染，此刻病情重很难自愈。

(三)卵形疟(ovale malaria)

与间日疟相似，我国仅云南及海南有个别报道。

(四)恶性疟(subtertian malaria)

起病缓急不一，临床表现多变，其特点如下。

1. 起病后多数仅有冷感而无寒战。

2. 体温高，热型不规则。初起常呈间歇发热，或不规则，后期持续高热，长达 20 余小时，甚至一次刚结束，接着另一次又发作，不能完全退热。

3. 退热出汗不明显或不出汗。

4. 脾大、贫血严重。

5. 可致凶险发作。

6. 前驱期血中即可检出疟原虫。

(五)凶险型疟疾

88.3%～100%患者由恶性疟疾引起，偶可因间日疟或三日疟发生。在爆发流行时 5 岁以下的幼儿，外来无免疫力的人群发生率可成 20 倍的增长；即便当地人群，治疗不及时也可发生。临床上可观察患者原虫数量作为监测项目，若厚片每视野达 300～500 个原虫，就可能发生；如每视野 600 个以上则极易发生。临床上主要有下列几种类型。

1. 脑型。最常见。其特点：① 常在一般寒热发作 2～5 天后出现，少数突然晕倒起病；② 剧烈头痛，恶心呕吐；③ 意识障碍，可烦躁不安，进而嗜睡，昏迷；④ 抽搐，半数患者可发生，儿童更多；⑤ 如治疗不及时，发展成脑水肿，致呼吸、循环或肾功衰竭；⑥ 查体有脾大，2/3 的患者在出现昏迷时肝脾已肿大，贫血、黄疸、皮肤出血点均可见，神经系统检查，脑膜刺激征阳性，可出现病理反射；⑦ 实验室检查：血涂片可查见疟原虫。

2. 胃肠型。除发冷发热外，尚有恶心呕吐、腹痛腹泻，泻水样便或血便，可似痢疾伴里急后重。有的仅有剧烈腹痛，而无腹泻，常被误为急腹症。吐泻重者可发生休克、肾衰而死。

3. 过高热型。疟疾发作时，体温迅速上升达 42℃或更高。患者呼吸窘迫，谵妄、抽搐，昏迷，常于数小时后死亡。

4. 黑尿热。是一种急性血管溶血，并引起血红蛋白和溶血性黄疸，重者发生急性肾功能不全。其原因可能是自身免疫反应，还可能与 G-6-P 脱氢酶缺乏有关。临床以骤起、寒战高热、腰痛、酱油色尿、排尿刺痛感，以及严重贫血、黄疸，蛋白、管型尿为特点。本病地理分布与恶性疟疾一致，国内除西南和沿海个别地区外，其他地区少见。

三、诊断

(一)症状

1. 流行病学资料：有在疟疾流行区生活或旅游史，近年有疟疾发作史或近期接受过输血。

2. 临床表现有典型的周期性寒热发作，伴有脾肿大和贫血。

(二)辅助检查

1. 血象：白细胞正常或减少，可有红细胞、血红蛋白及血小板减少。

2. 疟原虫检查：血涂片染色查疟原虫是确诊的最可靠方法。另外，可做骨髓穿刺涂片染色查疟原虫。

3. 疟原虫抗原快速检测：经近年的临床应用证实，该方法简单、快速、方便、准确。

4. 腹部 B 超检查可见肝、脾有不同程度的肿大。

四、治疗

(一)抗疟原虫治疗

1. 控制临床发作的药物：氯喹、青蒿素类(青蒿素、蒿甲醚、青蒿琥酯、双氢青蒿素)。蒿甲醚：适用于各型疟疾，主要用于抗氯喹恶性疟的治疗和凶险型恶性疟的急救。退热及原虫转阴速度均较氯喹为快，主要作用于疟原虫的红内期。肌肉注射后吸收完全，血药达峰时间为 7 h，半衰期为 13 h。本药在体内分布甚广，可透过血脑屏障，以脑组织分布最多，肝、肾次之。经胆汁和尿液排泄。本药不良反应轻微，个别患者有转氨酶轻度升高。妊娠妇女慎用。成人用量：肌内注射，首次 160 mg，后每 12 h 一次，每次 80 mg，连用 5 次。如果血液中仍能够检查到疟原虫可改为每日 80 mg 肌肉注射，2～3 天，至血液中疟原虫检查为阴性。

儿童用量：肌内注射，首次按体重 3.2 mg/kg；第 2～5 日每次 1.6 mg/kg，每日 1 次。

2. 防止复发：常用药物伯氨喹啉：本品可杀灭各种疟原虫的组织期虫株，尤以间日疟为著，也可杀灭各种疟原虫的配子体，对恶性疟的作用尤强，使之不能在蚊体内发育，对红内期虫株的作用很弱。不良反应有头昏、恶心、腹痛等，少数病人可有药物热、粒细胞缺乏等，停药后即可恢复。葡萄糖-6-磷酸脱氢酶缺乏者服用本药可发生急性溶血性贫血，一旦发生应停药作对症治疗。用法与用量：成人每次 13.2 mg，每日 3 次，连服 7 天。

磷酸哌喹：目前常用的剂型是与青蒿素的复方制剂(科泰复)。

(二)对症治疗

1. 体温过高者给予物理降温。

2.保证液体入量。

3.应用低分子右旋糖酐,防止血管内红细胞凝集,有利于DIC的治疗与预防。

4.有脑水肿时,用20%甘露醇250 mL快速滴注,每日2～3次。

5.重症患者可适当应用肾上腺皮质激素。

(三)抗药疟疾

恶性疟原虫能在正常情况下,可在杀灭或抑制其繁殖的一般浓度的氯喹药液中,继续存活或繁殖,称为抗氯喹恶性疟原虫。它所引起的疟疾即抗氯喹恶性疟。疟疾患者,虽已接受常规剂量或所能耐受的最高剂的氯喹,并且已被吸收,但疟原虫仍不消失甚至反而增多,或虽无再感染,但暂时阴转而于28天内再出现者,均属于抗氯喹恶性疟病例。抗药疟疾理论上包括四种人疟和对各种药物均抗药。但实际上主要限于恶性疟,而且主要抗氯喹,近年来,虽然发现有抗其他抗疟药的其他种疟疾,但为数很少。抗氯喹的恶性疟于1957年最先在泰国查见,而于1960年首先由哥伦比亚报告。时至今日抗氯喹恶性疟已成为疟疾防治的严重问题。有的地区抗药性者甚至占恶性疟的90%。

五、护理

1.虫媒隔离:灭蚊。

2.休息:应卧床休息,减少活动。

3.饮食:发热期以易消化、清淡饮食为主。

4.病情观察:注意观察病人精神、神志、尿量、尿色及呕吐物和大便的颜色(在出现消化道出血时,会呈现咖啡样呕吐物及黑便)。

5.对症护理

(1)典型发作:寒战期应注意保暖;发热期给予降温;大汗期后给予温水擦浴,及时更换衣服、床单。同时应保证足够的液体入量。

(2)凶险发作:出现惊厥、昏迷时,应注意保持呼吸道通畅,并按惊厥、昏迷常规护理。如发生脑水肿及呼吸衰竭时,协助医生进行抢救并作好相应护理,防止病人突然死亡。

(3)黑尿热的护理:① 严格卧床至急性症状消失。② 保证每日液体入量3 000～4 000 mL,每日尿量不少于1 500 mL。发生急性肾功能衰竭时给予相应护理。③ 贫血严重者给予配血、输血。④ 准确记录出入量。

(六)药物治疗的护理

1.使用氯喹者应特别注意观察循环系统的变化,因氯喹过量可引起心动过缓、心律失常及血压下降。

2.服用伯氨喹啉者应仔细询问有无蚕豆病史及其他溶血性贫血的病史及家族史等病史,并注意观察患者有无紫绀、胸闷等症状和有无溶血反应(如巩膜黄染、尿液呈红褐色及贫血表现等)。出现上述反应需及时通知医生并停药。

3.静脉应用抗疟药时,应严格掌握药物的浓度与滴速;抗疟药加入液体后应摇匀。静脉点滴氯喹及奎宁时应有专人看护,发生不良反应应立即停止滴注。因上述两种药物均可导致心律失常。

（袁彩玲 顾文琴 韩金美 匡秀红）

第二节 阿米巴病

阿米巴病(amoebiasis)由溶组织内阿米巴(entamoeba histolytica)感染所引起。没有任何临床表现而只在其粪便内查到包囊的感染者，称为带囊者。该原虫主要寄生于人体结肠，少数病例结肠壁中的阿米巴也可随血流运行或偶以直接侵袭方式，到达肝、肺、脑、皮肤、宫颈、阴道等处，引起相应部位阿米巴溃疡或阿米巴脓肿。因此阿米巴病是一种可累及许多脏器和组织的全身性疾病。

一、病因

1. 流行病学。溶组织内阿米巴有滋养体及包囊两期。滋养体自包囊逸出后寄生于大肠肠腔或肠壁，以大肠内容物包括细菌为养料，借肠内乏氧和存在细菌的条件，进行分裂繁殖。滋养体大小不一，12～60 μm，而以 15～30 μm 为常见。滋养体抵抗力甚弱，在室温下数小时内死亡，遇稀盐酸则在数分钟内死亡。滋养体在适当条件下能侵袭与破坏组织，造成结肠病变，引起临床症状，所以滋养体是溶组织内阿米巴的侵袭型，但它无感染能力。因为在体外它很快死亡，即使进入消化道也很快被胃酸破坏。包囊抵抗外界能力很强，在大便中能存活 2 周以上，在水中能存活 5 周，能耐受常用化学消毒剂的作用。但对热和干燥较敏感，加热至 50℃几分钟即死。包囊可随粪便排到外界。人若吞食被包囊污染的食物或水即造成感染。所以溶组织内阿米巴的感染型是包囊。包囊被吞食后，不受胃酸破坏，经胃达回肠。由于小肠碱性消化液的作用及虫体的活动，含有四核的虫体从囊壁逸出。虫体又经一系列的复杂变化后，分裂为四个至八个小滋养体，定居于盲肠和大肠近端。

2. 发病原因。包囊被吞食后进入小肠下段，滋养体脱囊逸出，随粪便下降，寄居于盲肠、结肠、直肠等部营共居生活，以肠腔内细菌及浅表上皮细胞为食。在适宜的条件下，滋养体侵袭肠黏膜，造成溃疡，到一定范围和程度时，酿成痢疾。

二、临床表现

普通型起病一般缓慢，有腹部不适，大便稀薄，有时腹泻，每日数次，有时亦可便秘。腹泻时大便略有脓血痢疾样。如病变发展，痢疾样大便可增至每日 10～15 次或以上，伴有里急后重，腹痛加剧和腹胀。回盲肠、横结肠，尤其是直肠部可有压痛，有时像溃疡病或阑尾炎。全身症状一般较轻微，同细菌性痢疾迥然不同。粪检可有少量或多量滋养体，大便有腐败腥臭味。阿米巴肝脓肿症状的出现，约在肠阿米巴数月、数年，甚至十数年之后，亦有从未患过肠阿米巴病的。起病大多缓渐，以长期不规则发热与夜间盗汗等消耗性症状为主，在发病前一周至数年间可有类似痢疾样发作史。实验室检查，疾病早期血白细胞总数有显著增加，在(15～35)×10^9/L之间，中性粒细胞可超出80%。粪便内如能找到滋养体或包囊，对诊断有助。通过诊断性穿刺，如能抽出典型巧克力样脓液并在其中找到夏—雷结晶及组织残余，诊断即可确立，如再能检得阿米巴滋养体，诊断更为确切。

三、诊断

(一)WHO专家会建议的诊断原则

1. 从新鲜粪便标本中查到吞噬有红细胞的滋养体，或从肠壁活检组织中查到滋养体是本病确诊的可靠依据。

2. 从粪便标本中仅查到1～4个核包囊或肠腔型滋养体，应报告为溶组织内阿米巴、迪斯帕内阿米巴感染。此时即使患者有症状，亦不能据此得出肠阿米巴病的诊断，应根据流行病学史、血清抗体检测、粪抗原检测或PCR检测证实感染虫株确属溶组织内阿米巴后，诊断才能确立。否则必须寻找引起腹泻的其他原因。

3. 在有症状患者的血清中若能查到高滴度的阿米巴抗体，亦是本病诊断的有力证据。

(二)辅助检查

1. 粪便检查：大便呈暗红色，有粪质，带血、脓或黏液，呈腥臭。

2. 乙状结肠镜检查：如粪检阴性，乙状结肠镜检查有很大诊断价值。溃疡常较表浅，覆有黄色脓液。溃疡边缘略突出，稍见充血，自溃疡面刮取材料作显微镜检查，发现病原体的机会较多。

3. 阿米巴肝脓肿：腹部B超检查可见到病灶。

四、治疗

1. 一般治疗：注意休息，进食半流质少渣高蛋白饮食。

2. 病原治疗：甲硝哒唑或称灭滴灵：原是抗滴虫药物，对侵袭组织的阿米巴滋养体有极强的杀灭作用且较安全，适用于肠内肠外各型的阿米巴病。剂量为600～800 mg，口服，1日3次，连服5～10日；儿童为50 mg/(kg·d)，分3次服，连续7日。服药期间偶有恶心、腹痛、头昏、心慌，不需特殊处理。服药期忌酒，因可引起精神错乱。孕妇3个月以内及哺乳妇忌用。

五、护理

1. 消化道隔离。

2. 病情观察：观察大便的次数和形状、颜色。

3. 粪便标本的采集需要注意：及时采集新鲜大便，挑选有黏液、脓血的部分及时送检，并注意保温。

(韩金美　杨春苗　匡秀红　周鹏)

第十篇

理化因素所致疾病

第三十四章 中 毒

第一节 急性一氧化碳中毒

一氧化碳中毒是含碳物质燃烧不完全时的产物经呼吸道吸入引起的中毒。一氧化碳极易与血红蛋白结合，形成碳氧血红蛋白，使血红蛋白丧失携氧的能力和作用，造成组织窒息。对全身的组织细胞均有毒性作用，尤其是对大脑皮质的影响最为严重。当人们意识到已发生一氧化碳中毒时，往往为时已晚。因为支配人体运动的大脑皮质最先受到麻痹损害，使人无法实现有目的的自主运动。所以一氧化碳中毒者往往无法进行有效的自救。

一、病因

1.生活性中毒：生活中使用煤气炉或燃气热水器，通风不良，北方燃煤炉烟囱堵塞，逸出的一氧化碳含量可达30%。

2.生产性中毒：冶金工业中的炼焦、炼钢、炼铁；机械制造工业中的铸造、锻造车间；化学工业中用一氧化碳作原料制造光气、甲醇、甲醛、甲酸、丙酮、合成氨；耐火材料、玻璃、陶瓷、建筑材料等工业使用的窑炉、煤气发生炉等。

二、临床表现

一氧化碳中毒严重程度与空气中的一氧化碳浓度和接触时间有密切关系外，还与个体因素、高温、高湿、低气压等因素有关。吸入一定量的一氧化碳会出现头痛、头昏、心悸、恶心等症状，吸入新鲜空气之后症状可消失。量较大时可出现剧烈头痛、头晕、无力、恶心、呕吐、心悸及耳鸣等。中度中毒可表现无力、意识模糊、嗜睡、大小便失禁，甚至昏迷，皮肤黏膜呈樱红色，呼吸脉搏增快，血压下降，心律失常，抽搐等；重度中毒可出现深度昏迷或去大脑皮层状态。急性一氧化碳中毒迟发性脑病指急性一氧化碳中毒患者经过抢救症状缓解，数天以至数周(一般1～60天)出现以急性痴呆为主要表现的一种疾病，而其他并发症在病程中出现较早，病因与一氧化碳有直接关系。纵述近年来的文献，其发生率为2%～30%。急性一氧化碳中毒时还可出现脑外其他器官的异常，如皮肤红斑水泡、肌肉肿痛、心电图或肝、肾功能异常，单神经病或听觉前庭器官损害等。但发生机会比较少。

三、诊断

(一)症状

根据吸入较高浓度一氧化碳的接触史和急性发生的中枢神经损害的症状和体征，结合血中碳氧血红蛋白(HbCO)及时测定的结果，结合毒物现场调查及空气中一氧化碳浓度测定资料，可诊断为急性一氧化碳中毒。

(二)辅助检查

1. 血中 HbCO 测定。正常人血液中 HbCO 可达 5%～10%，其中有少量来自内源性 CO，为 0.4%～0.7%，轻度 CO 中毒者血中 HbCO 可高于 10%，中度中毒者可高于 30%，严重中毒时，可高于 50%以上。脱离环境立即测 HbCO>10%时有诊断鉴别意义。脱离 CO 接触 8 h 后 HbCO 即可降至正常，吸烟人群可增高(5%～13%)。现场死亡则不受限制。现场生物样品采集应注意时间，末梢血采集 10 μl(肝素抗凝 5 μg/L，42 μl)，死亡病人应采集心腔血 5 mL(抗凝试管)，立即加帽，旋转混匀，密封保存。冷藏转运，血样应 24 h 内检测。检测方法依据分光光度法 WT/T23-2002。

2. 血生化检查。可表现血清 ALT 一过性升高。乳酸盐及乳酸脱氢酶增高。合并横纹肌溶解症时，CPK 明显增高。合并心肌损害心肌酶可有增高。

3. 心电图。部分患者可出现 ST-T 改变，亦可见室性期前收缩，传导阻滞或一过性窦性心动过速。

4. 脑 CT(MRI)。一氧化碳中毒典型改变为双侧大脑皮层下白质及苍白球或内囊出现大致对称的密度减低区。MRI 早期可见双侧苍白球、侧脑室周围白质 T2 加权像呈典型对称性高信号，T1 加权像呈等信号或低信号。急性 CO 中毒迟发性脑病发病部位以海马、皮层和纹状体为主。

四、治疗

(一)现场急救

1. 应尽快让患者离开中毒环境，流通空气。
2. 患者应安静休息，避免活动后加重心、肺负担及增加氧的消耗量。
3. 充分给以氧气吸入。
4. 对于病情危重者及早建立静脉通道。
5. 现场心肺复苏术。

(二)后送(病人转运)

1. 心肺复苏尽量不中断。
2. 对于危重病人应及时建立静脉通道。
3. 转运到就近、有高压氧的医院。

(三)氧疗

1. 轻度中毒者，可给予氧气吸入及对症治疗。

2. 中度及重度中毒者应积极给予常压面罩吸氧治疗，有条件时应给予高压氧治疗。重度中毒者视病情应给予消除脑水肿、促进脑血液循环，维持呼吸循环功能及镇痉等对症及支持治疗。加强护理、积极防治并发症及预防迟发脑病。尽早进行高压氧舱治疗，减少后遗症，即使轻度、中度，也应进行高压氧舱治疗，应注意过度氧疗导致的氧化应激损伤。吸氧、高压氧治疗（HBO）的作用是一种综合作用机制，可提高血氧分压及血氧弥散度，提高血浆中物理溶解氧量，以纠正机体缺氧，解除脑组织乏氧状态，减轻病理损伤。

（四）防治脑水肿

急性一氧化碳中毒患者发生昏迷提示有脑水肿的可能性，对于昏迷时间较长、瞳孔缩小、四肢强直性抽搐或病理反射阳性的患者，提示已存在脑水肿，应尽快应用脱水剂。临床上常用 20% 甘露醇，用法：125～250 mL 静脉快速滴注，脑水肿程度较轻的患者选择 125 mL，快速滴入，8 h 一次。

（五）改善循环、营养神经及对症支持治疗

给予金纳多、丹参、银杏叶等改善循环，神经节苷脂钠盐等营养神经治疗，合并呼吸抑制时可用呼吸机支持，合并肺部感染可用抗生素等治疗。

五、护理

1. 病人入院后应处于通风的环境，注意保持呼吸道通畅，高浓度给氧（大于 8 L/min）或面罩给氧（浓度为 50%），抢救苏醒后应卧床休息，有条件首选高压氧治疗。

2. 对躁动、抽搐者，应做好防护，加床挡防止坠伤，定时翻身，做好皮肤护理，防止褥疮形成。有留置导尿者在翻身时，尿袋及引流管位置应低于耻骨联合，保持引流通畅，防止尿液返流及引流管受压。

3. 昏迷期间应做好口腔护理，用生理盐水擦拭口唇，保持湿润，防止口腔溃疡。头偏向一侧，预防窒息。保持呼吸道通畅，清除阻塞物，备好吸引器及气管插管用物，随时吸出呕吐物及分泌物。备好生理盐水及吸痰管，每吸引一次，及时更换新吸痰管。昏迷时，眼不能闭合，应涂凡士林，用纱布覆盖，保护角膜。

4. 密切观察病情，注意神经系统表现及皮肤、肢体受压部位的损害情况，观察有无过敏等药物反应，注意药物之间有无配伍禁忌。

5. 准确记录出入量，注意液体的选择和滴速，建立静脉通路。可选用静脉套管针，防止液体外渗，以利各种抢救药及时起效。特殊药物如用微量泵输液，要使药物准确输入，并注意水、电解质平衡。密切观察生命体征的变化，15～30 分钟记录 1 次，发现异常及时与医生沟通，采取措施。

（袁彩玲　顾文琴　陈云荣　匡晓丽）

第二节　有机磷杀虫药中毒

有机磷杀虫药中毒，有机磷杀虫药对人畜的毒性主要是对乙酰胆碱酯酶的抑制，引起乙酰胆碱蓄积，使胆碱能神经受到持续冲动，导致先兴奋后衰竭的一系列毒蕈碱样、烟碱样和中枢神经系统等症状；严重患者可因昏迷和呼吸衰竭而死亡。

一、病因

1. 生产性中毒：在生产过程中引起中毒的主要原因是在杀虫药精制、出料和包装过程，手套破损或衣服和口罩污染；也可因生产设备密闭不严，化学物跑、冒、滴、漏，或在事故抢修过程中，杀虫药污染手和皮肤或吸入呼吸道所致。

2. 使用性中毒：发生中毒的原因是在使用过程中，施药人员喷洒杀虫药时，药液污染皮肤或湿透衣服由皮肤吸收，以及吸入空气中杀虫药所致；配药浓度过高或手直接接触杀虫药原液也可引起中毒。

3. 生活性中毒：在日常生活中的急性中毒主要由于误服、自服，或饮用被杀虫药污染的水源或食入污染的食品；也有因滥用有机磷杀虫药治疗皮肤病或驱虫而发生中毒的。

二、临床表现

1. 急性中毒：急性中毒发病时间与毒物种类、剂量和侵入途径密切相关。经皮肤吸收中毒，一般在接触 2～6 h 后发病，口服中毒在 10 min 至 2 h 内出现症状。一旦中毒症状出现后，病情迅速发展。为有利于治疗，临床分为三级。

2. 轻度和中度中毒：有头晕、头疼、恶心、呕吐、多汗、胸闷、视力模糊、无力、瞳孔缩小。中度中毒除上述症状外还有纤维颤动、瞳孔明显缩小、轻度呼吸困难、流涎、腹泻、腹痛、步态蹒跚，意识清楚。

3. 重度中毒：除上述表现外，并出现昏迷、肺水肿。

三、诊断

（一）辅助检查

1. 全血胆碱酰酶活力测定：全血胆碱酰酶活力是诊断有机磷杀虫药中毒的特异性实验指标，对中毒程度轻重、疗效判断和预后估计均极为重要。以正常人血胆碱酰酶活力值作为 100%，急性有机磷杀虫药中毒时，胆碱酰酶活力值在 70%～50%为轻度中毒、50%～30%为中度中毒；30%以下为重度中毒。对长期有机磷杀虫药接触者，全血胆碱酰酶活力值测定可作为生化监测指标。

2. 尿中有机磷杀虫药分解产物测定：对硫磷和甲基对硫磷在体内氧化分解生成对硝基酚由尿中排出，而敌百虫中毒时在尿中出现三氯乙醇，均可反映毒物吸收，有助于有机磷杀虫药中毒的诊断。

(二)症状

有机磷杀虫药中毒可根据有机磷杀虫药接触史,结合临床呼出气多有蒜味、瞳孔针尖样缩小、大汗淋漓、腺体分泌增多、肌纤维颤动和意识障碍等中毒表现,一般即可作出诊断。如监测全血胆碱酯酶活力降低,更可确诊。除应与中暑、急性胃肠炎、脑炎等鉴别外,必须与拟除虫菊脂类中毒及杀虫剂脒中毒鉴别,前者口腔和胃液无特殊臭味,胆碱酯酶活力正常,后者以嗜睡、发绀、出血性膀胱炎为主要表现,而无瞳孔缩小、大汗淋漓、流涎等。

四、治疗

1. 迅速清除毒物:立即离开现场,脱去污染的衣服,用肥皂水清洗污染的皮肤、毛发和指甲。口服中毒者用清水、2%碳酸氢钠溶液(敌百虫忌用)或 1∶5 000 高锰酸钾溶液(对硫磷忌用)反复洗胃,直至洗清为止。眼部污染可用 2%碳酸氢钠溶液或生理盐水冲洗。在迅速清除毒物的同时,应争取时间及早用有机磷解毒药治疗,以挽救生命和缓解中毒症状。

2. 特效解毒药的应用:常用的有胆碱酰酶复活剂及抗胆碱药,最理想的治疗是胆碱酰酶复活剂与阿托品两药合用。轻度中毒亦可单独使用胆碱酰酶复活剂。两种解毒药合用时,阿托品的剂量应减少,以免发生阿托品中毒。

3. 对症治疗:有机磷杀虫药中毒主要的死因是肺水肿、呼吸肌麻痹、呼吸中枢衰竭、休克、急性脑水肿、中毒性心肌炎、心脏骤停等均是重要死因。因此,对症治疗应以维持正常心肺功能为重点,保持呼吸道通畅,正确氧疗及应用人工呼吸机。肺水肿用阿托品,休克用升压药,脑水肿应用脱水药和糖皮质激素,按心律失常类型及时应用抗心律失常药物。危重患者可用输血疗法。为了防止病情复发,重度中毒患者,中毒症状缓解后应逐步减少解毒药用量,直至症状消失后停药,一般至少观察 3~7 天。

五、护理

1. 病情观察。有机磷农药中毒病情变化快,因此,应密切观察病情,定时测量生命体征,注意观察意识、瞳孔和尿量的变化,了解全血胆碱酯酶活力测定的结果,便于掌握治疗和护理的效果,并向医生报告。

2. 清除毒物的护理。洗胃时应注意观察洗胃液及腹部情况,洗胃后若保留胃管,遵医嘱定时洗胃,观察洗胃液有无蒜臭味,向医生报告,以决定胃管保留时间。喷洒农药中毒者除脱去衣物用清水冲洗皮肤外,还应注意指甲缝隙、头发是否清洗过,避免遗留毒物,引起病情反复。

3. 保持呼吸道通畅。昏迷者肩部要垫高,以保持颈部伸展,防止舌后坠,定时吸痰,松解紧身内外衣,一旦出现呼吸肌麻痹,应及时报告医生并准备人工呼吸机。呼吸困难者应持续吸氧。

4. 注意药物副作用的观察。遵医嘱给予阿托品及胆碱酯酶复活剂,用药期间要注意其副作用。要观察阿托品化的表现,注意与阿托品中毒的鉴别。做好给药、输液及药物反应的记录。

5. 做好生活护理并预防感染。对昏迷病人要做好口腔、皮肤护理，定时翻身拍背。吸痰时要注意吸痰管一次性操作，定期消毒吸痰管，避免交叉感染。

6. 加强心理护理。有机磷中毒的一个重要原因是病人服毒自杀。所以待病人苏醒后，医护人员应针对服毒原因给予安慰，关心体贴病人，不歧视病人，为病人保密，让家属多陪伴病人，使病人得到多方面的情感支持。

7. 在做各种操作时，应向家属说明其必要性，以得到家属的配合。

（孙振刚　陈云荣　袁彩玲　顾文琴）

第三节　中　暑

中暑(heat illness)是由于高温环境中发生的一组急性疾病。根据其主要发病机制和临床表现常分为三型：① 热射病(heat stroke，hyperpyrexia)是因高温引起体温调节中枢功能障碍，热平衡失调使体内热蓄积，临床以高热、意识障碍、无汗为主要症状。由于头部受日光直接曝晒的热射病，又称日射病(sunstroke)；② 热痉挛(heat cramp)是由于失水、失盐引起肌肉痉挛；③ 热衰竭(heat exhaustion)主要因周围循环容量不足，引起虚脱或短暂晕厥，后者又称热昏厥(heat syn-cope)。

一、病因

1. 在高温作业的车间工作，如果再加上通风差，则极易发生中暑。

2. 农业及露天作业时，受阳光直接暴晒，再加上大地受阳光的暴晒，使大气温度再度升高，使人的脑膜充血，大脑皮层缺血而引起中暑，空气中湿度的增加易诱发中暑。

3. 在公共场所、家族中，人群拥挤集中，产热集中，散热困难。

二、临床表现

(一)先兆中暑

在高温环境中劳动或活动一定时间后，出现多汗、口渴、头昏、头晕、头痛、全身疲乏、胸闷、心悸、恶心、注意力不集中、动作不协调等症状，体温正常或略升高，不超过38℃。

(二)轻度中暑

除具有先兆中暑症状外，同时兼有以下情况之一者：

1. 面色潮红、胸闷、心率加快、皮肤灼热；

2. 体温在38℃以上；

3. 有早期周围循环衰竭的表现，如恶心、呕吐、面色苍白、四肢皮肤湿冷、多汗、脉搏细速、血压下降等。

(三)重度中暑

包括热衰竭、热痉挛、热射病和日射病四型，如不及时处理，易引起全身衰竭而导致死亡。

1. 热衰竭：常发生于老年人、体弱者及不适应高温环境者。病人起病急，出现头痛、头晕、多汗、恶心、呕吐，继之曰渴、胸闷、面色苍白、皮肤湿冷、脉博细速、体位性昏烦、血压下降、手足抽搐和昏迷。此时的体温正常或稍微偏高。

2. 热痉挛：多发生于因大量出汗及口渴，饮水多而盐补充不足，致血中氯化钠浓度急速降低时。表现为四肢无力、肌肉痉挛、疼痛，以排肠肌多见，也可因腹直肌、肠道平滑肌痉挛引起急性腹痛。此型体温正常或仅有低热。

3. 热射病：见于在高温环境下从事体力劳动的时间较长者。发病早期有大量出汗、体温达 40℃以上，继而皮肤干燥无汗，呼吸浅快，脉搏细速，血压正常或降低，烦躁不安，神志模糊、逐渐转入昏迷伴有抽搐。严重者可发生肺水肿、心功能不全、弥散性血管内凝血(DIC)及肝、肾功能损害等严重并发症。

4. 日射病：病人出现剧烈头痛、头晕、眼花、耳鸣、呕吐、烦躁不安，继而出现昏迷及抽搐。

(四)心理状况

高温天气容易引起病人情绪烦躁、思维紊乱健忘、心境低落、诸事淡漠。

三、诊断

1. 在烈日下曝晒或高温环境下重体力劳动一定时间。

2. 发热、头晕、头痛、皮肤灼热、恶心、呕吐、昏厥、昏迷、痉挛。

四、治疗

热痉挛和热衰竭患者应迅速转移到阴凉通风处休息或静卧。口服凉盐水、清凉含盐饮料。有周围循环衰竭者应静脉补给生理盐水、葡萄糖溶液和氯化钾。一般患者经治疗后 30 分钟到数小时内即可恢复。热射病患者预后严重，死亡率达 5%～30%，故应立即采取以下急救措施。

1. 物理降温。为了使患者高温迅速降低，可将患者浸浴在 4℃水中，并按摩四肢皮肤，使皮肤血管扩张和加速血液循环，促进散热。在物理降温过程中必须随时观察和记录肛温，待肛温降至 38.5℃时，应立即停止降温，将患者转移到室温在 25℃以下的环境中继续密切观察。如体温有回升，可再浸入 4℃水中或用凉水擦浴、淋浴，或在头部、腋窝、腹股沟处放置冰袋，并用电扇吹风，加速散热，防止体温回升。老年、体弱和有心血管疾病患者常不能耐受 4℃浸浴，有些患者昏迷不深，浸入 4℃水中可能发生肌肉抖动，反而增加产热和加重心脏负担，可应用其他物理降温方法。

2. 药物降温。氯丙嗪的药理作用有调节体温中枢功能、扩张血管、松弛肌肉和降低氧消耗，是协助物理降温的常用药物。剂量 25～50 mg 加入 500 mL 补液中静脉滴注

1～2 h。用药过程中要观察血压，血压下降时应减慢滴速或停药，低血压时应肌内注射重酒石酸间羟胺（阿拉明）、盐酸去氧肾上腺素（新福林）或其他 α 受体兴奋剂。

3. 对症治疗。保持患者呼吸道通畅，并给予吸氧。补液滴注速度不宜过快，用量适宜，以避免加重心脏负担，促发心力衰竭。纠正水、电解质紊乱和酸中毒。休克用升压药，心力衰竭用快速效应的洋地黄制剂。疑有脑水肿患者应给甘露醇脱水，有急性肾功能衰竭患者可进行血液透析。发生弥散性血管内凝血时应用肝素，需要时加用抗纤维蛋白溶解药物。肾上腺皮质激素在热射病患者的应用尚有不同看法，一般认为肾上腺皮质激素对高温引起机体的应激和组织反应以及防治脑水肿、肺水肿均有一定的效果，但剂量不宜过大，用药时间不宜过长，以避免发生继发感染。

五、护理

1. 严密观察生命体征，降温过程中每 10～15 min 测体温一次，热衰竭者每 15～30 min 测血压一次。

2. 昏迷者按昏迷护理常规护理，譬如头偏向一侧，做好口腔、皮肤清洁，预防感染。

3. 高热者可物理降温，冰水或酒精全身擦浴，同时按摩四肢、躯干皮肤，使之发红充血以促进散热，大血管处可放置冰袋。

4. 惊厥者，遵医嘱用安定静脉或者肌肉注射。

5. 保持病室温度以 20℃～25℃为宜，要有良好通风，病床下可以放置冰块。

6. 年老体弱者静脉补液不可过多过快，降温宜缓慢，不宜冰浴以防心衰。

（常学兰　陈嵩淞　周慧　张昱）

第十一篇

临床输血知识

第三十五章 输血及相关知识

第一节 输 血

一、输血的概念

输血是临床常用的一种治疗和抢救措施。包括输入全血，成分血，生物工程制品和血浆。

输血是补充血容量、改善循环、增加携氧能力、提高血浆蛋白、增进机体免疫力和凝血功能的重要手段。

二、临床输血进展

1900 年奥地利医学家 Landsteiner 发现 A B O 血型；

1902 年，Landsteiner 等又发现了 AB 型血；

1915 年，德国 Lewisohn 发明了用枸橼酸钠溶液保存血液的方法，可以用其贮存血液超过 3 个星期；

1927 年，国际上正式确立 ABO 血型系统；

1940 Landsteiner 等，发现 Rh 血型；

2001 年 WHO、红十字会决定，将 Landsteiner 生日 6 月 14 日，定为"世界献血日"。

近十年来，由于各种高新技术不断出现，已使输血成为一门独立的医学学科。

三、血型

血型是血液分类的方法，通常依据红细胞表面的抗原物质分型。

其中最重要的分型有"ABO 血型"和"Rh 血型"。除此以外，还有其他罕见的 30 余种血型。

异型输血可致严重溶血，甚至死亡。

1900 年，Landsteiner 发现了 A、B、O 血型；

1902 年，Landsteiner 的两名学生又发现了较为稀少的 AB 型血；

1927 年，国际上正式采纳了 Landsteiner 原定的字母命名，ABO 血型系统正式确立。

确定血型有 A、B、O、AB 四种类型。

四、ABO 血型系统是如何定型的

ABO 血型系统是以人体红细胞上的抗原与血清中抗体而定型的。凡红细胞上含有 A 抗原，而血清中含有抗 B 抗体的称为 A 型；红细胞上含有 B 抗原，而血清含有抗 A 抗

体的称为B型;红细胞上含有A和B抗原,而血清中无抗A、抗B抗体的称为AB型;红细胞上不含有A、B抗原,而血清中含有抗A和抗B抗体称为O型。

五、输血的分类

(一)按血液的来源分

1. 自体输血。
2. 血型相同的同种异体输血。

(二)按输血的内容分

1. 输全血。
2. 输成分血。

六、输血的适应证

1. 急性大出血:创伤、大手术。
2. 择期手术:可选择自体输血。
3. 贫血:急慢性贫血。
4. 低蛋白血症:输血浆或血浆蛋白。
5. 严重感染:输粒细胞。
6. 凝血机制障碍:输入新鲜全血或鲜冰冻血浆,如血友病。
7. 血小板减少:输浓缩血小板。

七、输血前的试验

1. ABO血型鉴定。
2. Rh血型鉴定。
3. 交叉配血试验。
4. 抗体筛查(交叉配血不合时;输血史、妊娠史等)。

八、输血注意事项

1. 严格查对:输血前要查对供、受血者姓名、血型、交叉配血报告,检查血袋有无破损渗漏、颜色、保存时间。
2. 输血前、后用生理盐水冲洗输血管道。
3. 不加药物:血内不可加入其他任何药物,生理盐水除外。
4. 输血前,要将血浆与血细胞充分混合,轻轻摇匀。

九、输血基本原则

1. 可输可不输的坚决不输。
2. 能少输的不多输。

3. 能输成分血不输全血。

4. 能输自体血不输异体血。

5. 输血前应向受者说明输血的必要性和危害性。

6. 输血前签署知情同意书。

十、输血量

输血量和输血速度需根据输血适应证、年龄、贫血程度、患者的一般状况以及心肺情况等决定。一般说来，对一个体重 60 千克血容量正常的贫血患者，输注 400 毫升全血约可提高血红蛋白(Hb)10 克/升或红细胞压积(Hct)0.03。对大量出血或失血性休克患者，输血量要大。对血容量正常的慢性贫血患者，每次输注 1～2 单位红细胞为宜。对老年人和儿童以及心功能不全的贫血患者，每次宜输少量红细胞。

(顾文琴　常学兰　周慧　张萍)

第二节　输血适应证

一、再生障碍性贫血

1. Hb＞70 g/L 无需输血。

2. Hb＜70 g/L 并伴有严重代偿不全症状或再安静时也有贫血症状时考虑输血。血小板减少有内脏出血、颅内出血倾向或出血指证时，应考虑预防性血小板输注或进行治疗性血小板输注。

二、地中海贫血

1. 轻、中间型地中海贫血无症状时不必输血。

2. 中间型 α 或 β 地中海贫血患者在伴有感染、妊娠而贫血显著加重时才考虑输血。

3. 重型 β 地中海贫血患者一旦确诊，应尽早有规律地进行输血治疗，维持 Hb 在 60～70 g/L 的安全水平。

三、6-磷酸葡萄糖脱氢酶缺乏症

贫血症状严重，Hb＜40 g/L，或住院后仍有显著血红蛋白尿者，或溶血且病情危急者，可一次输注 2 单位红细胞，症状未缓解，可考虑第二次输血。

四、自身免疫性溶血性贫血(AIHA)

1. Hb＜40 g/L 或 Hct＜0.13，在安静状态下有明显贫血症状。

2. 虽 Hb＞40 g/L，但因急性起病并进展较快，伴有心绞痛或心功能不全。出现嗜睡、反应迟钝及昏迷等中枢神经系统症状者。

3. 因溶血导致低血容量性休克等症状，可选择输洗涤红细胞。输血时要少量多次输注或配合肾上腺皮质激素治疗。

五、白血病

Hb＜60 g/L 伴明显贫血症状者或 Hb＞70 g/L 需强烈化疗者，根据需要输注红细胞。

血小板计数＜20×10^9/L，或化疗时血小板计数＜40×10^9/L，可考虑预防性输注血小板。

中性粒细胞＜0.5×10^9/L，并发严重的细菌感染（也适用于急性粒细胞缺乏症），强有力的抗生素治疗 48～72 小时无效时，立即输注浓缩粒细胞。

六、血友病

主要根据患者自发性出血、关节积血、外伤性出血或手术前后预防出血症状进行预防性输血。

1. 甲型血友病出现轻度出血时，给予因子Ⅷ浓缩剂，剂量 10～15 U/kg，维持 3 天。中度出血时，给予因子因子Ⅷ浓缩剂，剂量 20～30 U/kg，维持 3 天。重度出血或大手术时，给予因子Ⅷ浓缩剂，剂量 40～50 U/kg，维持 4～14 天或直到伤口愈合。也可用冷沉淀治疗，常用剂量 1.5 U/10 kg，或新鲜冰冻血浆，按每毫升血浆内含Ⅷ因子约 0.71 U 输注。

2. 乙型血友病以凝血酶原复合物治疗最佳，剂量与因子Ⅷ浓缩剂相同。用血浆替代治疗时，最好应用因子Ⅸ浓缩剂。

3. 血管性血友病治疗应用冷沉淀或新鲜冰冻血浆。

七、特发性血小板减少性紫癜输血

对于血小板计数＜20×10^9/L 伴有活动性出血，可能危及生命者，或可能造成中枢神经系统出血者，以及术前或术中有眼中出血者可选择大量输注血小板，一次可输注两个治疗量的机采血小板。若患者体内存在自身血小板抗体，则应进行血小板配合实验，选择相合血小板输注。

八、弥散性血管内凝血(DIC)输血

DIC 患者可选择输注新鲜的红细胞，新鲜冰冻血浆 15 mL/kg，以补充凝血因子。伴出血症状时，可输注 1.5～2 个治疗量机采血小板。

九、其他内科输血

1. 红细胞。当血红蛋白＜60 g/L 或白细胞比容＜0.2 时可考虑输注红细胞制剂。对于可能引起同种异型白细胞抗体、血浆中某些成分过敏、自身免疫性溶血贫血患者、高钾血症及肝肾功能障碍和阵发性睡眠性血红蛋白尿患者应给予洗涤红细胞。

2. 血小板。血小板计数＞50×10^9/L，一般不需要输注。当血小板在 10×10^9/L～50

$\times 10^9$/L，根据临床出血情况决定是否输注血小板。当血小板计数$<5\times 10^9$/L，应立即输血小板，防止出血。在有出血表现时应一次性足量输注，并测 CCI 值。当 CCI$>$10 为输注有效。

3. 冰冻血浆。各种凝血因子Ⅱ、Ⅴ、Ⅶ、Ⅸ、Ⅹ、Ⅺ或凝血酶Ⅲ缺乏，并伴有出血表现时输注新鲜冰冻血浆，输注量为 10～15 mL/kg。如果用于补充稳定的凝血因子，可输注普通冰冻血浆。

4. 白细胞。机采浓缩白细胞悬液主要用于中性粒细胞缺乏，并发细菌感染且抗生素治疗难于控制者，充分权衡利弊后输注。

5. 冷沉淀。应用于儿童及成人轻型甲型血友病、血管性血友病、纤维蛋白原缺乏症及凝血因子Ⅷ缺乏症。严重甲型血友病患者需加用Ⅷ因子浓缩剂。

十、外科输血

1. 急性失血量少于血容量 20%，经晶体液扩容后，循环血容量稳定、Hct≥0. 30，则不必输血。

2. 急性失血量超过血容量 20%～30%，需要输血，部分病人可能需要大量输血。

3. 急性失血性休克先给予晶体液 20～30 mL/kg 或胶体液 10～20 mL/kg 加温后 5 分钟内快熟输注。

晶体液用量为失血量 3～4 倍，失血量$>$30%血容量时可使用胶体液。

4. 如果循环血容量接近正常，血红蛋白$<$70 g/L，有明显贫血症状时可输红细胞纠正贫血。若患者较年轻、心肺功能良好可不输血。

5. 血小板：若血小板计数$<50\times 10^9$/L，或计数介于$50\times 10^9\sim 100\times 10^9$/L，单有自发性出血或伤口渗血，或术中出现新鲜冰冻血浆输血指证：凝血酶原时间（PT）或活化部分凝血活酶时间（APTT）$>$正常 1. 5 倍，创面弥漫性渗血。输入大量库存全血或浓缩红细胞的急性大出血患者；患者病史或临床表现有先天性或获得性凝血功能障碍；紧急对抗华法林的抗凝血作用出现不可控渗血，血小板低下时，均需输血。

6. 治疗后期，在血红蛋白$>$100 g/L 时可不输注红细胞制剂。在血红蛋白$<$70 g/L 时，应考虑输注红细胞制剂。在血红蛋白在 70～100 g/L 之间时，应根据患者贫血程度、心肺代偿功能、有无代谢率增高及年龄等因素决定。

十一、妇产科输血

1. 判断失血量。妇女怀孕大出血时，准确判断失血量是诊断治疗关键。一般根据血红蛋白下降或红细胞计数下降预估失血量。需要用晶体液维持血容量，同时预防 DIC。也可用肝素等阻断凝血，预防产妇 DIC。

2. DIC 治疗。一旦出现 DIC，紧急输血时可直接选用与受者相同血型红细胞或 O 型红细胞，输血同时进行交叉配型，确认输血液相合性。确保输血量为估计失血量 3 倍。当 PT 或 APTT 延长及纤维蛋白原降低时，可输注冷沉淀或新鲜冰冻血浆。当血小板计数$<50\times 10^9$/L 时，可输注 1 个治疗量血小板，一次性快速输注 3 个治疗量的血小板临床

效果较好。

考虑选择红细胞输注情形：

当 Hb≤50 g/L，持续时间<36 周；

当 Hb≤60 g/L，持续时间>36 周；

当 50 g/L≤Hb≤70 g/L，持续时间<36 周，有缺氧证据；

当 60 g/L≤Hb≤70 g/L，持续时间>36 周，有缺氧证据。

（宋向宝　陈云荣　周鹏　匡晓丽）

第三节　输血反应

一、发热反应

发生率为 2%～10%。

(一)原因

1. 致热源污染：血液、保养液、贮血器、输血时无菌操作不严格，造成污染。

2. 免疫反应：常见多次接受输血的人，体内已经存在抗体，再次输血时发生抗原、抗体反应而发热。

(二)临床表现

多发生在输血后 15 分钟～2 h 内，畏寒、寒战，继以高热 38℃～40℃，可伴恶心、呕吐少数病人可出现抽搐、呼吸困难，血压下降，昏迷。

(三)治疗

减慢输血速度、或停止输血，应用解热镇痛药，异丙嗪 25 mg 肌肉注射，或地塞米松 5～10 mg 静脉注射抗过敏治疗，畏寒时注意保暖，高热时可物理降温。

(四)预防

1. 严格检查输血器具，提倡使用一次性用品。

2. 对多次输血者可输入不含白细胞和血小板的血。

二、过敏反应

发生率为 3%。

(一)原因

1. 过敏体质者对血中蛋白质过敏。

2. 受血者多次输入血浆制品，产生抗血清抗体。

(二)临床表现

1. 只输入几毫升血液或血浆后就会出现皮肤瘙痒或荨麻疹；

2. 严重时可出现咳嗽、喘气、呼吸困难、神志不清、过敏性休克等。

(三)治疗

1. 皮肤瘙痒或荨麻疹:减慢输血速度,应用抗组胺药如异丙嗪、苯海拉明,静注地塞米松 5～10 mg。

2. 反应严重者立即停输血,皮下注射肾上腺素 0.5～1.0 mg。

3. 喉头水肿、呼吸困难者:应适时气管插管或气管切开。

(四)预防

1. 有过敏史者:输血前半小时口服抗过敏药物如苯海拉明 25 mg 和静脉注射皮质激素。

2. 多次输血者:可输洗涤红细胞。

三、溶血反应

溶血反应是输血极其严重的并发症,是输血后受血者体内红细胞发生非生理性破坏的一种输血反应,死亡率高达 20%～60%。

(一)原因

1. 血型不合:引起以红细胞破坏为主的免疫反应。

2. 非免疫性溶血:输入有缺陷的红细胞引起。如过期、过度预热或加了不等渗溶液。

(二)临床表现

1. 输入少量血后,输血 25～50 mL 后,出现头痛、腰背酸痛、寒战、高热、呼吸急促、血压下降和休克。

2. 手术中出现不明原因的广泛渗血,血压下降,应想到溶血反应的可能。

3. 出现血红蛋白尿、溶血性黄疸,DIC。

(三)治疗

1. 立即停止输血。

2. 早期应用皮质激素:地塞米松或氢化可的松,减轻免疫反应。

3. 抗休克:扩充血容量。对休克严重及有出血倾向的,输新鲜同型血或冰冻血浆。

4. 保护肾脏:静脉输入 5%碳酸氢钠溶液,碱化尿液,防止肾小管阻塞。用利尿药加快游离血红蛋白的排出。肾衰病人可透析。

(四)预防

1. 严格执行配血和输血的核查,杜绝错误输血。

2. 严格遵守输血操作规程,不向血内加药物,严格掌握输血预热温度。

四、细菌污染反应

发生率低,后果很严重。

(一)原因

采血、贮存血环节的细菌污染血液。

(二)临床表现

输入毒力小、污染少的血液,可只出现发热反应。反之,输入毒性大的,可立刻发生休克和DIC。主要表现为烦躁不安、寒战、高热、呼吸困难、发绀、腹痛、全身出血点、休克、血红蛋白尿、急性肾衰。

(三)治疗

1.立即停止输血。

2.对所输血液送检,做细菌学检查。

3.采用抗感染和抗休克措施。

(四)预防

1.严格遵守无菌操作制度,按无菌要求采血、贮血、输血。

2.输血前要检查血液,发现颜色改变、透明度变浊或产气增多时不得使用。

(顾文琴　常学兰　丁桂伟　张萍)

第四节　输血传播的疾病

一、病毒型肝炎

发生率为2.4%～27.3%,主要为乙肝和丙肝。

二、艾滋病(AIDS)

由人免疫缺陷病毒(HIV)引起,输血是重要的传播途径。

三、巨细胞病毒

一般症状轻,新生儿、器官移植、免疫缺陷者感染严重。

四、人T细胞白血病病毒Ⅰ型

可经血液传播。

五、梅毒

因输入二期梅毒患者的血引起。

六、寄生虫病

如疟疾、丝虫病、弓形体虫病。

(顾文琴　孙振刚　常学兰　曹光岩)

第五节 成分输血

随着医学的发展和输血观念的进步，传统输全血的方法已经被改变。成分输血受到重视。

成分输血是将供血者的血液成分（红细胞、白细胞、血小板、血浆、血浆蛋白）用科学的方法分离，依据病人的实际需要，分别输入相关的血液成分。

成分输血是临床输血的主要形式。按照“缺什么，补什么”的原则，不仅可以充分利用全血，而且可以减少各种输血反应。

一、全血

每袋 200～400 mL。

保存期依保存液和温度不同而不同。4℃以下保存 20～35 天。

用于补充血容量，主要是急性出血。

输血的原则：

1. 血红蛋白大于 100 g/L 可以不输血；

2. 血红蛋白小于 60 g/L，则需要输血；

3. 血红蛋白在 60～100 g/L 之间，要根据情况决定是否输血；结合病人的肺功能和是否继续出血来决定。

二、红细胞

红细胞

1. 浓缩红细胞：

最常用，容量小，疗效高，不良反应小。

每袋 110～120 mL，含 200 mL 全血中的全部红细胞，保存期同全血。

适用于各种急性失血和慢性贫血，特别是有心功能不全的老人和小孩。

2. 少白红细胞：是一种去除白细胞的红细胞制品，保存期为 4℃ 24 小时。适用于输血产生抗体发热病人。

3. 洗涤红细胞：将全血去除血浆及白细胞，用生理盐水洗涤 3～4 次，最后用生理盐水悬浮。适用于对血浆蛋白有过敏反应的患者。

4. 冰冻红细胞：去血浆的红细胞加甘油保护剂，在－80℃下可保存 10 年、适用于稀有血型的患者或备以后自身使用。

三、白细胞

白细胞悬液从单个供血者循环血液中采集。在 22℃以下，保存 24 小时。

作用是提高机体的抗感染能力。适用于粒细胞低下、抗生素治疗无效的重症感染病人。

四、血小板

浓缩血小板可以由全血手工分离制备或用细胞分离单采技术从单个供血者循环血液中采集。

22℃，普通袋保存期为24小时，专用袋为5天。适用于血小板减少或功能障碍伴有出血倾向的患者。

五、血浆

新鲜血浆含有全部凝血因子。保质期为4℃以下，24小时。作用是：补充凝血因子和扩充血容量。适用于多种凝血因子缺乏引起的出血倾向。

血浆包括：

1. 新鲜冰冻血浆：含有全部凝血因子、在－20℃以下的保质期为1年，作用适应证同新鲜血浆。

2. 普通冰冻血浆：为保存1年后的新鲜冰冻血浆，在－20℃以下保质期为4年。可补充稳定的凝血因子和血浆蛋白。

3. 冷沉淀：为新鲜冰冻血浆融化后的沉淀物，含有凝血因子Ⅷ和纤维蛋白原。在－20℃以下的保存期为1年。

六、血浆蛋白

包括白蛋白制剂、免疫球蛋白及浓缩凝血因子。

1. 白蛋白制剂：分为5％、20％、25％三种浓度。常用者为20％的浓缩白蛋白，可在室温下保存。适用于营养不良性水肿、肝硬化及低蛋白血症。

2. 免疫球蛋白：人免疫球蛋白（肌肉、静脉注射用）针对各种疾病的免疫球蛋白（如抗乙肝、抗破伤风等）

3. 浓缩凝血因子：包括抗血友病因子（AHF）、凝血酶原复合物（Ⅸ因子复合物）等。用于治疗血友病及各种凝血因子缺乏，其中Ⅻ因子复合物有利于促进伤口愈合。

（逄晓燕　王婕　顾文琴　王丽云）

第六节　自身输血

自身输血（亦称自体输血），是指采集患者自身的血液，满足患者需要时的一种输血疗法。可以避免血源传播的疾病和输血反应。

一、方法

1. 预存式自体输血：手术前采集病人自身血液进行保存，供手术期间输用，也可制成冰冻红细胞长期保存。

2.稀释式自体输血：麻醉前后，抽取病人一定量的血液，同时用胶体液和晶体液补充血容量，使血液适度稀释，减少手术中的出血，然后根据手术中失血情况将自体血回输给患者。

3.回收式自体输血：手术中，通过回收系统或"洗血细胞机"实现，经肝素抗凝、生理盐水洗涤和浓缩，从而得到浓缩红细胞，再回输给病人。

二、优点

1.避免输血反应。

2.无发生传染病的危险。

3.不需检测血型和交叉配血。

4.节约血液资源。

5.为稀有血型患者急需用血。

（逄晓燕　王婕　宋向宝　王丽云）

第七节　医护人员用血的职责

一、临床医师在用血时的责任

1.临床医师必须严格掌握输血指证，做到能不输血者坚决不输；能少输血者决不多输；如有输血指证要开展成分输血，尽可能不输全血。若患者符合自身输血条件，则应积极开展自身输血，不输或少输同种异体血。

2.临床医师要熟悉采供血机构所提供的血液及其成分的规格、性质、适应证、剂量及用法。

3.输血治疗时，临床医师须向家属或病人说明输血目的及可能会产生输血不良反应和经血液传播的疾病，征得家属或病人同意并签订输血同意书。输血同意书必须与病历同时存档。

4.在输血过程中临床医师必须严密观察病人的病情变化，如有异常反应，严重者要立即停止输血，迅速查明原因并作相应处理。所有输血不良反应及处理经过均应在病历中作详细记录。严重输血不良反应要及时向输血科及医务科报告。

5.输血治疗后，临床医师要对输血的疗效作出评价，还应防治可能出现的迟发性溶血性输血反应。

二、临床护士在输血过程中的责任

1.在输血前由2名医护人员对输血申请单、交叉配血试验报告单和血袋标签上的内容仔细核对，并检查血袋有无破损或渗漏，血袋内的血液有无溶血、混浊及凝块等。

2.临输血前，护士应到病人床边核对受血者床号、住院号、呼唤病人姓名以确认受血者。如果病人处于昏迷、意识模糊或语言障碍时，输血申请单不能认证病人。这就需要在病人入院时将写有病人姓名和住院号的标签系在病人的手腕上，保留至出院为止。

3.核对及检查无误之后，遵照医嘱，严格按照无菌操作技术将血液或血液成分用标准输血器输给病人。

4.输血时要遵循先慢后快的原则，输血开始前15分钟要慢（每分钟约2毫升）并严密观察病情变化，若无不良反应，再根据需要调整速度。一旦出现异常情况应立即减慢输血速度，及时向医师报告。

5.输血结束后，认真检查静脉穿刺部位有无血肿或渗血现象并作相应处理。若有输血不良反应，应记录反应情况，并将原袋余血妥善保管，直至查明原因。护士还应将输血有关化验单存入病历。

（周慧　逄晓燕　王婕　宋向宝）

参考文献

[1] 张晓梅,张颖,吴红瑾.对冠心病患者实施疾病管理的实践与效果[J].护理管理杂志,2010(7).

[2] 陈灏珠.实用内科学[M].北京:人民卫生出版社,2005.

[3] 胡大一,丛书.冠心病与并存疾病[M].北京:北京大学医学出版社,2009.

[4] 中华医学会.临床诊疗指南·心血管外科分册[M].北京:人民卫生出版社,2009.

[5] 刘枢晓,周玉兰,王琳.一氧化碳中毒后迟发性脑病的影像学、电生理学临床分析[J].中国临床神经科学,2004(12).

[6] 余海,潘晓雯,孟娟.一氧化碳中毒迟发性脑病的临床研究[J].中华劳动卫生职业病杂志,2002(20).

[7] 程运友,胡漫.急性有机磷农药中毒 72 小时后继续应用胆碱酯酶复能剂的研究[J].中国危重病急救医学,1998(11).

[8] 邓斌.急性有机磷农药中毒并中间综合征救治 26 例临床分析[J].四川医学,2002(12).

[9] 吴洪.艾滋病的护理策略[J].中华现代护理学杂志,2007(16).

[10] 潘思思,苏茵,刘蕊,刘湘源,吴凤霞,袁国华.系统性红斑狼疮患者发病及就医行为的现况调查[J].中华风湿病学杂志,2010(14).

[11] 施桂英,栗占国.关节炎诊断与治疗[M].北京:人民卫生出版社,2009.

[12] 白耀.甲状腺病学[M].北京:科技文献出版社,2003.

[13] 张木勋.甲状腺疾病诊疗学[M].北京:中国医药科技出版社,2006.

[14] 苏玉兰.老年帕金森病的康复护理效果观察[J].中国临床康复,2002(10).

[15] 马容.帕金森病患者抑郁的临床护理探讨[J].上海护理,2001(2).

[16] 徐敏秀,宋瑞荣.帕金森病患者抑郁症状的调查与护理对策[J].临沂医学专科学校学报,2005.

[17] 王忠诚.神经外科学[M].武汉:湖北科学技术出版社,2005.

[18] 杨树源.神经外科学[M].北京:人民卫生出版社,2002.

[19] 朱海英,宿英英.脑血管病并发低钠血症的研究进展[J].中国脑血管病杂志,2006(5).

[20] 刘强晖,耿晓增.高血压高血容量及血液稀释治疗(3H 治疗)在蛛网膜下腔出血治疗中的应用[J].中国急救医学,2003(12).

[21] 王维治.神经病学[M].北京:人民卫生出版社,2006.

[22] 于佶,徐启武.脊髓压迫症的全科医疗[J].中国全科医学杂志,2007(4).

[23] 高明见.采用经皮热凝神经术辅助经皮热凝三叉神经节根治三叉神经痛[J].中华神

经外科杂志,2006(4).
[24] 陆再英,钟南山.内科学[M].7版.北京:人民卫生出版社,2008.
[25] 张之南,沈悌.血液病诊断及疗效标准[M].北京:科学技术出版社,2007.
[26] 孙雨梅,张彦明,何广胜,陆沭华,韩雪花,崔红霞.CD41CD251调节性T细胞在特发性血小板减少性紫癜患者中的变化及意义[J].临床血液学杂志,2008(21).
[27] 赵永强.弥漫性血管内凝血——血液病诊断及疗效评价[M].北京:科学出版社,2007.
[28] 顾勇,范虹.急进性肾小球肾炎的发病机制[J].内科急危重症杂志,2002(10).
[29] 李鸣,张源潮.急进性肾小球肾炎的病理与临床[J].新医学,2002(9).
[30] 吴雅芳,张兵.慢性肾衰竭患者营养知识及饮食现状调查[J].临床医药实践,2009(11).
[31] 廖玉梅,徐春华.家庭腹膜透析病人首次发生腹膜炎的原因及影响因素[J].护理学报,2009(8).
[32] 谢红浪,季大玺,徐斌,等.维持性血液透析25年回顾分析——解放军肾脏病研究所经验[J].肾脏病与透析肾移植杂志,2000(6).
[33] 刘景亮,金锋,张强.肠结核的诊断与治疗体会[J].中华实用诊断与治疗杂志,2009,23(2).
[34] 周秀华.急救护理学[M].北京:科技技术出版社,2003.
[35] 马家骥.内科学[M].5版.北京:人民出版社,2004.
[36] 叶任高.内科学[M].6版.北京:人民出版社,2007.
[37] 刘文励.内科学[M].7版.北京:人民出版社,2008.
[38] 张七一.内科学[M].8版.北京:人民出版社,2009.
[39] 陈灏珠.实用内科学[M].北京:人民出版社,2013.
[40] 陈灏珠.实用内科学[M].北京:人民出版社,2013.
[41] 高峰.输血与输血技术[M].北京:人民卫生出版社,2003.
[42] 孙晓洁.新疆某肿瘤专科医院临床成分用血规律及影响因素研究(2001～2010)[D].新疆医科大学,2011.
[43] 刘青宁.我国东部地区采供血机构人员现状分析[D].吉林大学,2011.
[44] 蒋光明.机采血小板中白细胞碎片定量检测方法的建立及其含量相关影响因素分析[D].安徽医科大学,2009.
[45] 尤黎明,吴瑛.内科护理学[M].5版.北京:人民卫生出版社,2013.
[46] 李小寒,商少梅.基础护理学[M].5版.北京:人民卫生出版社,2013.